Süditalien im 11. Jahrhundert: Trotula de Ruggiero wächst in einer der reichsten und mächtigsten Familien Salernos auf. Von ihrem Kindermädchen Iuzzella, das für jede Krankheit oder gegen jeglichen Schmerz ein Mittel kennt, wird sie früh in die Geheimnisse der Heilpflanzen eingeweiht. Als die Mutter bei der Geburt des Bruders im Kindbett stirbt, beginnt Trotula, sich für Medizin zu interessieren, die sie in Salerno, an einer der besten Schulen des Mittelalters, als erste Frau studiert. Zunächst mit Wut, dann mit wachsender Leidenschaft brennt sie für ihre Berufung als Heilerin. In einer Zeit, in der ihr als Frau wenig Anerkennung entgegengebracht wird, schafft sie es, Geschichte zu schreiben – und für ihr privates Glück zu kämpfen …

Paola Presciuttini war Schülerin der großen italienischen Schriftstellerinnen Dacia Maraini und Lidia Ravera. Sie hat selbst kreatives Schreiben unterrichtet. Für »Die Naturheilerin«, die Geschichte der ersten weiblichen Medizinerin, hat sie lange recherchiert und sie in einen spannenden historischen Roman verwandelt.

PAOLA PRESCIUTTINI

Die Naturheilerin

Roman

Aus dem Italienischen
von Franziska Kristen

btb

Die italienische Originalausgabe erschien 2013
unter dem Titel »Trotula« bei Meridiano Zero di Odoya srl, Bologna.

FSC
www.fsc.org
MIX
Papier aus verantwortungsvollen Quellen
FSC® C083411

Verlagsgruppe Random House FSC® N001967
Das für dieses Buch verwendete FSC®-zertifizierte
Papier *Lux Cream* liefert Stora Enso, Finnland.

1. Auflage
Deutsche Erstveröffentlichung Juni 2015

Umschlaggestaltung: semper smile, München
Umschlagmotiv: © The Crystal Ball, 1902, John William Waterhouse/
Private Collection/Photo © Christie's Images/Bridgeman Images
Satz: Uhl + Massopust, Aalen
Druck und Einband: CPI books GmbH, Leck
SL · Herstellung: sc
Printed in Germany
ISBN 978-3-442-74914-0

www.btb-verlag.de
www.facebook.com/btbverlag
Besuchen Sie auch unseren LiteraturBlog www.transatlantik.de!

Vorwort

Der Beginn einer Geschichte

Zunächst lasst Euch sagen, dass eine Frau und Philosophin namens Trotula, der – nebst großer Schönheit in der Jugend – ein langes Leben beschieden war und aus deren Lehren die unwissende Ärzteschar viel Ansehen und großen Nutzen zog, uns ein Gutteil der Natur des Weibes offenlegt. Nicht wenig vermag sie zu enthüllen, da sie eigens so empfand; das Übrige, da alle Weiber lieber ihr, die selbst ein solches, denn einem Manne ihre geheimen Gedanken und ihre geschlechtliche Natur offenbarten.

C. A. Thomasset, *Placiede et Timeó ou Li secrés as philosophes* (Genf 1980)
in: *Medioevo al femminile*, Laterza (Rom, Bari 1989)

Trotula de Ruggiero ist mir zum ersten Mal im Jahr 2005 während einiger Recherchen für einen von mir geplanten historischen Roman begegnet, den ich vielleicht eines Tages vollenden werde. Damals sammelte ich Informationen über einen Arzt aus dem 14. Jahrhundert. Im Zuge dessen setzte ich mich mit Texten über die Medizinschule von Salerno auseinander und stieß unter anderem auf ihren Namen. Ich wusste von der Existenz der *Mulieres Salernitane*, von ihren Kenntnissen der Kräuterheilkunde, doch in De Renzis historischer Darstellung besagter Schule aus dem 19. Jahrhundert *[Storia documentata della scuola medica di Salerno]* erschien diese Frau allen anderen an Weisheit, Einfluss und Ruhm weitaus überlegen. Viele Seiten waren ausschließlich ihr gewidmet, und es hieß sogar, manch einer habe sie für die weiseste Frau der Christenheit gehalten. Ich ahnte, dass ich es mit einem der zahllosen Fälle zu tun hatte, in denen bedeutsame Frauengestalten der Geschichte in Vergessenheit geraten sind.

Außerdem spürte ich instinktiv, dass durch diese zufällige Begegnung etliche meiner Vorurteile ins Wanken geraten würden, wie das nun einmal der Fall ist, wenn man auf einen Lehrmeister stößt. Viele unserer vorgefassten Ideen werden dann hinweggefegt und durch andere ersetzt.

Aus irgendeinem Grund fühlte ich mich dieser Frau unsagbar nahe. Beide lebten wir zu Beginn eines neuen Jahrtausends, beide wurden wir von einer Leidenschaft getrieben, die in unseren Augen alles andere in den Schatten stellte, beide liefen wir Gefahr, von der Welt vergessen zu werden. Natürlich sah ich auch die Unterschiede. Sie war Ärztin, ich Schriftstellerin; sie stammte aus Salerno, ich aus Florenz; sie war Mutter dreier Söhne, ich Tochter vieler Mütter; sie lebte im zweiten, ich im dritten Jahrtausend. Aber wie es bei einer großen Liebe nun einmal ist, ließ diese vermeintliche Distanz sie in meinen Augen nur noch anziehender und faszinierender wirken.

Was sollte Liebe anderes sein als eine Reise, auf die man sich begibt, um den Geliebten kennenzulernen?

Die Reise auf der Suche nach Trotula gestaltete sich lang und war voller Unwägbarkeiten. Ich bin keine Ärztin, aber ich weiß aus eigener Erfahrung, was Krankheit bedeutet, denn diese erschwerte zunächst das Leben meiner Mutter und nun mein eigenes. Auch bin ich keine Historikerin, und meine Heimat ist nicht Salerno. Der einzige Weg für mich, Trotula näherzukommen, war der Funke, den ich bei ihrem Namen stets aufleuchten sah, wenn ich die wenigen auffindbaren Zeugnisse ihres Lebens studierte. Dieser Funke sollte den Motor in Bewegung setzen, mit dem es mir gelingen würde, sie zu erreichen. So habe ich mit der Leichtsinnigkeit eines Liebhabers aus anderen Zeiten den Anker gelichtet und bin in ihre Richtung aufgebrochen.

Nach einem Jahr intensiver und leidenschaftlicher Studien, die mich alle vorherigen literarischen Pläne und Vorhaben vergessen ließen, beschloss ich, dass es an der Zeit wäre, über sie zu schreiben. Ich hatte mir bei dieser Arbeit nie das Ziel gesetzt, einen Roman zu verfassen. Wie sollte ich darauf hoffen, dass sich eine derart großartige Gestalt gänzlich meiner Fantasie überlassen würde? Das Einzige, wozu ich mich berechtigt sah zu schreiben, war ein Theatermonolog. Der Mittelweg der Bühne erschien mir das Beste. Ich würde einen Augenblick ihres Lebens festhalten und ihr durch meine Hand eine Stimme geben, der eine Schauspielerin ihren lebendigen Klang verleihen würde. Mein Werk wären einzig ihre Worte – ohne Körper, ohne Ort. Doch bei der Premiere, als ich sie in Fleisch und Blut vor mir sah, begriff ich, dass das nicht genug war. Diese Person hatte mir noch zu viel mitzuteilen, als dass ich ihr einfach den Rücken hätte kehren können.

Erneut stürzte ich mich auf die Bücher. Zwei Jahre lang rührte ich keinen Stift an, denn so, wie man sich auf ein Treffen vorbereitet, wollte ich aufs Beste für den Tag gerüstet sein, an dem ich ihr wieder gegenüberstehen würde.

Je mehr ich las, desto erstaunlicher schien mir, welch geringe Aufmerksamkeit man einer für die Geschichte der Frauen und der Medizin derart bedeutsamen Persönlichkeit bisher gewidmet hatte. Neben dem Werk De Renzis gab es kaum mehr als einige Übersetzungen ihrer Traktate und wenige Fachartikel.

Für mich ging es nun nicht länger nur um ihre Lebensgeschichte und ihre Arbeit. Ich musste jene Stadt kennenlernen, die zu Beginn des zweiten Jahrtausends alle anderen überstrahlt hatte wie ein Stern am Nachthimmel – eine Stadt im Übergang von der langobardischen zur normannischen Herrschaft, die davon profitierte, dass dort Griechen, Araber und Juden ihre Beiträge zur Kenntnis des menschlichen Körpers lieferten. Es war jene *Hippocratica Civitas* Salerno, in deren mildem Meeresklima das fortschrittliche Denken von Persönlichkeiten wie Alfanus oder Konstantin dem Afrikaner gedeihen konnte und die dem großen Erneuerer der Kirche, Gregor VII., während seiner letzten Lebenstage Obdach bot.

Je mehr ich las und desto weiter ich meine Studien vorantrieb, desto aufgeklärter und weiser stellte sich mir das Mittelalter dar. Eine Frau, die den Wert der Hygiene ganze achthundert Jahre vor Ignaz Semmelweis erkannt hatte, jenem Mann, der zu einem Leben in der Irrenanstalt verdammt wurde, einzig weil er den Verdacht geäußert hatte, dass viele Krankheiten von der mangelnden Bereitschaft der Ärzte herrührten, sich regelmäßig die Hände zu waschen. Ich hatte immer geglaubt, die Menschen im Mittelalter seien schmutzig und bigott gewesen und das wenige existente Wissen habe unter strenger Kontrolle der Klöster gestanden. Stattdessen stand ich einer Stadt des 11. Jahrhunderts gegenüber, in der bereits sehr lange vor Beginn des späteren Humanismus die Texte griechischer Philosophen übersetzt wurden. Das Wissen befand sich zum überwiegenden Teil in der Hand von Laien, darunter eine in der ersten Jahrhunderthälfte geborene Frau, die eine bestimmte Art und Menge von Bädern empfahl, Kräuter zur Zahn- und Mundpflege aufzählte und die von den Sarazenen erprobten Mittel notierte, mit denen sich dem Haar Glanz verleihen ließ. Eine Frau, die vor allem über andere Frauen sprach, über ihre Sexualität, ihr Lustempfinden und über Mittel zur Verringerung des Geburtsschmerzes, wobei sie im weiblichen Körper jene Besonderheiten aufzeigte, welche die Geschlechterforschung noch heute als Lehrmeinung anzuerkennen fordert.

Die ganz persönliche, private Liebe, die mich antrieb, ihr näherzukommen, wuchs mit jeder neuen Entdeckung. Ich erkannte, dass ihre Geschichte etliches lieferte, nach dem viele von uns insgeheim schon lange suchten. Aus eigener Erfahrung wusste ich, dass eine der größten Schwierigkeiten für Frauen, die sich auf das Gebiet der sogenannten akademischen Berufe vorwagen, darin besteht, kaum Vorbilder zu haben. Beim historischen Rückblick sieht man sich einem Heer kluger Männer gegenüber, dem sich jeder weitere männliche Student zugehörig fühlen kann wie zu einer Familie, die ihn anerkennt und unterstützt. Und die Familie der Frauen? Sie existiert nicht, oder möglicherweise ist sie auch von der Geschichte begraben worden. Vor hundert Jahren noch glaubte man, Trotula sei ein Mann gewesen.

Wie ein Archäologe, der endlich Niederschriften eines jahrhundertelang für nicht schriftkundig gehaltenen Volkes entdeckt, vollzog ich mit stetig wachsendem Eifer das Leben unserer Vorfahrin nach, um sie aus den Bruchstücken der Jahrhunderte wiederauferstehen zu lassen. Und sie tauchte kraftvoll und unversehrt, gänzlich im Einklang mit ihrer Bestimmung in all ihrer faszinierenden Größe aus dem Nebel der Geschichte auf. Ihr gesamtes Leben schien vom Geist der Heilkunst durchdrungen zu sein, als hätte Äskulap sie persönlich mit seinem Stab gesegnet. Doch damit nicht genug – zudem heiratete sie einen bedeutenden Arzt, Giovanni Plateario, und sorgte mit ihm für zahlreiche Nachkommen, deren Schar etliche weitere Heiler und Gelehrte umfasste, ihre Söhne Matteo und Giovanni, beide Verfasser wichtiger Traktate, ebenso wie ihre Enkel und Urenkel. Die wenigen Aufzeichnungen über sie beschränken sich allerdings keineswegs auf ein reines Dasein als Ehefrau und Mutter: Vielmehr ist es ihr gelungen, mit ihrem eigenen Namen, ihren eigenen Ideen und den aus eigener Hand entstandenen Werken in die Geschichte einzugehen.

Indes wird in meiner eigenen Gegenwart die Debatte zwischen medizinischer Wissenschaft und religiöser Moral immer erbitterter. Zwar ist ein Jahrtausend vergangen, die Dinge jedoch scheinen sich nicht grundlegend geändert zu haben. Trotula war durch die Macht der Kirche dazu gezwungen gewesen, die inneren Organe anhand von Tierkörpern zu studieren, da Obduktion in jenen Tagen als vollkommene Entweihung galt. Dies war der Grund dafür, dass man bis ins 17. Jahrhundert an einer simplen Blinddarmentzündung starb – bei einem Schwein ist ein solcher Fortsatz der Gedärme nämlich nicht vorhanden. Ich bin sicher, dass Trotula kaum anders empfunden hat als unsere heutigen Mediziner, denen Wege versagt werden, mit denen sich viele Menschenleben retten ließen. Zu meiner persönlichen Faszination und dem Interesse an der Frauenforschung gesellte sich daher noch der Wunsch, zum Kern eines Problems vorzustoßen, das uns mit seinen Kontroversen nach wie vor Geist und Hände fesselt.

Nachdem ich Dutzende Bücher gelesen und Tage in Bibliotheken zugebracht, mit Wissenschaftlern und Gelehrten gesprochen und meine eigene Vorgehensweise durchdacht hatte, war die Zeit endlich gekommen.

Ich verließ mein Haus mit all meinen Besitztümern, den

elektronischen Geräten und Annehmlichkeiten, denn es war nicht der geeignete Ort für Trotula. In einem Wald fernab jeglicher Zivilisation mietete ich eine verwitterte Mühle und zog dort ein. Die Mühle war geräumig und sehr alt – einige ihrer Teile stammten aus den ersten Jahrhunderten des vergangenen Jahrtausends. Ringsum fanden sich keinerlei menschliche Spuren. Welch besseren Ort konnte es geben, um meine Notizen zu einer Geschichte werden zu lassen?

Bei meinem ersten Rundgang um das große steinerne Gebäude bemerkte ich eine schwere, mit einem eisernen Riegel verschlossene Tür.

Als ich sie geöffnet hatte, wusste ich, dass ich angekommen war: Dieser Raum mit seinem Tonnengewölbe, dem düsteren, durch das winzige Fenster hineinfallenden Licht und der Holztür schien auf unerbittliche Weise die Gegenwart von der Vergangenheit zu trennen.

Kurz darauf kam sie. Sie war nicht die kluge und kämpferische Frau, die ich aus den Büchern kannte, sondern ein Mädchen, das auf einer Wiese unter der Sonne des Südens saß. Nichts an ihr ließ ihre Zukunft erahnen, und dennoch wusste ich, dass ich meiner Figur gegenüberstand, die sich mir endlich bereitwillig darbot, um mich ihre Geschichte erzählen zu lassen.

1. Kapitel

Über Feuer und Zeit

Trotula wurde um die erste Hälfte des 11. Jahrhunderts in die salernitanische Adelsfamilie De Ruggiero hineingeboren, die langobardischer Herkunft war und sich um die Stadt Salerno verdient machte, indem sie viele herausragende Männer hervorbrachte.

Regimen Sanitatis, Flos Medicinae Scholae Salerni (Salerno 1941)

Es gibt eine Phase im Leben eines jeden, in der die Zeit voranschreitet, ohne dass man diese Bewegung wahrzunehmen vermag. Etwa so, als würde ein Pferd oder ein Wagen in gleicher Geschwindigkeit an unserer Seite fahren.

Wenn ich an die frühen Jahre meines Daseins zurückdenke, sehe ich weiße Hände, bereit, den drohenden Fall meiner ersten Schritte aufzufangen, lauwarmes, duftendes Wasser, schwarz geränderte Fingernägel, aufgeschlagene Knie, weit entfernte Sterne in der Nacht, rostrote Blätter, gesprenkelte Steine, Spiegelungen in Wasserpfützen. Jedes Fragment ist deutlich erkennbar, treibt bedächtig durch meinen Geist, von den Gesichtszügen meiner Mutter erhellt und getragen von dem unbeschwerten Gefühl, auf den Armen meines Vaters zu ruhen. Jedoch sind diese Bilder gänzlich ungeordnet, und ich wüsste nicht zu sagen, ob ich zuerst den Regen oder den Schmerz, die Glühwürmchen oder die Eidechsen entdeckt habe.

Obschon die Dinge, die ich in jenen Jahren erlernte, sehr zahlreich gewesen sein müssen, kann ich mich nicht entsinnen, wann und wo die Welt mir die Gnade ihrer Enthüllung zuteilwerden ließ. Gewiss gab es eine Zeit, in der ich nicht begriff, welcher Unterschied zwischen Sommer und Winter, zwischen Mann und Frau, Krieg und Liebe, zwischen einem Hund, einer Katze, einer Kuh oder einem Pferd besteht. Tag um Tag erlernte ich Namen, ihre Bedeutungen, ihren Gebrauch und ihre Beschränkungen, doch die Erinnerung an jene erste grundlegende Schule liegt in einem undurchdringlichen Nebel.

Dann, plötzlich, die Verwandlung.

Ich war etwa sechs Jahre alt. Noch immer spüre ich die raue Beschaffenheit des soeben eines weiteren Milchzahnes beraubten Zahnfleisches unter meiner Zunge. Wie jedes Kind muss ich etwa in diesem Alter einen nach dem anderen verloren haben. Meine ganze Sorge war darauf gerichtet, mich dieser unbeständigen, in Kürze verschwindenden Zähne zu entledigen.

Sobald ich merkte, dass sich einer zu lockern begann, berührte ich ihn immer wieder mit der Zunge, bis er nur noch an einem einzigen blutigen Fädchen hing. Und kaum war es so weit, vollzog ich den mutigen Akt, ihn mit einem Ruck herauszureißen, wobei ich das Blut ausspuckte, das sich durch die kleine Verletzung gebildet hatte.

Dem Wasser eines Tümpels gleich, das plötzlich einen Abfluss findet und sich aus diesem als Rinnsal ergießt, beginnt meine Erinnerung von diesem Zeitpunkt an geradlinig und klar zu verlaufen, während den Ereignissen vor dieser Zeit der Stempel der Unbeständigkeit anhaftet, wie meinen ersten Zähnen, die eines Tages aus meinem Mund verschwunden waren, um den bleibenden ihren Platz zu überlassen, mit denen ich fortan jeden Bissen kauen sollte.

Meine damalige Konzentration lag vor allem darauf, den immer ausgeklügelteren Mechanismen zu entkommen, auf die Iuzzella, meine Kindermagd, zurückgriff, die mit Vorliebe einen Faden aus meinem Mundinneren an einem Stuhl befestigte, welchem sie dann einen Stoß versetzte in der Hoffnung, so den Zahn aus seinem Bett zu reißen. Nicht dass meine Technik weniger schmerzhaft gewesen wäre, im Gegenteil: Iuzzellas brüskes und entschlossenes Vorgehen löste das Problem rasch und ein für alle Mal, während mein auf Zähigkeit und permanente Arbeit bauendes System den Schmerz nur verlängerte. Es war der Anblick des Fadens am Stuhl – des gesamten Zimmers an meinem Zahn, so schien mir –, welcher die Erfahrung so entsetzlich für mich machte. Als ob die gesamte Welt an meinem Zahn zöge.

Ich wusste, dass diese Zähne nicht wiederkämen, unter dem Fleisch spürte ich bereits jene drücken, die sie ersetzen würden, und mein Geist begann, erste rudimentäre Gedanken hervorzubringen, schlichte Reflexionen über das Vermögen der Zeit, bekannte Dinge verschwinden zu lassen und andere, ungeahnte an ihre Stelle zu setzen. Und ich begann, des Wechsels der Jahreszeiten gewahr zu werden, der Tatsache, dass Blüten sich in Früchte verwandeln und diese Früchte zu Boden fallen, wo die Erde sie verschlingt und zum Verschwinden bringt, genau wie jene Zähne aus meinem Mund verschwunden waren.

Die Zeit hatte die Macht, Blätter zum Welken zu bringen, Haare wachsen zu lassen und das Herz zu beschweren. Wenn Iuzzella einen ganzen Tag fortblieb, gewahrte ich, dass ich am Morgen noch heiter war, jedoch im Lauf des Tages ihre Abwesenheit immer heftiger spürte, wie das auch bei Hunger und Durst der Fall ist, die zunehmen, je länger die letzte Mahlzeit zurückliegt. Iuzzella war die jüngste Tochter meiner Amme. Ihre Mutter hatte mich bis zum Alter von einem Jahr gestillt, und Iuzzella konnte es nicht lassen, mir ein ums andere Mal zu erzählen, dass von allen Kindern, die sie je an ihrer Brust hatte liegen sehen, kein anderes so viel und über so lange Zeit von der kostbaren Flüssigkeit getrunken hatte. Für gewöhnlich erfolgt das Entwöhnen der Mädchen zeitiger als das der Buben, doch bei mir mussten sie eine Ausnahme machen. »Erst habt's die eine Dütte ganz geleert, danach die and're«, sagte Iuzzella und umschloss meine Wangen mit ihren rauen, schwieligen Händen. Ich erinnere mich nicht an den Namen dieser mir gegenüber so großzügigen Frau; als sie starb, war ich noch zu klein, um ihr Andenken bewahren zu können. Als Nachfolgerin wurde Iuzzella von meiner Familie in Dienst genommen und mit der Beaufsichtigung meiner Person betraut. Sie war es, die mich morgens nach dem Erwachen ankleidete und mir am Abend vor dem Zubettgehen aus den Kleidern half, sie versuchte, meine Haare zu flechten, während ich von einem Zimmer ins nächste flüchtete, sie legte die Minzblätter bereit, die ich allmorgendlich kaute, um meinem Atem Wohlgeruch zu verleihen, und sie war es auch, die besagte Höllenvorrichtungen schuf, um mir die Zähne aus dem Mund zu ziehen. Sie war nur wenige Jahre älter als ich, und ich glaube, sie hat nie in ihrem Leben eine Puppe besessen, weder eine aus Holz noch eine aus Stoff. Ihre Puppe war ich. Eine Puppe, die niemals stillstand und sie von morgens bis abends auf Trab hielt. Sie rannte, spielte, kämpfte gar mit mir, solange der Himmel ihr das gewährte. So lange, bis für sie die Zeit gekommen war, die Macht des Schmerzes zu erfahren, und für mich, die gierige Gewalt des Feuers zu spüren. In späteren Jahren sollte ich seine segensreiche Eigenschaften schätzen lernen, doch jenes erste Mal war eine Begegnung mit seiner ganzen zerstörerischen Kraft.

Das Ereignis, welches das Leben meiner Kindermagd und meiner gesamten Familie derart erschütterte, fällt in jene Zeit, in der ich meine ersten Milchzähne verlor, und oft habe ich mich seitdem gefragt, ob meine veränderte Zeitwahrnehmung mit besagter Veränderung meines Körpers oder mit der Erinnerung an jene apokalyptische Szene zusammenhing.

Fest steht, dass Feuer und Zeit eine gemeinsame Fähigkeit besitzen – die, zu zerstören, aufzulösen und Staub zu Staub werden zu lassen.

In jedem Zimmer unseres Hauses in Salerno brannte im Winter ein Feuer, gut gesichert durch die steinernen Feuerböcke und überwacht vom Gesinde. So zeitig ich auch versuchte aufzustehen, nie war es vorgekommen, dass ich eines jener Kaminfeuer erloschen gesehen hätte. Irgendjemand machte sich noch vor dem Morgengrauen daran, die Glut anzufachen, ebenso wie irgendjemand weit nach Mitternacht dafür sorgte, sie abzudecken.

Die Flammen faszinierten mich. Es bereitete mir Spaß zu verfolgen, wie zwischen den orangefarbenen Flammenzungen jegliche Art von Materie, die mir zwischen die Finger kam, verschwand: kleine Tierchen, trockene Brotkrumen, Apfelschalen, Hühnerknochen, Speckstückchen, Wollfetzen, sogar abgeknabberte Fingernägel und kleine Haarsträhnen, die ich mir in unbeobachteten Momenten mit einem Messer abschnitt. Ich wog die Zeit der Verbrennung ab, stellte mir die äußere Beschaffenheit nach der zerstörerischen Begegnung mit der Hitze vor und liebte den entstehenden Geruch. Besonders mochte ich den von Haaren und Nägeln, der, wie ich bemerkte, fast nicht zu unterscheiden war. Diese Ähnlichkeit weckte meine Neugierde derart, dass ich noch zum Kahlkopf geworden wäre, angesichts all der um ihretwillen geopferten Strähnen, wenn mich nicht eine der Hausmägde beizeiten ertappt hätte.

Allen Kindern ist eine gewisse Neugierde eigen, denn das Leben ist neu für sie. Und so stellen sie Fragen, buddeln Löcher in die Erde, reißen Blumen ab, um die Blütenkrone zu zerpflücken, quälen Insekten, um zu beobachten, wo die Grenze zwischen zuckender Bewegung und der Reglosigkeit des Todes verläuft. Mein Interesse war methodisch und rituell. Ich legte eine Art sakrale Haltung gegenüber der sich mir darbietenden Welt an den Tag. So blieb ich, als ich das erste Mal einen Blitz sah, reglos stehen und starrte auf die Stelle, wo sich jenes Wunder ereignet hatte. Bei allem, was ich eigenhändig berühren konnte, ging ich für gewöhnlich selbstständig der Frage nach dem Wie und Weshalb des Geschehens nach. Diesmal jedoch musste ich auf meinen Vater zurückgreifen.

»Warum hat sich der Himmel gespalten, werter Herr Vater?«

Er aß gerade Linsensuppe, allein an dem großen Tisch sitzend, wo für gewöhnlich unsere gemeinsamen Mahlzeiten stattfanden. Das Wetter war umgeschlagen, und er war frühzeitig von der morgendlichen Jagd heimgekehrt.

»Es ist das Werk Gottes!«

Alle Dinge, die er nicht begriff, waren notgedrungen ein Werk Gottes, insbesondere dann, wenn sie in großer Höhe geschahen. Ich neigte den Kopf zum Zeichen des Dankes für diese Auskunft, die meine Zweifel mitnichten beseitigt hatte, und konzentrierte mich erneut auf den Himmel. Schwere Wolken wurden von einer unsichtbaren Kraft vorangetrieben. Ich stellte mir Gott höchstpersönlich vor, wie er, einem Kind gleich, das versucht, ein Blatt in der Luft schweben zu lassen, unablässig blies.

An diesem Tag entdeckte ich, dass mir die Antworten meiner Mutter lieber waren. Diese schwang sich gern zu Höhenflügen der Fantasie auf bis zu einem Ort, an dem es niemals nur einen Gott gab, sondern so viele Götter wie Formen auf der Erde zu finden sind. So erzählte sie mir nachts vor dem Einschlafen von der Mondgöttin, am hellichten Tag von der Erdgöttin, außerdem vom Meeresgott und dem Gott des Schlafes, die ebenfalls existierten. Obschon ich Iuzzella hatte, die stets bereit war, sich um mich zu kümmern, schlug es mir meine Mutter nicht aus, einen Teil ihrer Zeit mir zu widmen, insbesondere im Sommer, wenn das zurückgezogene Leben im Kastell ohne die weltlichen Verpflichtungen, die sie in der Villa in Salerno in Anspruch nahmen, ihre Tage träge und leer werden ließ. Mein Vater war oft auswärts: Jagd, Fischfang, die Ankunft bedeutender Herrschaften, die es zu empfangen, entlegene Ländereien, die es zu überwachen galt. Ich blieb mit meiner Mutter, Iuzzella, den Mägden, Knechten und Söldnern vier Monate lang fernab der Stadt, in dem von Obsthainen umgebenen Kastell, wo wir uns an reichlich Meeresfrüchten, Muscheln und schimmernden Krebsen labten. Oft jagte ich mit Iuzzella über die Felder, spielte mit ihr Haschen, oder wir vergnügten uns damit, Steine auf der Wasserfläche des Teichs springen zu lassen. Wenn Iuzzella mich huckepack trug und ich meine Beine um ihre Taille schlang, fühlte ich mich wie der mutigste aller Ritter.

Dann kam das Feuer, und nichts war mehr wie zuvor. An jenem Tag weilten wir in Salerno. Als die Flammen sich über uns entluden, widerfuhr der gesamten Familie etwas, das uns rückblickend für immer vereinen sollte. Der Blitz kam wie ein hektischer Gast durch die geöffnete Tür und verschwand, seinen Feuerschweif hinter sich herziehend, durch das gegenüberliegende Fenster. Der ohrenbetäubende Lärm, der ihn begleitete, überstieg jegliches menschliche Fassungsvermögen; die auflodernde Feuersbrunst zerstörte innerhalb kurzer Zeit den Großteil des Gebäudes. Zwei Söldner kamen ums Leben, mein Vater erlitt eine Kopfverletzung, Iuzzella rannte mit einem brennenden Bein ins Freie. Die Stallknechte vernahmen nur einen gewaltigen Lärm, und als sie herbeieilten, fanden sie anstelle des Hauses einen von Flammen umzüngelten Turm vor. Die Pferde schnaubten und stampften, die Hühner flatterten aufgeregt umher, die Kuh verbrannte im Stall.

Ich gelangte verrußt und unversehrt ins Freie, wo ich Iuzzella sah, die sich mit ihrem brennenden Bein voller Entsetzen auf dem Boden wälzte. Sofort stürzte ich zu ihr und versuchte, mit bloßen Händen das Feuer zu löschen, das sich lodernd in ihr Fleisch fraß und einen beißenden Geruch verbreitete – denselben Geruch wie meine Haare, wenn ich sie zum Spaß ins Herdfeuer warf. Jemand schmiss eine feuchte Decke über Iuzzella, und ihr schmerzverzerrter Gesichtsausdruck löste sich, während Tränen zu strömen begannen. Meine Kindermagd schloss die Augen, als sei sie bereit, sich in den tröstlichen Tod zu ergeben.

In den folgenden Tagen, bis zum Aufbruch ins Kastell, waren wir genötigt, in einem der Kellerräume zu hausen.

Es waren seltsame Tage, in denen wir alle in einem Bett schliefen wie die armen Leute und ich eine Entbehrung kennenlernte, die ich nicht mehr vergessen sollte. Bis dahin hätte ich niemals geglaubt, dass Licht eine derart große Bedeutung haben könnte. Das Haus in Salerno und unser Sommerkastell waren stets lichtdurchflutet. Während der Tage im Keller wurde mir bewusst, dass Traurigkeit und Dunkelheit miteinander einhergehen, dass der Sonnenschein göttlichen

Ursprungs ist und den Menschen auf Erden Wohlergehen bringt. Über die Unannehmlichkeiten jener Lebensumstände hinaus mussten wir uns auch noch damit abfinden, dass jeder in unserer Familie – der eine mehr, der andere weniger – mit den spürbaren Folgen des Feuers leben musste. Am schlimmsten war es Iuzzellla ergangen, die für den Rest ihres Lebens das versehrte Bein hinter sich herziehen würde. Meine Mutter hatte keine körperlichen Verletzungen davongetragen, im Schlaf jedoch machten sich die Folgen des Brandes auch bei ihr bemerkbar – ständig suchten sie Bilder von Feuersbrünsten heim, sodass sie mitten in der Nacht aufschreckte. Mein Vater ließ sich seine Wunde sogleich bei einem der angesehensten Ärzte der Stadt behandeln und kehrte mit einem weißen Turban um den Kopf heim, mit dem er aussah wie ein Weiser aus dem fernen Morgenland. Für Iuzzella hingegen bemühte niemand einen richtigen Arzt, und so behandelte sie sich selbst mit den ihr bekannten Mitteln. Da sie schon einmal dabei war, sorgte sie außerdem dafür, meine kleinen Verbrennungen zu lindern, die ich mir bei dem Versuch, ihr Bein zu löschen, zugezogen hatte. Ich sah meine Spielkameradin Umschläge und Salben zubereiten, als hätte sie ihr Leben lang nichts anderes getan, und staunte über die Versiertheit, mit der sie die Zutaten auswählte und dosierte, die sie vor dem Wundbrand bewahren sollten. Bis dato hatte ich geglaubt, Wissen sei ein Vorrecht der Geistlichen oder zumindest der Reichen.

Ich sah sie den Keller verlassen, auf einem Bein hüpfend wie ein ulkiger Vogel. Viele Stunden später kehrte sie zurück, in der Hand einen Strauß frischer Lilien und ein Körbchen voll kleiner Feigenblattbündel. Sie wusch die Lilien und kochte sie samt Wurzeln in Wasser, um sie anschließend zu zerstampfen, ehe sie dem Brei verschiedene Pülverchen hinzufügte, die sie aus ihren Säckchen holte. »Bissel Mastix, Weihrauch dazu, zwei Prislein Kampfer und a weng Bleiwis.«

Dann öffnete sie ein Päckchen, das Schweinefett enthielt, und zog ein Terrakottafläschchen aus dem Beutel auf ihrem Strohlager, in dem sie, wie ich wusste, das Rosenwasser aufbewahrte, mit dem sie mir morgens immer das Gesicht reinigte.

»Mit Rosinwaszer auf de Hüt wird de Maid bald zur Brüt!« Sie goss das über dem Feuer ausgelassene Schweinefett zu den gestampften Lilien und gab das Ganze in Rosenwasser. Daraufhin steckte sie sich eine größere Menge Minzblätter in den Mund und zerkaute sie sorgfältig, um sie anschließend mit den übrigen Zutaten zu vermengen. Nachdem alles abgekühlt war, rieb sie es sich auf die von der Verbrennung violett verfärbte Wade. Dann rief sie mich herbei und gab den Rest davon auf meine Hände. Zu allem Unglück hatte sie sich bei der Flucht vor dem Feuer auch noch das Bein gebrochen, und obschon sie es geschient hatte, blieb es doch für den Rest ihrer Tage lahm.

Arme Iuzzella! Sie würde nie einen Mann finden und erst recht keine andere Familie, die bereit wäre, sie aufzunehmen, verkrüppelt, wie sie war. Ohne das Wohlwollen meiner Eltern hätte das Schicksal ihr keine Wahl gelassen, als bettelnd von einem Kloster zum nächsten zu ziehen, um auf die Großmut der Ordensbrüder und -schwestern zu hoffen. Vielleicht hätte man sie in einer jener Winternächte, in denen die Fremdenherbergen der Klöster zum Bersten voll sind von Menschen, die Schutz vor der Kälte suchen, zusammengekauert und erfroren in einer Ecke gefunden. Und die Welt hätte nie von einem der sanftmütigsten und gütigsten Wesen erfahren, die Gott je auf die Erde gesandt hat.

Iuzzella beklagte sich nie, sie jammerte nicht und geriet bei keiner Gelegenheit in Zorn. Stets war sie heiter und umgänglich. Ihre merkwürdig grünblau schimmernden Augen verengten sich oft zu einem Lächeln, das sich auch auf ihren Lippen zeigte und ihr ganzes rundes Gesicht in einen leuchtenden Vollmond verwandelte. Alles an ihr war rund und fest, von den breiten Patschhänden mit den dicken Fingern über den kurzen Hals bis hin zu den drallen Armen und Beinen. Obwohl ihr rechter Fuß vollkommen nach innen gedreht war, so dass er im rechten Winkel zur Wadenlinie stand, konnte sie sich schnell fortbewegen. Wenn sie ihren Schritt beschleunigte, um mich zu verfolgen, nachdem ich mir wieder einmal in den Kopf gesetzt hatte, meiner gütigen Bewacherin zu entkommen, glich ihr Gang dem eines Huhnes, das auf spitzen Krallen laufen musste. Sie schwankte, wobei sie den Kopf jedoch gerade hielt und mit dem Blick aufmerksam jede meiner Bewegungen verfolgte. Unsere Hetzjagden endeten gewöhnlich auf der Schwelle, die unsere Gemächer von den Räumlichkeiten des Gesindes trennte. Diese war die äußerste Grenze meines Freiraums. Wenn ich sie ohne die Erlaubnis eines Erwachsenen überschritt, entzog ich mich Iuzzellas Gewalt, um mich direkt der meines guten Vaters auszusetzen, der sich gezwungen sah, mich mit langen Reden über Anstand und Gehorsam zurückzuholen.

Solange wir in der Stadt weilten, bildete das Eingangstor den Graben, der mein Kinderdasein vom Leben in der Stadt trennte. Verließen wir hingegen Salerno, um den Sommer im Kastell zu verbringen, war es mir gestattet, mich in den großen, von hohen Mauern umgebenen Park vorzuwagen und zwischen den Obstbäumen herumzustreifen. Ich durfte nach Belieben über die Wiesen rennen und Kapriolen schlagen, denn das Gut wurde Tag und Nacht von einer mit Eisenstangen und spitzen Schwertern bewaffneten Mannschaft bewacht, die mein Vater aufgestellt hatte, um Diebe, Sarazenen,

Wölfe und wilde Tiere aller Art fernzuhalten. Der Anblick dieser Häscher mit ihren schlecht rasierten Gesichtern und all dem rostigen Eisen am Körper erfüllte mich mit ehrfürchtigem Schrecken. Ihre Gegenwart sowie die unüberwindbare Schwelle des Stadthauses ließen mich ahnen, dass es jenseits meiner Umgebung des Spielens und Scherzens eine andere, höchst gefährliche Welt gab. Eine, in die man nach Möglichkeit gerüstet und bewaffnet vordrang oder zumindest entsprechend gekleidet.

Ich war ziemlich genau sieben Jahre alt, als ich aus meinem Eden vertrieben und in jenes Land der Strafe geführt wurde, wo niemand lachte, kaum jemand herumsprang und wo Bettler am Straßenrand saßen, deren Arme und Beine verkrüppelt waren wie die Zweige des Olivenbaums.

Doch bevor ich in meiner Erinnerung den Garten meiner Kindheit verlasse, will ich von der letzten Frucht erzählen, die ich dort pflückte.

2. Kapitel

Ohne Weinlaub und Trauben

»Trotula, kleine Forelle, auf deinem Rücken sitzt ’ne Libelle …«

So lautet das kleine Liedchen, das meine Mutter sich für mich ausgedacht hatte. Sie sang es abends an meinem Bett, wenn sie kam, um zu prüfen, ob ich noch Fieber hatte oder meine soundsovielte Knieverletzung verheilt war.

Ich liebte sie so sehr, diese Worte, dass ich sie oft selbst vor mich hin sang, wobei ich stets bedauerte, keine so wohltönende Stimme zu haben wie Mama oder Iuzzella. In dem Nebel, der unsere fernsten Erinnerungen für gewöhnlich umhüllt, strahlen die Stimmen dieser beiden wie Sterne. Die meiner Mutter war hell, sanft und leicht wie der Wind. Iuzzella sprach in dunklerer Tonlage, aber wenn sie sang, ertönten ihre Melodien glockenrein. Meiner eigenen Stimme hingegen merkte man schon früh an, dass sie sich besser zum Reden eignete, da unüberhörbar etwas Wildes, Knurrendes in ihr mitschwang. Vielleicht kam dies daher, dass in den Jahren, die meinem Eintritt in die Welt der feinen Kleider und Verbeugungen vorangingen, alles an mir in seinem urwüchsigen Zustand belassen worden war, gerade so, als hätten mich meine Eltern jener reinen und unwiederbringlichen Zeit nicht berauben wollen. Es war dieselbe Phase, die man jungen Pflanzen gewährt, damit sie vorerst nichts weiter tun, als zu wachsen, bevor die kundige Bauernhand sie schließlich veredelt und zu Nutzpflanzen macht. Auch ich war ohne Spalier und Rückschnitt, ohne Weinlaub und Trauben – ein junger Rebstock, dessen erste Blättchen in der Maisonne sprießen. Selten verlangte man von mir, mehr als nur eine Tunika zu tragen, im Sommer aus leichtem, im Winter aus schwerem Stoff. Schmuck und Geschmeide, Mäntel und Gürtel konnten warten. Obwohl ich einer der angesehensten Langobardenfamilien der Stadt entstammte und meine Vorfahren unter den ersten Edelleuten gewesen waren, die sich in der Gefolgschaft von Fürst Arichis aus Benevent in Salerno angesiedelt hatten, kleidete und gebärdete ich mich so frei wie jedes beliebige Bauernmädchen.

Vor allem im Sommer, wenn die ganze Familie einschließlich Gesinde sich aus der Hitze der Stadt aufs Land zurückzog, verzichtete ich gern auf die Sandalen, die Iuzzella mir allmorgendlich über die Füße zu ziehen versuchte. Ich genoss es, barfuß über die brennend heiße Erde zu laufen, oft auf Zehenspitzen, bis ich im Schatten eines Baumes oder im Wasser des Teiches Linderung fand.

Wie leicht hätte mich jemand, der mich so an einen Stamm gelehnt oder auf einem Stein kauernd sah, für die verlassene Tochter einer Bettlerin oder ein armes Waisenkind, wenn nicht gar eine junge Diebin halten können, zumal der fein gewebte Stoff meiner kleinen Tunika unter der Staubschicht, die sich beim Herumstreunen im Freien darauf gelegt hatte, nicht mehr zu erkennen war. Hinzu kamen meine mageren Beinchen mit den nackten Füßen, die aufgeschlagenen Knie, das verschwitzte Haar, mein von einer Unmenge verzehrter Brombeeren klebriger Mund und das scheue Gebaren eines Waldtieres.

Das ganze Land im Umkreis war verdorrt, denn die Trockenheit ließ den Boden im Sommer hart wie Stein werden. Die Natur dürstete in jenen Monaten so sehr, dass das Leben der Felder, der Tiere und Bäume an den unsichtbaren Fäden eines gewaltigen Spinnennetzes zu hängen schien. Dennoch hatte ich in meinem kurzen Leben noch keine wahrhaft große Dürre bewusst erlebt, denn die letzte war mit dem Jahr meiner Geburt zusammengefallen, wie Iuzzella mir erzählte. Endlos lange Zeit hatte der Himmel nicht den Mut gefunden, seinen Tränen in einem erquickenden Guss freien Lauf zu lassen, bis schließlich die Tiere verendet waren und die Felder keine Früchte mehr getragen hatten. Die Männer hatten sich ohne Arbeit über die Erde geschleppt, die Frauen nicht mehr die Kraft gefunden, Haus und Herd zu hüten. Alle hatten geglaubt, dass ich diese Geißel, die unerbittlich genug war, um starke, gesunde Männer hinwegzuraffen, nicht überleben würde. Der Wassermangel hatte zunächst die Milch meiner Mutter, dann auch die der Amme, die man ins Haus gerufen hatte, zum Versiegen gebracht. So lange wie möglich hatte mich die Amme weitergestillt, denn sie wusste sehr wohl, dass es nichts Besseres gab als Muttermilch, um den Körper eines Kleinkindes zu stärken. Doch als ich etwa ein Jahr alt war, hatte ihre Milch mit einem Mal an Gehalt verloren. Man hatte alle erdenkliche Nahrung für sie aufgetrieben, bald jedoch war fast nichts Essbares mehr verfügbar gewesen und der armen Frau die Milch versiegt.

Es ist Schicksal, in eine jener Dürreperioden hineingeboren zu werden, die in der Regel nicht mehr als ein Kind von hundert überleben lassen. Und so eines war ich!

Viele Jahre später berichtete mir Iuzzella unter dem Siegel absoluter Verschwiegenheit, auf welche Praktiken ihre Mutter zurückgegriffen hatte, um mich zu retten. Immerhin hatten weder Kühe noch Schafe Milch gegeben, die Bäume hatten keine Früchte getragen, und andere Nahrungsmittel, die geeignet gewesen wären, ein Geschöpf zu ernähren, das nur flüssige Nahrung aufzunehmen vermochte, waren nicht zu finden.

Mein Überleben war für die Familie zu einem geradezu legendären Ereignis geworden, und im Nachhinein rätseln alle, welches Wundermittel die Amme gefunden haben mochte, um mich bis zu dem Tag am Leben zu halten, an dem endlich wieder Regen vom Himmel gefallen war. Oft hieß es, sie habe Tag und Nacht für mich gebetet und so die heilige Anna, Schützerin der Ungeborenen, dazu bewogen, das Wunder zu vollbringen. Iuzzella hatte dies bestätigt, tatsächlich hatten alle im Haus zur Mutter der Jungfrau Maria gebetet, damit die Tochter des edlen Herrn De Ruggiero nicht stürbe. Und gewiss hatten die Gebete geholfen, entscheidend jedoch war die Zähigkeit meiner Amme gewesen, die insgeheim beschlossen hatte, nichts unversucht zu lassen. Ihre Lösung war ziemlich gewagt und musste vor allen Familienmitgliedern geheim gehalten werden. Nur Iuzzella kannte sie, da sie alles heimlich beobachtet hatte.

Verzweifelt über den Anblick dieses Häuflein Elends, das kaum mehr die Kraft aufbrachte, seine Lunge mit Luft zu füllen, hatte meine Amme den letzten Ausweg gewählt: Zwei Monate lang hatte sie mir ihren eigenen Urin zu trinken gegeben! Auch wenn die Flüsse austrocknen und der Himmel sich weigert, seine Schleusen zu öffnen, erzeugt der menschliche Körper doch weiterhin Flüssigkeiten. Nachdem sie beobachtet hatte, was die Tiere taten, wenn ihnen sonst nichts mehr blieb, ließ mich jenes Phänomen der Natur die schlimmsten Monate überleben, bis Anfang Oktober endlich der Regen zurückkehrte.

Seither waren sieben Jahre vergangen, ohne dass etwas Vergleichbares den Flecken Erde, der unsere Heimat war, heimgesucht hätte. Während ich Iuzzellas Erzählungen gelauscht hatte, war es mir oft unbegreiflich gewesen, wie man so dicht an einem Ort, von dem aus das Wasser sich endlos zu erstrecken schien, kurz vor dem Verdursten sein konnte. Ich wusste noch nicht, dass Trinkwasser süß und weich sein muss und nicht salzig und herb sein darf wie das Meerwasser, das die Küsten unseres Landes umspült. Bisher hatte mich noch niemand mitgenommen, um mir aus der Nähe jenes blaue Wunderwerk zu zeigen, das sich bis zum Horizont erstreckte.

So wenig ich über das Meer wusste, so vertraut war mir das Land. Tagelang streifte ich durch die Obsthaine, um bisweilen bis an die äußersten Grenzen meiner Freiheit vorzudringen. Entlang der Linie, hinter der das Gebiet der Wachen begann, wucherte dichtes Brombeergestrüpp, das gegen Ende des Sommers voll saftiger Beeren hing.

Dort pflückte ich die dicksten Brombeeren, und nicht selten formte ich die Hand dann zur Schale und hielt sie vor die Schnauze des großen Hundes an meiner Seite. Er war mein Spielgefährte, der mich nie aus den Augen ließ, selbst wenn es mir gelungen war, alle anderen abzuschütteln, die man mit meiner Beaufsichtigung betraut hatte. Mein Vater hatte mir ans Herz gelegt, niemals ohne diesen Hund durch den Park und die Felder zu streifen, denn auf dem Gelände rings um das Kastell wimmelte es von wilden, gefährlichen Tieren, die Jagd auf mich hätten machen können. Ich hatte einen Namen für ihn ausgewählt, auf den er mit einer für mich erstaunlichen Bereitwilligkeit und Schnelligkeit reagierte. Auch wenn er nicht sprechen konnte, war ich mir sicher, dass er all meine Worte verstand. Ich hatte ihn Mare getauft, wie das Meer, denn so wie dieses in der Lage ist, alle Flüsse in sich aufzunehmen, ohne jemals selbst Wasser abzugeben, begriff Mare alles, was ich ihm sagte, ohne je ein Wort zu erwidern. Als ich meinem Vater diese Erklärung vorgetragen hatte, war er von seinem Stuhl aufgesprungen und hatte mich in die Arme geschlossen. Bisweilen schien er mich aufgrund meiner Größe und meines Alters eher für ein Tier als für ein zum Denken fähiges menschliches Wesen zu halten, so sehr versetzte es ihn stets in Erstaunen, mich etwas erörtern zu hören. Wie konnte ich kleines Mädchen, ich Dreikäsehoch, in Gedanken etwas so Großes wie das Meer erfassen? Er selbst hatte das Meer ein Leben lang gesehen, mit Seeleuten verkehrt, war selbst zur See gefahren, und dennoch war ihm dergleichen nie in den Sinn gekommen. Darüber, dass Kinder den Dingen aufmerksamer begegnen als Erwachsene, ganz einfach weil sie sie mit frischem Blick und frei von jeglichem Zweck betrachten, wusste er nichts. Er hielt sich nicht mit dem Gedanken auf, dass vielleicht gar jedes Kind den Keim der Philosophie in sich barg, denn laut den Schriften der Kirchenväter waren Kinder lediglich von Urinstinkten getriebene Wilde, gänzlich unfähig, die Größe der Schöpfung zu erfassen. Nicht dass mein Vater viel Zeit mit Lesen vertan hätte; er war ein Mann der Tat, der die Kriegskunst beherrschte und sich aufs Befehlen verstand; das Nachdenken überließ er denen, die zu viel Zeit hatten. Dennoch war er, ohne es zu wissen, Opfer einer Theorie, die er vielleicht nicht einmal kannte. Er sah mir mit einer Mischung aus Stolz und auch einer Portion Furcht in die Augen, davon überzeugt, dass seine Tochter, mochte sie auch noch ein zartes, vielleicht etwas zu aufsässiges Kind sein, ein Verstandesvermögen an den Tag legte, das nicht nur das aller ihm bekannten Kinder, sondern auch das vieler Erwachsener übertraf. Für ihn war es einfacher, in mir ein besonderes Geschöpf zu sehen, als einzuräumen, dass es so etwas wie die Weisheit des Kindesalters gab, und das ließ ihn mich mit einer gewissen Befangenheit betrachten, als sei er endgültig zu dem Schluss gekommen, dass dieser kleine Körper einen Wissensdurst barg, den er schon bald nicht mehr würde stillen können.

Mare war nicht besonders erpicht auf meine Gaben, und auch wenn ich ihm die besten Brombeeren anbot, schaute er sie oft nur an, schnüffelte an ihrer glänzenden, geruchlosen Oberfläche und ließ den Kopf dann wieder auf die Vorderpfoten sinken, während sich sein Blick in der heißen, flimmernden Ferne verlor.

Als die Brombeerernte zur Neige ging, war es an der Zeit, sich über die Pflaumen herzumachen. Längst war ich Meisterin im Besteigen aller Arten von Bäumen: die Stein- und Korkeichen, deren breite Stämme man mit Armen und Beinen umschließen musste, die großen Nussbäume mit ihren ausladenden Ästen, an denen ich mich mit den Händen festklammerte und dann so lange hin und her schwang, bis ich hoch genug kam, um mich rittlings auf den tiefsten Ast zu ziehen, die Pflaumen- und Kirschbäume, die unter jeder meiner Bewegungen schwankten. Vielleicht liegt es an ihren kostbaren Früchten, die es zu schützen gilt, dass gerade die Obstbäume so schwer zu erklimmen sind. Ihre Stämme sind biegsam, die Zweige durch die darin üppig fließenden Säfte so weich, dass man achtgeben muss, keinen abzubrechen.

Der Pflaumenbaum, der ein gutes Beispiel für seine Art darstellte, schwankte unter dem Gewicht meines dem Wipfel entgegenstrebenden, sich windenden Körpers. Wenn ich an die reifen violetten Früchte gelangen wollte, musste ich zu den inneren Zweigen gelangen, an denen sie – verborgen unter den grünen, zart rötlich glänzenden, fransigen Blättern – hingen. Alle leichter zugänglichen Pflaumen hatten die Vögel längst gefressen.

Die Tage waren lang, und nach der Mahd war auf den Feldern fast niemand mehr unterwegs. Die Bauernkinder kannten die Freuden des Spiels nicht, und die zweckfreie Anstrengung eines Wettlaufs über die Wiesen war ihnen unbekannt. Sie waren an pausenlose Arbeit gewöhnt und hätten ihre kostbare Ruhezeit niemals damit verschwendet, mir auf meinen Streifzügen zu folgen. Außerdem war ich die Tochter des Herrn vom Kastell, und auch wenn ich mich so einfach kleidete wie sie, wagten sie es nicht, sich mir zu nähern oder gar das Wort an mich zu richten. Wann immer ich einem Gleichaltrigen begegnete, beschränkte sich dieser darauf, einem Stein einen festen Tritt zu versetzen oder in einer Geste offenkundiger Verlegenheit einen seiner Kameraden zu knuffen. Zwischen ihnen und mir floss ein unüberwindbarer Strom, und wie weit ich dessen Ufer auch abschritt, nirgendwo schien es eine Brücke zu geben. Für gewöhnlich standen die Knaben und Mägdelein bei Sonnenaufgang auf, und wenn ich ihnen auf den Feldern begegnete, hatten sie bereits viele Stunden gearbeitet und waren auf dem Heimweg in das Dunkel ihrer ärmlichen Hütten.

Iuzzella verließ nur ungern die sicheren Mauern des Hauses, da seit ihrem Unfall jeder Schritt auf unebenem Boden eine Gefahr für sie und ihr Bein darstellte. Im Wald gab es Abhänge, Steilgelände, Felsen und aus der Erde ragende Wurzeln.

So blieb mir nur die Freundschaft mit Mare, der sich die meiste Zeit über von der Hitze einlullen ließ und zu keiner Bewegung bereit war, ähnlich einer Statue des schlafenden Kerberos. Nur der Pflaumenbaum schien entschlossen, mir mit dem süßen Fleisch seiner Früchte Kurzweil zu bieten. Im Grunde kann auch ein solcher zum Freund werden, insbesondere wenn er so großmütig ist, dir Süßes zu bescheren. Was die Menschen dir zu sagen haben, nimmst du mit den Ohren wahr, die Worte eines Baumes empfängst du mit dem Mund, das ist der ganze Unterschied!

Ich machte es mir in den Zweigen bequem, die strahlenförmig aus dem Stamm wuchsen, legte den Kopf in eine Astgabel und ließ die Füße auf der anderen Seite hinunterbaumeln. Über mir blitzte zwischen dem lichten Laubwerk der strahlend blaue Himmel hindurch, er schien sich in unermesslicher Höhe zu befinden. Vielleicht hatte Gott blaue Augen? War es möglich, dass diese Weite nichts anderes darstellte als die Regenbogenhaut des großen Gottesauges, dessen glühende Pupille die Sonne war? Ich stellte mir hinter diesem Blau die weiße Augenhaut und riesige Wimpern vor, dazu das Lid und das zweite, wer weiß wohin gerichtete Auge, und schließlich Nase, Gesicht und einen Körper, der zu gewaltig war, um ihn auch nur in Gedanken zu erfassen.

Es gehörte zu meinen Vorlieben, viel Zeit mit Nachdenken zu verbringen, reglos dazusitzen und den stummen Worten zu lauschen, die mir durch den Kopf gingen. Inzwischen war ich mir sicher, dass sie sich genau dort, in meinem Schädel, befanden. Zum Beweis hatte ich verschiedene Experimente durchgeführt, deren eindrucksvollstes in dem Versuch bestand, in Gedanken einen Reim aufzusagen, »Trotula, kleine Forelle, auf deinem Rücken sitzt 'ne Libelle …«, und mich dann zu kratzen, zunächst am Bein. In diesem Fall blieb meine Fähigkeit, mich an die Worte zu erinnern, unverändert. Kratzte ich mich dagegen am Kopf, gerieten die Worte durcheinander, und wenn ich stärker kratzte, verstummten sie sogar vollkommen. Das war der Beweis dafür, dass sich die Gedanken im Kopf befanden. Ich hatte ihn schon unzählige Male erbracht, meist abends vor dem Einschlafen, wenn Iuzzella bereits schnarchte. Dann hatte ich meinen Vater gefragt, ob sich das, was er Gedanken nannte, tatsächlich im Kopf befand, an der Stelle, die unter dem Haar hinter der Nase lag, und er hatte geantwortet, so sei es, an diesem Ort würde sich ansammeln, was es zu erinnern galt. Ich hatte mich lediglich noch einmal vergewissern wollen, in Wahrheit war ich mir bereits sicher. Es war so unumstößlich wie die Tatsache, dass sich der abgetrennte Schwanz einer Eidechse noch eine Zeit lang bewegte, als führte er ein eigenständiges Leben; so eindeutig wie ein durchgeschnittener Regenwurm zwei ergab oder wie es die Haut zum Jucken brachte, einen Prozessionsspinner anzufassen. Zu den Tieren, über die ich eine Menge wusste, gehörten auch die Kaulquappen, die ich lange Zeit im Teich beobachtet hatte. Zunächst waren sie klein, schwarz und unförmig, dann begannen kleine Beinchen zu sprießen, der Kopf wurde flacher, ihre Farbe veränderte sich, und zum Schluss verloren sie den Schwanz. Innerhalb von zwei Monaten, zwischen März und Mai, entwickelten sich aus den winzigen schwarzen Geschöpfen vollständige Frösche mit gelben Augen, glatter, glänzender Haut und langen Schenkeln, die sich beim Sprung ins Wasser streckten.

Aus Neugier hatte ich eine Kaulquappe gefangen und in ein Becken gesetzt, das mit Steinen und allem ausgestattet war, was ich im Teich hatte finden können, es steckten sogar einige Pflanzen im schlammigen Grund. Abends schob ich das Becken unter mein Bett, und am nächsten Morgen, gleich nach dem Aufstehen, wollte ich nachsehen, ob sich schon etwas verändert hatte. Von der Kaulquappe aber fehlte jede Spur – sie hatte sich in Luft aufgelöst! Ich suchte unter den Steinen, leerte schließlich das Becken und schaute zwischen sämtlichen Pflanzenhalmen nach: Doch da war nichts, die Kaulquappe blieb verschwunden. Dass ich keine Erklärung für dieses Ereignis fand, ließ mir keine Ruhe. Und so schuf ich aus einem engmaschigen Netz, das ich in einem der zahllosen Kellergewölbe unter den Räumlichkeiten der Wächter fand, eine Art Kescher, einen zu einer Seite hin offenen Beutel, den ich an einem Stock befestigte. Es kostete mich einige Anstrengung, das schwere Kupferbecken zu schleppen. Wenn ich Iuzzella um Hilfe gebeten hätte, wäre jedoch einer der wesentlichen Aspekte meiner Untersuchung verloren gegangen: die Geheimhaltung. Ich fing zehn Kaulquappen. Würden auch diese allesamt verschwinden, wollte ich meinen Vater in das Vorhaben einweihen. Waren die kleinen schwarzen Tierchen, die für ein Leben im Wasser bestimmt zu sein schienen, möglicherweise – ohne dass ich es ahnte – dazu befähigt, sich in die Lüfte zu erheben? Von den zehn Kaulquappen verschwand keine einzige, allerdings starben die meisten. Lediglich zwei schafften es bis zur Verwandlung. Ich sah sie nicht zu Fröschen werden, doch immerhin entwickelten sie beizeiten ihre Hinterbeine, und als ich beschloss, sie zurück zum Teich zu bringen, hatten ihre Körper bereits eine transparente Färbung angenommen. In den Tagen meiner heimlichen Aufzucht fing ich alle Insekten, die ich erwischte, solange sie nur kleiner waren als die Kaulquappen selbst, warf sie ins Wasser und wartete dann darauf, den kleinen Beckenbewohnern beim Fressen zusehen zu dürfen. Es kam nie dazu. Was ich beim Blick in die glänzende Kupferschale lernte, sollte ich niemals vergessen, so wie ein Gehender das Gehen nie mehr verlernt und ein des Schreibens Kundiger die Schrift lebenslang beherrschen wird. Noch begriff ich den Grund jener Verwandlung nicht, doch das Bewusstsein, dass ein Ding unter meinen Augen ein anderes werden konnte, weckte fortan meine Neugierde auf alle Fragen, die sich beim Beobachten von Mutter Natur stellten. Das Rätsel um die verschwundene erste Kaulquappe blieb allerdings für immer ungeklärt.

Ich hatte erst unlängst die letzten Kaulquappen zum Teich

zurückgebracht und genoss, rittlings auf einem Nussbaumast sitzend, einen jener Hochsommertage, an denen die Zeit an die reglose Stille des Sonnenlichts gekoppelt zu sein scheint, als ich in der Ferne aus dem Nichts ein stampfendes Geräusch lauter werden hörte. Es kam näher, und ich erkannte, dass es sich um den Trab eines Pferdes handeln musste, der von der trockenen Erde verstärkt wurde.

Seit Tagen sprach man im Kastell von dieser Ankunft, ohne dass ich in Erfahrung gebracht hätte, um wen es sich handelte. Doch es lag etwas in der Luft, das unseren ruhigen Aufenthalt in der Sommerfrische zu erschüttern drohte, so viel stand fest. Vor allem Iuzzellas mürrisches Schweigen bereitete mir Sorge. Für gewöhnlich erzählte sie mir alles, selbst Dinge, die mir die Eltern aufgrund meines Alters verschwiegen. Diesmal aber schien sie entschlossen, das Geheimnis zu wahren. Damit nicht genug, betraf die Neuigkeit sie offenbar selbst und ganz direkt, denn seit man mit den Vorbereitungen für den Empfang des Gastes begonnen hatte, war sie sehr düster geworden und sah mich mit jenem Ausdruck an, der den Seeleuten eigen ist, kurz bevor sie in See stechen.

Wenn ich auf den höchsten Ast des Nussbaums kletterte, konnte ich beobachten, wer über die Straße kam, ohne selbst entdeckt zu werden. Ich sah einen großen jungen Mann auf dem Sattel eines Pferdes, das zwischen seinen Beinen kaum größer wirkte als ein Eselchen. Er trug nichts als eine Tunika, die mit einer Schnur um seine Taille gebunden war und durch den Staub, der sich während der Reise daraufgelegt hatte, keine Farbe mehr erkennen ließ.

Der junge Mann drückte dem Pferd die Schenkel in die Flanken, zog die Zügel an und brachte das Tier so zum Stehen.

3. Kapitel

Die mühseligste aller Künste

Ich hielt inne, hinreichend entfernt, um dieses Wunder in seiner Gesamtheit zu betrachten. Das Bauwerk war jüngeren Datums. Wie Edelsteine in einem Schmuckstück leuchteten die Farben der in die Mauern eingelassenen, noch aus der römischen Kaiserzeit stammenden Säulen, die in Manier der Burg des Arichis bearbeiteten Steine, die Voluten und Vergoldungen, die an byzantinische Bauten erinnerten. Wenn auch alles wie zufällig hingestreut schien, erkannte man doch, dass jedes Ding der stillen Ordnung der Schönheit genügte. Die Fenster des Mittelflügels waren breit, und lange Vorhänge aus smaragdgrünem Stoff, die sich schimmernd im lauen Wind bewegten, hinderten die noch hoch am Himmel stehende Sonne, in die Räume vorzudringen. So wehrhaft, so reichlich mit Zinnen und Scharten versehen das Kastell auch war, hielt seine Anmut den Gedanken an Krieg dennoch fern, nichts ließ an das Szenario eines möglichen Angriffs denken. Es war das erste Mal, dass ich ein derartiges Gebäude zu Gesicht bekam. Bei seinem Anblick konnte man die Sarazenen vergessen, die bei ihren Überfällen seit Jahren die übrigen Besitztümer der Gegend brandschatzten. Gäbe es im Paradies ein Kastell, so würde es diesem gleichen. Obstbäume standen ringsum wie bescheidene Gäste am Hof des Königs. Ich zählte zwei imposante Kirschbäume mit dichtem Laubwerk, einen

Pflaumenbaum voll reifer Früchte, einen Pfirsichbaum, drei Feigenbäume mit noch harten Früchten, sechs Mandelbäume, drei große, aus fernen Ländern stammende Zedern, einen Nussbaum und weitere Arten, die im Dickicht des kleinen, sich bis zum Abhang des Hügels erstreckenden Wäldchens kaum zu unterscheiden waren. Zum Haupteingang führte ein von zarten Porphyrsäulen getragener Laubengang, seitlich der Kolonnaden schloss sich eine Weinlaube an, deren schwere, noch grüne Trauben sich zur rechten Jahreszeit blutrot färben würden.

Auf der Straße, die von Salerno zum Sommersitz der Familie De Ruggiero führte, war ich nur wenigen Garnisonen von Waffenträgern und Wachposten begegnet. Es musste wohl etwas anderes als Waffengewalt sein, worauf der Herr dieser Ländereien baute, um den Frieden sicherzustellen, denn angesichts dieser Verteidigungsmaßnahmen wäre es selbst einer Handvoll Sarazenen ein Leichtes gewesen, das Gut zu überfallen. In der Stadt wusste man, dass die klingenden Münzen der Follari den besten Schutz dieser Familie darstellten: Mit ihnen besänftigten die De Ruggiero im Voraus so manche mögliche Feinde.

In den zwanzig Jahren meines irdischen Daseins hatte ich mit dieser Macht niemals zu tun gehabt, mein gesamtes Leben war ohne jeglichen Bezug zum Gelde verlaufen. In meiner Herkunftsfamilie hatte ich nur Naturalien zu Gesicht bekommen, die Nahrung, die das von meiner Mutter bestellte Land erbrachte, sowie jene von dem Boot, mit dem mein Vater allmorgendlich in See stach. Ich wusste nichts von Reichtum, und als Geistlicher sah ich darin nur den Keim teuflischer Versuchung. Doch obschon ich hier des Inbegriffs von Üppigkeit und Wohlstand ansichtig wurde, war mein Blick nicht feindselig, denn ich maß jenen Formen reinster Anmut durchaus eine gewisse Bedeutung für das Heil der Schöpfung bei. Es war nichts Pompöses daran, alles schien vielmehr von schlichter und schwereloser Kostbarkeit durchdrungen.

Als sich das Pferd mit langsamem Schritt dem Haupttrakt des Kastells näherte, fühlte ich mich von einer gewaltigen Last befreit. Die Traurigkeit war noch nicht gänzlich aus meinem Herzen gewichen, doch wurde sie nun durch die Neugierde gelindert, den Herrn kennenzulernen, der mich zu sich in Dienst gerufen hatte.

Tagelang hatte mir die Vorstellung den Schlaf geraubt, zu viel Zeit fernab von meinen Mitbrüdern und dem klösterlichen Leben zu verbringen. Ich mochte nicht hinnehmen, dass meine langen Jahre des Lernens und Betens in den trüben Wassern eines Lebens versinken sollten, das fortan den Ungezogenheiten eines verwöhnten Mädchens gewidmet sein würde. Nie hatte ich den Wunsch gehegt, Hofmeister zu werden. Zwar wollte ich Lehrer werden, das schon. Doch träumte ich davon, mich eines Tages des Titels eines Meisters der Heilkunst rühmen zu dürfen, den Kranken zu helfen, die Jungen zu lehren und neue Methoden zur Linderung der Schmerzen der Menschen zu finden. In jedem Kloster gab es einen sachkundigen Medikus; ich hätte mich fürs Erste damit zufriedengegeben, dessen Gehilfe, Kräutler oder Arzneimacher zu werden, entscheidend war, die Geheimnisse von Krankheit und Gesundung zu durchdringen. Zu diesem Zweck hatte ich mir kostbare Stunden meines Schlafes abgerungen, um die Bücher zu studieren, die ich mir aus der Bibliothek besorgt hatte und die ich hütete wie die wertvollsten aller Reliquien.

Stattdessen war ich eines Tages vom Abt höchstpersönlich gerufen worden, der mir nun diese Aufgabe unterbreitet oder vielmehr auferlegt hatte.

Er hatte mir in seiner neben der Sankt-Benedikt-Kirche

gelegenen Studierzelle erklärt, der edle Herr De Ruggiero sei auf der Suche nach einem Hofmeister für sein Töchterchen gekommen, und für diese Aufgabe wünsche er den fähigsten von allen.

»Er ist ein zu mächtiger und angesehener Mann, als dass man ihn ungestraft hinters Licht führen könnte. Wenn auch schweren Herzens, habe ich daher dich rufen lassen. Ob deiner Klugheit, deines Charakters und deiner Fähigkeiten hätte ich dich lieber zu meinem persönlichen Gehilfen gemacht, anstatt dich mit einer Aufgabe zu betrauen, die sicher vielen Menschen weitaus angemessener wäre.«

So hatte sich einen Augenblick lang das Tor zu der von mir ersehnten Zukunft geöffnet, um sich im nächsten Moment wieder zu schließen.

Ich nahm die Bücher mit, die der Abt mir zu diesem Anlass geschenkt hatte. Vielleicht war ihm die Erinnerung an meinen erzürnten Blick beim Verlassen seiner Studierzelle unerträglich gewesen. Jedenfalls hatte er zwei Bände aus seiner persönlichen Bibliothek herausgesucht und sich damit auf die Suche nach mir begeben. Schließlich hatte er mich in der schattigen Kirche auf Knien im Gebet versunken gefunden.

»Gerardo, hör mich an! Bedenke, dass diese Aufgabe von Gott selbst bestimmt wurde. Im Grunde wollte ich nichts weiter, als dich zu meinem Gehilfen zu machen, doch der Herr hat, wie es scheint, anderes mit dir im Sinn. Du wirst die mühseligste aller Künste erlernen müssen, die Kunst der Demut.«

Ohne ein weiteres Wort hatte er mir die Bücher überreicht und mich meiner Zwiesprache mit dem Herrn überlassen, zufrieden, einen Moment lang einen Funken Freude in meinen Augen erkannt zu haben.

Ich hatte noch nie in meinem Leben ein Buch besessen.

In meiner Reisetasche fand sich darüber hinaus nicht viel:

ein Brotlaib, eine kleine Flasche Wein, ein Messer und einige Bündel Kräuter.

Ich band das Pferd an eine der Stützen, von denen die Laube getragen wurde. Ganz in der Nähe sah ich vier Wachen in ein mir unbekanntes Spiel vertieft. Es schien, als sei sonst kein Mensch zugegen. Die zu dem kleinen Innenhof des Kastells gelegenen Gebäude waren mit schweren hölzernen Läden verschlossen, um die Hitze abzuhalten. Sicher schliefen auch der edle Herr und seine Familie zu dieser unbilligen Stunde. Ich umschritt den Laubengang und bemerkte, dass in geringer Entfernung eine kleine Kapelle errichtet war, die ich verlassen fand, als ich eintrat. Die Wände waren kahl, und über dem Altar hing ein leeres Holzkreuz, das mit blattförmigen Goldintarsien verziert war. Unwillkürlich stellte ich mir den Erlöser an jenes Holz genagelt vor, die Kraft, mit der er die vom himmlischen Vater zugewiesene Rolle übernommen hatte. Ich setzte mich auf die Bank und versuchte zu beten. Sosehr ich mich auch bemühte, gelang es mir dennoch nicht, meinen Zorn zu besänftigen.

Im Geiste sprach ich eine Danksagung für den guten Verlauf der Reise, rezitierte die Worte ohne jede Anteilnahme wie einer, der seine Pflicht erfüllt, ohne deren Zweck zu begreifen. Dann trat ich ins grelle Licht hinaus und setzte meine Erkundung fort, bis eine der Wachen sich schließlich erhob.

»Wer seid Ihr, und was wollt Ihr?«

»Ich bin Bruder Gerardo, Signor De Ruggiero erwartet mich.«

»Der Herr ist weit fort, und er wird lange Zeit abwesend bleiben. Ihr solltet dorthin zurückkehren, woher Ihr gekommen seid.«

»Ich komme aus Salerno und habe nicht die Absicht, diesen Weg erneut zurückzulegen. Ruft einen der Diener, die Frau

Gemahlin, wen auch immer, und erklärt, dass der Hofmeister der kleinen Trotula eingetroffen ist.«

Höflichkeit war nie meine Stärke gewesen, zumal kochte an diesem Tag die Wut in mir viel zu heftig, als dass ich den Hohn eines Söldners erduldet hätte.

Ich musste noch eine Weile warten, bevor man mich empfing. Dazu nahm ich in der Laube Platz, so weit wie möglich von den Wachen entfernt, und gab vor zu beten. Ich war zornig auf Gott. Und obgleich ich wusste, dass ich mir den gefährlichsten aller Gegner gesucht hatte, verspürte ich keine Furcht. Hätte der Herr mich mit einem Blitz erschlagen, wäre mir dies nur recht und billig erschienen, denn mich würde niemand vermissen. Er, der seinen eingeborenen Sohn dem Leid des Kreuzes ausgesetzt hatte, würde wohl kaum die Klagen eines allzu ehrgeizigen jungen Mönches erhören. Während ich in diese düsteren Gedanken versunken war, wurde ich gerufen.

Wenig später saß ich in einem Raum mit dunkelrot getünchten Wänden, der von Blütenduft und würzigen Kräuteraromen erfüllt war. Die mir entgegentretende Frau sah aus wie eine byzantinische Königin, die geradewegs aus dem Morgenland gekommen war, um mich in Versuchung zu führen. Ihre leichten Gewänder ließen die Formen ihres noch jugendlichen Körpers erkennen, das Haar schimmerte blauschwarz, und ihre Lippen waren von so zarter violetter Farbe, als habe sie soeben eine reife Pflaume verspeist. Das mit goldenen Blättern verzierte Schmuckstück um ihren Hals erweckte den Eindruck, als sei ihr Gesicht eine herrliche Frucht, die aus dem Dickicht eines Zauberwaldes emporwuchs.

In der Mitte des Raumes, in einem in den Boden eingelassenen Becken, schwammen Körbchen voll duftender Kräuter. Wäre ich durch die Umstände nicht so benommen gewesen, hätte ich sie alle an ihrem Geruch unterscheiden können, war doch meine letzte Aufgabe im Kloster die des Herbarius gewesen. Indes erkannte ich nur mit Mühe, dass die Luft vom herben Duft des Eisenkrautes und dem bitteren Aroma getrockneter Minze erfüllt war.

»Ich bin sehr erfreut, dass Eure Reise gut verlaufen ist.«

»Ihr habt mir ein gutes Pferd bereitgestellt, und auf dem Weg hierher hat Gottes Wille mich davor bewahrt, Räubern in die Hände zu fallen.«

»Angesichts der von meinem Gemahl getroffenen Sicherheitsvorkehrungen wäre dies kein so leichtes Unterfangen gewesen.«

»Ehrlich gesagt bin ich unterwegs nur einer sehr geringen Anzahl an Wachen begegnet. Ab einem bestimmten Punkt habe ich gar keine mehr gesehen.«

»Das mag sein, aber sie haben Euch gesehen. Wir wussten bereits seit dem Morgen, dass Ihr kommen würdet.«

»Mir kam es sonderbar vor. Ich habe mich in der Tat gefragt, wie Ihr ohne jeglichen Schutz so friedlich zu leben vermögt.«

»Der beste Schutz dieses Hauses, mein Lieber, ist die Diplomatie.«

Sie führte das Glas mit dem honigsüßen Wein an ihre Lippen und trank bedächtig. Mit dem Blick forderte sie mich auf, es ihr gleichzutun, ehe sie zu sprechen fortfuhr, während sie mit einem Finger das golddurchwirkte Muster ihres Kleides nachzeichnete, als würden diese Arabesken die Landkarte ihrer Gedanken bilden.

»Mein Gemahl ist auf Reisen nach Bamberg, aber das braucht Euch nicht zu ängstigen, unsere Nachbarn sind alle Freunde. Wie denkt Ihr darüber? Wird der Papst Kaiser Heinrich davon überzeugen, an unserer Seite zu kämpfen, nun, da Melus geschlagen wurde?«

Damals kannte ich das Alte wie das Neue Testament in- und auswendig, und ich hätte stundenlang über das Leben des heiligen Augustinus oder des heiligen Benedikt sprechen können, aber bei allem, was Politik betraf, fühlte ich mich unfähig. Obschon auch ich von einem gewissen Melus gehört hatte, der von Apulien aufgebrochen war, um das Land im Süden zu erobern, wusste ich doch weder wie der Kampf ausgegangen war, noch – und das war weitaus schlimmer für einen Geistlichen – wo sich der Papst zu jener Zeit aufhielt. Mein Leben im Kloster war von Gebeten und den Arbeiten rund um den Arzneigarten geprägt gewesen, über Byzanz, über niedergerungene Feldherren oder Kaiser, die herbeigekommen sein mochten, um mein Heimatland zu befreien, wusste ich dagegen nichts. Die einzigen Mächte, die ich im Leben zu spüren bekommen hatte, waren zunächst die meines Vaters, später dann die des Abtes, und meine Vorstellung vom Papst war so flüchtig und unvollkommen wie die von einem seit vielen hundert Jahren verstorbenen Heiligen. Diese Frau hingegen sprach über all diese Dinge mit derselben Ungezwungenheit, mit der die Weiber auf dem Markt zu feilschen pflegten.

»Ich vermag Euch nicht zu sagen, was Heinrich tun wird. Im Kloster hält man uns über derlei Dinge nicht auf dem Laufenden«, entgegnete ich und versuchte, das Thema zu wechseln: »Ich überbringe Euch und Eurem Gemahl die Grüße des Abtes. Es wäre ihm eine große Freude, Euch so bald als möglich in der Abtei zu empfangen.«

Sie stand auf und begann das große Becken zu umrunden: den Hals gestreckt, erhobenen Hauptes und mit schreitendem Gang – nie zuvor hatte ich solche Würde und Strenge gesehen.

»Es ist unerhört, dass einem Mann der Wissenschaft, der

Ihr schließlich seid, derart wichtige Dinge vorenthalten werden.« Sie fuhr fort, den Blick nach vorn gerichtet, gleich einem Pfeil, der die Geschichte zu durchdringen vermochte. »Aber vielleicht habt Ihr bemerkt, dass in den Straßen unserer Stadt seit einiger Zeit fremde Männer unterwegs sind, so groß und stattlich, dass sie dem Feind allein durch ihre majestätische körperliche Erscheinung Furcht einflößen.«

Ich hätte gestehen sollen, dass ich nichts von Politik verstand, da ich mich nicht im Geringsten für sie interessierte, aber ich schwieg, bereit, mich in Dingen unterweisen zu lassen, die in diesem Kastell offenbar als unentbehrliches Bildungsgut galten. Vielleicht gehörte auch das zur Kunst der Demut: zu lernen, selbst jenen Themen Aufmerksamkeit zu schenken, für die man nicht das mindeste Interesse aufbrachte.

»Ja, ich habe gehört, es seien Normannen.«

»Wenigstens das wisst Ihr.« Ich glaubte ein Lächeln in ihrem Gesicht erkennen zu können. »Mein Gemahl ist der Meinung, dies sei die große Neuerung, die in wenigen Jahren die hohen Gefilde der Macht umwälzen werde. Über ihre Ankunft weiß er eine Geschichte zu erzählen, die offenbar nur wenigen bekannt ist. Es heißt, dass vierzig Pilger auf der Heimkehr aus dem Heiligen Land nach Salerno gelangten, während die Stadt von den Sarazenen belagert wurde – zumindest das müsste Euch irgendwann zugetragen worden sein. Es war ein derart heftiger Angriff, dass man sich schon geschlagen geben wollte. So weit kam es allein deshalb nicht, weil sich in jener Notlage eben diese kleine Gruppe von Pilgern aus dem Norden mutig auf die Muselmänner stürzte, sie mit einem Schlag niederrang und so die Stadt befreite.«

Eine tscherkessische Sklavin betrat den Raum, um die Gläser erneut zu füllen. Donna Ginestra trank in einem Zug und reichte dem jungen Mädchen mit der bernsteinfarbenen Haut das Glas zurück.

»Unser Fürst Waimar überschüttete sie zum Dank mit Geschenken und schickte seine Gesandten in die Normandie, um einen Teil jener stattlichen und mutigen Männer in Sold zu nehmen. Dank ihrer gelangte ganz Apulien unter die Macht der Befreier. Der Sieg führte dazu, dass aus der Normandie, bis wohin die Nachricht der errungenen Erfolge gedrungen war, neue Scharen von Kriegern in unser Land zu strömen begannen – angelockt von möglicher Beute und getrieben von ihrem ruhelosen Abenteuergeist.« Sie setzte sich wieder, und zum ersten Mal sah sie mich an. »Leider erreichten die Neuigkeiten schließlich auch Konstantinopel. Sagt nur nicht, Ihr hättet nie etwas über die zweite Schlacht von Cannae gehört!«

Tatsächlich glaubte ich, als die schöne Frau den Namen aussprach, von jener Schlacht gehört zu haben, die bei Cannae, am rechten Ufer des Orfanto, auf derselben Ebene stattgefunden hatte, auf der es bereits viele Jahrhunderte zuvor zu dem heroischen Kampf zwischen Römern und Karthagern gekommen war.

»Nun, mein Guter, in dieser Schlacht konnten die Stärke der Normannen und die Gewalt des apulischen Heeres nichts ausrichten: Ihre geschickte Taktik hat den Byzantinern unter Basileios II. zum Sieg verholfen. Das Heer des Melus wurde nahezu vollständig zerschlagen, und von insgesamt dreitausend Normannen schafften es nur fünfhundert zu entkommen. Melus suchte vergeblich Zuflucht bei den langobardischen Herrschern, so auch bei meinem Gemahl. Doch eingeschüchtert durch die Niederlage von Cannae verweigerten sie ihm jegliche Unterstützung. Und so stehen wir nun erneut unter byzantinischer Herrschaft, während Melus gemeinsam mit dem Papst in Bamberg weilt. Man fürchtet, die byzantinische Rückeroberung könne auch Rom und den Kirchenstaat treffen.«

Sosehr ich mich zur Aufmerksamkeit zwang, fielen mir doch, von den Anstrengungen der Reise ermattet, die Augen zu. Die Worte der Frau drangen leise an mein Ohr wie ein Singsang, ein ungewöhnliches Wiegenlied, das mich beinahe der Macht des Schlafes erliegen ließ.

Donna Ginestra De Ruggiero fuchtelte mit der Hand in der Luft herum, als wolle sie eine Fliege vertreiben, und ich hatte den Eindruck, als gelte die Geste mir, als sei ich die lästige Fliege, die allzu lange auf ihrer Haut gesessen hatte. Vielleicht würde ich durch mein mangelndes Interesse an Politik Gefahr laufen, vorschnell abgeurteilt zu werden, sodass sie den jungen Mönch, den ihr Gatte zur Erziehung der Tochter in Salerno ausgewählt hatte, alsbald mit Missbilligung betrachten würde. Sie nahm etwas Gebäck aus dem Korb, den die Magd ihr reichte, und forderte mich mit dem Blick auf, es ihr gleichzutun. In meinem Mund breitete sich der Geschmack von frischem Anis aus. Einen Augenblick lang hoffte ich tatsächlich, mein Auftreten möge die Frau so weit gebracht haben, mich von meiner Aufgabe zu entbinden.

»Mit Beginn des Sommers neigen wir dazu, unsere Pflichten als gute Christen zu vernachlässigen. Bis vor Kurzem lebte ein alter Priester hier bei uns, der sich um unsere geistlichen Belange kümmerte, aber im vergangenen Winter ist er an Altersschwäche gestorben. Nun, da Ihr hier seid, kann unsere kleine Kapelle wieder zum Leben erweckt werden, und ich muss die Monate der großen Hitze nicht länger in der Angst verbringen, leichtsinnig mein Seelenheil aufs Spiel zu setzen.«

Die Unbefangenheit, mit der sie über eine so ernste Angelegenheit wie den Verlust der göttlichen Gunst sprach, erstaunte mich noch mehr als ihre merkwürdige Leidenschaft für Politik. Nie zuvor hatte ich einen Menschen – erst recht keine Frau – bei diesem Thema lächeln sehen. Allerdings spürte ich, dass es ihr trotz der sanften Ironie nicht an Ehrerbietung mangelte. Sie schien nur bar jener Empfindung zu sein, die für mich und alle mir bekannten Menschen seit jeher mit dem Religiösen verknüpft war: die Gottesfurcht.

»Ich werde das Gesinde anweisen, Euch Eure Kammer zu zeigen. Richtet Euch ein, und anschließend könnt Ihr ein Bad nehmen. Verlangt Wasser, so viel Ihr mögt, es soll Euch gebracht werden. Wir verwenden hier Salzwasser, das wir von der Küste kommen lassen, für die Waschung ist es eine Wohltat. Das Salz stärkt Haut und Knochen. Morgen früh werdet Ihr meine Tochter kennenlernen und mit Eurer Arbeit beginnen. Mögt Ihr Kinder?«

Ich hätte gern die Unwahrheit gesagt, aber natürlich ging das nicht.

»Offen gestanden, nein. Oder besser gesagt, ich hatte noch nie näher mit Kindern zu tun und wage daher nicht zu behaupten, sie zu mögen. Als jüngstes von sieben Geschwistern war ich das einzige Kind im Haus.«

»Besser so: Ich hatte schon befürchtet, der Abt habe für meine Tochter eine Art älteren Bruder ausgewählt. Zum Spielen und Herumtollen hat Trotula nämlich bereits Iuzzella, Ihr sollt nur ihren Wissensdurst stillen. Wir sprechen morgen darüber. Geht nun, Ihr seid bestimmt müde. Geht.«

An diesem ersten Tag hatte ich den Eindruck, in dem Kastell würden nur Frauen leben. Die Kindermagd Iuzzella, die ich in der Küche antraf, die fremdländische Zofe, welche die Getränke während unserer Unterhaltung gebracht hatte, die Köchinnen, die Küchen- und Dienstmägde: wohin ich auch schaute, erblickte ich Frauen, als habe der Teufel persönlich mich an diesen Ort geführt, um die Ernsthaftigkeit meiner Berufung auf die Probe zu stellen. In Wahrheit war eine große Schar Knechte auf den Ländereien ringsum tätig. Einige arbeiteten auf den Feldern, andere im Weingarten, viele fuhren zur See, um das Abendessen und das kommende Mittagsmahl zu fischen, und kehrten erst ins Kastell und in ihre Wohnstätten zurück, als ich mich bereits zum Gebet in mein Zimmer begeben hatte.

Die mir zugewiesene Kammer war dieselbe, die der alte, im vergangenen Winter verstorbene Priester jahrelang bewohnt hatte.

Bisher kannte ich nur den Raum, in dem ich als Kind mit der ganzen Familie geschlafen hatte, sowie die kleine, enge Zelle, in der ich die kurzen Nächte während des Klosterlebens verbracht hatte. Ein richtiges Zimmer ganz für mich allein hatte ich hier zum ersten Mal, inklusive Fenster, einem steinernen Wasserbecken, einem bequemen Bett, einem Tischchen und einer Truhe für Kleider und Habseligkeiten. Es erschien mir unangemessen für einen Mönch. Wie sollte ich inmitten all dieser Annehmlichkeiten die Kunst der Demut erlernen?

Die Benediktinerregel schreibt vor zu beten und zu arbeiten. Jahrelang waren meine Gebete durch den strengen Rhythmus des Klosterlebens vorgegeben gewesen, von der Matutin bis zur Komplet rief die Glocke regelmäßig alle Brüder zusammen. Nun musste ich selbst für die Einhaltung meiner Ordenspflichten sorgen, und ich wusste, dass es schwierig werden würde, den klösterlichen Rhythmus beizubehalten. Das Leben in diesem von üppiger Natur umgebenen Kastell war sehr weit entfernt vom gleichförmigen Ablauf der Tage eines Geistlichen. Zudem würde ich – ganz allein, nur mithilfe der Sonnenuhr – die sieben täglichen Gebete eines Ordensbruders mit meinen Aufgaben als Hofmeister in Einklang bringen müssen.

Ich beschloss, dem Rat Donna Ginestras nicht zu folgen. Kein Bad. Ich würde das Pferd entladen und mich in Kleidern zur Ruhe begeben, wie ich es im Kloster zu tun pflegte.

4. Kapitel

Im Schein der Laterne

Das also war das Geheimnis!

Dieser hochgewachsene junge Mann war gekommen, um »meinen Wissensdurst zu stillen«. Deshalb hatte Iuzzella diese an eine wütende Katze erinnernde Miene aufgesetzt. Die Ankunft des Hofmeisters bedeutete, dass die Zeit, in der die Verantwortung für mein Gedeihen ganz in ihren Händen lag, zu Ende war. Sie würde mich nicht länger nach Belieben ausschimpfen und wie ein kleines Mädchen behandeln können. Wir würden nicht länger Freundinnen sein, die Mutter und Kind spielten, sondern zwei durch die Kluft der sozialen Stellung getrennte Erwachsene.

Im Grunde ist es im Alter von sieben Jahren für alle Kinder, gleich ob von adliger oder von geringer Herkunft, an der Zeit, die Spiele der Kindheit hinter sich zu lassen, um zu lernen oder zu arbeiten, geradeso, als würde mit den Milchzähnen auch die zarte Unschuld des Nesthockers verloren gehen, um den scharfen Zähnen der Erwachsenen, zu denen wir nun wurden, Platz zu schaffen. Mit sieben Jahren werden die für den Ordensstand bestimmten Zöglinge in die Klöster aufgenommen, wo sie zu Novizen, später zu Priestern und schließlich zu Mönchen werden; die Mädchen verlassen das väterliche Heim, um bei einer Adelsfamilie in Dienst zu gehen; und diejenigen, die am heimatlichen Herd bleiben, lernen unter den wachsamen Augen der Mutter, der Großmütter und Tanten, alle im Haus anfallenden Arbeiten zu erledigen – waschen, stopfen, sticken, weben, spinnen und kochen –, um später gute Ehefrauen zu werden. Die angehenden Ritter lernen das Reiten, die Buben gehen in einer Werkstatt in die Lehre, um sich in einem Handwerk ausbilden zu lassen, die kleinen Fischer steigen zum ersten Mal in ein Boot, und die vom Schicksal besonders Begünstigten beginnen mit dem Schulbesuch. Ab diesem Alter fällt man der Familie nicht länger zur Last, vielmehr trägt man zu deren Wohlergehen bei – so wie die Vögelchen, die eben noch mit aufgesperrten Schnäbeln im Nest gehockt und auf die von der Mutter herbeigeschafften Würmer und Insekten gewartet haben, nun bald zum ersten Mal ganz allein gen Himmel fliegen, die Kraft ihrer Flügel erproben und große Wälder und weite Meere jenseits ihres vertrauten Baumes entdecken, Orte, an denen sie sich selbst vor Jägern schützen und um den eigenen Erhalt kümmern müssen. Alle Pflege, die das Leben ihnen bis dahin angedeihen ließ, ist nun vorbei, sie sind nicht länger Kinder, sondern eigenständige Wesen unter anderen eigenständigen Wesen, inmitten der großen Unerbittlichkeit der Natur.

Mein Schicksal sah weder Arbeit noch Kloster vor. Der Himmel, den ich mit meinen kleinen Flügeln zu durchqueren hatte, war jener der »Wissbegierde«, wie meine Mutter es ausgedrückt hatte. Und so günstig mein Los auch war, ahnte ich doch die Veränderung, die es für mein Leben bringen würde, eine Art von Verlust, da nun die Zeit der Unbekümmertheit, der Zweckfreiheit und des Spielens um des Spielens willen an ihr Ende gelangt war.

Versteckt hinter einem Fenster und darauf bedacht, mich durch keinen Schatten auf dem Vorhang zu verraten, hatte ich das Gespräch zwischen meiner Mutter und dem Ordensbruder belauscht und dabei äußerst aufmerksam jenen Mann beobachtet, dem ich bis dahin kaum mehr Bedeutung beigemessen hatte als einem neuen, mir vom Vater als Geschenk überbrachten Spielzeug. Seine pechschwarzen, kurz geschorenen Haare standen vom Kopf ab und wirkten so stachelig, dass man meinen konnte, man würde sich bei einer Berührung die Handteller zerkratzen. Die kleine kahle Fläche der Tonsur in der Schädelmitte verlieh seinem Kopf ein komisches, geradezu kindliches Aussehen. Seine gesamte untere Gesichtshälfte, die Lippen ausgenommen, überwucherte ein langer, beinahe sogar den Hals bedeckender Bart. Die tiefblauen Augen waren von langen, mädchenhaft gebogenen Wimpern umrahmt. Gerardo zählte damals etwas über zwanzig Jahre, und in seiner Stimme schwangen bereits die dunklen, tiefen Töne mit, die ich in den folgenden Jahren in all ihren Abstufungen kennenlernen sollte: von leiser Zurückhaltung bis hin zu unterdrücktem Wutschnauben. Aus der Kutte, die er trug, lugten nicht nur seine Waden hervor – auch die Ärmel waren eindeutig zu kurz für seine knochigen behaarten Arme. Seine Hände wirkten kräftig und klobig wie die eines Steinbrechers.

Ich hatte noch nie einen so hochgewachsenen Menschen gesehen, nicht einmal unter den Wachen meines Vaters. Im Unterschied zu diesen behaarten Wilden und zu meinem Vater jedoch war sein Körperbau nicht sehr kräftig und alles andere als furchteinflößend. Er ähnelte keineswegs einem Bären oder einer anderen gefährlichen Bestie, vielmehr hatte er eher das schmale und schlanke Äußere eines flinken Tieres, etwa eines jungen Pferdes mit nachtschwarzer Mähne. Im Lauf der Jahre sollte er ein paar Kilo zulegen, aber bei seiner Ankunft war er von geradezu auffälliger Magerkeit. Hin und wieder ließ sich Iuzzella zu dem Ausruf hinreißen: »Für mich is' der Kerl zu schnacket und hager!«

Als das Gespräch beendet war, verabschiedete er sich mit einer ungeschickten Verbeugung, die eher einem Stolpern denn einem Gruß ähnelte.

Ich wartete im Hof auf ihn und beobachtete im zarten Mondlicht, wie er mit sorgfältigen, bedächtigen Bewegungen seine Tasche vom Pferd schnallte.

Er wollte sich gerade umwenden, um hineinzugehen, als er mich hinter dem Brunnen davonschleichen sah.

»Was treibst du hier? Es ist Nacht, Kinder schlafen um diese Stunde!«

Offenbar war er froh gewesen, mit seiner undankbaren Arbeit erst am nächsten Morgen beginnen zu müssen. Mich hier anzutreffen brachte seine Pläne durcheinander.

»Min Muoter glaubt, ich sei schon zur Ruh 'gangen!«

Dieses erste mit ihm geteilte Geheimnis schien in meiner kindlichen Vorstellung ein Bündnis schaffen zu können, wie es zwischen Iuzzella und mir über viele Jahre bestanden hatte. Ich verrate dir etwas, das »sie« nicht wissen, und du behältst es für dich. Das war meine Strategie gegenüber diesem Mann, in dem ich, trotz allem, einen durch elterliche Gewalt auferlegten Eindringling sah.

»Warte einen Augenblick. Was hast du da gesagt?«

Ich streckte meine Fühler aus, doch war ich zugleich auf der Hut, wie eine kleine Schnecke ohne Haus, die weiß, dass sie weder entkommen noch sich verstecken kann, und die dem Feind daher mit höchster Wachsamkeit zu begegnen versucht. Nun fürchtete ich, die falsche Herangehensweise gewählt zu haben. Schließlich war er nicht mein Spielgefährte, sondern mein Lehrer. Irgendeinen Unterschied gab es da bestimmt. Im Geiste sah ich bereits, wie er meinen Arm packte, mich zu meiner Mutter zerrte und das Vergehen enthüllte.

»Was hast du gesagt?«

»Nichtsnit hab ich saget. Werd sogleich zu Bette geh'n.«

»Nein, nein. Warte einen Augenblick. Wer bist du?«

»Trotula bin ich.«

Gerardo packte mich am Arm. Doch er schleppte mich nicht zu meiner Mutter, sondern zog mich in den Lichtschein der Laterne, die die Wachen, allen Ermahnungen meines Vaters zum Trotz, an einem Balken befestigt hatten, um ihr Spiel nach Sonnenuntergang fortsetzen zu können: Eine für uns alle gefährliche Gewohnheit, lockte diese Gewohnheit doch möglicherweise Räuber an. Das Kastell war noch nie angegriffen oder überfallen worden, aber es lag recht weit von der Stadt entfernt, daher mussten wir auf jeden Fall auf der Hut sein. In den Wäldern wimmelte es von üblen Gesellen, von Söldnerbanden, die niemandem mehr dienten, und ehemaligen Bauern, die zu skrupellosen Dieben geworden waren, nachdem sie sich, von der soundsovielten Hungersnot ins Elend getrieben, in die Wildnis geflüchtet hatten. Für gewöhnlich überfielen diese Habenichtse die Wagen der Händler, die von Apulien nach Salerno kamen, wo sie ihre von den östlichen Inseln stammenden Waren verkaufen wollten, aber niemand konnte wissen, ob eines Nachts nicht ein besonders hungriger Gesetzesbrecher, angelockt durch den Schein der Laterne, einen Überfall auf das Kastell wagen würde. Obgleich die nach Sonnenuntergang eingesetzten Wachen über die Gefahr genauestens im Bilde waren, ließen sie die Flamme weiterhin brennen, insbesondere zu Zeiten, in denen mein Vater abwesend war.

Das Bild, das sich dem jungen Ordensbruder bot, nachdem er mich in den Feuerschein gezogen hatte, musste ihn seltsam anmuten. Als er meine nackten Füße, die aufgeschlagenen Knie und das staubbedeckte Haar zur Genüge betrachtet hatte, brach Gerardo in derart schallendes und lang anhaltendes Gelächter aus, dass er für einen Augenblick die Nachtigallen übertönte, die um jene Jahreszeit die Dunkelheit mit ihrem Gesang erfüllten. Er lachte herzlich, doch hatte sein Gehabe nichts Spöttisches, vielmehr sprach aus seinen Augen eine Art kindlicher Freude, die allmählich auch mich ansteckte. Ich begriff, was er dachte.

Nachdem er meine Mutter, den Raum mit den dekorierten Wänden, die Schmuckstücke und die fremdländische Zofe, die in geschliffenen Gläsern Wein reichte, gesehen hatte, musste ihm der Anblick dieses wilden kleinen Geschöpfes wie die Ironie des Schicksals erscheinen. Und so lachte ich mit ihm, wobei ich mich drehte und wendete, um ihm meine gesamte Erscheinung darzubieten. Ich hob meine Füße, so dass er die vom häufigen Barfußlaufen entstandene Hornhaut an meinen Füßen betrachten konnte, ich zog die Knie an, damit ihm ja keine meiner beim Erklimmen diverser Bäume zugezogenen Narben entging – all dies unter den erstaunten Blicken der Wachen, die nicht begreifen konnten, was die Tochter ihres edlen Herrn und dieser unbekannte Klosterbruder hier so lustig fanden.

5. Kapitel

Erste Schritte

»Genug… genug… nur die Törichten lachen im Übermaß… und wir sind keinesfalls töricht, nicht wahr, Trotula?«

Lange hatte ich in der Furcht gelebt, es mit einem stillen, verschlossenen Mädchen zu tun zu bekommen, das sich an seine Stoffpuppe klammern und diese tagelang nicht mehr loslassen würde. Signor De Ruggiero hatte nach einem Hofmeister gesucht, der den Wissensdurst seiner Tochter stillen sollte. So hatte der Abt es gesagt. Ich selbst hatte Eltern reden hören, die ihre Kinder zum Studieren ins Kloster schickten, und wusste, dass so mancher Vater den eigenen Sprössling für einen jungen Pythagoras hielt, insbesondere, wenn die Familie adliger Herkunft und noch dazu besonders reich war. Als gingen Begabung und Geld miteinander einher.

»Verratet mir nur, Trotula, weshalb die Tochter eines Herrn wie eine Bettlerin gekleidet herumläuft?«

»Weil im Gehölz nieman' mich anblicket.«

»Und weshalb geht Ihr ›ins Gehölz‹? Lasst hören.«

»Morgen will ich Euch dorten hinfuiren. So werd't Ihr sen, wie im Gehölz kein Unterschied sei zwischen Lumpe und Edelmann.«

»Gut, gut, Ihr habt recht. Wir sehen morgen weiter.«

Ich ergriff ihre Hand, und wir machten uns zum Tor des

Hauptflügels auf. Kurz davor hielt ich inne und stellte ihr, zum ersten Mal in ernstem Tonfall, eine Frage.

»Sagt, sprecht Ihr aus reinem Belieben so oder weil Ihr es nicht besser wisst?«

Im schwachen Mondlicht glaubte ich ein spöttisches Grinsen in ihrem Gesicht zu erkennen – offenbar hatte sie den sorgenvollen Unterton in meiner Frage vernommen. Gut möglich, dass sie sich noch nie Gedanken über ihre Art zu sprechen gemacht hatte, denn scheinbar sah sie kein Problem darin, dass diese eher der Art von Bauern entsprach als der ihrer Eltern. Sie holte Luft und erwiderte:

»Natürlich weiß ich es besser.«

»Schön. Also dann, angenehme Nachtruhe.«

»Angenehme Nachtruhe!«

An diesem Abend schlief ich lächelnd mit dem Gedanken ein, dass mir zwar die Idee, Hofmeister zu werden, missfallen hatte, es aber durchaus eine Herausforderung darstellen würde, mich als Raubtierbändiger zu versuchen.

Am nächsten Morgen kam Trotula zeitig zu mir in die Küche. Ich nahm gerade mein Frühstück ein, das aus einer Schale frischer Milch und einem Stück Brot, so groß wie der Kopf des Mädchens, bestand. Ehe ich mein Mahl nicht beendet hatte, würdigte ich sie keines Blickes. Im Kloster hatte ich gelernt, den Tafelfreuden meine volle Aufmerksamkeit zu widmen. Da einem Geistlichen außer dem Genuss der Nahrung keine leiblichen Erquickungen zustanden, musste man aufmerksam genug speisen, um mit dieser alleinigen Sinnesfreude anderweitige Entbehrungen wettzumachen. Hinter meinem Rücken heizte die Köchin Carminella das Feuer mit immer dickeren Holzscheiten an, da sie zu Mittag ein ganzes Zicklein braten wollte, das gehäutet und blutend an einem Haken baumelte. Ringsum ausgebreitet, trockneten alle erdenklichen Arten von

Kräutersträußlein: Oregano, Bergminze, Flohkraut, Koriander und Pimpernelle. Große Bündel von wildem Fenchel, Kerbel und frischem Bohnenkraut hingen an der Decke neben Zwiebel- und Knoblauchzöpfen so lang wie Pferdeschweife. Man fühlte sich eher in einem Garten denn in einer Küche. Auf dem Sims vor dem einzigen Fenster stand ein ansehnlicher Topf mit Basilikum, in einem weiteren Behälter war Petersilie gepflanzt, und aus einem gesprungenen Kochtopf sprießte duftend der bereits knospende Thymian. Alles an dieser Tafel war frisch und von feinster Qualität. Hinter dem Kamin führte eine Tür in die Speisekammer, und während ich an dem Holztisch saß, der zugleich der Köchin als Arbeitsfläche diente, sah ich Dutzende Käselaibe vom Deckenbalken baumeln, dicke Scheiben gepökeltes Schweinefleisch, riesige Körbe mit allen Arten von Mehl, Säcke voller Bohnen nebst Linsen und Rüben in großen Mengen. Aus dieser Kammer duftete es so verführerisch, dass ich am liebsten den ganzen Tag dort verbracht hätte. Der Boden war blank geputzt und alles darin so rein, dass man es ohne Weiteres zur Lebensmittelherstellung und -aufbewahrung hätte verwenden können. Der Köchin arbeiteten mehrere Mägde zu, außerdem war ein mit dem Aufstocken des Holzvorrats beschäftigter Knecht zugegen. Iuzzella machte sich ebenfalls nützlich, indem sie den Kohl klein schnitt, den es als Beilage zu dem Zicklein geben sollte. Auch sie schien das Mädchen nicht zu bemerken. Die kleine Trotula musste an diesem Morgen wohl meinen, sie wäre unsichtbar.

Nachdem ich das Brot aufgegessen hatte, trank ich die Milch in einem Zug aus. Trotula nahm sich lediglich einen Apfel aus dem Korb. Sie schien sehr aufgeregt, was vermutlich daher rührte, dass sie im Begriff war, die Welt der Bäume, Blätter, Steine und scheuen Tiere »im Gehölz« mit jemand anderem zu teilen.

»Lasst uns also aufbrechen!«

In meiner Stimme schwang nun ein Hauch von Anspannung mit, die das frische Gelächter des Vorabends beinahe vergessen machte. Jene Begegnung im Fackelschein war ein unbeschwertes Spiel gewesen – jetzt begann die Arbeit.

Lange Zeit liefen wir nebeneinanderher, für jeden meiner Schritte tat sie drei. Der Hund folgte uns in seinem scharwenzelnden Gang, darauf bedacht, mir nicht allzu nahe zu kommen, als müsse er noch prüfen, wie weit er dem neuen Weggefährten trauen könne. Schweigend setzte ich einen Fuß vor den anderen und versuchte zu beten. Im Kloster hätte um diese Zeit die Glocke zur dritten Stunde geschlagen. Ich hielt die Hand des Mädchens in der meinen und spürte, wie sich ihre winzigen Finger darin verloren. Mir war bewusst, dass sie wünschte, ich möge den Griff lockern und sie laufen lassen, wie sie es wahrscheinlich täglich auf diesem ebenen Wegabschnitt tat. Andererseits schien sie mir ganz auf unsere Berührung konzentriert zu sein. Ich beendete mein stilles Gebet. Lieber wollte ich über meine weitere Vorgehensweise nachdenken. Bevor ich Trotula in lateinischer Grammatik und Geometrie unterweisen würde, musste ich einen Menschen aus ihr machen, so viel war gewiss. Mir oblag die Aufgabe, sie zu zähmen, wie man es mit einem guten Pferd zu tun pflegt, das dich am Ende dorthin trägt, wo du hinwillst. Es wäre zwecklos gewesen, sie schon an diesem Tag in ein Zimmer zu sperren und von ihr zu verlangen, dass sie auf einem Stuhl sitzen blieb und mir zuhörte. Der Psalter konnte warten. Zuallererst musste ich ihre Seele begreifen, denn kein guter Bauer sät in einen Boden, den er nicht kennt. Noch immer kochte die Wut in mir, ob dieser undankbaren Aufgabe, also beschloss ich, ebendiese Wut als Hauptantrieb zu nutzen. Jeder ist fähig zu meistern, was ihm besonders gut liegt, doch gerade bei den Dingen, die dem Menschen schwerfallen, darf es ihm nicht an Zähigkeit und Ausdauer mangeln. Mir kam der Satz des Lactantius ins Gedächtnis: »Nicht nur einen Weg wird es geben, der an solch großen Ort führt.« Ich wollte ein Weiser werden, und auch wenn dieses in Lumpen gekleidete Geschöpf an meiner Seite meinen Bestrebungen noch so fern zu sein schien, nahm ich mir vor, mich auch daran zu schulen. In nicht einmal zehn Jahren würde sie heiraten, und ich könnte meine Studien wiederaufnehmen.

Als wir den Ort erreicht hatten, den sie mir zu zeigen beabsichtigte, ließ ich mich auf einen Stein nieder, ohne von ihr das Gleiche zu verlangen. Ich musste ihr Interesse wecken, durfte sie nicht zwingen, das hatte ich gleich am ersten Abend bei der allerersten Begegnung begriffen.

Ich beobachtete, wie sie sich zwischen den Pflanzen bewegte, die rings um den Teich wuchsen. Tatsächlich wirkte sie wie ein wunderliches Tier mit menschlichem Äußeren. Sie machte keinerlei Anstalten zu sprechen oder zu erzählen, sondern ließ den Blick nur hinter jedem vorbeifliegenden Schmetterling herwandern. Dass ich zugegen war, schien sie weder zu verwirren, noch fühlte sie sich mir gegenüber in irgendeiner Form verpflichtet. Doch letzten Endes hatte sie mich hierhergeführt, und ich hatte guten Grund, mich in diesem Wald als ihr Gast zu betrachten. Ich ließ ein wenig Zeit verstreichen. Ganz in meiner Nähe hatte sich ihr Hund niedergelegt. Ich begriff, dass in ihren Augen zwischen mir und diesem zahmen Tier kein großer Unterschied bestand.

Ich hätte auf einen Baum klettern, herumlaufen, die Füße in den Teich tauchen können. Vielleicht war es das, was Trotula von mir erwartete. Nun, da uns keiner sah, die Eltern und die Mägde weit weg waren, durften wir frei sein. Einen Moment lang verspürte ich tatsächlich den Wunsch, mich gehen zu lassen, den Grund meines Aufenthaltes im Kastell zu verdrängen und zu längst in Vergessenheit geratenen Kinderspielen zurückzukehren. Verborgen in tiefer Wildnis schien ich kein Alter mehr zu haben, fühlte ich mich als Wesen der Natur unter seinesgleichen. Ein Wiedehopf flog über die Wasseroberfläche, sein schwarz-weißes Federkleid glich dem Werk eines Malers. Er schien mir unsagbar schön und unschuldig zu sein, leicht und vollkommen. Sosehr ich auch versuchen würde, mein menschliches Dasein zu vergessen, könnte ich doch niemals diese Reinheit, diese Freiheit von jeglicher Schuld erlangen. »Unter Schmerzen sollst du gebären, und im Schweiße deines Angesichts sollst du dein Brot essen.« So hatte der Herrgott zu den Menschen gesprochen – und gewiss nicht zu den Wiedehopfen und Fröschen. Das musste dieses Mädchen begreifen – sie, die davon überzeugt war, mit der Natur ebenjene Reinheit zu teilen, die ihre eigene Spezies seit Anbeginn der Zeiten verloren hatte.

6. Kapitel

Die Frucht der Erkenntnis

»Das ist also Euer geheimer Ort?«, fragte er, während er sich umsah. Ich nickte ein wenig verschämt. Was ich bis zum vergangenen Morgen für den größten Teich der Welt gehalten hatte, erschien mir unter seinem Blick nunmehr als das, was es tatsächlich war: ein trüber Pfuhl, der von einem dünnen Wildbach voller Gestrüpp gespeist wurde. Doch noch gab ich mich nicht geschlagen. An diesem Teich hatte ich all das gelernt, was ich über die Natur und die Welt wusste. Er war mein Lehrmeister gewesen, und als solchen würde ich ihn nicht verabschieden, ohne ihm die gebührende Ehre erwiesen zu haben. Von Mitteilungsdrang gepackt schilderte ich meinem Hofmeister sämtliche Entdeckungen und von mir angestellten Beobachtungen: angefangen bei den Eidechsen bis zu den Wasserläufern, von den Fröschen bis zu den Kaulquappen. Ich gab sogar zum ersten Mal jenes geheime Experiment preis, wobei ich zugegebenermaßen mit dem Ergebnis ein wenig übertrieb. Er hörte mit zerstreuter Miene zu, als sei nichts von dem, was ich erzählte, von Belang.

»Und was nützen Euch all diese Kenntnisse?«

Die Frage kam für mich gänzlich unerwartet. Ich hatte nie nach einem Zweck meiner Neugierde gesucht, diese Dinge tat ich allein, um die verborgenen Wunder der Schöpfung zu entdecken.

»Vermögt Ihr zu springen?«, fragte er weiter.

»Gewiss!«

Sogleich begann ich auf alle erdenklichen Arten zu springen: mit geschlossenen Beinen, aus der Hocke heraus wie die Frösche, auf einem Bein, nach vorn, zurück, mit geschlossenen Augen, die Beine gespreizt.

»Nun, so bitte ich Euch, tut einen Sprung und holt mir eine Pflaume vom Baum.«

Der Pflaumenbaum stand wie seit Jahren ruhig an seinem Platz, bereit, mir seine wunderbar süßen Schätze zu schenken. Ich wusste, dass ich höchstens ein paar Blätter erwischen würde, wenn ich von dort springen würde, wo wir uns befanden. Also umrundete ich den Baum, kletterte auf den kleinen Erdhügel rechts von ihm und führte meine erste Aufgabe aus. Wie ein Hund, der dem Jäger seine Beute herbeischleppt, übergab ich meinem Lehrer die saftige Frucht. Er führte sie zum Mund und aß sie ebenso genussvoll, wie ich ihn am Morgen seine Milch hatte trinken sehen.

Dann begann er erneut zu sprechen.

»Wir wollen so tun, als sei diese Pflaume die Erkenntnis. Wie Ihr bemerkt habt, ist es Euch auch unter größter Anstrengung nicht gelungen, mit einem Sprung vom Boden aus nach ihr zu greifen, habe ich recht?«

Mir blieb nichts anderes übrig, als ihm ein wenig kleinlaut zuzustimmen.

»Als Ihr auf den Erdhügel gestiegen seid, war sie dagegen leicht zu pflücken, nicht wahr?«

Obschon ich nicht wusste, worauf er hinauswollte, versuchte ich mich in einer jener Schlussfolgerungen, die meinem Vater so gut gefielen:

»Weil's das Hüglein der Erkenntnis vorstellet?«

»Nicht ganz. Dieser kleine Hügel steht für das Wissen der

anderen: jenes Wissen, das sich in den Büchern findet, das Wissen, welches die ganz Großen Euch lehren können und welches ich versuche, Euch in aller Demut nahezubringen. Durch das, was die Menschen bereits erkannt haben oder, besser gesagt, indem wir uns darauf stützen, können wir weiterwachsen und nach Gipfeln streben, die andernfalls unerreichbar blieben.«

Das Gespräch gefiel mir, und so tat ich etwas, von dem ich wusste, dass es ihm Freude bereiten würde. Ich tänzelte nicht länger um ihn herum wie ein aufgeregter Hund, sondern ließ mich mit gekreuzten Beinen vor ihm nieder.

»Und wenn das Hüglein nit da wäre?«

»Gute Frage, Trotula. Wenn es den Hügel nicht gäbe, wäre dies ein Zeichen, dass niemand vor uns versucht hat, diese Frucht zu pflücken.«

»Weil sie giftig ist?«

»Genau. Die großen Weisen haben bereits alle guten Früchte im Wald der Erkenntnis entdeckt, und jede Frucht hat ihr Hügelchen. Ich werde mich darauf beschränken, Euch ebendiese zu zeigen, und Euch dabei behilflich sein, die besonders schwierigen zu erklimmen.«

»Und ezzet Ihr dann die Pflaum?«, sagte ich und begann zu lachen in der Hoffnung, ihn anzustecken und das magische Einverständnis vom Vorabend wiederherzustellen. Er schüttelte lediglich wohlwollend den Kopf.

Auf dem Rückweg war ich es, die sich in Schweigen hüllte. In meiner Vorstellung wucherte ein gewaltiger Wald voller Äpfel, Birnen, Pfirsiche, zuckersüßer Trauben und Reneklоden, saftigster Feigen, weißer und gelber Melonen. Ich brannte vor Verlangen, all diese Früchte zu kosten, während ich mit offenen Augen davon träumte, von einem Hügel zum nächsten zu springen. Kurz bevor wir daheim ankamen, setzte jedoch eine höchst unangenehme Empfindung diesem Traum ein jähes Ende und holte mich mit einem Schlag zurück in die Wirklichkeit. Ich tastete mit der Zunge nach der Ursache des stechenden Schmerzes und spürte, dass in der unteren Reihe ganz hinten ein Zahn seine Spitze herausstreckte und das Zahnfleisch durchbohrte. Es war nicht der erste bleibende Zahn, der sich in meinem im Wandel begriffenen Kiefer Raum verschaffte, doch im Gegensatz zu den anderen verursachte er einen unmittelbaren und heftigen Schmerz. Am liebsten hätte ich mich zu Iuzzella geflüchtet, die oft das richtige Mittel gegen meine Leiden wusste. Ob ich von einem Baum fiel und mir die Haut aufschürfte, ob ich Würmer im After hatte oder hohes Fieber bekam, stets war sie es, die mich mit einem von ihrer Mutter überlieferten Mittel kurierte. Iuzzellas Mutter, jene Frau, die mir das Leben gerettet hatte, indem sie mich ihren Urin trinken ließ, war eine der bekanntesten Heilerinnen in der Gegend um den Hafen von Salerno gewesen. Viele Frauen aus der Stadt und dem Umland hatten sie aufgesucht.

An diesem Abend bereitete Iuzzella ein Gemisch aus Salz, Melone, Pfeffer und Kleie für mich zu. Sie gab alles in einen Topf und röstete es, ließ es dann auskühlen und zerstieß es, um anschließend mein entzündetes Zahnfleisch damit einzureiben. Während ich versuchte, in den Schlaf zu finden und den Salzgeschmack in meinem Mund, der mir die Tränen in die Augen trieb, zu vergessen, beobachtete ich, wie sie die Pimpernelle kleinhackte, mit der sie mir vom folgenden Tag an bis zum vollständigen Durchbruch des Zahnes Umschläge bereiten würde. Sie war froh, zugleich aber auch besorgt ob der seltsamen Wendung, die ein so natürlicher Vorgang wie das Zahnen bei mir genommen hatte. Froh deshalb, weil ihr mein kleines Leiden gestattete, weiterhin eine Rolle in meinem Leben zu spielen.

Am nächsten Tag erzählte ich Gerardo, was Iuzzella zur Linderung meiner Schmerzen unternommen hatte. Zum ersten Mal sah ich ihn tatsächlich interessiert an dem, was ich sprach. Er stellte mir Fragen zum Salz, der Menge an Kleie, der Bereitung der übrigen Zutaten, und als er merkte, dass ich nicht viel zu erwidern wusste, wandte er sich direkt an Iuzzella. Wir trafen sie in der Küche an, wo sie mit einem Messer in der Hand dasaß und einen riesigen Berg orangeroter Garnelen putzte.

Er fragte, woher sie dieses Mittel gegen Zahnschmerzen kenne, und währenddessen betrachtete er sie wie eine Blume, die ihre Schönheit bis zum Erblühen versteckt gehalten hatte. Gutmütig und frei von jedem Hochmut, wie sie stets war, erwiderte Iuzzella, dass viele der alten Frauen aus Salerno dieses sowie zahlreiche weitere Mittel kannten, um denen ihre Gesundheit zurückzubringen, die sie verloren hatten. Sie erklärte, dass Rotkohl gut gegen Fisteln sei, gekochter Weinstein Abszesse heile, gekochte Malvenwurzel den Schnupfen vertreibe, und riet ihm, während sie auf seine mitgenommenen Zähne starrte, diese mit Dattelschalen zu reinigen, falls er sie wieder weiß haben wolle.

Ich lauschte ihnen zufrieden. Gerardo hatte jemanden in meiner Familie gefunden, der ihn etwas lehren konnte – ihn, der glaubte, alles zu wissen und das wenige, was er nicht wusste, allein durch das Lesen von Büchern erfahren zu können. Dann kam mir in den Sinn, dass viele der Dinge, in denen Iuzzella sich auskannte, mir ebenfalls klar waren, wenn auch nur insofern, als ich sie am eigenen Leib zu spüren bekommen hatte. Ich wusste, dass Dattelschalen die Zähne reinigten, dass Leinsamen gegen rissige Lippen half, dass gekochter Rettichsamen gut gegen Erkältung war, dass Eschensaft Ohrenschmerzen vertrieb und vieles mehr, was ich Gerardo vielleicht eines Tages erzählen konnte. Dann würde er mich mit derselben verzückten Miene betrachten, mit der er nun Iuzzella lauschte. Doch nachdem sie seine Neugierde eine Weile lang gestillt hatte, verstummte sie, um ihr Wissen erneut mit jenem Schleier des Geheimnisvollen zu umhüllen, der, wie ihre Mutter sie ermahnt hatte, die wichtigste Zutat für jedes wirksame Heilmittel war.

»Genuk geschwazet. Das sint alte und heimeliche Sach'«, antwortete sie mit der selbstzufriedenen Miene derer, die Gleichgültigkeit zur Schau tragen, um die überlegene Position, in der sie sich unverhofft wiederfinden, möglichst lange auszukosten.

»Aber ich möchte lernen«, drängte er, der monatelang im Kloster als Kräutlergehilfe tätig gewesen war und in dieser Begegnung nun eine Möglichkeit sah, sich zu schulen und vielleicht gar neue Heilmittel kennenzulernen. Immerhin bestand für ihn die Aussicht, seine Tätigkeit wiederaufzunehmen, sobald ich einen Ehemann gefunden hätte.

»Ich hab' kein Zeit nit zu verlier'n.«

»Ich könnte Euch dafür beim Sammeln helfen. Lasst mich für Euch die Kräuter pflücken, die Ihr benötigt.«

Aber für diese Aufgabe hatte Iuzzella bereits den Sohn einer der Küchenmägde als Gehilfen, und sie ließ sich nicht umstimmen.

»Wie Ihr wollt. Ich kann auf Euer Wissen ebenso gut verzichten.« Gerardos volle Stimme klang einen Moment lang beinahe spitz. »Ich habe Euch jedoch noch etwas zu sagen. Oder vielmehr bitte Euch ich, nicht länger in dieser ungehobelten Sprache mit dem Mädchen zu reden, da andernfalls all meine Arbeit vergeblich ist.«

Seine Worte hatten den Beigeschmack von Vergeltung. Er wandte sich um und entfernte sich mit langen Schritten. Ich sah meine Kindermagd an und versuchte, ihr zu verstehen zu geben, dass ich in dieser Auseinandersetzung vollkommen auf ihrer Seite stand. Sie blieb sitzen, die Hände im Schoß gefaltet und mit zusammengepressten Lippen, und drehte ihr Gesicht einen Moment zu langsam der Wand zu, so dass ich die Tränen bemerkte, die ihr langsam in die Augen stiegen.

»Nein, Iuzzella, nit weinen!«

»Lasst mich, lasst ab. Ihr sollt mich meiden. Bin nur ein armselig' Geschöpf. Geht, geht fort.«

Die Sprache der Seeleute und Bauern war der Quell gewesen, mit dem mich Iuzzella, seit sie bei uns im Haus lebte, tagtäglich erquickt hatte. Diese Sprache war ein magischer Berührungspunkt zwischen uns gewesen, ebenso wie die Nächte, die wir gemeinsam, zum Schutz vor der Kälte eng aneinandergeschmiegt, unter einer Decke verbracht hatten. Nun befahl man ihr, mir nicht länger die Labsal jener Quelle darzubieten. Wie sollte sie das anstellen? Sie kannte keine andere Art sich auszudrücken. Das bedeutete, es war an mir, die Anstrengung auf mich zu nehmen. Dem Mönch würde es genügen, mich nicht länger wie eine Ungebildete sprechen zu hören. Nur darauf kam es ihm an, nicht auf die Frage, ob Iuzzella mir nah- oder fernstand. Ich gelobte mir, ab dem folgenden Morgen jedes Wort genau abzuwägen, bevor ich es aussprach, und es aus Iuzzellas Mundart, die bis jetzt meine eigene gewesen war, in die Sprache meines Vaters, meiner Mutter und Gerardos zu übertragen. Ich setzte mich neben meine Kindermagd und begann die Garnelenköpfe abzutrennen in der Erwartung, dass auch sie wieder damit beginnen würde. Sie wischte sich mit dem sonnengebräunten Handrücken über die Augen. Langsam und verbissen griff sie nach der ersten Garnele und trennte den Kopf ab. Dann nahm sie die zweite, die dritte, und schon nach kurzer Zeit hatte sie in ihren Rhythmus zurückgefunden. Unsere Hände verrichteten die gewohnte Bewegung beinahe im Gleichtakt – wie Soldaten, die ihren Schritt abstimmen für den langen Marsch, der noch vor ihnen liegt.

7. Kapitel

Vom Meer und vom Vertrauen

Meine Mutter kam in jener Zeit abends oft an mein Bett und forderte mich auf, mit ihr für den guten Ausgang der Reise von Papst Benedikt VIII. zu beten, dafür, dass durch seine Vermittlung Heinrich II. dazu bewogen werde, sich nach Italien zu begeben, um den Süden gegen die Übermacht des Byzantiners Basileios II. zu verteidigen, und schließlich für die Gesundheit und Unversehrtheit meines Vaters.

So gründlich ich später auch die historischen Ereignisse studierte, die rings um meine unbeschwerte Kindheit kreisten, begriff ich doch damals fast nichts von dem, was meine Mutter hinsichtlich des drohenden Verlustes von Freiheit und Unabhängigkeit erzählte, derer sich Salernos Bürger seit Jahren erfreuten. Noch weniger begriff Iuzzella, die mich von ihrer Bettstelle aus mit verlorenem Blick betrachtete, während die Namen all dieser Unbekannten fielen. Immerhin war uns klar, dass die lange Reise des Papstes wirklich bedeutsam sein musste, wenn die Mutter um unseren Beistand im Gebet bat. Auch wenn sie vorgab, um die politischen Geschicke des Reiches zu bangen, wusste ich doch, dass ihre erste und eigentliche Sorge meinem Vater galt, der sich noch nie so weit von Salerno entfernt hatte.

Meiner Mutter war eine seltsame Art der Frömmigkeit zu eigen. Bei Reisen und politischen Angelegenheiten wandte sie sich an den Herrgott, bei Krankheiten an Jesus Christus den Gekreuzigten, für die Ernte an Sonne und Mond, aber sie scheute sich auch nicht, Blitz und Donner zu beschwören, als seien die Himmelsgewalten für ihre Rufe empfänglich. Zu allen, Gott und den Göttern, betete sie stets mit derselben Inbrunst und ohne jemals einen von ihnen um etwas zu bitten, was in ihrem persönlichen Pantheon in die Zuständigkeit eines anderen fiel. Sie kannte zahlreiche Gleichnisse aus dem Neuen Testament und viele Bibelpassagen, gleichzeitig wusste sie aber auch Abenteuergeschichten von heidnischen Göttern voller Ungeheuer und Wundertaten zu schildern. Besonders mochte ich die von Herkules und seinen Heldentaten, von denen ich sie immer wieder zu erzählen bat. Ich liebte es, sie von den Köpfen der Hydra sprechen zu hören, die bei jedem Schwerthieb nachwuchsen. Meine Mutter fuchtelte dann mit den Armen durch die Luft und veränderte ihre Stimmlage, bis sie meine verzagten Rufe vernahm oder mich, von wahrer Furcht getrieben, in ihren Armen wiederfand. Wenn sie mir Gleichnisse aus dem Neuen Testament erzählte, wurde ihre Stimme dagegen sanft, als habe sie diesen Menschensohn, der am Kreuz gestorben war, um unsere Sünden hinfortzunehmen, persönlich gekannt und geliebt. Die beiden Männer, Herkules und Jesus, schienen mir Schicksalsgenossen zu sein: Beide waren sie Söhne eines Gottes und einer Frau, beide waren auf die Erde gekommen, um sie von einem Übel zu erlösen, doch während der erste dafür seine Muskelkraft zu Hilfe nahm, griff der andere auf eine mir bis dahin noch unbekannte Macht zurück.

Auch Iuzzella blieb in der Nähe, um zuzuhören, wenn meine verehrte Mutter auf die Idee kam, uns an einem heißen Nachmittag mit einer ihrer Geschichten zu erfreuen. Mit der Ankunft Gerardos änderten sich diese Gewohnheiten.

Auf Geheiß meines Vaters oblag nun alles, was meine Bildung betraf, einschließlich der Märchen, Mythen und Religion, der Zuständigkeit des Mönches. Glücklicherweise fand meine Mutter einen neuen Ort, an dem sie den vertraulichen Umgang mit mir aufrechterhalten und mich weiterhin unterrichten konnte.

In jenem Sommer erlernte ich mit ihrer Hilfe das Schwimmen. Dabei entdeckte ich eindrucksvoll, dass sie selbst es mit großer Meisterschaft beherrschte. Seit ich auf der Welt war, hatte ich sie nie bei einer hastigen Bewegung beobachtet, sie niemals rennen, etwas Schweres heben oder irgendeine körperliche Kraft erfordernde Tätigkeit verrichten sehen, sodass ich schon beinahe überzeugt war, sie verfüge über gar keine solche. Mir schien, als sei sie aus Stoff und würde sich, einem Vorhang gleich, nicht aus eigenem Willen, sondern durch die Kraft des Windes bewegen.

Als ich sie zum ersten Mal ins Meer springen sah, war mir, als würde ich einer Wiederauferstehung beiwohnen. Dieser weiche, geschmeidige Körper war mit Muskeln ausgestattet, die Schnelligkeit und Energie zu erzeugen vermochten. Auch ich begab mich ins Wasser. Doch ich fühlte mich wie gelähmt, unfähig zu jeglicher Art von Bewegung. Dieses Element, das meiner Mutter so viel Lebensenergie verlieh, hatte die Macht, mich mit einem Schlag erstarren zu lassen. Als sie mich entdeckte, näherte sie sich, nahm mich bei der Hand und brachte mich, rückwärtsschwimmend und ohne ihren Blick von meinem zu lösen, dorthin, wo das Wasser tiefer war.

»Du kannst dich treiben lassen, du musst nur die Angst vergessen.«

Was hatte meine Angst mit der Fähigkeit zu tun, an der Oberfläche zu bleiben?, fragte ich mich im Stillen. Auch meine Stimme schien in direkter Nähe dieses kräfteraubenden

Elements zu versagen. Ich musste an Steine denken, die allesamt untergingen, wenn man sie ins Wasser warf, obschon sie ganz gewiss keine Angst verspürten.

»Vertraue mir. Atme tief ein und bewege dich nicht, halte die Beine geschlossen und die Arme am Körper – du wirst sehen, der Kopf bleibt oben.«

Meiner Mutter vertrauen? Ich war stets der Überzeugung gewesen, eine Mutter müsse man lieben, und gewiss war meine Mutter besonders liebenswert. Und man musste sie achten, es gab nichts, was mir achtenswerter erschien. Vertrauen jedoch war in meinen Augen etwas, das man Kriegern und Soldaten entgegenbrachte. Sollte ich mein Leben den Händen einer Frau anvertrauen? Einer Frau, die keinerlei Waffen besaß, um mich gegen einen Feind zu verteidigen?

»Ich kenne das Meer, Tochter, so wie ich mich selbst kenne: Tu, was ich dir sage, und auch du wirst keine Furcht mehr verspüren.«

Ich wollte sie nicht enttäuschen und schon gar nicht verletzen. Vielleicht würde ich, wenn ich tat, was sie von mir verlangte, auf den Grund sinken wie einer der Steine, die ich in den Teich warf. Doch ich wäre eher bereit gewesen, mein eigenes Leben zu verlieren, als sie zu kränken. Deshalb atmete ich so tief ein, wie ich nur konnte, presste die Füße unter Wasser aneinander und löste, sobald ich bereit war zu sterben, die Hände aus ihrem Griff. Zunächst spürte ich, wie das Wasser mich bedeckte, ich hatte den heftigen Drang, mich zu bewegen, mein Herz pochte vor Angst. Aber ich blieb steif wie eine Spindel, und wenige Augenblicke später ragte mein gesamtes Gesicht aus dem Wasser, als würde der große Meeresgott mich auf seinem Handteller tragen.

»Na bitte. Nun bewege langsam die Füße …«

An diesem Tag lernte ich die wohltuende Kraft des Meeres

kennen und dazu den Unterschied zwischen einem Menschen und einem Stein. Vor allem aber entdeckte ich, dass meine Mutter viel mehr – teils erstaunliche – Seiten barg, als ich jemals geahnt hätte.

Das Kastell lag unweit der Küste, und oft liefen wir gemeinsam über den kleinen Pfad, zwischen den Bäumen hindurch bis zum Strand. Die uns geleitende Wache blieb auf der kleinen Anhöhe zurück, von der aus man einen guten Überblick hatte, während wir, gänzlich unbekleidet und ausgelassen wie Kinder, in die weiche Hülle des Meeres vordrangen. Nach dem Bad streckten wir uns im warmen Sand aus, um Körper und Haare in der Sonne zu trocknen, und sobald wir heimgekehrt waren, rieb meine Mutter uns beide mit Strohblumenöl ein, um die Haut wieder so geschmeidig zu machen wie vor der Berührung mit dem Salz.

Die Nachmittage verbrachte ich schwimmend mit meiner Mutter, die Vormittage beim Studium unter der Obhut meines neuen Hofmeisters. Seit dem ersten Abend, an dem ich ihn hatte lachen sehen, hatte er sich mir gegenüber nie mehr so heiter gegeben. In Wahrheit war er ein schweigsamer und zur Schwermut neigender Geselle, und nur seine tiefblauen, beinahe vollkommen finsteren Augen verrieten hin und wieder einen Funken Freude, der er durch seine Worte jedoch sogleich wieder Einhalt gebot. Ein Ehemann mit solchen Augen hätte mir gefallen, und ebenso die Vorstellung solch tiefblauer Blicke unserer Kinder! Aber Gerardo war ein Ordensbruder, und Iuzzella klärte mich darüber auf, dass Ordensbrüder nicht heiraten durften. Priester schon, Ordensbrüder jedoch keinesfalls.

8. Kapitel

Das St.-Matthäus-Fest

Über all den Meeresbädern, dem morgendlichen Unterricht und den Ausflügen in die Felder kehrte der Herbst zurück, so flink wie ein Dieb, der dir das Gold vom Hals stehlen will. Die gesamte Familie – das Gesinde, die Köche, Iuzzella und Gerardo – wurde nach Salerno zurückgefahren.

Natürlich kam auch Mare mit uns, mein großer, treuer Hund, den ich während der letzten Zeit unseres Sommeraufenthaltes vernachlässigt hatte, um mich meinen neuen Pflichten zu widmen. Als habe die mangelnde Beachtung seine Seele über die Maßen verletzt, erkrankte der Hund wenige Tage nach unserer Ankunft in Salerno. Für gewöhnlich verbrachte er einen Großteil seiner Zeit ausgestreckt auf dem Küchenboden in der Hoffnung, die Magd möge ihm einen Knochen oder Strunk überlassen. Er fraß alles, was genießbar war, und nicht nur das. Trotz seiner sprichwörtlichen Faulheit kam er mir stets entgegengerannt, sobald er mich erblickte, und in Momenten besonders freudiger Erregung stellte er sich sogar auf die Hinterbeine und stützte sich mit den Vorderpfoten auf mich. Als ich sah, dass er ausgestreckt auf dem Boden liegen blieb, kam mir daher der Gedanke, es müsse ihm schlecht gehen, und ich täuschte mich nicht. Schon wenige Tage später kam er dann gar nicht mehr hoch, und zwei Knechte mussten ihn in den Innenhof schleppen, damit er die Küche nicht mit seinen Exkrementen verunreinigte. Ich hätte ihn gern gepflegt, aber niemand half mir bei diesem Unterfangen. Um seine Schmerzen zu lindern, setzte ich mich stundenlang zu ihm und kraulte ihn, aber meine Bemühungen zeitigten keinerlei Wirkung. Er wurde von Tag zu Tag magerer. Am Ende öffnete er kaum noch die tränenverklebten Augen. Ohne mir etwas davon zu sagen, gab man ihm eines Morgens ein Gebräu aus Schierlingsgift zu trinken. Ich bestand darauf, dass man ihn im Hof begrub und ihm dieselbe Ehre erwies wie einem in der Schlacht gefallenen Ritter. Mit ihm starb meine Kindheit, die Zeit der Wettrennen über die Wiesen, der Kletterpartien auf Pflaumenbäume, des Brombeeressens bis zur Übelkeit. Und als sei damit nicht genug des Kummers, sollte prompt eine weitere Veränderung meine wundervolle Kinderzeit beenden.

Wenige Tage nach Mares Tod ließ man den Schneider kommen, denn auch die Zeit der schlichten Tuniken war nun vorüber. Der Mann nahm mir an Hals, Armen, Kopf und Beinen Maß, und einige Tage später brachte sein Lehrling ein eigens für mich geschneidertes Kleid ins Haus. Es hatte weite Ärmel, einen hohen Kragen und reichte bis zum Boden. Dieses Stoffungetüm anzuziehen erforderte viel Zeit, da es aus verschiedenen Schichten bestand. Über das Unterkleid kam die vorn geöffnete und mit Knöpfen verschließbare Gamurra. An kälteren Wintertagen musste ich außerdem noch eine pelzgefütterte Guarnacca tragen. Das Gewand war bodenlang, da meine Fesseln nie den Blicken freigegeben sein durften, deshalb musste der Rock beim Gehen vorn gerafft werden, wodurch ich zu einer aufrechten Haltung mit leicht nach hinten geneigtem Oberkörper gezwungen wurde. Mein Haar musste ich fortan unter einem um Kopf und Brust geschlungenen Schleier verbergen. Bei Kälte sowie zu besonderen Anlässen hatte ich einen schweren weiten Mantel zu tragen, der auch meinen Kopf bedeckte. In späteren Jahren würde ich außerdem eine Schleppe hinter mir herziehen müssen, wie es meine Mutter tat.

So viel zu meiner Ausgehgarderobe. Daheim durfte ich immerhin einen kürzeren Kittel und eine an der Vorderseite vollkommen offene, auf ganzer Länge mit Knöpfen verzierte Gamurra tragen.

So herausgeputzt fiel es mir schwer, mich zu bewegen, und zu rennen war nahezu unmöglich.

Ich machte gute Miene zum bösen Spiel und tröstete mich damit, in diesen Kleidern zumindest meiner wunderschönen Mutter zu ähneln. Sie waren nämlich aus demselben Stoff gearbeitet, den sie erworben hatte, um für sich ein neues Kleid daraus nähen zu lassen. Diese Gepflogenheit wurde lange beibehalten. Über viele Jahre trugen wir zu jeder Feierlichkeit dieselben Farben und denselben Zuschnitt.

Mein Vater war just in jenen Tagen von seiner Reise heimgekehrt, und als er mich zum ersten Mal wie eine Erwachsene gekleidet sah, konnte er nicht umhin zu lächeln und mit leichtem Bedauern den Kopf zu wiegen. Iuzzella befühlte unablässig ein wenig neidvoll und sehr sorgfältig den Stoff. Sie wusste, dass mir die neuen Kleider angesichts meines rasch wachsenden Körpers nicht lange passen würden, und den Stoff, den der Schneider nicht für das neue Kleid wiederverwerten konnte, würde man ihr überlassen, sodass sie ihn geduldig ihren Maßen anpassen konnte. Am glücklichsten ob dieser Veränderungen war Gerardo. Der Unterricht während des Sommeraufenthaltes hatte im Wald stattgefunden, und es hatte wenig Hoffnung bestanden, mich mit einem Buch in der Hand in einem Zimmer zu halten. Nun vollbrachte das Kleid, welches meine Bewegungsfreiheit stark einschränkte, die Aufgabe an seiner Stelle.

Die erste Gelegenheit, meine neue Garderobe zur Schau zu stellen, bot sich Mitte September anlässlich des St.-Matthäus-Festes. Leider war die einzige Gamurra, die ich zu jener Zeit besaß, aus Wolle gearbeitet und für sehr viel raueres Klima als die milde Spätsommersonne gedacht.

Zu Ehren der Familien sämtlicher in die Stadt zurückgekehrter Honoratioren – und somit auch der Familie De Ruggiero – hatte das Benediktinerkloster, wie jedes Jahr, einen Empfang organisiert. Auf Tischen verteilt standen große Steingutgefäße mit in Öl eingelegten Auberginen, gewürzt mit Knoblauch, Petersilie und Sardellen, mit gegrillten Fischen, Meeresfrüchten, kandierten Äpfeln, in Traubensaft gekochtem Kohl, Getreidekuchen, Krapfen mit Akazienblüten, getrockneten, mit Fenchelsamen gefüllten Feigen, Wolfsbohnen und Artischocken, Sauerkirschtörtchen, Brotgnocchi, gefüllten Hefekringeln, jenen Milzschnitten, die um diese Zeit überall in der Stadt zubereitet wurden, sowie mit allem, was sich am Tag zuvor sonst noch an Gutem und Frischem auf dem Markt im Hafen hatte auftreiben lassen.

In mein wollenes Gewand gezwängt schwitzte ich wie ein Tier, während ich mich zwischen der Menge hindurchschob, um bis zur der Schale mit den Sproccolati, den mit Fenchelsamen gefüllten Feigen, vorzudringen. Es war kein leichtes Unterfangen, aber ich war entschlossen, mir meine Beute zu sichern. Die Schale stand am Rand, und sobald der beleibte Mönch vor mir sich eingedeckt hätte, würde es mir gelingen, davon zu nehmen, ohne jemanden um Hilfe bitten zu müssen. Ich duckte mich, um dem Umkreis seines Leibes zu entkommen, und obwohl mich der schwere Stoff behinderte, gelang es mir, mich zwischen den Beinen der dichtgedrängten Menschen hindurchzuzwängen, bis ich unmittelbar vor dem Tisch mit den Speisen stand. Ich ergriff eine Feige und hielt sie am

Stiel über meinen Kopf, während ich versuchte, zurück in die Freiheit zu gelangen.

Auch mein Vater, meine Mutter, Iuzzella, Bruder Gerardo und zwei weitere Bedienstete waren mitgekommen. Jeder von ihnen wäre mir gern zu Hilfe geeilt, aber ich war froh, es allein geschafft zu haben. Alle sorgten sich um mich, als sei ich eine kleine Terrakottastatue, die beim Umfallen sogleich zerbrechen würde. Meine Mutter ließ keine Gelegenheit aus, mir nun, da ich heranwuchs, Ratschläge zu erteilen, wie ich zu gehen, den Kopf zu halten, mich zu setzen und zu essen hätte. Iuzzella dagegen behandelte mich noch immer wie ein kleines Kind, und mein Vater kam nicht umhin, mich jedes Mal, wenn er mich ansah, in die Arme zu schließen. Der Einzige, der sich nicht um meine Belange zu kümmern schien, war Bruder Gerardo, und das ließ ihn in meinen Augen nur umso interessanter wirken.

Seit wir nach Salerno zurückgekehrt waren, hielt er jeden Morgen Unterricht im Haus ab. Er gab mir ein Blatt zum Schreiben, wies mich an, was ich zu tun hätte, und schlug dann eines seiner Bücher auf, um zu lesen – wortlos und ohne mich auch nur eines Blickes zu würdigen, fast als seien wir zwei Studienkollegen, die am selben Tisch arbeiteten. Genau so wollte ich behandelt werden. Er bedachte mich auch nicht mit Lob, wenn ich eine von ihm erteilte Aufgabe besonders schnell beendet hatte. Vielmehr schien er meine Fähigkeiten beinahe zu bedauern. Als wolle er mich herausfordern, stellte er mir jedes Mal schwierigere Aufgaben. Inzwischen kannte ich alle Ziffern nebst den Buchstaben des Alphabets, bald schon würden wir mit mathematischen Operationen und anschließend mit Geometrie und Grammatik beginnen. Das Lernen gefiel mir fast ebenso gut, wie es mir gefallen hatte, die Kaulquappen zu Fröschen werden zu sehen. Es fiel mir nicht schwer, stundenlang an einem Tischchen zu sitzen und hundertmal dieselben zehn Ziffern zu schreiben. Die Nähe meines Hofmeisters ließ all das angenehm werden, neugierig verfolgte ich jede seiner Bewegungen und musterte verstohlen seine großen Hände, während sie die Seiten wendeten. Ich brannte vor Neugier zu erfahren, was in dem Buch stand, in dem er tagtäglich so begierig las, als wolle er es auswendig lernen.

Am meisten wünschte ich mir, ihn wieder lachen zu sehen, wie es am ersten Abend im Schein der Laterne geschehen war.

An jenem Tag im Kloster hörte ich endlich wieder den Ansatz dieses Lachens, das von der Hand unterdrückt wurde, die er rasch an den Mund führte, um es nicht hervorbrechen zu lassen. Zum ersten Mal seit unserem nächtlichen Kennenlernen schien mein Lehrmeister fröhlich gestimmt zu sein. Er saß mit anderen jungen Leuten, die in gleichartige Gewänder gekleidet waren, im Kreis beisammen, und man unterhielt sich leise. Ich war nur allzu neugierig auf ihr Gespräch. Darauf bedacht, unbemerkt zu bleiben, näherte ich mich ihnen, ohne mich von dem Mäuerchen des Kreuzgangs, auf dem ich saß, zu lösen. Stück um Stück rutschte ich ganz langsam näher, bis ich dicht genug bei ihnen war, um zu hören, was sie sprachen.

Gerardo hatte das Wort ergriffen, und die anderen lauschten ihm. »Ihr Glücklichen«, sagte er gerade, »ihr dürft studieren, Bücher aus der Bibliothek entleihen und die neuen Texte, die aus Montecassino kommen, abschreiben, während ich meine Tage damit verbringe, ein kleines Mädchen dabei zu beaufsichtigen, wie es zwei plus zwei ausrechnet.«

Ich erstarrte, und mit gesenktem Kopf, die Zähne in der süßen Feigenmasse vergraben, spürte ich, wie mir Tränen in die Augen stiegen. Wie gern wäre ich davongelaufen, aus diesem Kreuzgang für immer geflüchtet – am liebsten hätte ich nicht länger existiert.

Ein junger Mönch setzte zu einer Antwort an. Das strenge Klosterleben gestattete einem nur selten kurze Augenblicke der Erquickung, daher nutzte man jede Gelegenheit, um so zu tun, als sei man noch jung und so frei, die Abende mit Freunden plaudernd in der Schänke verbringen zu können. Bald schon würde alles vorbei sein, und jeder von ihnen würde in das selbstgewählte Leben zurückkehren – ein Leben in Schweigen und von der eisernen Disziplin beherrscht, die ihnen die Ordensregel auferlegte. »Dennoch wäre ich gern an deiner Stelle. Hast du vergessen, dass man hier weder des Nachts noch am Tage schlafen kann?«

Alle lachten hinter vorgehaltener Hand.

»Ja, das stimmt. Die einzige Sünde im Leben eines Mönches ist der Schlaf. Ich erinnere mich noch an die Zeiten, als ich am Morgen erst spät aufstehen musste und eine ganze Nacht durchschlafen durfte«, erwiderte ein weiterer Ordensbruder mit einer Nase so spitz wie der Schnabel eines jungen Falken.

»Wenn man das Gefühl hat, seine Zeit zu vergeuden, fällt es schwer, ruhig zu schlafen«, sagte Gerardo und beschloss dann, das Thema zu wechseln. Er wollte diese kostbaren Momente nicht mit sinnlosen Klagen vergeuden. »Stimmt es, dass ein neuer Medikus ins Kloster gekommen ist? Es heißt, er hielte auch Vorlesungen. Hat einer von Euch Gelegenheit gehabt, ihnen beizuwohnen?«

»Ja, ich war bei seinem Vortrag über das Blut dabei … er hat zwei Stunden gesprochen, und ich könnte dir alles Wort für Wort wiedergeben.«

Gerardo erklärte, er sei bereit, alles zu geben, um diesen Bericht hören zu können. Außerdem gestand er, echten Neid auf alle zu verspüren, die sich an dem Quell dieses reinen Wissens laben durften. Dann verstummte er abrupt, da er von der anderen Seite des Kreuzgangs den Knappen Arnolfo kommen sah, was bedeutete, dass für die Familie De Ruggiero der Besuch im Kloster nun zu Ende war.

Als alle versammelt waren, teilte ihm mein Vater mit, er habe für ihn die Erlaubnis erwirkt, das endgültige Ordensgelübde abzulegen, so dass er ab dem kommenden Sommer in der kleinen Kapelle auf ihrem Landsitz die Messe feiern dürfe. Er schien zufrieden ob dieses Ergebnisses und glaubte, auch Gerardo müsse es sein. Doch als die Nachricht den finsteren Blick des Mönches nicht zu vertreiben vermochte, begriff er, dass er sich getäuscht hatte. Er wusste, wie hart es war, den Ort, an dem man aufgewachsen war, seine Freunde und Lehrmeister zu verlassen, um sein Leben fernab von den Mitbrüdern zu führen, aber den wahren Grund für diese Düsterkeit ahnte er nicht im Entferntesten. Mein Vater war ein Mann unumstößlichen Glaubens, und ohne seine Verpflichtungen hätte er sich vielleicht selbst für ein Leben im Kloster entschieden. Er war davon überzeugt, dass die Abwesenheit vom Konvent für Gerardo lediglich den Verlust eines Ortes bedeutete, an dem es leichter war, Gott nahe zu sein. Davon, was es hieß, sich etwas zu wünschen, das sich, wenn überhaupt, nur mit großen Kompromissen erreichen ließ, wusste er nichts. Wie für so viele war auch für Gerardo die Berufung lediglich der einzig mögliche Weg, sich ein Leben des Lernens und Nachdenkens zu eröffnen, weit weg von dem durch seine Herkunft bestimmten Schicksal eines Fischers auf dem väterlichen Boot.

Als sie sich zur Rückkehr bereitmachten, erkannten sie, dass ich nicht mehr bei ihnen war. Keiner schien darüber besorgt, denn innerhalb dieser Mauern konnte mir nichts Schlimmes zustoßen. Es verstrich immer mehr Zeit, und schließlich befanden sich nur noch wenige Mönche in dem Kreuzgang, unterwegs zum feierlichen Gebet. Mein Vater erklärte, dass er nicht ohne mich fortgehen würde, schickte seine Gemahlin und alle anderen heim und blieb nur in Begleitung des Knappen im Kreuzgang zurück. Er war sich dessen gewiss, dass ich mich versteckt hatte, denn auch daheim kam es bisweilen vor, dass er mich nach langem Suchen zusammengekauert und schlafend in einer Ecke der Kellergewölbe fand, wohin ich mich begeben hatte, um mit den Schatten zu spielen. Ich hatte keine Angst vor der Dunkelheit und schon gar nicht vor dem Alleinsein. Bei solchen Gelegenheiten erklärte mir mein Vater stets geduldig, dass sich derart unziemliches Verhalten nicht für mich schickte. Und ich hielt ihm dann die Geschichte mit der Raupe entgegen, die zum Schmetterling wurde, und erklärte, es würde keiner von einer Raupe verlangen zu fliegen oder von einem Schmetterling zu kriechen. So gewann ich ihn jedes Mal zurück, während sich auf seinem Gesicht der gewohnte Ausdruck des Staunens abzeichnete. Auch unter Folter hätte er geschworen, niemals jemanden gekannt zu haben, der die Dinge schneller begriff, passendere Antworten parat hatte oder jedweder Manifestation der Schöpfung mit größerer Neugierde begegnete als ich. Trotz meiner Ausschweifungen bereitete ihm meine Entwicklung weiterhin derartige Freude, dass er hinsichtlich der schwierigen Seiten meines Charakters große Nachsicht an den Tag legte. Ich konnte ein Pferd besteigen, schwimmen wie ein Fisch, und unlängst hatte ich sogar ein neues Spiel mit Königinnen, Läufern und Springern erlernt, die auf einem Holzbrett bewegt wurden. Er selbst hatte es mir bei seiner Rückkehr aus Bamberg beigebracht. Seit der Ankunft des Hofmeisters verbrachten wir weniger Zeit miteinander, und dieses Spiel, das er bei einem osmanischen Händler erstanden hatte, schien ihm eine gute Gelegenheit, gemeinsam mit mir vor dem brennenden Kamin zu sitzen und mich beim Nachdenken zu beobachten. Noch gelang es mir nicht, ihn zu schlagen, und es sollte noch einige Zeit dauern, bis es so weit war, aber ich hatte alle Züge sehr rasch erlernt und war bereits in der Lage, mich zu verteidigen.

Die Glocke läutete das Ende des Gottesdienstes. Von dort, wo ich mich versteckt hatte, konnte ich meinen Vater kerzengerade auf dem Mäuerchen des Kreuzgangs sitzen sehen. Es tat mir sehr leid, dass er in Sorge um mich war, aber nachdem ich gehört hatte, was Gerardo zu seinen Mitbrüdern gesprochen hatte, wollte ich nicht mehr nach Hause zurückkehren. Ich wollte meine Zeit nicht mit jemandem verbringen, der mich als Last und Unglück betrachtete. Andererseits wollte ich auch keinen anderen Hofmeister. Ich befand mich in einer Zwickmühle, und bald würde es Nacht werden. Wenn mein Vater mich bis zum Einbruch der Dunkelheit nicht fände, würde er ernstlich besorgt sein, und das durfte ich nicht zulassen.

Ich schlüpfte unter dem Tisch hervor. Weder dort noch anderswo hatte er mich gesucht, da er mir die Schmach ersparen wollte, wie ein Verbrecher aufgespürt zu werden. Stattdessen hatte er sich einfach niedergesetzt und gewartet, dass ich mich entschließen würde, wieder zum Vorschein zu kommen und mit ihm zu sprechen. Ich war kein kleines Kind mehr, und wenn ich beschlossen hatte zu verschwinden, musste es einen guten Grund dafür geben.

»Seid gegrüßt, Herr Vater.«

»Sei gegrüßt, Tochter. Ich habe mir Sorgen um dich gemacht, mein Kind. Was ist geschehen? Womöglich eine Sache, der ich keine Abhilfe schaffen kann?«

Ich beschloss, weiter auszuholen. »Was ist ein Medikus?«

»Ein Mann, der körperliche Leiden zu heilen vermag. Aber weshalb fragst du? Was hat das damit zu tun, dass du dich versteckt hast?«

Am Ton seiner Stimme spürte ich, dass er kurz davor war, die Geduld zu verlieren. Es gab nichts, was ihn heftiger erzürnte, als über etwas im Dunkeln gelassen zu werden.

»Ich glaube, Bruder Gerardo möchte ein Medikus werden.«

»Aber er ist dein Hofmeister. Willst du auf ihn verzichten? Soll ich dem Abt sagen, er möge uns einen anderen Bruder schicken? Behagt dir nicht, was er dich lehrt?«

»Nein. Gerardo ist sehr gut. Und ich bin wirklich froh, bei ihm lernen zu dürfen, nur glaube ich, dass er nicht glücklich damit ist, all seine Klugheit mir zu widmen. Vielleicht sollte er besser studieren, um Medikus zu werden. So könnte er mir noch mehr beibringen.«

Mein Vater begriff, dass dies tatsächlich der Grund für mein sonderbares Verhalten war. Er streckte die Arme aus und hob mich mit dem ganzen Gewicht meiner neuen Kleider empor.

»Wir überlegen morgen weiter.«

Während wir uns dem Ausgang näherten, hörten wir die Stimme des Abtes. Mein Vater blieb stehen, ließ mich von seinem Arm gleiten und trat auf den Geistlichen zu, um ihn angesichts des kleinen Zwischenfalls zu beruhigen. Er deutete mit einem Lächeln auf mich und sagte: »Da ist sie wieder … alles hat sich zum Guten gewandt.« Er wollte schon weitergehen, als der alte Mönch ihn mit strenger Stimme bat, ihm in die Sakristei zu folgen und mich ebenfalls mitzunehmen.

Wir betraten den großen Raum mit den hohen bemalten Decken. Trotz des milden Septembertages war die Sonne offenbar nicht bis in diese Halle vorgedrungen, denn kühle, von Weihrauch und betäubendem Blütenduft erfüllte Luft schlug uns entgegen. Das Licht fiel durch ein einziges Fenster ganz oben herein, und die wenigen Möbel aus dunklem Holz verliehen dem Raum selbst in meinen Augen, die ich nur selten mit dem Gefühl von Angst zu kämpfen hatte, eine düstere und unheilvolle Wirkung.

»Ich habe Euch den ganzen Tag beobachtet und beschlossen, Euer Hochwohlgeboren schnellstmöglich zu einer Unterredung über bestimmte Regeln zu berufen, die Ihr offenbar nicht kennt und die sich Euch, wie die jüngsten Ereignisse nahezulegen scheinen, als überaus nützlich erweisen dürften.«

Mein guter Vater stand stramm, als habe er es mit einer Macht zu tun, die weit über ihm stand und angesichts derer er beinahe wieder zu dem Kind wurde, das er vor vielen Jahren einmal gewesen sein musste. Der starke Mann, der siegreiche Feldherr und Diplomat, der Frieden und Waffenstillstände für sich und seinesgleichen auszuhandeln vermochte, schien verschwunden. Offenbar hatte der strenge Ton des Abtes die Kraft, ihn gänzlich zu entblößen und ihn vollkommen unverhüllt dem göttlichen Urteil preiszugeben.

»Eurem Gesuch entsprechend habe ich Euch einen meiner fähigsten Mönche für die Erziehung Eurer Tochter überlassen. Ich muss gestehen, dass die Wahl von Bruder Gerardo sowohl für mich als auch für die Führung des Klosters ein großer Verlust war. Er war im Begriff, ein ausgezeichneter Herbarius zu werden, und ich hatte vor, ihn zu meinem zukünftigen Gehilfen auszubilden. Doch die Hochachtung Eurer Klugheit und Eurer Taten haben mich dazu bewogen, stattdessen Eurer Bitte stattzugeben. Wenn ich jedoch einen Mann Eures Formats gegen jegliche grundlegenden Gebote verstoßen sehe, die unsere heilige Mutter Kirche uns bezüglich der Aufzucht unserer Kinder – insbesondere der Töchter – auferlegt, so kann ich mich des Gedankens nicht erwehren, Perlen vor die Säue geworfen zu haben. Ich könnte meinen Akt der Großzügigkeit widerrufen und von Euch verlangen, mir Bruder Gerardo unverzüglich ins Kloster zurückzusenden, doch auf diese

Weise würde ich mein Ziel nicht erreichen. Ihr würdet nach demselben Muster fortfahren, und die Folge wäre der Verlust Eurer Seele und der Eurer Tochter. Heute habe ich Euch lange beobachtet, wie Ihr dort saßet und Euch von dieser kleinen Schlange zum Narren habt halten lassen. Ich hatte erwogen, Euch in den kommenden Tagen zu mir zu bestellen, doch angesichts der Geschehnisse halte ich es für angebracht, in der Angelegenheit so rasch als möglich für Abhilfe zu sorgen.«

Bei diesen Worten sah er mich mit einem derart hasserfüllten Ausdruck an, wie ich ihn bis dahin noch nie gesehen hatte. Seine Augen verengten sich zu zwei Schlitzen inmitten eines Spinnennetzes aus Falten, in dem sich seine Gesichtszüge verfingen, und aus diesen Schlitzen drangen zwei Pfeile tiefster und reinster Verachtung. Hätte er mit seinem Blick Blitze schleudern können, wäre ich auf der Stelle zu Asche zerfallen.

Ich wartete darauf, dass sich der heilsame Blick meines Vaters auf die Wunde, die mir von den Pfeilen zugefügt worden war, richten würde, aber der Einzige, der mich ansah, war der Abt.

»Ich habe für Euch ein kurzes Traktat abschreiben lassen, verfasst von unserem hochverehrten heiligen Gregor dem Großen in seiner *Regula Pastoralis*. Darin weist er die Menschen an, wie sie ihre Kinder behandeln sollen, auf dass sie beim Herrgott wohlgelitten seien. Ich will es Euch sogleich überreichen, und Ihr sollt seine Worte in meiner Gegenwart lesen. Außerdem werde ich Bruder Gerardo darum bitten, mir zu berichten, wie weit Ihr Euch daran zu halten gewillt seid. Falls Ihr dazu nicht bereit seid, werde ich dafür sorgen, dass Eure Tochter Aufnahme in einem Kloster findet, wo sie ihre verderbte Seele wird läutern können. Ich tue dies allein aus der großen Hochachtung heraus, die ich für Euch und Eure Familie empfinde, und weil ich Euch helfen möchte auf den Weg zurückzufinden, von dem der Teufel selbst Euch abgebracht hat, indem er sich Eure väterlichen Gefühle zunutze machte.«

Der Abt rief einen Mönch beim Namen, und dieser kam eilig zu uns in die Sakristei, in den Händen ein Pergament, das er meinem Vater überreichte.

So hörte ich aus seinem Munde zum ersten Mal jene Regeln, die mein zukünftiges Leben bestimmen sollten:

Wer sein Kind liebt, hält den Stock bereit,
damit es später Freude erleben kann.
Wer sein Kind in Zucht hält,
wird Freude an ihm haben und kann sich bei Bekannten seiner rühmen.
Wer sein Kind verzärtelt, muss ihm einst die Wunden verbinden;
dann zittert bei jedem Aufschrei sein Herz.
Ein ungebändigtes Pferd wird störrisch,
ein zügelloses Kind wird unberechenbar.
Verzärtle das Kind und es wird dich enttäuschen;
scherze mit ihm und es wird dich betrüben.
Lach nicht mit ihm, sonst bekommst du Kummer
und beißt dir am Ende die Zähne aus.

9. Kapitel

Tod des Kaisers, des Papstes und einer Köchin

In den folgenden Jahren wurden meine Studien immer gewissenhafter. Alle Freiheiten der Kindheit waren mir in der Zeit des Heranwachsens genommen worden. Keine Wettrennen über die Felder, keine leidenschaftlichen Umarmungen, weder Märchen noch Spiele. Nur Lernen und schickliches Betragen. Zu meinem Glück hörte Ersteres nicht auf, mich zu begeistern.

Längst lag die Zeit des Buchstabierens hinter mir. Inzwischen las ich nicht nur flüssig Latein und beherrschte die Grammatik, sondern erging mich mit meinem Lehrer auch oft in philosophischen Diskussionen über die großen Fragen, die das Denken der Gelehrten beschäftigten und mit denen er mich nach und nach vertraut machte. Stets lag die Gerte auf dem Tisch, bereit, durch die Luft zu sausen. Gerardo benutzte sie selten und widerwillig, er machte nur dann eine Ausnahme, wenn ich mich in Spekulationen verstieg, die sich auf lange Sicht als gotteslästerlich erweisen konnten. Inzwischen hatte er die androgynen Züge seiner Jugend abgelegt und entwickelte sich zum Manne. Sein geschmeidiger Körper, der mich bei seinem ersten Anblick an ein wendiges Fohlen erinnert hatte, gewann immer mehr Ähnlichkeit mit einem kriegstauglichen Zelter von stattlicher Größe. Um des Familienansehens willen hatte meine Mutter ihm eine Kutte in passenden Ausmaßen anfertigen lassen, so dass seine knochigen Handgelenke nicht mehr aus den Ärmeln hervorlugten und die Waden nicht länger zu sehen waren. Auch mein Körper veränderte sich. Ungewohnte dunkle Haare sprossen unter meinen Achseln und auf der Scham, meine Füße wuchsen, und jedes Jahr musste ich zum Schneider, um mir neue Kleider anfertigen und meinen Mantel verlängern zu lassen, zur großen Freude Iuzzellas, die inzwischen ausschließlich meine abgelegten und umgearbeiteten Gewänder trug.

Morgens studierte ich, am Nachmittag hielt ich mich in der Küche auf, wo mich unsere Köchin Carminella in die Geheimnisse von Braten und Füllungen einwies. Sie war schwanger, und mir erschien ihr Leib unter dem speckigen Gewand von Tag zu Tag praller. Das Kleid spannte, ihr Gesicht schwoll an, sämtliche Bewegungen wurden langsamer. Eines Tages gebar sie ihr Kind auf dem Küchenboden vor dem Herdfeuer, nur mit dem Beistand Iuzzellas, die sich als Hebamme versuchte. Im entscheidenden Moment der Geburt führte man mich fort. Einer derart blutigen Angelegenheit beizuwohnen schickte sich nicht für eine junge Frau meines Standes. Ich bekam das Kind erst zu Gesicht, als es bereits gewaschen und gewickelt war. Man legte es in ein Weidenkörbchen, wo ich es allmorgendlich fand, wenn ich in die Küche hinunterkam. Ich trat näher, um es im Schlaf zu betrachten, und manchmal ließ ich es mit seinen winzigen, vollkommen perfekten Händchen einen meiner Finger umgreifen. Durch dieses Ereignis wurde ich zum ersten Mal jenes Wunders gewahr, bei dem ein Körper aus einem anderen herausschlüpft. Dagegen waren meine Versuche mit den Kaulquappen bloße Scharlatanerie gewesen.

Die Vorstellung, dass sich in dem prall geschwollenen Leib der Frau ein winziges Menschenwesen verborgen hatte, das bereits mit allen Fingern und Zehen, mit Nasenlöchern, Armen, Beinen, Augen und Brauen ausgestattet war, versetzte mich derart in Erregung, dass ich viele Nächte lang kaum Schlaf fand.

War das die Funktionsweise der Natur? Lag darin die Bedeutung dessen, was die Evangelien das Wunder der Empfängnis nannten?

Die zahllosen Einschränkungen und Verbote, die mir mit dem Ende meiner wundervollen Kindheitsjahre auferlegt worden waren, hatten mich oft bedauern lassen, als Frau geboren zu sein. Kriege und Reisen, ja, selbst die Kleidung, gaben mir die Gewissheit, dass Männer sehr viel mehr Freiheiten genossen.

Zudem waren die Gelehrten, die ich studierte, allesamt Männer – gerade so, als hätten Frauen in der Vergangenheit nicht existiert. Zumindest war, sofern sie überhaupt auf dieser Erde gelebt hatten, offenbar keine von ihnen zu Gedanken befähigt gewesen, die es gelohnt hätte niederzuschreiben, um sie der Nachwelt zu überliefern. Nachdem ich jedoch begriffen hatte, dass aus einem Körper gleich dem meinen dieses vollkommene Wesen hervorgegangen war, wich jegliches Bedauern.

Denn später einmal würde ich genau dasselbe vollbringen können, und kein Buch und kein Gedanke konnte an jene Macht heranreichen, die Mutter Natur denen meiner Art zuteilwerden ließ: den Frauen! Dieses Bewusstsein trieb mir vor Glück die Tränen in die Augen. Auch mir wohnte diese gebärende Kraft inne.

Ich erzählte Gerardo nichts von diesen Gedanken. Waren sich doch die Gelehrten, deren Worte und Taten er mir beschrieb, alle darin einig, dass die Frau lediglich Ursprung von Sünde und Versuchung sei.

Bis zu dem Augenblick, als ich den perfekten Körper des Neugeborenen zu Gesicht bekam, hatte auch ich besagten Theorien Glauben geschenkt, zumal ich wenige Monate vor jener Geburt zum ersten Mal meinen Monatsfluss erlebt hatte. Die Kirchenväter hatten recht, wenn sie unseren Körper als unrein betrachteten, sagte ich mir, während ich versuchte, dieses Blut aus einer mir unbegreiflichen Verletzung zu stillen. Iuzzella erklärte mir, wie ich den Stoff um die Taille binden und zwischen den Schenkeln hindurchführen musste, damit kein Tropfen zu Boden fiel. Ich sprach mit niemandem sonst über das Geschehene, nicht einmal mit meiner Mutter. Mir war auch nicht bekannt, ob Knaben und Männer ebenfalls diese seltsamen plötzlichen Blutungen hatten, und schon gar nicht begriff ich, wo und weshalb sie entstanden. Die einzige Frage, die ich mir stellte, war, welch schlimmen Vergehens ich mich schuldig gemacht hatte, dass Gott mich mit einem derartigen Martyrium strafte, das nicht nur schmählich und schändlich, sondern obendrein auch noch schmerzhaft war. Um meine Qualen zu lindern, bemühte sich Iuzzella, während meines Monatsflusses stets Lavendelpulver, gemahlene Nelkensamen und Muskatnuss in die Glut zu streuen, die Tag und Nacht in der Feuerstelle unseres Zimmers glimmte, damit der ausströmende Duft mir Erleichterung verschaffen möge.

»Werden sie immerfort bestehen bleiben?«, fragte ich, erstaunt darüber, dass diese Qual sich allmonatlich wiederholen sollte.

»Bis zu der Zeit, als Ihr swangert.«

Nicht nur war der weibliche Körper fähig, grotesk anzuschwellen, ohne zu zerplatzen, und ein wohlgeformtes menschliches Geschöpf zur Welt zu bringen, darüber hinaus versiegte gleichzeitig auch der Blutstrom. Von nun an blickte ich nicht mehr mit Sehnsucht zurück auf die glücklichen freien Jahre, in denen ich über die Felder getollt war, sondern begann auf die Zukunft zu hoffen, in der ich ein Kind in meinem Leib heranwachsen lassen und ihm das Leben schenken wollte.

Leider war jenes Jahr, in dem ich die Kraft des Lebens kennenlernte, dasselbe, in dem ich zum ersten Mal auf denkwürdige Weise mit dem Tod konfrontiert wurde. Mit Ausnahme der beiden Soldaten, die bei dem Blitzschlag verbrannt waren, sowie des vergifteten Hundes war der Tod meinem Leben bisher stets ferngeblieben.

Als wollten sie sich im Jenseits ein Stelldichein geben, waren im Abstand von wenigen Monaten zwei große Männer verstorben, die die politischen Geschicke unserer Zeit gelenkt hatten. Anfang April hatte Papst Benedikt VIII. das Zeitliche gesegnet, während er noch darum bemüht war, einen großen Friedensplan umzusetzen, in den auch die Könige von Frankreich und Burgund mit eingebunden werden sollten. Als wäre dem nicht genug, war ihm kurz darauf sein Verbündeter, Heinrich II., mit dessen Hilfe es ihm gelungen war, die byzantinischen Gegner niederzuringen, ins Paradies gefolgt. Meine Mutter kannte weder den einen noch den anderen, doch sie weinte um beide, als seien es Verwandte.

Ganz Salerno trauerte um jenen Papst, der zum ersten Mal der Priesterschaft den Zölibat auferlegt und gegen die Simonie gekämpft hatte. Man hielt Messen für sein Seelenheil, und die Totenglocken läuteten, bis der ganze Himmel von ihrem düsteren Klang erfüllt war. Für mich war er der erste einer ganzen Reihe von Päpsten, die ich vom Heiligen Stuhl hinabsteigen sah, und daher hinterließ alles, was sich im Zusammenhang mit seinem Hinscheiden in den kommenden Jahren ereignete, bei mir großen Eindruck. Ich war verwundert, dass es auf der

Welt jemanden gab, der so berühmt und bedeutsam war, und aufs Höchste verblüfft, während der Homilie zum Sonntag selbst den Abt, den verhassten Abt, der mit seiner Strafpredigt und seinem Pergament das Tor zu meinem Paradies für immer zugeschlagen hatte, derart bewegt zu sehen. Am meisten erstaunte mich jedoch, wie rasch die Trauer um den Tod Benedikts VIII. in allgemeinen Jubel über die Wahl seines Bruders, Johannes XIX., zum Nachfolger überging.

Gerardo und mein Vater saßen, Gläser mit erlesenem Wein in den Händen, vor dem Kamin und diskutierten ausgiebig darüber, dass Johannes, ungeachtet der von seinem Vorgänger und eigenen Bruder vorgeschlagenen Gesetze gegen die Vetternwirtschaft, zum Papst gewählt worden war.

Ich lauschte ihnen stumm, glücklich darüber, so viel Neues zu erfahren. »Damit verstoßen sie gegen die Bestimmungen, die Benedikt, der Befreier unseres Landes, in seinem Konzil erlassen hat«, sagte mein Vater, wobei ihm die Zornesröte ins Gesicht stieg. »Und nicht nur, dass sie seinen Bruder zum Papst ernannt haben – darüber hinaus haben sie seinem zweiten Bruder Alberich das Amt des Senators überlassen.« Gerardo hörte ihm schweigend zu. Wenn er doch einmal Einwände erhob, gründeten diese eher auf seiner Neugierde bezüglich der Politik, mit der er inzwischen gut vertraut war, denn in dem Wunsch, jene Kirche, der er angehörte, zu verteidigen. Ohnehin ein Unterfangen, das sich in den kommenden Jahren als recht mühsam erweisen sollte, da besagter Johannes XIX. selbst um ein Haar die Primatrechte des Papstes an den Patriarchen von Byzanz, Eustasisus, verkauft hätte. Die Sache wurde nur dank der Proteste der abendländischen Bischöfe verhindert, doch führte das Ganze zu einem unversöhnlichen Bruch zwischen der Ost- und der Westkirche, so dass es zu einer Streichung der Papstnamen aus den Diptychen der Ostkirche kam.

Mein Vater nannte den Papst bei seinem Namen: Johannes XIX. Gerardo nahm immer nur als »Seine Heiligkeit« auf ihn Bezug, und während all der Jahre desselben als Kirchenoberhaupt ergriff er in Diskussionen stets für ihn Partei, wobei er immer wieder das schlichte Argument anführte: »Seine Heiligkeit ist ein Mann des Friedens.« Auf diesen Satz, mit dem die Unterredung für gewöhnlich endete, antwortete mein Vater mit zustimmendem Nicken: »Johannes XIX.«

An solchen Abenden vor dem Kaminfeuer sprachen sie auch viel über den Nachfolger Heinrichs II., den Salier Konrad II. Soweit ich begriff, war dieser Kaiser bei meiner Familie zwar weniger beliebt als sein Vorgänger, immerhin schien er sich jedoch dafür einzusetzen, die römische Norm und Rechtsprechung auf alle Völker des Reiches auszudehnen.

Mein Hofmeister gestattete mir, diesen Diskussionen beizuwohnen. Später dann, sobald wir in der Bibliothek allein waren, fragte er mich, welche Machtbefugnisse der Papst habe, was Zölibat und Simonie seien, und vor allem versuchte er, mir Rechtskenntnisse zu vermitteln. Ganz so, als stellten diese Begegnungen mit meinem Vater gewissermaßen den praktischen Teil unseres Unterrichts dar.

Gerardo war in der Lage, aus den Büchern der großen römischen Juristen und Philosophen Hunderte von Sätzen auswendig zu zitieren. Darauf baute er seinen Unterricht auf, dem ich stets ein wenig amüsiert zuhörte, wobei ich mich fragte, wozu mir all diese Kenntnisse in der Zukunft dienen sollten. Wollte mich mein Hofmeister etwa auf die Laufbahn eines Staatsoberhauptes vorbereiten? Zwar war ich die Tochter eines Edelmannes, der ein Kastell und Ländereien besaß, aber das Fürstentum Salerno wurde nicht von meiner Familie regiert und würde es auch in Zukunft niemals werden. Vielleicht glaubte er, dieses Wissen könne mir für den Fall nützlich sein, dass ich einen bedeutenden Feldherrn oder gar den Sohn des Fürsten höchstpersönlich heiratete?

Sosehr ich mich auch bemühte, spürte ich doch, dass Politik und Jurisprudenz mich nicht wirklich interessierten. Für die Mathematik zeigte ich größere Neigung, aber auch hier setzte mir meine mangelnde Neugierde Grenzen. Jenes Gebiet, worin ich mich stundenlang vertiefen konnte und worüber ich am liebsten alle Bücher dieser Welt gelesen hätte, war das der Naturwissenschaften. Das Studium der Natur, der Tiere, Pflanzen und des menschlichen Körpers gab mir das Gefühl, an einem geöffneten Fenster zu stehen und auf einen endlosen Horizont zu blicken.

Zum Teil hing dies mit meinen Neigungen zusammen, sehr stark jedoch auch mit der Tatsache, dass Gerardo ebenfalls eine Vorliebe für diesen Wissenszweig hegte. Er verbrachte seine gesamte freie Zeit mit dem Lesen von Büchern, die er sich aus der Klosterbibliothek borgte, und wann immer es ihm möglich war, besuchte er die Vorlesungen über Medizin. Meist beobachtete ich hinter dem Vorhang eines Fensters, wie er, einem fröhlichen Kind gleich, mit beinahe hüpfendem Schritt zurückkehrte. Ich drängte ihn, mir alles zu berichten, was er in den Hörsälen erfahren hatte, und erkannte, dass auch er selbst voller Ungeduld darauf brannte, jemandem die neu erworbenen Kenntnisse mitzuteilen, aber oft versagte er sich dieses Vergnügen, um mir diese oder jene Passage aus der Bibel zu erläutern.

»Wie ein Lamm, das zur Schlachtbank geführt wird; und wie ein Schaf, das verstummt. Wer aber kann sein Geschick ermessen?« Auf dem Höhepunkt der Trauer um den verstorbenen Kaiser forderte Gerardo mich auf, gemeinsam mit ihm jenen Passus aus den Schriften des Propheten Jesaja auszulegen, was beinahe so anmutete, als wisse er, was mich in jenen Tagen tatsächlich bedrückte. Nicht der Tod des Papstes und noch weniger der Heinrichs II.

Denn während allerorts um diese beiden Fremden getrauert wurde, schien niemand bemerkt zu haben, dass zur selben Zeit unsere Carminella beim Gebären ihres zweiten Kindes aus dem Leben schied. Auch diesmal war sie in der Küche des Hauses niedergekommen, und wieder hatte Iuzzella ihr beigestanden. Alles schien genauso wie bei der vorangegangenen Geburt abzulaufen, und dennoch sollte Carminella sich nicht mehr vom Boden erheben, und auch das Kind würde niemals gewaschen und gewickelt werden. Wie ein Lamm, das zur Schlachtbank geführt wird, wie ein Schaf das verstummt, war sie gestorben, ohne dass jemand davon Notiz genommen hatte.

Bedeutete vielleicht das Leben einer Frau, die der Tod ereilte, während sie ein Kind zur Welt brachte, dem Herrgott weniger als das eines Papstes oder Kaisers?

10. Kapitel

Leidenschaft und Keuschheit

Die Keuschheit stellt ebenso hohe Ansprüche wie alle übrigen Tugenden, Zwang und äußere Disziplin genügen ihr nicht, sie erfordert Absicht, Vernunft und Bereitschaft. Zwar ist sie eine Tugend des Körpers, viel mehr aber noch eine der Seele. Eine Jungfrau zu sein, meint nicht nur die Unversehrtheit des Körpers, sondern vor allem die Reinheit der Gedanken fernab jeglicher Wollust.«

»Werden verheiratete Frauen also nicht der göttlichen Gnade teilhaftig?«

»Auch eine verheiratete Frau kann keusch sein, Trotula, wenn sie sich in Zurückhaltung und Mäßigung übt.«

Meine Rolle als Hofmeister verlangte es, nun, da meine Schülerin sich dem Erwachsenenalter näherte, sie auch in den moralischen Lehren zu unterweisen. Dennoch spürte ich den falschen Beiklang der Sätze, die ich ihr vermittelte. Alle Texte, die ich gelesen, sämtliche Regelwerke, die ich seit meiner Kindheit auswendig gelernt hatte, sprachen von der Frau als dem schwachen Geschlecht, welches rascher als der Mann zu Sinnenrausch und Fleischeslust neige. Diese allerorts als unanfechtbar und unumstößlich angesehene Wahrheit schwang in jedem noch so kleinen Quäntchen Wissen mit, auf das ich stieß. Den Trieb, in erster Linie den weiblichen, galt es zu zügeln und zu formen wie glühendes Eisen. Der Frau, einem launenhaften, wankelmütigen Wesen, hatte man mit Vorsicht zu begegnen, und dem Siegel, das man ihr aufprägte, entsprechend war sie formbar wie weiches Wachs. Schon bei den alten Denkern galt die Frau als mangelhafte Ausgabe des Mannes, als unvollkommen, unvernünftig, zügellos und aufgrund eines Übermaßes an Feuchtigkeit nur dazu befähigt zu empfangen, nicht aber zu bewahren. Laut dem Aristoteliker Aegidius von Saint Gilles war ihre Seele, der gefügigen und instabilen Konstitution ihres Körpers entsprechend, ebenfalls unstet und formbar. Viele dieser Erkenntnisse hatte ich bereits in Trotulas Geist zu verankern versucht, seltsamerweise hatte ich von den Frauen dabei jedoch stets so gesprochen, als sei sie selbst keine von ihnen. In der Tat traf nichts von dem, was ich über dieses Thema gelesen hatte, auf ihre Persönlichkeit zu, die sich mit jedem Tag mehr festigte und aus allem neu Erlernten Gewinn zu ziehen vermochte. Aufmerksam lauschte sie meinen Vorträgen, bis sie sich schließlich irgendwann aus Selbstachtung dazu genötigt sah, stolz zu erwidern, die Jungfrau Maria sei eine Frau gewesen, und Gott habe gerade ihren Körper erwählt, um seinen Sohn zu uns Menschen zu schicken. Oder sie empörte sich darüber, dass in der Schöpfungsgeschichte des *Ersten Buch Mose* die Frau dem Körper des Mannes entsprang, war es im wahren Leben doch genau umgekehrt.

»Weshalb verkehrt die Heilige Schrift die natürliche Ordnung der Dinge?«

So bewegten sich unsere Gespräche stets auf der flüchtigen Trennlinie zwischen Reflexion und Häresie. Für gewöhnlich ging sie als Siegerin daraus hervor, während ich selbst Tag für Tag weitere der Säulen einstürzen sah, auf die sich meine Ausbildung im Kloster gestützt hatte.

»Was gut ist für den Einzelnen, ist gut für jedermann, und

umgekehrt ist das, was schlecht ist, etwa eine schändliche Schrift, in jedem Fall schlecht für alle. Das habe ich in dem Buch gelesen, das Ihr mir gegeben habt.«

Oft zitierte sie überraschend Sätze, die sie besonders beeindruckt hatten, wohl wissend, dass wir sie gemeinsam durchleuchten und sie mich dazu bewegen würde, bestimmte Theorien zu verwerfen, die wir oft genug beide für unannehmbar hielten. Dieses Mal jedoch war ich vorbereitet. Seit einiger Zeit schon wartete ich auf eine Gelegenheit, mit ihr über das zu sprechen, was ich beim Lesen dieses als »schändlich« definierten Buches entdeckt hatte.

»Habe ich Euch jemals vom Denken des Benediktiners Ratherius erzählt?« Möglicherweise beging ich in diesem Augenblick einen Frevel, eine Untat, die ihre Seele für immer verderben würde. Doch hatte mir selbst diese Lektüre derart weite Horizonte erschlossen, dass ich meiner Schülerin diese neue Sichtweise nicht vorenthalten mochte.

»Und wer ist das? Täglich tischt Ihr mir eine andere Suppe auf, ich bin schon ganz verwirrt. Ich bleibe doch stets eine Tochter Evas, vergesst das nicht, mein Geist ist schwach und unfähig zu bewahren, wie Ihr selbst sagt!«

»So setzt Euch denn, damit Euer alter Hofmeister in Eurem zarten, unsteten Weiberköpfchen den Nährboden anlegen kann, dass dort einst der Samen der Weisheit aufkeimen möge.«

»Ihr seid nicht alt.«

»Kommen wir zu Ratherius zurück. Wie bereits gesagt, war er ein Benediktinermönch.«

»So wie Ihr?«

»Ja, aber er kam aus der Abtei Lobbes. Vor über hundert Jahren wurde er Bischof von Verona, bis man ihn schließlich in Pavia ins Gefängnis steckte.«

»Das riecht nach Feuer und Flammen.«

»Ganz recht. Das Buch, das er während seiner Haft verfasste, nahm genau dieses Ende: Es wurde verbrannt.«

Trotula sprang auf und eilte zum Fenster, um sich zu vergewissern, dass niemand mithören konnte, was ich ihr erzählte. Zu der Zeit, als jenes Gespräch stattfand, war sie bereits seit Langem der Kindheit entwachsen, nur in ihrer Art sich zu bewegen hatte sie sich etwas von dem wilden Mädchen bewahrt, das ich fast zehn Jahre zuvor kennengelernt hatte. Sie war hochgewachsen und geschmeidig wie die Mutter, doch anstelle der tiefschwarzen Haartracht Ginestras wies die der Tochter ein von väterlicher Seite vererbtes helles, glänzendes Blond auf. Alle italischen Merkmale der Eltern waren bei ihr einem Einschlag der langobardischen Abstammungslinie gewichen. Von mütterlicher Seite hatte sie die schlanke Figur und die anmutigen Gesichtszüge, die ihr zusammen mit der hellen Tönung ihrer Haut eine geradezu kühle und hinreißende Schönheit verliehen. Um das schimmernde Gold ihres Haars zum Glänzen zu bringen, spülte sie es regelmäßig mit Kamille, wodurch es im Sonnenlicht in der Farbe reifen Getreides erstrahlte und ihm ein derart zarter Duft entströmte, dass ich von Verwirrung ergriffen wurde, sobald ich mich ihr näherte.

Sie nickte mir zu, als wollte sie sagen: »Fahrt fort, wir sind ungestört.« Mit ihrem Heranwachsen nahmen jene »ketzerischen« Diskussionen einen immer größeren Raum in unserer Beziehung ein, gerade so, als seien diese Grenzüberschreitungen des Geistes ein Geheimnis zwischen uns, ein gemeinsamer Höhenflug, der uns Arm in Arm wie Ikarus und Dädalus über den Wolken schweben ließ in dem Versuch, den Flammen der ewigen Verdammnis zu trotzen.

Bedauerlicherweise loderten während der Jahre ihrer Jugendblüte mitunter auch Flammen anderer Art in meinen Lenden und verlockten mich zu einem Flug, den ich allein zu unternehmen gezwungen war, des Nachts, in der verborgenen Stille meiner Kammer.

»Die Schrift, von der ich spreche, trägt den Titel *Praeloquia.*«

»Wie seid Ihr dieses Textes habhaft geworden, wo man doch alle Niederschriften verbrannt hat?«

»Er wurde mir aus Montecassino übersandt. Dank fortschrittlich gesinnter Mönche werden dort viele Bücher bewahrt. Ich hoffe, dass einer von ihnen eines Tages nach Salerno kommt, um die Position unseres Abtes einzunehmen, der leider ein ziemlicher Hasenfuß ist.«

»Es ist ein verbotenes Buch …«

»Ja. Es gilt als *vitandus,* unabhängig von Alter, Geschlecht oder Bildung.«

»Und was steht darin, Gerardo? Sagt es mir, ich bitte Euch.«

Ich hätte das Ganze noch Stunden in die Länge ziehen mögen, nur um mich an ihrem Wissensdurst und ihrer Begierde zu ergötzen.

Doch stattdessen holte ich tief Luft und gab die Worte aus dem Buch wieder, wobei mir bewusst war, von jedem, der mich hören sollte, des Unglaubens bezichtigt werden zu können.

»Während das himmlische Ziel für einen jeden Menschen dasselbe sein mag, gilt dies nicht notwendigerweise für den irdischen Weg, der dorthin führt.«

»Und wie kann man wissen, welcher der vielen Wege zur Erlösung führt?«

»Ein jeder, so Ratherius, kann und muss innerhalb seiner eigenen Welt wachsam bleiben: Richter, Kaufleute, Handwerker, Soldaten, Reiche und Arme, Väter und Söhne, Herrscher und Bischöfe, Männer und Frauen. Jeder von ihnen ist so einzigartig wie seine Pflichten und seine Sorgen, sie unterscheiden sich voneinander durch ihren *ritus vivendi,* ihre jeweils eigene Lebensform und Geschichte.«

»Man kann also, mit anderen Worten, zum Heiligen werden, ohne das Ordensgelübde abzulegen.«

»So in der Art.«

»Hat man den Text deshalb verbrannt?«

»Erscheint Euch das nicht Grund genug?«

Sie verharrte eine Weile lang nachdenklich, den Kopf in die Hand gestützt. Ich wusste, dass sie die revolutionäre Tragweite dieses Gedankens noch nicht erfasst hatte, aber ich war froh, ihn mit ihr zu teilen. Mit den Jahren würde das, was ihr jetzt noch als leeres Gerede erscheinen mochte, sie zu einer Frau reifen lassen, die zwischen der Vielzahl ihrer Leidenschaften den richtigen Weg finden würde.

Wie ein Pferd, das seine Schnauze ins Heu steckt und sich satt frisst, um anschließend erneut den Kopf zum Himmel zu heben, wandte auch meine Schutzbefohlene, nachdem sie ihre Neugierde befriedigt und jenen neuen Gedanken in einer der luftigen Kammern ihres Geistes abgelegt hatte, den Blick zum Fenster und anschließend auf den bereits von Fackeln beleuchteten Korridor, auf den alle Zimmer in diesem Flügel des Hauses führten. Sie sah aus, als erwarte sie jemanden: eine Stimme, einen Schritt, der sie aufschrecken würde. Mich kannte sie inzwischen gut genug, um vorauszusehen, dass an diesem Tag kein weiterer Tropfen Wissen in ihren bereits geleerten Kelch geschüttet werden sollte.

Im vergangenen Jahr, seit dem Tag, an dem Donna Ginestra De Ruggiero in himmlische Sphären eingegangen war, hatte ich sie oft in jener gedankenverloren abwartenden Haltung entdeckt. Sie legte sie nur ab, wenn sie las, aufs Pferd stieg oder mit den übrigen Frauen im Haus zum Sticken zusammenkam. Hatte sie jedoch nichts zu erledigen und saß nur schweigend da, erschien auf ihrem Gesicht mit Gewissheit jene Spur aufrichtiger Verwunderung. Zugleich hob und senkte sich ihre Brust rascher, ganz so, als würde etwas in ihrem Innersten die Flucht ergreifen, verfolgt von der wilden Bestie unbezwingbaren Schmerzes.

Donna Ginestra war an den Folgen einer schwierigen Geburt gestorben, mit der niemand mehr gerechnet hatte – ein überraschendes Wunder der Natur, das ihr – ähnlich der heiligen Elisabeth – widerfahren war, als man bereits glaubte, das Alter habe alles Fruchtbare, das ihrem Leib einst innewohnte, längst verdorren lassen. Ginestras Fall war nicht so aufsehenerregend, und göttlicher Beistand war hier nicht erforderlich. Nach der Geburt Trotulas war sie durch die Umstände schlichtweg zu der Überzeugung gelangt, unfruchtbar zu sein. Auch klagte sie nicht über ihr unübliches Los als Mutter einer einzigen Tochter. Sie hatte ihrer Kleinen das zukommen lassen, was andere Mütter unter sechs, acht oder gar zehn Kindern aufteilten, und ihr Gemahl hatte ihr trotz der spärlichen Nachkommenschaft nie das Gefühl von Minderwertigkeit gegeben. Er erklärte bereitwillig und regelmäßig, dass er am Tage seines Todes, der noch in weiter Ferne läge, all seine Güter – abzüglich Trotulas Aussteuer – dem Bischof überlassen wolle, damit dieser eine der geliebten Stadt Salerno würdige Kathedrale errichten möge. Als Donna Ginestra am Ende ihrer fruchtbaren Tage der Erkenntnis gewahr wurde, dass sie erneut ein Kind erwartete, erbebte das gesamte Haus vor Staunen.

Die Verwunderung angesichts dieser Neuigkeit war nicht geringer, als hätte man die Sonne des Nachts beim Aufgehen beobachtet. Derjenige, der die freudigen Folgen dieses Ereignisses am raschesten erfasste, war Ginestras Gemahl, Ruggero De Ruggiero. Als habe er jahrelang eine insgeheime Enttäuschung unterdrückt, um seine Gattin nicht zu kränken, brach es nun aus ihm hervor wie aus einem Vulkan, und mehr als einmal sah man ihn in aller Öffentlichkeit seine Gemahlin küssen und umarmen, wie es sich eigentlich nur für einen jungen, in Leidenschaft entbrannten Bräutigam ziemte, jedoch gewiss nicht für einen gestandenen Mann seines Alters.

Während dieser gesamten Schwangerschaft hatte Trotula mich immer wieder gefragt, weshalb es so viele Jahre nicht passiert war. Warum kam das heiß ersehnte Geschwisterchen erst jetzt? Weshalb schwoll der Leib der Mutter an? Warum wurden die Haare strähniger? Ihre größte Sorge war, dass die Mutter dasselbe Ende nehmen könnte wie die Köchin Carminella, deren Tod sie furchtbar entsetzt hatte.

In diesen Tagen geschah es auch, dass sie mir deutlich jene Frage stellte, die ich seit Jahren fürchtete.

Ich hatte gehofft, sie würde mit ihrer Mutter, mit Iuzzella, mit den Frauen, die sie das Sticken lehrten oder auch mit gar niemandem darüber sprechen, wie es sich für ein wohlerzogenes Mädchen schickte.

Zwar wusste ich über den Vorgang genau Bescheid, da ich vor vielen Jahren dank der Vorlesungen des Medikus, denen ich im Kloster hatte beiwohnen dürfen, davon erfahren hatte, doch nie im Leben hatte ich mit irgendjemandem über besagten Akt gesprochen, geschweige denn ihn selbst vollzogen. Meine Erfahrungen in dieser Hinsicht beschränkten sich auf einen Kuss, den ich einer meiner Basen am Ende meines Noviziats auf die Lippen gedrückt hatte. Von diesem Ereignis bewahre ich noch die Erinnerung an den Geruch zertretener Muscheln und an das schale Licht eines Wintermorgens, mehr nicht.

Auch wenn nicht alle meine Mitbrüder das Keuschheitsgelübde ganz so ernst nahmen, zog ich es vor, mir meinen Platz in der Hölle durch das Lesen verbotener Bücher zu sichern, anstatt mit den jungen Bäuerinnen zu tändeln, die zu allen Jahreszeiten auf der Suche nach Brot im Tausch gegen Frischfleisch um das Kloster streiften. Mich beider Vergehen schuldig zu machen war mir zuwider, denn ich wäre im Angesicht Gottes unfähig, mein Betragen zu rechtfertigen. Indem ich keusch blieb, hoffte ich, dem großen Richter, wenn ich ihm am jüngsten Tag in himmlischen Gefilden begegnete, mit meiner Reinheit etwas Wertvolles darbieten zu können. Und je stärker ich unter der Entbehrung litt, desto eher betrachtete ich diese Qual als eine von göttlicher Gnade gesandte Sühne für meine Lektüren, meine Reflexionen und Gedankenflüge, die sich an der Grenze zu Zweifel und Häresie bewegten.

Nächtens wurden meine Kämpfe jedoch unerbittlich; in mein friedliches Bewusstsein drangen Träume, die ich am nächsten Morgen für mein Leben gern vergessen hätte. Mein Körper war jung und beugte sich nur schwerlich dem Gebot der Enthaltsamkeit, dem ich mich verschrieben hatte. Durch die Nähe zu einem so lebhaften, neugierigen und in meinen Augen unvergleichlich schönen jungen Mädchen war mein Körper einem stetigen Martyrium ausgesetzt. Beim Erwachen gelobte ich dem Erlöser, im Gegenzug für das große Opfer, das er der Menschheit dargebracht hatte, nicht von meinem eigenen Leidensweg abzukommen. So schwer es mir auch fiel, standhaft meinen Prinzipien treu zu bleiben, spürte ich doch von Tag zu Tag deutlicher den Wunsch, mich gänzlich dem Weg der Läuterung hinzugeben. Mein Widerstand gegen den Urtrieb, Trotula in die Arme zu schließen, barg eine Art geheimnisvollen Genuss, ein Machtgefühl, das aus der äußersten Kontrolle über alle ungestümen Regungen meines Körpers erwuchs. Tagsüber ertappte ich mich dabei, mich meiner nächtlichen Träume in einer Weise zu erinnern, die der des Ausgehungerten beim Gedanken an das letzte sättigende Mahl ähnlich sein muss. Ich hatte dem Beichtvater von meinem inneren Aufruhr erzählt, und er, geradezu beglückt darüber, dass das Leben mich auf eine derartige Probe stellte, war zu dem Schluss gekommen, dass ein Keuschheitsgelübde umso wertvoller sei, je mehr Mühe und tägliche Disziplin es erfordere.

Trotula schien meine veränderten Empfindungen nicht zu bemerken, da sie viel zu sehr damit beschäftigt war, die körperlichen Veränderungen ihrer Mutter zu verfolgen.

Meine tiefsten Sehnsüchte waren ihr so fern, dass sie ausgerechnet mich darum bat, sie in die Geheimnisse von Geburt und Zeugung einzuweihen.

11. Kapitel

Pfirsiche im Januar

»Gerardo, Ihr wisst, dass ich Kaulquappen habe schlüpfen sehen und durch Euch die männlichen und weiblichen Blüten der Zucchinipflanzen kennengelernt habe. Inzwischen ist mir alles über Bienen und Blütenstaub bekannt, und das von Mutter Natur ersonnene System erscheint mir schlüssig und ersprießlich. Aber erinnert Euch an Carminella, die aus dem Leben geschieden ist. Wie kann man sterben, während man ein Kind zur Welt bringt?«

Wir liefen durch den Garten, darauf bedacht, dass unsere nur mit Sandalen bekleideten Füße nicht die Brennnesseln berührten, die in diesem regenreichen April trotz der eifrigen Arbeit des für den Garten zuständigen Gesindes überall wucherten. Meine Seelenlandschaft unterschied sich in diesem Moment nicht sehr von dem Anblick vor meinen Augen: ein schmaler Pfad sicheren Glaubens, umgeben von Gedanken wilder und quälender Natur. Darüber der hohe, klare Himmel.

»Was wollt Ihr damit sagen?«

»Ich will damit sagen, dass es mir seltsam erscheint.«

»Was?«

»Alles. Die Tatsache, dass in einem Körper ein anderer entsteht. Findet Ihr das nicht geheimnisvoll? Blumen sterben nicht, wenn eine Biene sich auf einer Blüte niederlässt. Warum ist es bei uns Menschen so anders?«

»Die einzige Geburt, über die ich Euch erzählen kann, ist die unseres Herrn Jesu Christi, die bar jedweder Sünde war.«

Immer wenn ich mich hinter meiner Rolle des in weltlichen Dingen unerfahrenen Geistlichen verschanzte, zwickte sie mich scherzhaft in die Seite oder trat mir auf den Fuß und drängte mich, wieder so gekonnt und wendig auf ihr Spiel einzugehen wie einst, als mir anstelle der vollbusigen Frau von heute ein neugieriges kleines Mädchen mit Zahnlücken gegenübergestanden hatte.

»Ihr solltet Eure Mutter fragen.«

»Ich würde Schande auf mich ziehen, wenn ich mit ihr über diese Dinge spräche.«

»Bei mir, der ich ein Mann bin und noch dazu ein Geistlicher, geratet Ihr dagegen nicht in Verlegenheit.«

»Oh, nun hat mich eine Brennnessel gestochen.« Sie steckte zwei Finger in den Mund und versuchte, mit dem Speichel den Juckreiz zu lindern.

»Ich werde Euch nur so viel erzählen, wie ich durch meine Studien weiß, und zwar lediglich aus medizinischer und physiologischer Sicht. Alles Übrige werdet Ihr schon noch lernen, sobald Ihr einen Bräutigam gefunden habt.«

»Ich werde niemals heiraten, ich bleibe bei Euch, um Euch zeitlebens Fragen zu stellen.«

Meine Einfalt eines Mannes, der stets fernab weltlicher Versuchungen gelebt hatte, ließ mich bisweilen selbst jene abwegige Möglichkeit in Betracht ziehen, dass unserer beider Leben tatsächlich erstarren, innehalten und gänzlich von der Suche nach Erkenntnis bestimmt sein könnte.

»Nun, für die Fortpflanzung sind ein männliches und ein weibliches Tier erforderlich. Mit anderen Worten eines, welches den Samen bildet, und ein zweites, welches diesen empfängt. Der männliche Same vereint sich mit dem weiblichen im Mutterleib.«

»Und wie gelangt er dorthin?«

»Die männlichen Tiere sind mit einem eigens diesem Zweck dienenden Organ ausgestattet.«

»Und weiter?«

»Wie bereits gesagt, vereint sich der männliche Same mit dem weiblichen im Mutterleib, und es entwickelt sich ein Fötus, der dann durch die Scheide ans Licht der Welt kommt.«

»Wie gelangt er auf diesem Weg ins Freie? Sie ist eng.«

»Er passt hindurch!«

Ich brach das Gespräch ab und schlug einen Weg mitten durch das Gestrüpp ein, ohne mich um die Schmerzen zu kümmern, die die Brennnesseln meiner Haut zufügten. In meinem Inneren tat sich ein Abgrund auf. Ich wusste bereits, dass ich in der Nacht von jener Scheide träumen würde, die zu eng war, als dass ein Kind hindurchpasste, aber geräumig genug, um, wenn auch unter einiger Anstrengung, mein pulsierendes Glied in sich aufzunehmen. Ebenso wusste ich, dass ich am nächsten Morgen schweißgebadet zwischen den von sündigem Samenfluss triefenden Laken erwachen würde. Aus diesem Grund erlegte ich mir jene kleine Qual auf, zwischen den Brennnesseln zu laufen, um im Voraus die Wonnen zu sühnen, die mich nach Sonnenuntergang erwarteten.

»Verstehe. Bei der Vertreibung aus dem Paradies sprach Gott zur Frau: Unter Schmerzen sollst du gebären. Er passt also hindurch, aber nur unter Schmerzen.«

Ich schritt weiter mitten durch die grünen, lanzenförmigen Blätter, um das strafende Stechen von Mutter Natur auf der Haut zu spüren.

»Ich möchte nicht, dass meine Mutter leidet.«

Anders als die Tochter glaubte, war die Schwangerschaft für

Donna Ginestra vermutlich die heiterste Zeit ihres Lebens. Ihr Gemahl hatte seine Verpflichtungen anscheinend hintangestellt, um in ihrer Nähe weilen und ihr jeden Wunsch erfüllen zu können. Nichts von dem, was die Frau an Speis oder Trank erwähnte, benötigte länger als zwei Tage, bis es auf ihrer Tafel landete, ob es sich nun um frisch von den Wüstenpalmen gepflückte Datteln, um erlesenen Fisch, Rebhühner, Kräuter, duftende Weine oder um teuerste Gewürze handelte.

Allabendlich rieb eine Dienerin ihr die immer stärker anschwellenden Füße und Fesseln mit Veilchenöl und Essig ein. Ihr Gatte kehrte mit aller Art von Geflügel, das für die Ernährung von Schwangeren als besonders geeignet galt, von der Jagd heim. Zu jeder Stunde aß sie kleine Happen Quitte oder knabberte Granatapfelkerne, die ihren Lippen ein leuchtendes Rot verliehen.

Iuzzella verfolgte die Veränderungen ihres Körpers mit geradezu krankhafter Aufmerksamkeit, die sie bereits drei Monate vor der Geburt zu dem endgültigen Urteil führte: »Es wird a Bube! Er laszt der Muoter de' rechte Dütte schwell'n und das Antlitze leuchten!«

Als die Zeit gekommen war, wurde eine Hebamme herbeigerufen. Die Frau richtete sich in einem Zimmer ein und blieb viele Tage im Haus. Wegen des fortgeschrittenen Alters der Schwangeren drohte die Geburt schwierig zu werden, deshalb galt es, eine Reihe von Maßnahmen zu treffen, um Sicherheit für Mutter und Kind zu gewährleisten. Die Hebamme verabreichte Donna Ginestra ein Gebräu aus Bockshornklee, Pflanzenschleim, Flachs und Flohkraut und gab ihr Aufgüsse aus Theriak und Beifuß zu trinken, die sie mit warmem Wein mischte. Sie fertigte Galbanum-Pastillen mit Myrrhe und Raute an und ließ sie daran riechen, um ihrer Nase das Niesen zu erleichtern, das, wie sie sagte, vonnöten war, um im

Moment der Kontraktion die größte Kraft und Energie in den Mutterleib zu lenken. Soweit ich es vermochte, versuchte ich ihr bei diesen recht aufwendigen Vorbereitungen behilflich zu sein. Mich erstaunte, dass sie keine Gehilfin mitgebracht hatte, die sich um die praktischen Angelegenheiten kümmerte. Allmorgendlich ermahnte sie dazu, die Hochschwangere vor Kälte zu schützen, um eine Verengung der Gebärmutter zu vermeiden, und ihre Nase keinen allzu stark duftenden Substanzen auszusetzen. Diese schienen ihr vielmehr zum Auftragen auf die Scheidenöffnung geeignet zu sein.

Das Zimmer, in dem Donna Ginestra nunmehr ihre Tage im Bett liegend verbrachte, duftete nach Moschus, Ambra und Aloe; der Duft war derart stark, dass die Hebamme das Gesicht meiner Herrin mit Gaze verdeckt hatte, wodurch lediglich ihre lebhaften und neugierigen Augen frei blieben. Kaum vorstellbar, dass sie Trotula in Notzeiten ganz allein zur Welt gebracht hatte und die Hebamme damals gerade noch rechtzeitig gekommen war, um die Nabelschnur zu durchtrennen! Der Satz, den Donna Ginestra besonders gern wiederholte, während sich die Hebamme damit abmühte, ihr Korallen um den Hals zu hängen und überall im Raum Magnete zu verteilen, denen man seit jeher Wunderkräfte für einen erleichterten Austritt des Fötus beimaß, lautete: »Alles hat seine Zeit.« Sie sprach ihn mit einem Hauch von Traurigkeit, als ahnte sie bereits, was sie am Ende dieser Geburt jenseits der vorgesehenen Altersgrenze erwartete.

Trotula befragte mich jeden Abend nach dem tatsächlichen Gesundheitszustand der Mutter. Nur selten suchte sie diese in dem geräumigen Schlafgemach auf, denn sie ertrug es nicht, sie so reglos, mit verbundenem Mund und gänzlich in den Händen einer anderen Frau zu sehen, die von ihrem Körper und ihrem Leben Besitz ergriffen zu haben schien.

Schließlich kam der Tag der Geburt. Alles war vorbereitet, und Iuzzella, zwei Bedienstete, eine Küchenmagd sowie ich selbst wurden der Hebamme zur Seite gestellt. Gleich zu Beginn wurde deutlich, dass es Schwierigkeiten geben würde. Bereits am Morgen hatte man in weiser Voraussicht Wasser bereitgestellt, in dem man Malve, Bockshornklee, Leinsamen und Gerste gekocht hatte. Iuzzella, die das Zimmer betreten durfte, berichtete mir, dass man der Gebärenden Hüften, Leib, Schenkel und Leisten mit Veilchen- und Rosenöl eingerieben habe. Eine der Dienerinnen hatte diese Aufgabe unter dem stets wachsamen Blick der Hebamme Margherita übernommen, die derweil einen Aufguss aus Essig, Zucker und Minze zubereitete. Man begann, zunächst mittels Weihrauchpulver den Niesreiz auszulösen, versuchte es dann mit Nieswurz und griff schließlich als letztes Mittel auf Pfeffer zurück. Nachdem wir sie mehrfach hatten niesen hören, sahen wir Donna Ginestra aus dem Zimmer kommen, das Gesicht ob der heftigen Kontraktionen blau angelaufen. Margherita wies Iuzzella an, sie langsam weiterlaufen zu lassen, ohne dass ihr jemand ins Gesicht sehen konnte.

Während all dieses Durcheinanders rührte sich Signor De Ruggiero nicht von seinem Platz in der Empfangshalle. Er wollte den Qualen seiner Gemahlin nicht beiwohnen. Nichts sollte die Freude trüben, mit der sie dieses unverhoffte Kind erwartet hatten. Trotula dagegen hatte sich in die Küche begeben und schickte sich wie die fleißigste aller Dienerinnen an, bei der Zubereitung immer neuer von der Hebamme geforderter Mittel behilflich zu sein, um die Schmerzen der Gebärenden zu lindern.

Doch die Schreie drangen sowohl zum Vater als auch zur Tochter vor und wurden noch lauter, als man die Frau zum Bett zurückführte, da der Muttermund nunmehr den richtigen Grad der Öffnung erreicht hatte.

Ich weiß nicht, was in jenem Zimmer geschah, aber als man den Vater rief, damit er seinen neuen Nachkommen begrüßen möge, warf ich einen kurzen Blick durch die Tür auf Donna Ginestra: Ihr Gesicht war aschfahl, und das schweißnasse Haar klebte am Kopf, sodass es kaum zwischen den blutverschmierten Laken zu erkennen war. Es war das erste Mal, dass ich einer Gebärenden so nahe kam, und ich musste an unseren Herrn Jesus Christus denken, der in einem Stall fernab jeglichen Beistandes zur Welt gekommen war, und an die Frau, die um seiner Menschwerdung willen so hatte leiden müssen.

Iuzzella berichtete mir, dass es ernsthafte Komplikationen gegeben habe. Durch die gewaltige Anstrengung war das Gewebe bis zum Anus gerissen, wodurch nun eine einzige Öffnung entstanden war. Die Gebärmutter war ausgetreten und hatte sich verhärtet, sodass Margherita sie mit in warmem Wein aufgelöster Butter hatte betupfen müssen, um sie wieder geschmeidig zu machen. Dann hatte sie sie vorsichtig durch die Öffnung zurückgeschoben und anschließend auf meisterliche Weise mit einem Seidenfaden durch wenige Stiche den Riss zwischen Anus und Vulva beseitigt. In den folgenden Tagen würde man die Wunde mit Pulver von echtem Beinwell und Knollenbeinwell bestreuen müssen, um die Narbenbildung zu begünstigen.

Der kleine Grimoaldo wurde der Säugamme anvertraut, einer jungen Frau von frischer Gesichtsfarbe mit großen, ausladenden Brüsten. Sowohl sie als auch ihre Kinder, einschließlich des jüngsten, das sie noch stillte, hatte man in den Räumen des Gesindes einquartiert, wo ein ganzer Bereich eigens für sie vorgesehen war. Seit einem Monat befolgte die Frau äußerst strenge Ernährungsvorschriften, um dem Neugeborenen Milch von bester Qualität zu sichern. Saure und verdauungshemmende Speisen waren ihr ebenso untersagt wie Lauch, Zwiebeln, Pfeffer, Knoblauch oder Rauke.

Die Hebamme legte das Kind in die Arme der Säugamme, die den Namen Biancamaria trug, als habe man bereits bei ihrer Taufe vorausgeahnt, dass sie wegen ihrer reinweißen und nahrhaften Milch eines Tages bei den vornehmsten Familien der Stadt gefragt sein würde. Während sie das Neugeborene an ihrer Brust hielt, drückte sie ihm immer wieder sanft die Öhrchen an, um zu verhindern, dass sie in späteren Jahren zu stark vom Kopf abstehen und dem Mann, zu dem das Kind einst reifen würde, Schmähungen und Spott einhandeln würden.

Obschon es außer dem Vater und der Tochter niemandem gestattet war, das Geburtszimmer zu betreten, konnte ich doch der ersten Zusammenkunft des Neugeborenen mit seiner Säugamme beiwohnen, da diese, sobald sie es in den Armen hielt, eilig den Ort verließ, an dem soeben erst die letzten Schreie der Mutter verhallt waren.

Sie legte das Kind auf einen Tisch, den sie mit einem bestickten Leintuch bedeckt hatte, und ich beobachtete, wie sie mit einem Finger etwas Honig auf seinen Gaumen rieb, um auf diese Weise dafür zu sorgen, dass es später auf rechte Weise das Sprechen erlernen würde. Die Nasenlöcher befeuchtete sie indes mit warmem Wasser. Anschließend tauchte sie den ganzen, noch von den Körperflüssigkeiten der Mutter besudelten Leib des Kindes in Wasser, wusch es behutsam, wobei sie das Köpfchen in der hohlen Hand hielt, und schickte sich anschließend an, es zu wickeln. Noch am Tag zuvor hatte ich Donna Ginestras prallen Leib gesehen, ihren behäbigen Gang, während die Hände schützend auf der Wölbung mit der kostbaren Frucht ruhten. Mochte der männliche Geist auch noch so viele Bücher, Theorien und Lehrsätze hervorbringen, niemals würde er es mit der Macht des weiblichen Körpers aufnehmen können. Wie sollte man mit einem derart mächtigen Geschöpf zusammenleben, ohne seine Vernichtung herbeizusehnen? Einzig um die natürliche Macht des Weibes nicht anzuerkennen, hatten die großen Denker die Natur der Frau in ihrer Gesamtheit als verderbt dargestellt. Ich dachte an die Liebe des heiligen Augustinus zu seiner Mutter Monika, und zum ersten Mal begriff ich den philosophischen, theologischen und politischen Wert jenes Gefühls. Was, wenn Gott eine Mutter mit großen Brüsten und einem der Erde gleich fruchtbaren Leib wäre?

»Verriegelt alles!«, rief Biancamaria. Das Kind sollte vorläufig vor zu viel Helligkeit geschützt werden. Aus diesem Grund hatte sie es sogleich vom Bett der Mutter entfernt, um seine an die Dunkelheit des Leibes gewöhnten Augen nicht durch das zu helle Licht des Zimmers zu blenden. Sie richtete ihre Worte in vorwurfsvollem Ton an die Hebamme, die nicht verlangt hatte, die Fenster mit dunklen Tüchern zu verhängen, wie man es für gewöhnlich zu diesem Anlass tat.

Gleichwohl war die Geburt erfolgreich verlaufen, und das erschöpfte Wesen, das zwischen den Laken kaum mehr als ein Schatten seiner selbst zu sein schien, würde schon bald wieder zu der energischen Frau werden, die wir kannten, erklärte die Hebamme, als sie das Haus verließ. Trotz der Umstände waren wir geneigt, ihr zu glauben.

Leider nahmen die Dinge einen anderen Lauf, und binnen sieben Tagen war Donna Ginestra am Kindbettfieber gestorben. Im letzten Moment wurde ein Arzt gerufen, in dessen Urteilskraft alle große Hoffnungen setzten. Er warf nur einen Blick auf die Kranke, ehe er erklärte, dass nichts mehr zu machen sei, da man ihn zu spät gerufen habe. Rasch ging er fort, ohne ein Mittel zu verschreiben, geradezu verärgert über diesen verspäteten Ruf, der ihm nichts weiter zu tun ließ, als den Schaden zu beklagen.

Der Tod einer Frau, die so stark gewesen war, dass sie die Zügel einer der angesehensten Familien der Stadt noch mit einer einzigen Hand zu halten vermocht hatte, erschütterte das Leben aller in seinen Grundfesten. Ihr Gemahl weinte drei Tage und drei Nächte um sie, und seine Schreie waren derart durchdringend, dass man im ganzen Haus den Widerhall seines Schmerzes vernahm, eher dem Todeskampf eines wilden Tieres gleichend als der Trauer eines menschlichen Wesens. Iuzzella verbrachte die gesamte Zeit damit, ihre Herrin zu waschen und zu kämmen, als habe der Kontakt mit diesem Körper, der ihr zu Lebzeiten verwehrt geblieben war, die Kraft, die man gewöhnlich einer Heiligenreliquie zuschreibt. Trotula weinte weder, noch schrie sie oder küsste die Mutter; sie verlangte lediglich, man möge ihr gestatten, den entblößten Körper der Verstorbenen zu untersuchen und ihre gemarterte Scham zu berühren, um die Ursache der ihr zum Verhängnis gewordenen Infektion zu begreifen. Sie wollte auch das Brüderchen nicht sehen, da sie tief in ihrem Inneren davon überzeugt war, dass das in Stoff gewickelte Bündel niemand anders als der Mörder ihrer Mutter sei.

In ihren Augen flackerte ein Fieber, das, wie ich spürte, der Anfang eines Leidens war, von dem sie zeitlebens nicht mehr befreit werden sollte. Als habe ihr Geist die Trauer um den Tod der Mutter ausgelöscht, um sie durch die Begierde zu ersetzen, die Gründe für ebendiesen zu erfahren. Der Tod, das natürlichste und gewöhnlichste Ereignis, gleichermaßen verbreitet unter Kindern, Heranwachsenden, Erwachsenen und Alten, jene letzte Reise, der wir mit jedem Tag unseres Daseins entgegenstreben, so wie der Baum mit seinen Zweigen gen Himmel strebt, erschien in ihren Augen als geradezu unnatürlicher, irrwitziger und keinesfalls hinnehmbarer Akt. Für sie glich er einer dornigen Blume, deren Kelch- und Kronblätter man abreißen und deren Stängel man zerlegen musste, um ihr Geheimnis zu ergründen, gerade so, als ließe sich dadurch deren Wesen verändern.

Das junge Mädchen, das mich zwischen den Brennnesseln neugierig und ein wenig verschmitzt gebeten hatte, ihm die Methoden zu schildern, die Mutter Natur ersonnen hatte, um den Fortgang des Lebens auf der Erde zu garantieren, war innerhalb weniger Tage zu einer Frau gereift, die darauf brannte, die Geheimnisse von Gesundheit, Blut und Tod zu ergründen.

12. Kapitel

Der Frühling ist vorbei

»Nun werdet Ihr Trotula ins Kloster schicken müssen.« Sie sprach mit dünner Stimme – wie jemand, der sich am Ende geschlagen gibt. Schließlich war sie es gewesen, die verlangt hatte, einen Hofmeister für unsere Tochter einstellen zu lassen. Mein eigener Bruder und alle anderen namhaften Männer, die ich kannte, überließen die Erziehung ihrer Töchter den Benediktinerinnen. Aber Ginestra hatte mich angefleht, das Mädchen nicht aus dem Haus zu geben. Es wäre zu schmerzlich gewesen, auf das einzige Kind zu verzichten, es nicht länger herumtollen und spielen zu sehen, seine freudige Stimme am Morgen nicht mehr zu hören. Als habe meine Gattin geahnt, dass es ihr nicht gewährt sein würde, die Zeit ihrer Reife zu erleben, hatte sie sich erbeten, wenigstens ihre Kindheit genießen zu dürfen.

»Andernfalls müsste sie mit Gesinde und Hofmeister allein bleiben.«

Ginestra schloss die Augen und bat mit einem Zeichen ihrer nunmehr bleichen Hand um Wasser. Ich stützte ihren Kopf und half ihr beim Trinken. Sie blieb weiterhin stumm. Ich kannte dieses Schweigen nur zu gut von ihr, es war die geheime Waffe, mit der sie seit jeher meinen Widerstand brach. Wenn sie geredet, ihre Gründe darzulegen versucht, gekämpft hätte, wäre alles viel einfacher gewesen. Doch angesichts solcher Fügsamkeit, solch vollständiger Ergebenheit, war es mir nie gelungen, meine eigenen Ansichten geltend zu machen. Wie sollte ich ihr versprechen, dass ich Trotula weiterhin im Haus behalten würde, nun, da sie selbst von uns ging? Wie sollte ein Mädchen allein unter Dienern, Knappen und Mägden aufwachsen?

»Wenn Ihr es nicht wünscht, wird es kein Kloster geben.«

Nichts. Nicht einmal dieses Friedensangebot genügte ihr, um aus der Deckung hervorzukommen.

»Wollt Ihr mein Versprechen, dass ich sie bei mir behalte?«

Für diese Frau, die unter meinen Augen vom Fieber verzehrt wurde, hatte ich mehr als eine Dummheit begangen. Es handelte sich lediglich um den soundsovielten törichten Schritt.

»Ich verspreche Euch, dass Trotula bis zum Tag ihrer rechtsgültigen Trauung unter meinem Dach bleiben wird.«

Die Augen weiterhin geschlossen, drückte Ginestra meine Hand, und mir schien, als deuteten ihre rissigen Lippen ein zaghaftes Lächeln an.

Sie war die Mutter. Sie wusste, was das Beste für unsere Tochter war.

Obgleich ich in der Stadt als heller Kopf galt, wusste ich doch, dass mein Licht, einem Weiher im Mondschein gleich, ausnahmslos von ihr kam. Sie war es, die aus einem tüchtigen Krieger einen weisen Mann geformt hatte. Als unsere Familien die Hochzeit beschlossen hatten, war ich lediglich in der Schwertkunst versiert gewesen. Nun hingegen saß ein weltoffener und gottesfürchtiger Mann an ihrem Krankenlager. Ich hatte sie über meine Unbeherrschtheit lachen sehen, als habe sie in mir den Sohn gefunden, den Gott uns nicht schenken wollte. Sie hatte mit mir bis zum Sonnenaufgang disputiert, hatte mich bei der Führung der Ländereien beraten, ohne jemals zu vergessen, dass alle Menschen dieser Erde unsere Brüder in Christus sind. Dennoch hätte niemand sie für eine übertrieben fromme Frau gehalten. Im Gegenteil. Sie las die Evangelien, fand aber ebenso Freude an den alten Sagen von Wald- und Wassergottheiten. Alles auf der Welt war für sie heilig und gesegnet: die Speisen, die Kinder, das Meereswasser, ja sogar die fleischliche Liebe.

»Seid unbesorgt, ich werde aus dem Jenseits über Euch wachen.«

Das waren ihre letzten an mich gerichteten Worte, bevor sie sich im Angesicht des nahen Todes für immer in Schweigen hüllte.

13. Kapitel

Der Zorn

Donna Ginestra wurde drei Tage nach ihrem Verscheiden bestattet. Man hatte sie in dem großen Empfangssaal in Salerno aufgebahrt. Viele kamen, um sie zu sehen, und sie begegneten ihr mit solcher Ehrfurcht, wie man sie einer Königin entgegenbrachte. Signor De Ruggiero hielt sich dem Saal tagsüber fern, nur seine schmerzerfüllten Schreie hallten durch die Räume. Doch des Nachts, wenn sich die Scharen an Edelleuten, Geistlichen und Rittern zerstreut hatten, wachte er bei seiner Gemahlin. In diesen Stunden näherte sich kein anderer dem Leichnam, und die beiden Eheleute verbrachten die Nacht ungestört in jener trauten Zweisamkeit, die sie mehr als zwanzig Jahre lang genossen hatten.

Trotula suchte die Nähe zur Mutter lediglich, um sich der Wirkung zu vergewissern, die der ewige Schlaf auf das Fleisch ausübte. Sie betrachtete die Fingernägel, die am zweiten Tag bläulich anliefen, die rotvioletten, rauen Lippen und das zarte Flaumhaar, das weiterhin spross. Wie ein Hund, der Beute wittert, schnupperte sie, um die sich verändernden Gerüche wahrzunehmen, berührte die kalten Gliedmaßen und versuchte, die von der Totenstarre bereits steifen Finger zu biegen.

Ich wartete darauf, dass sie mich um Erklärungen ersuchen würde. In den letzten zehn Jahren hatte sie das jedes Mal getan, wenn sie vor einem Rätsel stand. Doch diesmal kam sie nicht.

Lange Zeit sprach sie weder mit mir noch mit jemand anders. Sie gab allen die Schuld. Dem Vater, der so glücklich über jene irrwitzige und zu Unzeiten erfolgte Schwangerschaft gewesen war, dem Bruder, der die Mutter ob seiner Gier, um jeden Preis zur Welt zu kommen, hinweggerafft hatte, so wie Unkraut das Korn verdrängt, und ebenso Iuzzella, mir, der Säugamme und der Hebamme. Sie schien der ganzen Welt zu zürnen.

Als wir den Unterricht wiederaufnahmen, sah ich ständig diesen Ausdruck staunenden Erwartens bei ihr. Allein die Zerstreuungen des Studiums ließen sie die Wirklichkeit vergessen und führten sie in eine Dimension, in der die Mutter von einem Augenblick zum nächsten zu ihr zurückkehren konnte. Ihre Neugierde für die Naturwissenschaften schien einer anderen Zeit anzugehören, längst drehten sich unsere Diskussionen um die großen Fragen der Theologie: um Erlösung und Verdammnis, aber auch um das Diakonat für Frauen, das klösterliche Leben und den Weg zur Heiligkeit. In diesem Zusammenhang zeigte sie ein leidenschaftliches Interesse am Leben der heiligen Radegundis und an der Tatsache, dass diese, den Priestern gleich, zeitlebens die Messe zelebriert und die Sakramente erteilt hatte. Eine Zeitlang glaubte ich schon, sie wolle selbst Nonne werden, doch als ich sie danach fragte, erwiderte sie, dass ihr dies nur vorschwebe, wenn sie wie die heilige Radegundis das Priesteramt ausüben und darüber hinaus, was in ihren Augen noch mehr zählte, Kinder in die Welt setzen dürfe. Wir sprachen lange über die Ehe bei Priestern, und ich hatte den Eindruck, als versuche sie, mir etwas zu verstehen zu geben. Vielleicht wurde ihr auch allmählich bewusst, dass sich hinter Kutte und Tonsur ein Mann verbarg, der bereit war sie zu lieben und zu verehren, wie ihr Vater es mit der Mutter getan hatte? Ich wurde eines Besseren belehrt, als ich begriff, dass ihr Interesse an dem Thema allein daher rührte, dass sie die Gründe für das Keuschheitsgelübde begreifen wollte, das nach und nach für alle Geistlichen zur Pflicht wurde. Nicht dass sie es ebenfalls abzulegen gedachte, der Grund war schlicht, dass sie in das Alter kam, in dem in ihrem Körper der Wunsch nach körperlicher Liebe aufzukeimen begann. Das Thema Keuschheit schien ihr bei der Frage nach dem Ursprung dieses Bedürfnisses naheliegend zu sein.

Eines Morgens enthüllte sie mir das Ergebnis ihrer Spekulationen, wobei sie sich ständig in Erwartung einer wie auch immer gearteten Störung umsah.

»Ich weiß nun, weshalb Ihr nicht Frau und Kind haben könnt.«

»Weil die Frau Verderbnis ist«, erwiderte ich herausfordernd in der Hoffnung, sie aus der Reserve zu locken. Sie tat mir nicht den Gefallen.

»Andernfalls müssten nämlich die Besitztümer der Kirche zwischen den Nachkommen der Priester geteilt werden.«

Nach diesen Worten wandte sie sich von mir ab und kam nicht wieder auf das Thema zurück. So war sie. Ein Problem interessierte sie so lange, bis sie eine logische Antwort darauf gefunden hatte, die sich in die Reihe der von ihr bereits erworbenen Kenntnisse einordnen ließ. Die einzige Frage, die nach wie vor unbeantwortet blieb, war die nach den Ursachen für das so grausame Ende der geliebten Mutter. Ich wusste, dass es genau das war, woran sie jedes Mal dachte, wenn sie sich in Schweigen hüllte; ich erkannte es an dem strengen Zug, der sich um ihre Mundwinkel formte, und an dem starren, finsteren Blick, den ich nach dem Unglück auch im Gesicht ihres Vaters so oft gesehen hatte.

Nach langem Nachdenken beschloss ich, selbst jenes Gesprächsthema wiederaufzunehmen, das mit dem Tod Donna Ginestras ein Ende gefunden hatte. Ich bemühte mich um Vorsicht und Taktgefühl, doch es genügte nicht, um die Heftigkeit ihrer Reaktion zu mindern.

»Denkt Ihr an Eure Mutter, Trotula?«

Sie wandte sich um, zornrot im Gesicht.

»Ihr müsst mich zu diesem Arzt bringen.«

»Wollt Ihr nicht zuvor ein wenig mit mir sprechen?«

Sie war wütend.

»Ich weiß, was Ihr mir zu sagen habt. Mich interessiert nicht, wohin ihre Seele gegangen ist. Ich will begreifen, was ihrem Körper widerfahren ist.«

»Der Körper ist verderbt, meine Tochter, und dazu bestimmt zu vergehen. Es ist der Geist, der das birgt, was uns am Herzen liegt.«

»Euch am Herzen liegt. Ich will wissen, welches Ende ihre Hände, ihr Blick, ihr Geruch genommen haben. Man soll mir erklären, weshalb sie so viel Blut verloren hat. Ich wusste nicht, dass wir so viel Blut in uns haben. Lange Zeit dachte ich, wir bestünden aus geistiger Substanz, stattdessen sind aus ihrem Körper diese ganzen Flüssigkeiten, diese Klumpen gekommen. Wie bei einem Tier …«

Sie hatte angefangen zu weinen. Ihr Blick richtete sich auf den meinen, während ihr die Tränen lautlos über die Wangen liefen und sie weit, weit weg zu sein schien, in einer anderen Welt, in der ein zarter Regenguss ihr Gesicht benetzte.

Bevor wir die Lehrstätte aufsuchen konnten, mussten wir ihren Vater um Erlaubnis bitten, der zunächst nicht damit einverstanden war, seine Tochter wie eine Vagabundin durch die Straßen ziehen zu lassen.

»Gerardo, habt Ihr Trotula nie berichtet, welches Ende

Jakobs Tochter genommen hat?«, war die Antwort De Ruggieros auf unser Ansinnen.

»Mein Vater, ich ziehe nicht umher, um nach einem Fürsten zu suchen, der mich entführt. Ich will nur ergründen, weshalb meine Mutter leiden musste.«

Diese Worte fand er offenbar überzeugender als jedes andere Argument.

»Ich rate dir, eine stets sittsame und schamhafte Haltung zu bewahren, dich gemessenen Schrittes zu bewegen und dich nicht dazu herabzulassen, mit jedermann zu sprechen. Da ich weiß, dass deine Mutter dir deine Bitte nicht ausgeschlagen hätte, und auch, um ihr Andenken zu wahren, gestatte ich dir, dich an den Ort zu begeben, den du aufsuchen möchtest. Lass es mich nicht bereuen.«

Es kam selten vor, dass eine anständige Frau, insbesondere vom Stande Trotulas, sich durch die Straßen der Stadt bewegte. Alle Prediger empfahlen, Frauen und Mädchen in den Klöstern oder den heimischen Mauern zu hüten, da sie für jeden Mann eine gefährliche Versuchung darstellten.

Aber Trotula wollte nicht mit irgendeinem beliebigen Arzt sprechen, sondern mit ebendem, den man in den letzten Stunden des Todeskampfes der Mutter gerufen hatte.

Seit vielen Jahren florierte in unserer Stadt eine medizinische Lehranstalt, die Männer aus aller Herren Länder mit dem Ziel herbeilockte, in dieser Kunst zur Vollendung zu gelangen.

Jahrhunderte zuvor hatte der Erzpriester Adelmus in der Nähe des Benediktinerkonvents ein Hospital eingerichtet, das später ebendiesem Kloster angegliedert wurde. Zur selben Zeit hatte der Langobardenfürst Waifar eine dem Heiligen Maximus geweihte Kirche errichten lassen, zu der ein kleines *Hospitium* für Witwen und Weisen gehörte, welches der Leitung der Benediktiner anvertraut war. Die Mönche spielten dank der Fürsorge- und Heiltätigkeit, die sie im Kloster-Hospiz ausübten, eine wichtige Rolle für die Weiterentwicklung wissenschaftlicher Studien. Darüber hinaus verfügte die Stadt über eine gut ausgestattete Bibliothek, sodass das eingehende Studium der lateinischen und griechischen Schriften schließlich zur Gründung jener von Laien geführten Lehranstalt führte. Ich war sicher, dass besagter Arzt aus ebendieser Schule stammte. Er war ein Heilkünstler, daher würden wir ihn nur aufspüren, wenn wir uns direkt an einen seiner Meister wandten.

Ich meinte gehört zu haben, dass er ein Schüler des Gariopontus, des bekanntesten und angesehensten Lehrmeisters der Stadt sei, von dem es hieß, er schreibe an einem Werk zum Nutzen zukünftiger Mediziner, in dem er von den Haarspitzen bis zu den Fußnägeln alle Krankheiten anführte, die den menschlichen Körper befallen konnten. Viele junge Leute, die das Gelübde nicht abgelegt hatten, wandten sich an ihn, um die Kunst zu erlernen und von den Heilmethoden Galens und des Hippokrates zu erfahren.

Ich wusste, dass sich die Lehranstalt unweit des Pilgerhospitals befand. Unterwegs schien Trotula ein wenig von jener Lebendigkeit zurückzugewinnen, die ihr der Tod der Mutter genommen hatte. Sie schaute sich um, deutete immer wieder ein zaghaftes Lächeln an und sog in vollen Zügen die warme Septemberluft ein.

Auf dem Weg zur Via de' Barbuti kamen wir an der prächtigen Burg des Fürsten Arichis vorbei. Beim Anblick jener alten Wohnstätte kam ich nicht umhin, an unseren erst vor wenigen Tagen verstorbenen Fürsten zu denken. Die Führung der Stadt lag nun in den Händen seines vierzehnjährigen Sohnes. Eine Stadt gänzlich in der Gewalt eines Knaben, der vielleicht noch nicht einmal in der Lage war, sich allein zu rasieren. Salerno war eine glückliche Insel gewesen. Wir prägten unsere eigene Münze, der Fürst hatte über viele Jahre für Frieden gesorgt, wie niemand sonst hatten wir den Übergriffen der Sarazenen getrotzt, der Handel blühte, und unser Hafen konnte sich längst mit dem von Amalfi messen. In den Straßen und Gassen waren eifrige Handwerker tätig, als sei nichts geschehen, doch wenn ich stehen blieb, um einem dieser Männer einen Moment lang in die Augen zu sehen, konnte ich auf dem Grund ihrer Seele dieselbe Besorgnis und dieselbe Angst vor der Zukunft erkennen, die auch mich umtrieb. Was würde nun, da der Fürst tot war, mit uns geschehen? Würde der junge Waimar V. ebenso weitsichtig und zur Vermittlung fähig sein, wie es sein Vater gewesen war? Würden die Sarazenen unsere Häuser plündern? Waren die Söldnerheere in der Lage, die Oberhand zu gewinnen?

Trotula riss mich mit einer Frage aus meinen Gedanken. Ich vernahm sie nicht nur deshalb mit Freuden, weil sie mich von meinem lähmenden Gefühl unabwendbarer Ohnmacht ablenkte, sondern auch, und vor allem, weil meine Schülerin seit Langem kein Interesse mehr an irgendetwas bekundet hatte.

»Weshalb gibt es in der Stadt so viele Ärzte?«

Diese Frage hatte auch ich mir in meiner Jugend gestellt, weshalb ich zahlreiche Antworten parat hatte, für deren fantastischste ich mich nun entschied. Dabei nahm ich mir vor, Trotula später, für den Fall, dass ihr Interesse an dem Thema weiterhin bestehen blieb, über die historische Wahrheit aufzuklären.

»Es heißt, dass vor vielen, vielen Jahren vier Heilkundige hier lebten: der Jude Helenus, der Grieche Pontus, der Araber Abdela und der Latiner Salernus. Gemeinsam gründeten sie jene Lehranstalt, an der sie ihre Schüler in ihrer jeweiligen Muttersprache unterrichteten.«

Ich hätte gern mehr erzählt, doch diese spärlichen Informationen bargen in den Augen vieler die wahre Entstehungsgeschichte der medizinischen Tradition unserer Stadt. Mir und auch etlichen anderen war allerdings bekannt, dass es sich um eine Legende handelte, deren einziger Zweck es war, den von jeglicher religiösen Bindung freien Geist der Schule und ihrer Mitglieder zu bezeugen. In Wahrheit wusste niemand, wann und wie die medizinische Tradition in Salerno entstanden war. Die Väter erzählten, dass sie bereits die Väter ihrer Väter davon hatten sprechen hören.

»Und was waren diese vier Heilkundigen für Menschen?«

Ich war nie gut im Erfinden von Geschichten gewesen, aber die Freude darüber, aus den Worten meiner Schutzbefohlenen erneut ihre Neugierde herauszuhören, verhalf mir in diesem Moment zu einem Meisterstück, wie es ein erfahrener Dichter nicht besser zu ersinnen vermocht hätte, und so schwang ich mich zu Höhenflügen der Fantasie auf und beschrieb ausführlich die Tage und Nächte, die Gesichter und Kleider, ja sogar die Speisen der vier mysteriösen Gestalten mit den überaus wohlklingenden Namen.

14. Kapitel

Petrocello

Wir merkten, dass wir am Ziel waren, als wir mitten in einer Gasse einige junge Leute in eine Diskussion vertieft sahen, die dem ersten Anschein nach in überaus zänkischem Geist geführt wurde.

Beim Nähertreten jedoch erkannten wir, dass der Redeeifer lediglich intellektueller Natur war: Der Disput drehte sich um die Möglichkeit, ein Schwein zur Sektion zu finden, um eine mir unbekannte Theorie zu prüfen.

Wir bahnten uns einen Weg durch die kleine Versammlung, ohne dass jemand Notiz von uns genommen hätte. Trotula beobachtete unablässig ihre Umgebung, wobei ihre Aufmerksamkeit besonders von einer jungen Frau in blauem Gewand, kaum älter als sie selbst, in Anspruch genommen wurde, die energisch darüber verhandelte, wie, wann und vor allem wo man das Schwein für besagtes Experiment hernehmen sollte.

Wir liefen noch einige Meter, bis wir uns in einem Arzneigarten wiederfanden. Überall wuchsen Pflanzen unterschiedlichster Blattformen – oval, spitz, langstielig, gezahnt, gekraust oder pelzig –, die sich mit Blumen in allen Farben – von Violett bis Blau, von Zartrosa bis Karminrot – abwechselten. Viele der Gewächse hatte auch ich unter der Anleitung des Herbarius im Kloster angebaut und erkannte sie daher sofort wieder:

Heckenrose, Bohnenkraut und Rainfarn,Thymian, Feldsalat, Frauenminze, Beifuß, Johanniskraut, Rauke und Schierling. Außerdem entdeckte ich auf dem weiten, gut gepflegten Gelände zahlreiche Gewürze, die ich nicht zu benennen wusste und von denen ich, um ehrlich zu sein, bis zu jenem Tag nicht einmal gewusst hatte, dass sie existierten.

Ein Stück von uns entfernt im Schatten erspähte ich eine Gruppe von drei, vier Personen, die sich um einen auf die Entfernung alt und ehrwürdig erscheinenden Mann versammelt hatte. Vorsichtig und ein wenig schüchtern näherten wir uns. Als auch wir in den Schatten des großen Nussbaums traten, unter dem der Lehrmeister saß, bemerkte ich, dass ich einem Mann gegenüberstand, der nur wenig älter war als ich selbst. Von Weitem hatte mich seine lange Haar- und Barttracht nach Art der griechischen Philosophen getäuscht, und meine Augen hatten offenbar nur das gesehen, was sie sehen wollten. Ich, der ich ein Schattendasein, nur mit der Erziehung einer Adelstochter beschäftigt, geführt hatte, konnte mich nur schwerlich damit abfinden, dass ein anderer diese Jahre genutzt hatte, um zu Ansehen zu gelangen.

Auf Holzbänken saßen vier junge Leute, die mich an die unlängst von mir vorgetragene Legende von den Heilkundigen erinnerten. Unter ihnen erkannten wir den Mann, der Donna Ginestra aufgesucht hatte. Der Lehrmeister antwortete gerade auf die Frage nach einer Behandlungsmethode für Nierensteine, bevor er aufsah und uns musterte. Als sei dieser Blick ein Zeichen gewesen, erhoben sich die Schüler und liefen davon zu den anderen.

Petrocello trat auf uns zu. Er war von kleinem Wuchs, hatte schmale, knochige Schultern, um die er eine schlichte rostrote Tunika trug, wallendes, glänzendes Haar, ein glattes Gesicht und Augen, aus denen die Mattigkeit desjenigen sprach, der bereits zu viel gesehen und gelesen hatte. Im Kloster hatte ich seinen Namen bisweilen in Unterredungen vernommen, jedoch leider nicht seiner Gaben als Heiler wegen. Es hieß, er besäße ein Vermögen, aber das war nicht die einzige Besonderheit in seinem Leben. Petrocello war ein verheirateter Geistlicher, der obendrein Kinder hatte, ein Betragen, das, wie der Abt meines Klosters meinte, die Kirche schädigte und von Gott bestraft würde. Oft hatte er von ihm als einem schlechten Vorbild gesprochen, an dem sich niemand, der sich das göttliche Wohlwollen verdienen wolle, ein Beispiel nehmen dürfe.

Er betrachtete uns aufmerksam und versuchte, in diesem allzu hochgewachsenen Mönch und seiner grün gewandeten jungen Begleiterin jemand ihm Bekannten auszumachen. Als er begriff, dass wir Fremde waren, deutete er ein leichtes Lächeln an und zeigte seine weißen Zähne.

Ich wusste, wie viel Wert Trotula auf dieses Detail legte und wie viel Zeit sie täglich mit sämtlichen von Iuzzella erlernten Methoden der Mundpflege verbrachte. Dieser erwachsene Mann hatte kein schadhaftes Gebiss mit schwarzen Zähnen wie die meisten anderen, denen wir begegneten. Ich war mir sicher, dass ihm das von ihrer Seite höhere Achtung einbrachte als die Tatsache, bei unserer Ankunft von Schülern umringt gewesen zu sein, die an seinen Lippen hingen.

»Womit kann ich Euch dienen?«

Ich war verwirrt. Mir war nicht ganz klar, weshalb Trotula sich von mir hatte herführen lassen. Außerdem verspürte ich angesichts dieses Mannes, der für mich all das verkörperte, was ich hätte sein wollen, eine seltsame Befangenheit.

»Darf ich Euch das Edelfräulein Trotula De Ruggiero, Tochter von Signor De Ruggiero vorstellen? Wir sind hergekommen, weil wir den Mann suchen, der ihre Mutter behandelt hat.«

»Seid Ihr sicher, dass es einer meiner Schüler war?«

»Gewiss, denn wir haben ihn gerade eben hier sitzen und Euch zuhören sehen.«

»Und weshalb wollt Ihr ihn treffen? Hat die Signora noch Beschwerden?«

Trotula trat einen Schritt vor und hob das Kinn wie ein Pferd, das im Begriff ist sich aufzubäumen.

»Meine Mutter, die Signora, ist tot.«

»Das betrübt mich, doch begreife ich noch immer nicht. Ihr müsst wissen, dass wir unser Möglichstes tun, um den Lebenden beizustehen, doch angesichts des Todes sind wir ebenso machtlos wie Ihr.«

»Ich möchte wissen, warum.«

Bei dieser Frage änderte der Meister seine Haltung. Er nahm wieder auf der Bank Platz und forderte uns auf, uns ebenfalls zu setzen. Dann schickte er einen Diener, den Mann herbeizuholen, nach dem wir suchten.

»Ihr wollt also wissen, warum? Und wenn ich Euch sage, dass ihre Stunde gekommen war, dass unser aller Schicksal von großer Hand in großen Büchern geschrieben steht, die wir weder lesen noch verändern können?«

»So antworte ich Euch, dass dann all Eure Heilkunst überflüssig wäre. Auch das Feuer scheint unerreichbar, wo es in der Natur nur der Sonne und den Vulkanen zukommt. Aber dem Menschen ist es dank seines Geschicks gelungen, es zu bezwingen und für sich zu nutzen. So ist es auch mit der Gesundheit. Ein Arzt muss hinreichend geschickt sein, sie ebenso wie den Funken aus einem Stein zu erzeugen.«

»Hübsche Theorie. Gesundheit, die man erzeugt… Die Ärzte glauben, dass man sie bewahren muss, und zwar mittels des rechten Gleichgewichts der Elemente und Temperamente. Doch Eure Idee mit dem Feuerstein ist originell. Habt Ihr jemals daran gedacht, selbst Ärztin zu werden?«

»Ich bin eine Frau.«

»Was spielt das für eine Rolle? Ich habe Euch nicht gefragt, ob Ihr Ritter werden wollt. Habt Ihr die Frau gesehen, die in der Gasse mit einer Gruppe Schüler sprach? Auch sie hat ein Jahr lang meine Schule besucht, ohne dadurch zum Manne oder gar zur Sünderin zu werden.«

Der junge Mann, den wir hatten sehen wollen, trat auf uns zu. Auch er erinnerte sich an uns und nahm nun Platz, um dem Gespräch zu lauschen.

»Das ist Cofone, einer meiner fähigsten Gehilfen. Mein Freund, diese Herrschaften oder, genauer, diese zarte Maid sagt, du habest vergeblich versucht, ihre Mutter zu heilen. Nun ist sie hergekommen, um die Ursache des Todes zu erfahren.«

Der junge Mann rutschte auf der Bank herum und begann in dozierendem Ton zu sprechen. Er hatte eine näselnde, hohe Stimme, ähnlich dem Maunzen einer Katze im Frühling.

»Die Frau war den Anstrengungen der Geburt meines Erachtens nicht gewachsen, weil die Schwangerschaft zu einer Zeit erfolgte, in der ihre Organe und ihr Körper bereits zu alt und verdorrt waren, um der Dehnung standzuhalten, die erforderlich ist, damit der Austritt gelingen kann. Die Hebamme hat den Riss genäht, doch die Wunde infizierte sich, und die Wöchnerin ist in der Folge an einer Blutvergiftung gestorben.«

»Weshalb habt Ihr einen so jungen Arzt geschickt?«

Trotula schien innerhalb einer Minute um zwanzig Jahre gealtert zu sein, als habe das Bewusstsein, nicht länger durch die Mutter gestärkt und geschützt zu werden, sie mit einem Schlag in die Welt der Erwachsenen katapultiert. Ich erkannte in ihr dieselbe Fähigkeit, die Donna Ginestra ausgezeichnet hatte, dasselbe Vermögen, der Welt, den Menschen, der Geschichte und dem Tod mit aufrecht erhobenem Haupt zu begegnen.

»Wie gesagt, Cofone ist einer meiner fähigsten Gehilfen. Seid Ihr der Meinung, ich hätte persönlich kommen sollen? Es handelte sich lediglich um eine Geburt.«

»Lediglich um eine Geburt? Und wo stündet Ihr, wenn es keine Geburten gäbe?«

»Es ist ganz natürlich, dass Frauen beim Geburtsvorgang sterben. Das kommt vor. Männer scheiden im Kampf aus dem Leben, Frauen bei der Niederkunft. So ist es nun einmal.«

Der Meister wirkte nicht im Geringsten verärgert über den erregten Ton Trotulas, vielmehr war offenkundig, dass er von aufrichtiger Neugier auf ihre Sicht der Dinge beseelt war.

»So sollte es nicht länger sein!«

»Gewiss, aber auch Hungersnöte, Kriege und Erdbeben sollten endlich aufhören unser Leben zu bedrohen, findet Ihr nicht?«

»Kriege sind ein Werk des Menschen, doch eine Geburt kommt unmittelbar von Gott, und Gott erschafft nichts Unvollkommenes. Es ist an uns, die Geheimnisse der Niederkunft zu ergründen.«

Das Gespräch erstarb. Ich glaubte, unser Besuch sei beendet, da ich der Meinung war, allein deshalb hergekommen zu sein, damit Trotula ihrem Zorn Luft machen konnte. Das hatte sie getan, und nun würden wir uns auf den Heimweg begeben.

Doch obwohl Petrocello sie nur wenige Augenblicke erlebt hatte, ahnte er anscheinend, weswegen sie tatsächlich gekommen war.

»Wenn Ihr allerdings erfahren wollt, was genau im Körper Eurer Mutter geschehen ist, so müsst Ihr, denke ich, mehr als einen Tag auf diese Schule verwenden.«

Das Blut stieg ihr in die Wangen, und sie senkte den Kopf, als sei sie bei einem verbotenen Gedanken ertappt worden. Vielleicht hätte sie sich selbst lieber eingeredet, dass der

Schmerz ob des Verlustes ihrer Mutter und nicht das weitaus selbstsüchtigere Verlangen nach Erkenntnis sie zu dem Gespräch mit dem Arzt getrieben hatte.

»So könntet Ihr dem Schmerz, den Ihr heute empfindet, einen Sinn geben«, fuhr der Mann fort, als habe er mit insgeheimem Spott die Natur ihrer intimsten Gedanken erfasst.

»Bruder Gerardo müsste ebenfalls kommen«, sagte Trotula in einem Ton, der keinen Widerspruch duldete.

Das Herz hüpfte mir in der Brust. So würde sich endlich mein Jugendtraum erfüllen, die Medizinschule von Salerno zu besuchen! Ich drückte ihre Hand ganz fest, ohne mich darum zu kümmern, dass irgendjemand es sehen könnte. In dieser Geste lag all meine Dankbarkeit und Rührung.

Man erklärte uns, dass das Studium fünf Jahre dauern würde und man für die Zulassung mindestens drei Jahre lang Logik studiert haben musste. Trotula konnte nicht nur gründliche Studien der Logik, sondern auch der Grammatik und Rhetorik vorweisen, außerdem hatten wir seit einiger Zeit Harmonielehre, Astronomie und Geometrie hinzugenommen.

So begannen wir also gemeinsam, die Vorlesungen Petrocellos zu besuchen. Allmorgendlich zu früher Stunde begaben wir uns mit dem Einverständnis von Signor De Ruggiero zu der Gasse in der Nähe des Pilgerhospitals. Auf dem Weg dorthin umgab uns ein Schweigen so süß und zart wie Honig, der vom Löffel tropft. Bei Sonnenuntergang kehrten wir heim, wobei wir aufgeregt über die neuen Begriffe, Rezepte und Geheimnisse diskutierten, die wir auf den Bänken unter dem großen Nussbaum erlernt hatten. Trotula verknüpfte die gerade erworbenen Kenntnisse sowohl mit den Heilmethoden, die sie von Iuzzella kannte, als auch mit der Kräuterkunde, die ich ihr im Lauf der Jahre vermittelt hatte. Sie beendete ihre

Ausführungen stets mit persönlichen Betrachtungen, die ich äußerst originell fand und mit denen sie nicht selten auch die älteren Studenten beeindruckte. Zum ersten Mal, seit mich der Abt mit der Aufgabe des Hofmeisters betraut hatte, schien sich mir der Sinn dieses Schrittes, der mein Leben so grundlegend verändert hatte, zu erschließen. Gott hatte mich auserkoren, eine Frau zu unterrichten, der eine große Zukunft beschieden sein würde. Im Vergleich zu ihr kam ich mir gering vor, lediglich in der Lage, alle Methoden auswendig zu lernen, ohne jemals ihren großen Anwendungsbereich zu erfassen und ohne recht zu begreifen, dass die vielen Bücher und Vorlesungen so naheliegend und unmittelbar waren wie meine eigenen Hände. Trotula selbst schien sich ihrer Begabung nicht bewusst zu sein, lebte vielmehr mit ihr wie jemand, der sich eine Schlangenbrut aufzieht, ohne zu wissen, welche Macht einer solchen innewohnt. Anfangs hatte ich noch gehofft, dass mich der Besuch der Schule für die Vergangenheit entschädigen und ich zu einem großen Medikus und Weisen würde. Endlich sollte ich Gelegenheit bekommen, meine großen Fähigkeiten unter Beweis zu stellen, die ich jahrelang unter dem bescheidenen Gewand des Hofmeisters hatte verbergen müssen.

Aber noch vor Einbruch des Winters wurde ich meiner eigenen Unfähigkeit gewahr. Und nun konnte ich nicht länger das Schicksal, den Abt oder fehlende Mittel verantwortlich machen. Vielmehr musste ich mir eingestehen, dass es in der Welt viele für den Arztberuf weitaus geeignetere Menschen gab als mich. Tröstlich für mich war allein die Feststellung, dass meine Schülerin mit jenen Begabungen, die ich so gern in mir vereint hätte, reicher ausgestattet war als jeder andere.

15. Kapitel

Studiennotizen

Am zweiten Tag nach Martini, im Jahre des Herrn 1027

In der heutigen Vorlesung hat der ehrwürdige Petrocello uns die Ursprünge der uns bekannten Heilkunst erläutert. Er sagte, sie seien in der griechischen Kultur zu suchen, genauer in der Schule von Kos, deren Gründer der große Hippokrates war. Dort nämlich wurde erstmalig jene Idee einer nicht religiösen Heilkunde entwickelt, die unserer Schule als Vorbild dient. Auf Kos suchte man jenseits von übernatürlichen Phänomenen mittels konkreter Beobachtung des Gegebenen nach möglichen Krankheitsursachen, wobei man sich an das Identitätsprinzip und den Satz vom Widerspruch hielt: Ist das Blut warm, so kann es nicht kalt sein, ist es im Frühling warm, so überwiegt in dieser Jahreszeit das sanguinische Temperament und so weiter mit den übrigen Körpersäften. Er hat nicht über spezielle Krankheiten, sondern nur über die Temperamente gesprochen, obschon ich es vorgezogen hätte, wir wären direkt zur Betrachtung einer Krankheit übergegangen, und seien es nur die Pusteln, die an den Fesseln meines Banknachbarn zu sehen waren. Stattdessen hat der Meister Gerardo aufgefordert, nach vorn zu kommen und uns von Aristoteles zu erzählen. Er stand auf und gehorchte. Sein Gesicht war so blass, als sei alles Blut daraus gewichen.

Jahrelang hat er mir die Begriffe, Gedanken und Überlegungen der großen Philosophen dargelegt, jedoch schien es ihn große Mühe zu kosten, ausgerechnet über diesen Philosophen zu sprechen, so als verberge sich in dessen Theorien etwas Unbezwingbares, das sich unserem herrschenden Geist der Frömmigkeit nicht unterordnen ließ. Er sah aus wie der heilige Georg, der sich anschickt, gegen den Drachen zu kämpfen. Statt des vertraulichen und bisweilen heiteren Tons, den er anschlägt, wenn er sich daranmacht, mir komplizierte Begriffe zu erläutern, setzte er eine weise Miene auf, die in meinen Augen fast lächerlich wirkte, seinen Worten aber gewiss zusätzlichen Nachdruck verlieh.

Ich will im Folgenden Gerardos Beitrag wiedergeben, so gut ich es vermag in seinen eigenen Worten, da ich davon überzeugt bin, dass mir die Philosophie eines Tages bei der Ausübung meines Berufes nützlich sein wird.

Aristoteles kannte zwei Formen des Wissens: ein allgemeines Wissen, Episteme genannt, zu dem er bestimmte Grundannahmen zählte, sowie zahlreiche Spezialkenntnisse, die Künste, die sich durch die Anwendung der jeweiligen Prinzipien dieses ersten, allgemeinen Wissens ergeben. Die Medizin ist eine dieser Künste.

Zur Episteme gehört die Unterscheidung zwischen Namen und Dingen sowie jene zwischen Meinung und Wahrheit. Von Ersterer, die anfällig ist für Irrtum, lässt sich jedoch zu Letzterer gelangen.

Des Weiteren unterscheidet er zwischen den Dingen und ihren Erscheinungsformen, und er bestimmt einen Weg, mit dem sich alles Zusammengesetzte auf das Einfache, alles Besondere auf das Allgemeine und jede Argumentation auf den Satz vom Widerspruch zurückführen lässt.

Ich habe vor, das Verhältnis zwischen Meinung und Wahrheit weiter zu ergründen, weil ich glaube, dass sich auf diesem Weg eine auf die Heilung von Krankheiten anwendbare Regel auffinden lässt.

Nachdem Petrocello seiner Freude Ausdruck verliehen hatte, einen derart mit der Materie vertrauten Referenten gefunden zu haben, ergriff er selbst wieder das Wort, wobei er Gerardo mit jenem strahlenden Lächeln bedachte, das auf seinem stets in Gedanken versunkenen Gesicht mit den nachdenklich hochgezogenen Brauen höchst selten zu sehen war. Ohne sich von seinem Platz zu erheben, sprach er nun über das Universum. Wie kann man über ein derart gewaltiges Thema referieren, ohne das Bedürfnis zu verspüren sich hinzustellen?

Laut der Lehre des Aristoteles entsteht der *Kosmos* direkt aus dem *Chaos,* doch im Unterschied zu diesem ist er mit der Tetraktys, der Theorie der Vierheit, erfassbar. Die Krankheit ist Teil des *Chaos.*

Ich möchte einen guten Griechischlehrer finden. Welch erhabene Sprache muss das sein, in der sich die Ordnung des Universums mit der Schönheit eines Gesichtes vereint: Denn letztendlich kommt Kosmetik von *Kosmos.* Bisweilen muss ich, während ich zuhöre, an meine Mutter denken, an ihr vom Tod violett verfärbtes Gesicht, und dann scheint mir, als hätte ich mich sehr weit von den Gründen entfernt, die mich hierhergeführt haben. Wie gern würde ich einen Körper berühren und begreifen, was in dem Moment geschieht, wenn das Leben unseren Blicken entschwebt. Stattdessen muss ich mir Theorie um Theorie anhören, von denen mich jede weiter über die Wolken hinausträgt und mir Dimensionen eröffnet, die ich bis dahin vertrauensvoll dem Allmächtigen überlassen habe.

Gerardo wünscht, dass ich jeden Abend eine Zusammenfassung der Vorlesungen schreibe; er ist davon überzeugt, dass ich sie so besser im Kopf behalte. Daher sitze ich nun im flackernden Licht einer Fackel und schreibe Dinge nieder, die ich kaum begreife, während meine schmerzenden Augen nur darauf brennen, dass ihre schützenden Lider sich über sie senken mögen. Viel lieber würde ich diese Blätter nutzen, um über mich zu schreiben, über die verstreichende Zeit und die Abwesenheit meiner Mutter, die mich zu vernichten droht wie der ausbleibende Regen eine dürstende Landschaft.

Am dritten Tag nach Martini, im Jahre des Herrn 1027

Wir sind eher heimgekehrt, und ich kann meine Aufzeichnungen im Licht der noch am Himmel stehenden Sonne niederschreiben.

Laut Petrocello unterteilt sich die Medizin in Theorie und Praxis: Erstere untersucht die Struktur des Körpers, die Teile, aus denen er besteht, sowie deren Beschaffenheit. Letztere beinhaltet die Anwendung von Mitteln zur Wahrung der Gesundheit und zur Überwindung von Krankheit.

Es gibt vier Elemente: Feuer, Wasser, Erde und Luft.

Es gibt vier natürliche Beschaffenheiten: Wärme, Kälte, Trockenheit und Feuchtigkeit.

Es gibt vier den Temperamenten zugeordnete Körpersäfte: Blut, gelbe Galle, Schleim, auch Phlegma genannt, sowie schwarze Galle.

Die Beschaffenheiten verbinden sich auf vier verschiedene Arten: warme Feuchtigkeit, warme Trockenheit, kalte Feuchtigkeit und kalte Trockenheit.

Blut gleicht der Luft – es ist warm und feucht.

Gelbe Galle gleicht dem Feuer – sie ist warm und trocken.

Phlegma beziehungsweise Schleim gleicht dem Wasser – es ist kalt und feucht.

Schwarze Galle gleicht der Erde – sie ist kalt und trocken.

Die rechte Mischung und angemessene Verteilung der Körpersäfte sorgt für Gesundheit.

Zu Krankheit kommt es, wenn diese Säfte in zu geringem oder zu hohem Maße vorliegen, zu fest oder zu flüssig sind oder den Ort ändern.

Jede therapeutische Maßnahme hat folglich zum Ziel, bestimmte Körpersäfte abzusondern oder vermehrt zu bilden, zu verdünnen, zu verdicken oder anders zu verteilen.

Dabei müssen ferner der Ort im Körper, das Alter und der Zeitpunkt berücksichtigt werden.

Der natürliche Ort des Phlegmas ist das Gehirn, der des Blutes die Arterien und Venen, der von gelber Galle die Leber und der von schwarzer Galle die Milz.

In den verschiedenen Lebensaltern sind unterschiedliche Säfte vorherrschend: Blut in der Kindheit, gelbe Galle in der Jugend, Phlegma während der Reife und schwarze Galle im Alter.

Ebenso walten sie betont in den verschiedenen Jahreszeiten: das Blut im Frühjahr, gelbe Galle im Sommer, Phlegma im Herbst und schwarze Galle im Winter.

Schließlich gibt es vier Temperamente, die aus diesen vier Körpersäften hervorgehen: den Sanguiniker, den Choleriker, den Phlegmatiker und den Melancholiker.

Vier Elemente, vier Beschaffenheiten, vier Jahreszeiten, vier Körperorte. Was für ein Wunder!

Auch wenn mich der tägliche Weg hinab in die Stadt Mühe kostet und es mir geradezu unerträglich ist, stundenlang sitzen und zuhören zu müssen, ohne mich einmischen, lachen oder herumlaufen zu dürfen, so scheinen mir doch, wenn es vorbei ist, wenn die Welt sich mir in harmonischer Vollkommenheit erschließt und ich den verborgenen Kern eines großartigen Gedankens erfasst habe, alle Opfer der Mühe wert.

Eine Zahl, eine schlichte Zahl ist der Schlüssel zu allen Geheimnissen: Vier Evangelisten zählen wir, vier Mondphasen, vier Lebensalter des Menschen und vier Wunden auf dem Körper Christi.

Am vierten Tag nach Martini, im Jahre des Herrn 1027

Zum ersten Mal ist meine innerste Gewissheit, dass wir im Angesicht Gottes alle gleich sind, ins Wanken geraten. Dazu kam es, als ich mich einem alten Mann gegenübersah, der auf mich keinerlei körperlichen Reiz ausübte. Wenn ich an sein Gesicht denke, so sehe ich nur ein Netz aus Falten vor mir, doch während ich ihm zuhörte, erschien er mir wie das schönste Geschöpf auf Erden.

Er kam, als die Vorlesung bereits begonnen hatte, und Petrocello stellte ihn uns vor:

»Das ist Meister Gariopontus, der Prior des ehrenwerten Collegiums unserer Schule.«

Bis dahin hatte ich geglaubt, dass die Bezeichnung »Schule« für eine Handvoll Schüler, die einem Lehrmeister folgen, ein wenig übertrieben sei. Doch in der Folge habe ich erkannt, wie anders es sich verhält. Über das, was ich bisher zu sehen bekommen habe hinaus, gibt es weitere Meister und Dutzende von Schülern aus aller Herren Länder, sogar aus dem fernen Jerusalem. Die theoretischen Kenntnisse, die uns Petrocello vermittelt, werden bald schon durch neue Kenntnisse und einen anderen Lehrmeister ergänzt werden, der uns in die Praxis unterweisen soll. Anschließend folgt dann noch die

Arzneikunde. Jedes Gebiet hat seinen speziellen Lehrer, und an der Spitze von ihnen allen steht der Mann, den wir heute kennengelernt haben. Wir werden nicht viele Vorlesungen bei ihm hören, dafür aber unsere Studien direkt auf das große Traktat stützen können, an dem er schreibt.

Ich wünschte, dass auch aus diesen meinen Notizen eines Tages ein Traktat würde.

Viele der Schüler sind bereits gestandene Männer, und die meisten von ihnen können Hippokrates zitieren oder kennen ganze Kapitel des großen Vergil auswendig, doch verglichen mit jenem Mann scheinen sie mir kaum mehr als Kinder zu sein. Kleine Flöhe im großen Adlernest.

Gariopontus hat tatsächlich das scharfe Profil eines Adlers und dazu große, an flugbereite Schwingen erinnernde Hände.

Ob meine Mutter noch am Leben wäre, wenn man ihn damals an ihr Lager gerufen hätte? Auch der Tod muss doch wohl vor jemandem Achtung haben. Und von allen Männern, die mir bis jetzt begegnet sind, ist er sicherlich derjenige, der die höchste Achtung verdient.

In wenigen Worten fasste er das zusammen, was Petrocello seit Monaten zu erklären versucht hat. Alles, was er ausführt, wird einfach und verständlich, der Speise gleich, die die Mutter vorkaut, um damit das zahnlose Mäulchen des Kindes zu stopfen. Er sagte nicht viel, oder vielleicht doch; jedenfalls hatte ich am Ende seines Vortrags weiterhin das Verlangen, ihm zuzuhören. Nichts von dem, was er abhandelte, schien losgelöst vom Rest, alles war miteinander verknüpft wie in einem großen, leuchtenden Netz, in dessen Mittelpunkt er stand – dieser bereits ergraute, doch das Netz unermüdlich weiterwebende Mann. Während er uns wohlwollend betrachtete, erzählte er eine Anekdote aus dem Leben des Demokrit. Alle hatten wir eine komplizierte Vorlesung erwartet, stattdessen beschränkte er sich darauf, uns mit dem schlichten Gebaren eines Fischers, der seine Märchen von Meeresungeheuern zum Besten gibt, eine Geschichte zu erzählen. Ich will auf diesen Seiten alles niederschreiben, damit ich es nicht vergesse und es eines Tages meinen Kindern weitergeben kann.

Demokrit war bereits ein sehr betagter Mann, der den nahenden Tod spürte. Seine geliebte Schwester stand kurz vor der Hochzeit, und um ihr das Fest nicht zu verderben, setzte der Philosoph daher auf raffinierte Weise alles daran, noch drei Tage am Leben zu bleiben.

Gariopontus wollte nun von jedem von uns wissen, auf welche Methode Demokrit unserer Meinung nach in seiner Notlage zurückgegriffen hat, und alle wetteiferten wir miteinander auf der Suche nach den kompliziertesten Mitteln, Kräuterzubereitungen, Salben oder Varianten des Aderlasses. Ein jeder bemühte sich, die anderen zu übertreffen, in erster Linie darauf bedacht, vor dem Meister zu glänzen, mit den eigenen Kenntnissen zu prahlen, sich gegenseitig auszustechen und Lob einzuheimsen, wie hundert Möwen, die sich auf einen einzigen Hering stürzen.

Nachdem Gariopontus uns eine Weile miteinander hatte debattieren lassen, lüftete er das Geheimnis. Er erklärte uns, dieser gelehrte Mann habe sich schlicht dadurch am Leben gehalten, dass er stets an frischem Brot gerochen hatte. Das war alles. Kein einziges der von ihm entdeckten Heilmittel war ihm geeigneter erschienen als der Duft von gebackenem Getreide. Von allen Lehren, die mir bisher zuteilgeworden sind, erscheint mir diese am geheimnisvollsten. Kann Leben gar allein aus Leben entspringen?

»Bevor ich mich verabschiede, möchte ich Euch etwas zum Nachdenken aufgeben. Was nützt es, eine Goldmine aufzuspüren, wenn wir hinterher den Weg dorthin nicht wiederfinden? Denkt daran: Jede Wirkung hat eine Ursache, und genau nach dieser muss man bei der Behandlung einer Krankheit suchen.«

Am fünften Tag nach Martini, im Jahre des Herrn 1027

Heute war der Himmel wolkenverhangen, und wir sind vom Regen überrascht worden, sodass wie in aller Eile die Bänke nach drinnen tragen mussten. Aus den Gesichtern der älteren Schüler sprach das Bedauern, dass die Diskussionen unter freiem Himmel bald ein Ende haben und der düsteren Atmosphäre des Winters weichen werden. Wir werden dicht gedrängt in einem Raum sitzen und auf die majestätische Ausstrahlung unseres Nussbaums verzichten müssen.

Bisher ist es mir gelungen, Cofone, dem Arzt, der es nicht geschafft hat, meine Mutter zu retten, aus dem Weg zu gehen. Aber heute war er leider ganz in meiner Nähe, er saß in derselben Bank. Ich konnte meinen Blick nicht von seinen Händen lösen, sah sie im Geiste unbeholfen die Vulva meiner Mutter untersuchen und empfand sie als bedrohlich und grausam, als klebe noch immer das Blut meines Blutes daran.

Meine Augen suchten Gerardo, doch dieser war neben der Tür stehen geblieben. Ursprünglich hatte ich darum gebeten, dass er mich in die Vorlesungen begleiten möge, weil ich mich seiner alten Leidenschaft für die Medizin entsann, doch je mehr Zeit vergeht, desto zurückgezogener, distanzierter und desinteressierter wirkt er auf mich. Lediglich wenn religiöse oder philosophische Themen zur Sprache kommen, erwacht er zum Leben. So ist er: ein Medikus unter Mönchen und ein Mönch unter Medizi.

Gestern auf dem Heimweg schien ihn nicht einmal die Bekanntschaft mit Gariopontus begeistern zu können. Vielmehr war er ob meiner Erregung beinahe ein wenig entnervt. Er wirkte verdrossen, finsterer und schweigsamer als sonst. Dabei war es uns beschieden gewesen, dem wohl weisesten Mann in der ganzen Stadt zu begegnen! Ein Name, der neben Paulus von Aigina und Theodorus Priscianus in die Geschichte eingehen wird, wenn nicht gar neben Galen und Hippokrates selbst. Seit gestern stelle ich mir, immer wenn ich an Demokrit denke, vor, wie er sich ein Stück frisches Brot unter die Nase hält, und das lässt ihn mir menschlicher, näher, greifbarer erscheinen.

Noch vor dem Ende der Vorlesung wurden wir von einem Gewitter überrascht und suchten eilends Schutz. Der Nussbaum, der uns so viele Tage Schatten gespendet hatte, stand dort im prasselnden Regen. Mir kamen die Pflaumen meiner Kindheit wieder in den Sinn und der ungewöhnliche Vergleich zwischen dieser saftigen Frucht und der Erkenntnis. Gleicht das Wissen nicht vielmehr einer Nuss mit bitterer Außenhaut und zähem Kern?

Mir wird bewusst, dass ich keinerlei Kenntnisse zu Papier gebracht habe, die meinem zukünftigen Beruf dienlich sein könnten. Die Erinnerung an die Begegnung mit Gariopontus und die Nähe zu Cofone haben mich davon abgehalten, der Vorlesung konzentriert zu folgen. Ich gelobe, in den kommenden Tagen aufmerksamer zu sein.

16. Kapitel

Letzte Vorlesung

Ich hatte Trotula angewiesen, die Vorlesungen niederzuschreiben, da ich davon überzeugt war, dass ihr manche, in ihren Augen nebensächliche Kenntnisse früher oder später nützlich sein würden. Vielleicht hatte mich aber auch etwas anderes dazu getrieben, ihr diese Anweisung zu erteilen. Ich erkannte, dass ich im Begriff war, die einzige Gewissheit zu verlieren, die ich mir hatte erschaffen können.

Sie abends müde über die Seiten gebeugt zu sehen ließ mich glauben, ich sei noch immer ihr Meister, der dazu befähigt war, etwas in ihren Geist einzupflanzen, dabei war dieser offenbar längst ein üppiger Garten voll früher Früchte.

Auf meiner klösterlichen Laufbahn hatte ich versagt, und nun neigte sich auch meine Zeit als Hofmeister ihrem Ende entgegen.

Nach der Begegnung mit Gariopontus war Trotula nicht mehr dieselbe. Bis zu jenem Augenblick war ich mir sicher gewesen, weder Petrocello noch ein anderer würden mir jemals die Zügel zur Lenkung ihres Geistes aus der Hand nehmen können, mochten sie auch noch so interessante Reden schwingen. Doch an jenem Tag war ein Band zerrissen. Während sie ihm zuhörte, glänzten und strahlten ihre Augen wie bei einer frisch Verliebten. Hatte sie einst, vor vielen Jahren, auch mich so angesehen? Trotula ist nicht fähig, in der Liebe Zurückhaltung zu üben: All ihre Leidenschaften sind machtvoll, übermäßig und zerstörerisch wie ein Erdbeben.

Seitdem ließ sie keine Gelegenheit aus, mit mir über diesen alten Medikus zu sprechen, und wenn sich keine Gelegenheit bot, so erfand sie selbst eine. Ich spürte in mir die Eifersucht aufwallen, und um die Geißel dieses unedlen Gefühls nicht erdulden zu müssen, hielt ich mich so weit wie möglich von ihr fern.

Abends wanderte ich zur Küste, setzte mich zwischen die Sträucher und blieb dort, bis mir die Feuchtigkeit der Nacht in die Knochen drang.

Wäre ich Fischer geworden wie mein Vater und wie der Vater meines Vaters, so hätte ich mittlerweile ein eigenes Boot und würde meine Tage weit draußen auf dem blauen Meer verbringen, vertieft in die Jagd nach bunt schillernden Fischen. Ich ließ den Blick schweifen und versuchte, am Horizont dieser gewaltigen Wasserfläche eine mögliche Richtung zu erkennen, die meine Zukunft genommen hätte. Das Gefühl der Enttäuschung wuchs mit derselben Geschwindigkeit, mit der die Haare auf meinem Kopf ergrauten.

An einem dieser Abende beobachtete ich, wie ein Mädchen in das von der Dämmerung bereits silbrig matt gefärbte Meer stieg. Ich saß am Rand der Macchia, wodurch sie den zwischen Tamerisken verborgenen Mönch wohl nicht bemerkt hatte.

Langsam, als würde sie ein Ritual vollziehen, entledigte sie sich ihrer Kleider und schritt nackt auf die perlgrau schimmernde Wasserfläche zu. Ich betrachtete sie mit unverdorbenem Blick, als hätte ich sie nicht wiedererkannt – so wie man den Umriss eines Felsens oder eine besonders hohe Welle betrachtet. Mein Gewissen befahl mir, mich abzuwenden, nicht länger den zart geschwungenen Linien zu folgen, die von der

Vertiefung ihrer Scham bis zum Hals aufstiegen, ehe sie sich unter dem dichten, offenen Haar verloren. Doch ich wandte mich nicht ab, sondern lieferte mich ganz bewusst zukünftigen Höllenflammen aus. Ich hätte meine Kutte ablegen und ihr folgen können, im Vertrauen auf den Beistand des Wassers und der hereinbrechenden Nacht ein Liebesspiel mit ihr anfangen können. Aber ich blieb sitzen und begann erneut über das Boot, die Fische und die Laufbahn des braven Fischers zu grübeln, auf die ich aus Ehrgeiz verzichtet hatte. Nun, da sich meine Bestrebungen, ein echter Gelehrter zu werden, zerschlagen hatten, bestand der einzige Weg zu einer gewissen Art von Vollkommenheit für mich in der Befolgung der Gebote. Doch mehr als je zuvor wünschte ich, sie eines nach dem anderen zu übertreten.

Ich wartete, bis sie aus dem Wasser gekommen war und sich angezogen hatte, ehe ich nach ihr rief. Sie war nicht überrascht, mich hier anzutreffen, und verlor kein spöttisches Wort darüber, dass ich sie vermutlich nackt gesehen hatte. Vermutlich hatte sie von sich selbst noch immer das Bild des barfüßigen, staubbedeckten kleinen Mädchens im Kopf, und in mir sah sie den erwachsenen Mönch, der ihr geduldig Latein und Mathematik beigebracht hatte.

»Warum seid Ihr nicht mitgekommen? Das Wasser ist so klar wie schon lange nicht mehr nach der vergangenen Sturmflut. Es ist eine der letzten Gelegenheiten für ein Bad – wenn der Winter kommt, werdet Ihr bedauern, sie nicht genutzt zu haben.«

Mein gesamter Körper war bereit zuzugreifen. Meine Haut bebte unter der Kutte, meine Brustwarzen brannten, und der Penis zwischen meinen Beinen schwoll immer weiter an. Rasch schloss ich die Augen und ermahnte mich, standhaft zu bleiben. Ich durfte, ich wollte mich nicht an ihr vergreifen.

Meine Zukunft lag im Nebel, doch eines war gewiss: Ich fühlte mich nicht würdig, ihr Ehemann zu werden. Und so bot ich meine gesamte Willenskraft auf und wechselte das Thema.

»Was haltet Ihr davon, ein wenig Unterricht zu betreiben?«

»Hier? Jetzt?«

»Warum nicht? Seit Ihr die Schule besucht, haben wir nicht mehr viel Zeit mit Unterrichten verbracht.«

»In der Tat lasse ich mich an der Schule unterrichten.«

»Es gibt weitaus mehr Dinge, die es wert sind gelernt zu werden, als Ihr glaubt, Trotula.«

Vielleicht hätte ich ihr gestehen sollen, dass ich sie liebte. Dass ich sie begehrte. Dass ich durch Höllenflammen gegangen wäre, nur um einmal ihr Haar zu streicheln.

»Gut. Ich bin bereit, mein Mentor.«

Ich gewahrte einen Anflug von Mitleid in ihrer Stimme, als habe sie erkannt, wie sehr es mich danach verlangte, in ihren Augen einen gewissen Respekt zurückzugewinnen. Das gab mir endgültig die Gewissheit, dass sie meilenweit von der Wahrheit entfernt war. So gründlich ich auch die Beschaffenheit des menschlichen Körpers studiert habe, scheint mir der geheimnisvolle Abgrund zwischen den Empfindungen der verschiedenen menschlichen Wesen doch nach wie vor schier unergründlich. Wie kann man einem Sterbenden ganz nahe sein, ohne die Qualen am eigenen Leib zu spüren? Wie konnte Trotula so dicht an meiner Seite stehen, ohne meiner Erregung gewahr zu werden?

»Wählt selbst, worüber wir sprechen wollen.«

»Lasst mich nachdenken … Einmal, vor langer Zeit, erzählte mir mein Lehrmeister, ein dürrer, hoch aufgeschossener junger Mönch, von einem Philosophen, der eine Magd aus Thrakien hatte.«

So zerstreut ich auch war, kam ich doch nicht umhin, mich

zu wundern. Ihr Gedächtnis war in der Tat bemerkenswert. Ich hatte ihr diese Geschichte vor vielen Jahren vollkommen beiläufig erzählt. Offenbar war kein einziger Keim, den ich einmal in ihren Geist gepflanzt hatte, ohne Ertrag geblieben. Angesichts dieser Erkenntnis verschwand das beklemmende Gefühl, mein kostbares Leben mit der Suche nach Anerkennung vergeudet zu haben, die ich wohl kaum jemals verdienen würde. Allein der Aufruhr meines Fleisches legte sich nicht.

»Ihr habt es also nicht vergessen.«

»Wie sollte ich? Die Geschichte von dem Philosophen, der beim Beobachten der Sterne in eine Grube fällt, während die Magd ihn durch das Fenster beobachtet, erscheint mir als die vielleicht wichtigste Lehre, die Ihr mir je erteilt habt.«

»Jetzt übertreibt Ihr aber …«

»Was nützt uns das Wissen, Gerardo, was nützt es uns, wenn es nicht dazu dient, unser Leben zu erleichtern? Der Arzt, der meine Mutter umgebracht hat …«

»Niemand hat Eure Mutter umgebracht!«

»Wie dem auch sei, er wird gewiss alle medizinischen Schriften auswendig kennen, und dennoch war er nicht in der Lage, sie zu retten.«

Jedes Mal, wenn sie auf dieses Thema kam, schwoll ihre Halsschlagader an, und ihre Augen verengten sich zu Schlitzen: eine junge, zum tödlichen Angriff bereite Wölfin.

»Kehren wir zu Thales zurück. Welches Element steht im Mittelpunkt seines Denkens?«

»Das Wasser.«

»Gut. Und weshalb?«

»Da die Nahrung aller Dinge feucht ist.«

»Erinnert Ihr Euch an mehr?«

Mit einer flinken Bewegung ihrer Fesseln hatte sie das Gewicht auf die Knie verlagert und war, ohne sich mit den

Händen abzustützen, aufgesprungen. Sobald sie sich aufgerichtet hatte, begann sie zu sprechen, wobei sie hin und her lief, wie sie es in der Schule bei Gariopontus beobachtet hatte. Die Leinentunika haftete an ihrer noch feuchten Brust.

»Laut Thales kommt dem Arzt eine geheimnisvolle Macht zu, die es ihm erlaubt, mittels einer Gesamtschau den zu untersuchenden Organismus als Ganzes zu erfassen.«

»Und wieder sprecht Ihr nur von der Heilkunde. Doch Thales war mehr als ein einfacher Arzt, meine Tochter.«

»Lasst mich ausreden, Gerardo. Ich habe Euch bereits erklärt, dass ich nicht am Wissen um des Wissens willen interessiert bin. Alles muss seine praktische, der Menschheit dienende Anwendung haben, andernfalls ist es reine Spekulation. Wie gesagt, muss laut Thales die alte Vorstellung von einem Dämon, der in den Körper des Kranken dringt, durch die des ›Morbus‹ und dessen von Fall zu Fall unterschiedlicher Wirkungsweise ersetzt werden. Versteht Ihr? Zum ersten Mal ahnt man hier das Vorhandensein einer eigenständigen Krankheit. Ein Heer hat endlich seinen Feind erspäht und kann sich ihm nun mit seiner ganzen Kraft entgegenstellen. Das müssen wir den Leuten begreiflich machen, den Wunderheilerinnen, die das Fieber noch immer mit Formeln beschwören und glauben, dass Erbrechen das Werk des Teufels sei. Darin besteht die Suche nach den Ursachen, von der Gariopontus gesprochen hat.«

So hatte sich der Bogen geschlossen. Sie hatte mich umkreist, wie der Falke auf der Suche nach seinem Nest um die Klippe schwebt, nur dass das Nest nicht länger ich war.

Vielleicht hatte Thales recht, vielleicht waren Dämonen nicht die Ursache von Krankheit. Aber sie waren durchaus die Ursache von Verlangen – oder gab es etwa auch dafür eine medizinische Erklärung? Wie sollte man jemals annehmen können, dass etwas anderes als der Teufel persönlich Urheber jener Begierde war, die beim Anblick einer begehrenswerten Frau die Flagge des Mannes hisste?

In diesem Winter hatte man an der Schule über Empedokles von Agrigent, über Anaxagoras von Klazomenai, über Parmenides aus Elea und schließlich über Pythagoras gesprochen.

Während der ganzen Zeit, die wir diese großen Denker studierten, war ich von aufrechter Neugierde getrieben, was vor allem daran lag, dass ich von vielen dieser Philosophen bereits im *Skriptorium* des Klosters hatte sprechen hören – hinter vorgehaltener Hand –, jedoch nie Gelegenheit bekommen hatte, mich mit ihrem Denken auseinanderzusetzen, da es jenseits all dessen lag, was für die Bildung eines Mönches als notwendig erachtet wurde. Nun konnte ich mich stattdessen dem Kampf widmen, den Hippokrates gegen gewisse Philosophen und Zauberer aufgenommen hatte. Nächtelang dachte ich über die Schlussfolgerungen des Empedokles nach, über seinen Begriff der Mischung und Lösung, auf die sich seines Erachtens alles Sein gründet. Ich erkannte, dass mein Leben nach Loslösung strebte, und wusste, dass ich dieser Regung nachkommen musste, wollte ich nicht zugrunde gehen. Während meiner Studien des großen Denkers aus Agrigent hatte ich entdeckt, dass Meinungen und Gefühle aus dem Blut entstehen und das Denken im Herzen erfolgt. Es war großartig, bestätigt zu finden, was mein Körper über Jahre immer wieder versucht hatte, mir zu verstehen zu geben, wenn mir das Herz in der Brust vor Aufregung schlug. Und als Petrocello erklärte, dass für Empedokles Krankheit und Unwissenheit zusammenfielen, wäre ich am liebsten aufgesprungen, um wie ein kleines Kind in die Hände zu klatschen. Die eigentliche Befreiung von der Krankheit liegt in ihrer exakten Beschreibung, in dem, was die Griechen »Diagnose« nennen. Hätte ich dieses Prinzip auf meine Seele anwenden sollen, um sie von dem Übel zu befreien, unter dem sie offenbar litt? Mit Worten beschreiben, was ich empfand? Mein Leben zu einer Geschichte werden lassen? Dann lernte ich den großen Anaxagoras kennen, seinen Begriff von Geist als der höchsten Ordnung, die den Myriaden von Partikeln innewohnt, aus denen jedes Ding besteht. Obschon er Heide war, hatte der Mann die Rolle Gottes im Universum erfasst, lediglich beim Namen war er einem Irrtum verfallen. Der Geist würde mir helfen, Ordnung in diese Geschichte zu bringen; er würde jedem kleinen Ereignis seinen Sinn verleihen, bis die alles bestimmende Abfolge dahinter begreifbar würde. Denn irgendein göttlicher Plan musste auch meinem scheinbar nur noch vom *Chaos* beherrschten Leben zugrunde liegen.

Zu Beginn des Frühjahrs hatten wir einen anderen Lehrmeister bekommen und waren zu der entscheidenden Frage vorgedrungen, wie sich ein Arzt dem Kranken und der Krankheit gegenüber verhalten muss. Adalfiero, der nun Petrocellos Stelle eingenommen hatte, sprach nicht länger über Platon und Anaxagoras, sondern über Galen, Isidor und andere Ärzte.

Mein Interesse erlosch allmählich. Während ich im Denken der Philosophen noch Ansätze hatte finden können, die sich zur Linderung meiner Qualen nutzen ließen, gaben mir die Gespräche über Nieren, Harn und Fieberkrankheiten das Gefühl, in die zu engen Kleider eines anderen gezwängt zu sein.

Trotula hingegen schien zunehmend begeistert. Allabendlich füllte sie Blatt um Blatt mit ihren Zusammenfassungen und Notizen, und während der Vorlesungen suchte sie immer öfter einen Platz in den vorderen Bänken, um dem Meister möglichst nahe zu sein, wenn er jemanden dazu aufrief, ein Thema zusammenzufassen oder einfach die eigene Meinung kundzutun.

Wie ein vom Strom fortgerissenes Blatt sah ich sie mal nach links, mal nach rechts trudelnd ihrer Bestimmung entgegentreiben, während ich selbst reglos am Ufer zurückblieb.

Immer häufiger regte sich in mir der Wunsch, das Leben, das ich führte, hinter mir zu lassen. Ich zog in Erwägung, ins Kloster zurückzukehren oder aber den Weg in den Wald zu nehmen und mir eine Höhle zu suchen, wo ich den Rest meiner Tage zubringen konnte, so wie es der heilige Benedikt in Subiaco getan hatte. Die Idee, als Einsiedler zu leben, nahm immer deutlicher Gestalt in mir an, so dass es mir bisweilen vorkam, als sei ich bereits ein solcher und befände mich an einem Rückzugsort, fernab von allem und jedem. In solchen Momenten war ich kaum in der Lage, eine an mich gerichtete Frage zu beantworten; anstatt zu sprechen, sah ich den Fragenden nur mit leerem, insgeheim auf andere Gefilde gerichtetem Blick an. Mein Verhalten musste mitunter befremdlich anmuten, denn meine junge Schülerin gab sich größte Mühe, mir beizustehen, und ersann in aufopferungsvoller Weise alle möglichen Mittel, um mein Seelenleiden zu heilen. Auf Anraten Iuzzellas nötigte sie mich, einen Aufguss aus Johanniskraut und Rosmarin zu trinken, um mich aus meiner Melancholie aufzurütteln. Auch unsere Gespräche waren selten und kurz geworden. Die Erkenntnisse, denen sie täglich in ihrem Studium begegnete, schienen ihre stete Neugierde zu befriedigen.

Einer unserer letzten Dispute drehte sich um eine Kernfrage, die weder medizinischer noch philosophischer Natur war.

Die Stimme, mit der sie diese hervorbrachte, hatte dabei

etwas Kindliches – es handelte sich um jene Naivität, die uns immer dann eigen ist, wenn wir unverdorben einer Sache gegenüberstehen, die unser Geist noch nicht gänzlich erfasst und eingeordnet hat.

»Weshalb gibt es Sklaven, Gerardo?«

Wir saßen vor dem Kamin in dem großen Saal, in dem Donna Ginestra mich zu ihrer ersten Unterredung empfangen hatte. Auf dem Tisch brannten die gleichen Duftkräuter, und wieder reichte uns eine tscherkessische Sklavin Gläser mit heißem, honigsüßen Wein.

Einen Augenblick kam es mir vor, als sei die Zeit zurückgedreht worden. Endlich konnte ich mit ihr wieder über Dinge reden, die sie in der Schule nicht lernen würde, und so holte ich weit aus in der mir bekannten Geschichte, von den Griechen über die Römer bis hin zu Kaiser Otto, der das Volk der Slawen nach ihrer Unterwerfung in die Sklaverei gezwungen hatte. Ich erzählte ihr von Kriegen, von den Kriegsgefangenen, zu denen es dabei kam, von den Geschehnissen auf dem Lande, wo Knechte, die einem Herrn dienten, zu Bodensklaven gemacht wurden. Sie lauschte mir mit derselben Aufmerksamkeit, die ich allmorgendlich in ihren Augen sah, wenn sie brav neben den anderen in der Bank saß.

»Aber lehrt uns Jesus Christus nicht, dass alle Menschen gleich, dass wir alle Kinder Gottes sind? Weshalb dürfen dann einige Macht über das Leben anderer haben?«

Ich hatte diesen Einwand erwartet und wusste sogar eine, wenn auch in meinen Augen unbefriedigende Antwort darauf zu geben, da die christliche Lehre dieses Problem seit Langem umschiffte, indem sie es mit der Bestrafung von Sünden rechtfertigte, wobei sie sich auf ein ebenso wackliges wie spitzfindiges Argument stützte: Der Körper des Sklaven gehörte aufgrund der Besitzverhältnisse seinem Herrn, während die

Seele Gott gehörte, da dieser alle Menschen erschaffen hatte. Die Erklärung überzeugte Trotula. Sie verabschiedete sich von mir, um wieder zu ihren Notizen zurückzukehren, und ließ mich voller Zweifel zurück.

Im Grunde war auch ich ein Sklave, überlegte ich, während die Flammen in der Feuerstelle züngelten. Ein Sklave, den man gut behandelte, der jedoch nicht die Möglichkeit hatte, über sich selbst zu entscheiden wie ein freier Mann. Wie viele Jahre schon hatte ich mich einer von anderen diktierten Lebensweise unterworfen? Zuerst waren es meine Familienangehörigen gewesen, dann das Kloster und schließlich dieses Haus, in dem der stets abwesende Herr mich durch ein unsichtbares, doch festes Band seinem Willen unterwarf. Und nun auch noch Sklave der Liebe, die mich an Trotula band, so dass selbst das kleine bisschen Freiheit, das ich meiner Seele bewahrt hatte, verloren zu gehen drohte.

Am nächsten Morgen stand ich bereits vor Sonnenaufgang auf und lief in die noch stille Küche hinab. In der Nähe der Feuerstelle schnarchte das Gesinde, und das Geräusch müder Körper durchdrang als Einziges das violette Licht, das die Dämmerung ankündigte. Ich betrachtete die von harter Arbeit gezeichneten Gesichter: Diese Menschen waren noch nie in den Genuss gekommen, sich einen ganzen Tag lang dem eigenen Vergnügen hinzugeben. Ich stellte mir ihre Träume vor – Wettspiele, Tänze und kostbare Kleider vor. Oder sahen sie selbst im Traum nur das entbehrungsreiche Leben, das ihnen das Schicksal unabänderlich beschieden hatte?

Ich packte drei Äpfel, ein Stück Käse und eine kleine Korbflasche mit Wein in die Satteltasche und belud das Pferd und den Maulesel mit den wenigen Habseligkeiten, mit denen ich zehn Jahre zuvor an diesen Ort gekommen war, um meinen Auftrag als Hofmeister zu erfüllen. Schließlich warf ich einen letzten Blick auf die Obstbäume und auf die dunklen Umrisse des Kastells, das sich gegen den bereits dämmernden Himmel abzeichnete. Meine beiden Bücher *Die Bekenntnisse des heiligen Augustinus* und die wertvolle Schrift des Ratherius hatte ich mitgenommen.

An dem Ort, der mich erwartete, würde ich ganz andere Dinge zu lesen bekommen.

17. Kapitel

Abwesenheit

Ich bemerkte Gerardos Verschwinden, als die Stunde des Mittagsmahls näher rückte. Am Morgen entfernte er sich oft, um einsame Spaziergänge zu unternehmen, die sich in letzter Zeit immer mehr in die Länge gezogen hatten, für gewöhnlich versäumte er es jedoch nie, zur gemeinsamen Mahlzeit zurückzukehren. Als wir uns zu Tisch setzten und gewahr wurden, dass er nicht kam, begannen wir Verdacht zu schöpfen. Ein Bediensteter wurde losgeschickt, ihn zu suchen. Wenig später kehrte der junge Bursche mit einer überraschenden Nachricht vom Stallknecht zurück: Pferd und Maulesel waren beide verschwunden.

Tagelang wartete man auf Gerardos Rückkehr und suchte zugleich nach einer möglichen Erklärung für sein Fernbleiben. Vor allem Iuzzella entwickelte eine blühende Fantasie: Mal sah sie ihn ins Kloster zurückkehren, um mit dem Abt Dinge zu besprechen, an denen die armseligen Laien nicht genug Interesse gezeigt hatten; andertags vermutete sie ihn am Bett der todkranken Mutter, der niedergekommenen Schwester oder des verwundeten Vaters.

Ich wusste, dass er nicht wiederkommen würde. Sein körperliches Verschwinden war nur der letzte Schritt eines Loslösungsprozesses gewesen, der bereits vor langer Zeit begonnen hatte – ein Weg, der uns beiden einen dumpfen, anhaltenden Schmerz verursacht hatte wie ein Zahn, der sich allmählich aus seinem Bett löst. Wir hatten nie darüber gesprochen, dafür war unser Schweigen in der letzten Zeit immer beharrlicher geworden. Die Wahrheit umkreiste uns wie eine Fliege, die nicht den Weg nach draußen fand und Gefahr lief, bei jedem längeren Flug an dem von der Decke hängenden leimgetränkten Band haften zu bleiben.

Nicht einmal die gemeinsamen Schulbesuche hatten das Unvermeidliche abwenden können. Diese Erfahrung hatte uns im Gegenteil noch weiter entzweit, denn bis dahin waren wir füreinander die wichtigsten Gesprächspartner gewesen.

Er wusste, dass er der Einzige war, der meine Neugierde, meinen Wissenshunger zu stillen vermochte. Neben ihm gab es noch Iuzzella, die nicht länger meine Lehrmeisterin sein wollte, obgleich ich ihren Lektionen mit derselben Hochachtung begegnete wie einer geistlichen Schrift. Es gab meinen Vater, der allerdings immer häufiger fort war, um seinen Geschäften nachzugehen; zudem legte er mir gegenüber seit jeher eine gewisse Befangenheit an den Tag. Nach Mutters Tod schien er von einer regelrechten Veränderungswut ergriffen zu sein und hatte unser Heim der Obhut seines jüngeren Bruders anvertraut, der seit seiner Eheschließung mit einer entfernten Base von Fürst Waimar V. im Ostflügel unseres Hauses in Salerno wohnte. Mein Oheim, Guaifiero De Ruggiero, war ein bequemer Mann, der Festen und Empfängen eher zugeneigt war als sein älterer Bruder, welcher das abgeschiedene Leben im Kreise von Jägern und Bauern vorzog.

Dank der angeheirateten Verwandtschaft pflegte er hohen Umgang in der Stadt. Oft hatte er auch mich dazu eingeladen, seine Tanzfeste zu besuchen, und stets hatte ich dankend abgelehnt, so dass Guaifiero glaubte, seine Nichte sei der Inbegriff einer frommen und gottesfürchtigen Frau. Die von ihm auserwählte Ehegattin liebte das weltliche Leben dafür noch mehr als er selbst, sie war umtriebig und stets begierig auf den neuesten Klatsch und Tratsch. Dazu kleidete sie sich in allzu aufreizender Weise und schminkte sich mit Leidenschaft. All dies waren Dinge, die zwar gestattet waren, aber dennoch als sündig galten. Wenn der Oheim geahnt hätte, dass ich seine Feste nicht aus Schamhaftigkeit, sondern aus purem Desinteresse mied… In der Tat war mir damals von allen schändlichen Eigenschaften, die man der weiblichen Natur zuschreibt, nur eine einzige eigen: die gefährlichste von allen. Ich war nicht kokett und zudem scheu genug, um als zurückhaltend zu gelten. Ich mochte mir nicht die Lippen und schon gar nicht die Augen schminken. Die einzige Schönheitspflege, die ich meinem Körper zuteilwerden ließ, bestand in jener Salbe, mit der Iuzzella meine Haut bereits von Geburt an eingerieben hatte. Sie wurde aus Veilchen, weißem Honig, Kampfer und Steinsalz zubereitet und verlieh der Haut einen zarten Schönwettergeruch. Iuzzella ließ sie stundenlang in einem eigens dafür vorgesehenen Gefäß auf der Herdstelle in der Küche köcheln. Ihre Anwendung diente keineswegs dazu, meinen Körper anziehender erscheinen zu lassen, daher hätte man tatsächlich meinen können, ich sei ebenjenes Vorbild an Anstand und weiblicher Tugend, für das mich mein Oheim hielt. Doch dafür war ich von dem schlimmsten aller Übel des Weibes befallen, von unersättlicher Neugierde – derselben Neugierde, die einst Eva verlockt und die Welt zur Erbsünde verdammt hatte.

Trotz dieser allzu geschwätzigen Ehegattin, die derart gewöhnlich wirkte, dass man an ihrer Herkunft hätte zweifeln können, überließ mein Vater sowohl die Führung des Hauses als auch die Beaufsichtigung meiner Person vertrauensvoll seinem Bruder. So war es ihm möglich, lange Zeit von zu Hause fernzubleiben, geradeso, als würde er mit dem Ort, an dem seine Frau gestorben war, auch den Schmerz hinter sich lassen.

Und tatsächlich schien er von einem Schwung erfasst zu sein, der seine Schritte in Galopp verwandelte und seine Sätze kurz und energisch klingen ließ.

Er reiste von einem Markt der Umgebung zum nächsten, drang gelegentlich sogar bis nach Apulien vor, auf der Suche nach den neuesten landwirtschaftlichen Errungenschaften und Geräten, mit denen sich die Erträge seiner Ländereien steigern ließen, ohne gleichzeitig den Bauern mehr Arbeit abzuverlangen. Unter den Grundbesitzern der Umgebung war er der Erste, der für den Antrieb der Fuhrwerke den Brustgurt statt des Halsgurtes einsetzte. Damit nicht genug, ließ er die Hufe seines Zelters, der neuesten Mode entsprechend, mit Eisen beschlagen, um einen besseren Halt auf dem Boden zu erreichen und ihm das Traben zu erleichtern. Er beauftragte einen Maurermeister, eine Wassermühle zu errichten, und ließ von einer Gruppe Schmiede Dutzende Pflüge aus Eisen fertigen, die die althergebrachten aus Holz ersetzen sollten. Mit vielen seiner Bauern schloss er jenen Vertrag, der *Livellum* genannt wurde und den Bauernfamilien über drei Generationen hinweg das von ihnen bestellte Land zusicherte. Im Gegenzug für diese Sicherheit verpflichteten sich diese zum Bau von Häusern, zum Düngen der Böden und zur Abgabe eines Anteils ihrer Ernte sowie einer zusätzlichen Summe. Viele glaubten, die Trauer habe ihn wahnsinnig werden lassen. Doch die Weitsichtigeren unter ihnen ahnten, dass dieser entschlossene und jegliche Neuerungen mit offenen Armen begrüßende Mann der Inbegriff der Zukunft war.

Er kümmerte sich weder um Lob noch um Spott. Tagtäglich traf er sich mit angesehenen Persönlichkeiten aus aller Herren Ländern, um die neuesten Informationen über alle

Veränderungen in der Welt einzuholen. Nachts ertappte ich ihn manchmal dabei, wie er im Empfangssaal vor dem großen Kamin saß und in die züngelnden Flammen starrte, reglos wie eine Statue.

Der Tod meiner Mutter hatte zwischen uns eine unüberwindbare Mauer errichtet. Jeder von uns hockte im Verlies seines eigenen Schmerzes, ohne den Zugang zu dem des anderen zu finden. Vielleicht hätte eine Geste, ein Blick, ein Wort genügt, um aus diesem Gefängnis herauszukommen. Doch ein wahrhaft heftiger Schmerz lässt sich nur schwer teilen, denn bisweilen ist die Tränenflut eines anderen nicht zu ertragen. Ein Kranker kann keinen Kranken heilen. Ich sah meinen Vater nie weinen, und umgekehrt galt dies genauso. Kein einziges Mal fiel der Name meiner Mutter. Das Einzige, was dem anderen den eigenen Kummer verriet, war unsere Gewohnheit, im Frühling unsere Zimmer mit blühenden Ginsterzweigen zu schmücken, um auf diese Weise das Andenken an die nach dem Ginster benannte Ginestra lebendig zu halten.

18. Kapitel

Base Udelberga

Meine Erziehung gründete sich auf dem Satz: »Das schickt sich nicht für eine De Ruggiero!«, und jedes Mal, wenn meine Mutter das sagte, dachte ich an Trotula. Auch sie war eine De Ruggiero, dennoch tat sie viele der Dinge, die mir verboten waren.

Wir sind im Abstand von wenigen Tagen zur Welt gekommen, geboren von Müttern so verschieden wie Erde und Mond. Auch sind wir an Orten unterschiedlichen Charakters aufgewachsen – sie in der freien Natur des Kastells, ich zwischen Klostermauern –, an denen wir eine grundverschiedene Erziehung erhielten: Ich lernte Andacht und Gebet, sie komplizierte geometrische Formeln. Obwohl wir keine Schwestern sind, haben wir uns geliebt wie zwei solche – vielleicht sogar noch mehr. Als Kinder sahen wir uns selten, sodass dies jedes Mal Freude und Qual zugleich hieß, auf die reine Freude der Begegnung folgte der stechende Schmerz des Abschieds. Ich war ein schweigsames, verschlossenes und scheues Mädchen, sie war offen und beinahe wild. Ich kannte niemanden, der ihr glich. Wenn ich in die schmucklosen Räume des Klosters zurückkehrte, in dem meine Eltern beschlossen hatten, mich erziehen zu lassen, nahm ich das Geräusch ihres Lachens mit und bewahrte es in meinem Gedächtnis wie die Reliquie einer Heiligen, an die man sich in Augenblicken der Verwirrung wendet. Ich begriff nicht, weshalb sie nicht an meiner Seite war. Die meisten Mädchen unseres Standes erhielten ihre Erziehung durch einen religiösen Orden. Einige davon legten das Gelübde ab, andere wurden zum Zeitpunkt der Eheschließung von ihren Familien zurückgeholt. Im Kloster lernten wir, die Hausarbeiten zu verrichten, um die wir uns den Rest unseres Lebens zu kümmern hatten. Man brachte uns bei, Brot zu backen, Seife und Kerzen herzustellen sowie die beiden Tätigkeiten, welche die Grundpfeiler im Leben einer jeden von uns darstellen würden: Spinnen und Weben. Unaufhörlich übten wir uns in der Fertigung von Kleidung und Schuhwerk.

Warum wurde Trotula daheim von einem Hofmeister erzogen? Die eintönigen Stunden des Klosters wären mir kürzer und freundlicher erschienen, wenn sie dabei gewesen wäre. Wir hätten uns über die Ordensschwestern lustig machen, uns nachts auf dunklen Fluren treffen und während des Gottesdienstes gemeinsam beten können. Stattdessen trat ich jedes Mal, wenn ich von ihr Abschied nahm, mit der Angst, sie nie mehr wiederzusehen, über die Schwelle des Hauses. Sie hätte erkranken können, während ich fort war, einem Feuer oder Erdbeben zum Opfer fallen oder gar einen Sturz erleiden können, es gab tausend Dinge, durch die sie mir genommen werden konnte. Ich betete oft für sie, für ihre Gesundheit, ihr Glück. Und ich betete, dass sie bei meinem nächsten Besuch noch da sein möge, bereit, mich in ihre Arme zu schließen.

Die Jahre der Kindheit vergingen, und die Ähnlichkeiten zwischen uns verschwanden. Sie wurde schlank und wendig wie ein Tier des Waldes – ich sah meine Hüften breiter, mein Gesicht immer runder und röter werden, während mein Oberkörper zart und die Schultern schmal blieben. Wir waren die Töchter zweier Brüder, doch ähnelte jede von uns der eigenen Mutter. Ich betrachtete die meine und schüttelte mich bei der Vorstellung, in ihrem Alter ebenso fettleibig und unförmig zu sein wie sie. Doch eine fettleibige Mutter ist besser als nichts, jenes Nichts, mit dem Trotula seit dem Tod von Donna Ginestra leben musste. Wir waren uns auf der Beerdigung begegnet. Es war mir damals nicht gelungen, sie an mich zu drücken. Ihr Körper war mir weit weg vorgekommen, gemeinsam mit der Mutter im Sarg eingeschlossen. Sie war vollkommen unnahbar gewesen. Ich hätte alles dafür gegeben, mit ihr den Schmerz teilen zu dürfen. Sie weinte nicht, sah niemanden an, war wie versteinert. Ich hoffte, dass sich in irgendeinem Winkel hinter dieser Trauer noch meine alte Spielkameradin verbergen würde. Wohin mag der Frohsinn gehen, wenn die Qual kommt? Sucht er, gleich den Schwalben, Zuflucht in einem Nest, sobald die Nacht anbricht und die Eulen hervorkommen? Oder flattert er ausweglos umher und stößt sich Kopf und Flügel? An jenem Tag vor der Bahre ihrer Mutter war der Glanz in Trotulas Augen erloschen. Sie war von Menschen umringt gewesen – Iuzzella, ihr Vater, der Hofmeister Gerardo –, dennoch kam sie mir einsam und entrückt vor. Eine Klippe inmitten eines Meeres, das zu durchqueren mir Gott ersparen möge. Ich sah meine eigene Mutter an, die ich nie besonders innig geliebt hatte, mit ihrer rauen Stimme, ihrer rückständigen Art des Denkens, ihrer Vorliebe für Putz und Feste. Bis zu jenem Tag hatte ich kein einziges Mal die Möglichkeit in Betracht gezogen, sie zu verlieren. Bei dem bloßen Gedanken daran, sie nie mehr wiederzusehen, verspürte ich ein schmerzhaftes Zerren in meinem Innersten. Etwas Urtümliches, Dunkles. Insgeheim hatte ich mir oft gesagt, dass ich lieber Donna Ginestra zur Mutter gehabt hätte, nicht nur, weil Trotula dann meine Schwester gewesen wäre, sondern vor allem weil die Gemahlin meines Oheims alle Gaben besaß, die meiner Mutter fehlten. Sie war klug, wachsam, neugierig, anmutig und schön.

Doch an jenem Tag enthüllte mir mein Körper einen einzigen Augenblick lang das Geheimnis töchterlicher Liebe, und so-sehr es mich verwunderte, war ich doch froh, dass in jenem Sarg nicht der unförmige Leib meiner Mutter lag. Sie stand neben mir, eingehüllt in prächtige Trauergewänder, voller Leben, und mein Körper konnte ihre Wärme spüren. Ich versuchte mir vorzustellen, was Trotula empfinden mochte, nun, da die Frau, die sie unter dem Herzen getragen hatte, starr und kalt auf einer Bahre lag.

Erst wenige Augenblicke vor unserem Abschied gelang es mir, ihr nahezukommen. Sie heftete ihren Blick direkt auf den meinen, mit aufeinandergepressten, fest verschlossenen Lippen und ohne ein Wort zu sprechen. Ich hätte sie an mich drücken, ihr Zuversicht einflößen und von den Wundern des Paradieses sprechen wollen. Doch ich blieb stumm. Es war stets sie gewesen, die das Wort ergriffen, ihren Gemütsregungen eine Stimme verliehen und die Traurigkeit abzuwenden vermocht hatte. Zurück im Kloster stickte ich ein Kissen für sie. Täglich saß ich mehrere Stunden am Stickrahmen, und die Zeit, die ich mit der Nadel in der Hand in Gedanken an sie verbrachte, war mein Unterpfand für die aufrichtigste Hingabe an die uns verbindende Freundschaft.

Als sie mich holen kamen, um mich dem Mann zur Braut zu geben, den sie für mich auserwählt hatten, verfügte ich bereits über viele Kissen, Stoffe und Laken, die ich für meine eigene Aussteuer, aber auch für die meiner Base bestickt hatte. Ich war geschickt und schnell am Stickrahmen, sodass es mir nicht schwerfiel, die doppelte Arbeit zu leisten. Doch sie war noch weit davon entfernt zu heiraten. Zu jener Zeit hatte sie begonnen, gemeinsam mit ihrem Hofmeister die Medizinschule zu besuchen, und sie kam mir wie besessen vor, wenn sie über die Dinge sprach, die sie in den Vorlesungen hörte.

Sie bestand darauf, mir hochkomplizierte philosophische Begriffe zu erläutern, sie zählte mir auswendig Namen und Nutzen Dutzender Kräuter auf, zu denen sie Zeichnungen und Beschreibungen auf Papieren angefertigt hatte, die sie stets mit sich trug. Ich hörte ihr zu, während ich weiterstickte und mich in die Rolle der Mutter zu finden versuchte, die ich bald werden sollte. Je weiter ich mich dem Ende meiner Schwangerschaft näherte, desto mehr Ratschläge bezüglich der Geburt erteilte sie mir. Sie brachte mich auch zu einer merkwürdigen Frau, die in einem Raum voller Kräuter auf dem Boden hockte und mir erklärte, wie ich das Kind herauspressen müsse, welche Getränke ich meiden und wie ich meinen Leib massieren solle.

»Ich mag gar nicht daran denken, dass du Schmerzen verspüren könntest!«

»Ich werde gewiss Schmerzen verspüren, Trotula. So muss es sein.«

»Es wird alles gut gehen.«

»Natürlich wird alles gut gehen. Und wenn nicht, ist es auch keine Tragödie. Frauen, die bei der Geburt sterben, kommen ins Paradies, das solltest du wissen.«

»Versuche es nur, so werde ich dich an den Füßen aus dem Paradiese hinabziehen.«

»Du sollst nicht Gott lästern!«

»Ich werde Gott nicht lästern, und du wirst nicht sterben.«

Ich hatte immer den Verdacht gehegt, sie hätte mich weniger lieb als ich sie, doch in jener Zeit erlebte ich hautnah ihre aufrichtigste Zuneigung. Allein bei dem Gedanken, ich könnte bei der Geburt leiden, flammte ein heiliger Schrecken in ihrem Blick auf. Auch wurde mir klar, dass sie mir diese Zuneigung bereits mit dem Händedruck am Ende der Beisetzungsfeier ihrer Mutter gezeigt und ich sie in mich aufgesogen hatte wie das Löschpapier die Tinte. Von ihrer Seite erfuhr ich ein Mitgefühl und Verständnis, wie es mir kein anderer je entgegengebracht hatte. Weder meine stets auf Bälle und Empfänge versessene Mutter noch der mir vom Schicksal beschiedene wunderliche Ehemann. Er war sehr viel älter als ich, Witwer und bereits Vater von vier Söhnen, mit denen er die meiste Zeit verbrachte. Ich hatte ihn wenige Tage vor der Hochzeit zum ersten Mal gesehen. Da er Ländereien besaß, die an die meines Vaters grenzten, wuchsen dank unserer Verbindung beide Güter an Wert. Er war ein grober Mann, der nach zu viel Wein gewalttätig wurde und mich mit der Lieblosigkeit eines Ziegenbocks nahm, wobei er meinen Körper und meine Seele verletzt hinterließ. Seit einiger Zeit lebte meine Familie in einem der Flügel des Hauses in Salerno, und dort wäre ich gern geblieben. Doch nach der Hochzeit brachte man mich in das Haus meines Bräutigams, wo ich die Stunden einsam und nur in Gesellschaft des Gesindes verbrachte. Trotulas Besuche waren meine einzige Abwechslung während meiner Tage als junge Ehefrau und zukünftige Mutter.

Sie kam stets am Morgen und blieb bis zum Sonnenuntergang. Ich saß am Stickrahmen, um den erwarteten Erben mit allem Nötigen auszustatten, und sie erzählte mir von ihren Tagen in der Schule. Wir verbrachten liebliche Stunden mit honigsüßem Wein und Anisgebäck. Bisweilen erahnte sie in meinem Blick den Schmerz und die Enttäuschung, doch sosehr sie mich auch drängte, ich wagte ihr meinen Kummer nie zu gestehen. Letztendlich war es das Schicksal aller Frauen, und es lohnte sich nicht, Worte der Klage darüber zu verlieren.

19. Kapitel

Begegnung mit dem Heiligen

Donna Ginestra war von einem Tag auf den anderen von uns gegangen, und dennoch schien sie im Gedächtnis der Tochter allgegenwärtig zu sein. Hatte ich den Beschluss fortzugehen etwa deshalb gefasst, weil ich gesehen hatte, wie viel Achtung und Wertschätzung das Mädchen den Abwesenden beizumessen vermochte? Weil ich nicht in Vergessenheit geraten wollte wie eine Lumpenpuppe, mit der zu spielen man zu alt geworden ist? Oder ganz einfach, weil ich nach ihrer Begegnung mit Gariopontus und den anderen Lehrmeistern der Schule das Gefühl hatte, ihr nichts mehr beibringen zu können? So viele Bücher ich auch gelesen hatte, sie würde dennoch stets jemand Klügeren finden, den sie betören und erobern könnte. Ich dagegen war ihr Eigentum, wie die Maulesel, die Pferde, Iuzzella und das Gesinde. Ihr Vater hatte mich eigens für sie erworben. Bald schon würde sie mich nicht mehr beachten oder, schlimmer noch, mich verspotten.

In Wahrheit wusste ich, dass ich vor dem Feuer floh, obwohl mich die beißende Kälte zerfressen würde. Ich floh vor der Nahrung, trotz meines Hungers. Wegen dieses Hungers!

Da wir keine Eile hatten, ließ ich das Pferd seinen Schritt selbst wählen. Im Geiste sah ich all die Jahre im Dienst der Familie De Ruggiero an mir vorbeiziehen: Donna Ginestra, die mir in dem Saal mit dem Becken von Melus erzählte, die kleine Trotula im Fackelschein, Iuzzella, die sich mit ihrem lahmen Bein von einem Zimmer ins nächste schleppte, die durchdringende Stimme von Signor De Ruggiero, das prasselnde Feuer zwischen den Böcken.

Das einzig Bedauerliche war, Trotula nicht zur Frau reifen zu sehen, aber die traurige Wahrheit, dass sie niemals die Meine werden würde, wie ich es ersehnte, ließ mir die Trennung weniger qualvoll erscheinen. Viele Male erwog ich, das Pferd zu bremsen und umzukehren, um ihr nahe zu bleiben wie der Schatten dem Körper, mich einst um die Erziehung ihrer Kinder zu kümmern, wie ich mich um sie gekümmert hatte, sie mir weiterhin nackt und eng an meinen Körper gepresst vorzustellen.

Doch mit jedem Schritt des Pferdes fühlte ich diese Bindung schwächer werden, so wie das Netz der Fischer leichter wird, wenn das Wasser zwischen den Maschen allmählich abläuft. In Kürze würde ich es ganz zu mir herangezogen haben, dieses Netz, das die Früchte meiner wiedergewonnen Freiheit barg.

Die Sonne war soeben aufgegangen, das Licht fiel flach über die Wasseroberfläche und verlieh ihr einen bleigrauen Schimmer. Ich folgte den Serpentinen hinauf in die gebirgige Landschaft der Monti Lattari. Der gewundene Weg führte durch Weinberge und Olivenhaine. Schon bald würden unterhalb von mir im Meer, einsamen Riesen gleich, zwei kegelförmige Klippen aufragen, die sogenannten »zwei Brüder«, in alle Ewigkeit dazu verdammt, Abstand voneinander zu wahren.

Ich durchquerte feuchte Täler, in denen mir völlig unbekannte Pflanzen gediehen. Ich stieg über schroffe Felsen, die steil zum Meer abfielen und auf denen nichts als ein paar Rosmarinbüsche, Salbei und Mastixsträucher wuchsen. Ich kam durch schattige Steineichenwälder. Mir war bewusst, dass ich einem ungewissen Schicksal entgegenging. In der Macchia trieben sich zahlreiche Gesetzlose und Enterbte herum, aber ich vertraute auf den Beistand Gottes und des heiligen Christopherus, des Schutzheiligen der Reisenden. Nichts was bisher selbstverständlich und normal gewesen war, konnte weiterhin als solches gelten, und so musste auch meine Angst davor, die Wälder zu durchqueren, dort nach Sonnenuntergang zu verweilen und wilden Tieren oder gar Unholden zu begegnen, einem neuen Mut weichen, dem wichtigsten und unabdingbaren Element für das von mir angestrebte Unterfangen. An einer Biegung wurde ich plötzlich des geradezu orientalisch anmutenden Anblicks der Ortschaft Cetara gewahr, der jüngsten Eroberung der Republik Amalfi. Mein Pferd plagte sich mit dem Aufstieg, während sich unterhalb von mir die blaue, zwischen dem Silbergrau der Olivenbäume hindurchschimmernde Meeresfläche erstreckte. Noch ein paar Meilen, dann würde ich den Abzweig zur Benediktinerabtei Santa Maria di Erchie erreichen. Ich überlegte, ob ich dort bleiben und in das ruhige klösterliche Leben zurückkehren sollte. In dieser abgeschlossenen Welt gab es klare und schlichte Vorschriften. So streng die Ordensregel auch war, ließ sie doch keinen Raum für Zweifel. Jeden Abend, wenn man sein Haupt auf das Strohlager bettete, kannte man die genaue Zahl der eigenen Verfehlungen, die Sündenlast und das rechte Mittel zur Sühne. Sollte die Welt dort draußen ruhig der Fleischeslust, Habsucht und dem Hochmut verfallen. Innerhalb der Mauern betete man für sich und alle anderen, gleich einer Schar Bauern, die das Feld der Erlösung bestellen, um die gesamte Gemeinde zu versorgen. Innerhalb des Klosters befände ich mich gewiss auf der Seite der Gerechten, doch für einen Sohn, der sich niemals vom väterlichen Heim entfernt hat, ist noch kein fettes Lämmchen gebraten worden.

Ich ließ mein Pferd die Gabelung passieren. Wenig später hielt ich, um an einem Baum meine Blase zu entleeren. Ich fühlte mich eins mit den Bergen, dem Land, der Meeresbrise. Das Netz war angehoben, und darin saß der Mann, zu dem ich einst werden konnte, wenn ich mich nur zu befreien wüsste.

Der Weg stieg an und führte nun durch eine Reihe kleiner Schluchten. Weiter unten sah ich noch immer das Meer, unermesslich, ringsum eine trockene, wilde Landschaft. Wäre ich dazu entschlossen gewesen, hätte ich noch weiter aufsteigen können: Der Gipfel des Monte Pertuso schien äußerst nahe. Doch auch an dieser Gabelung behielt ich meine Richtung bei. Der Pfad verlief in einem Bogen um den Monte Pisano und schließlich um die Landzunge des Capo d'Orso, dem letzten Ausläufer des großen Bergrückens, der den Golf von Salerno und den von Amalfi trennt. Der steil über dem Meer aufragende Felskamm bot sich meinem Auge dar wie eine gewaltige, zerborstene Festung, ein Durcheinander aus Turmspitzen, Mauern und Wehrtürmen.

Nun war der schlimmste Teil des Weges beinahe geschafft. Den letzten Abschnitt legte ich zu Fuß zurück, wobei ich das Pferd am Halfter führte. Ihm folgte der Maulesel, dem das abschüssige Gelände kaum etwas auszumachen schien. Nach dem soundsovielten Anstieg offenbarte sich mir endlich die großartige Aussicht auf den geschwungenen Küstenstreifen des Golfs von Amalfi. Mir wurde klar, dass ich die Stadt nicht vor Anbruch der Nacht erreichen würde. Ich musste im nächsten Dorf rasten und mir eine Unterkunft suchen.

Ich blieb auf demselben Pfad, doch schon bald fand ich mich in einem großen Olivenhain wieder. In der hereinbrechenden Dämmerung wirkten die Bäume dunkler als am Tage und schienen einander perfekt zu gleichen. Die Müdigkeit, das allmählich schwindende Licht und jener Silberwald ließen mich die Orientierung verlieren. Ich war bereits im Begriff, mich zum Schlafen auf den nackten Boden zu legen, als ich ein merkwürdiges Geräusch vernahm, ähnlich dem eines Schmiedes in seiner Werkstatt. Die Ohren anstelle der Augen bemühend, versuchte ich mich zu nähern, um herauszufinden, wer auf die Idee gekommen sein mochte, an einem derart abgelegenen Ort ein solches Gewerbe zu betreiben. Vor dem Eingang einer Grotte sah ich einen älteren Mann, der Kupferscheiben mit einem Stein bearbeitete. Da er keineswegs bedrohlich wirkte, beschloss ich, mich zu erkennen zu geben. An keiner der bisherigen Gabelungen war ich abgezweigt: weder in Richtung des Klosters noch hinauf zu dem durchaus verlockenden Monte Pertuso. Doch nun war es das Schicksal, das meine Wegrichtung änderte.

Der Mann, der sich so eifrig seiner Arbeit widmete, hieß Giovanni. Er stammte aus Kalabrien und war fast noch ein Kind gewesen, als er seinem Oheim Pietro gefolgt war, einem Mönch des byzantinischen Ritus, der dieses tiefe, finstere Loch als Ort des Gebetes und der Buße gewählt hatte. Jahrelang hatten Oheim und Neffe sich durch die Herstellung von Kupferwaren und geflochtenen Körben verdingt, die sie auf dem Markt von Amalfi verkauften. In der Grotte hatten sie zu Ehren der in der Umgegend so prächtig gedeihenden Olivenbäume eine kleine Ädikula errichtet, die der Schutzheiligen des Öls, Santa Maria Oleraria, geweiht war. Der Ort, an dem dieser Mann lebte, unterschied sich kaum von den Höhlen, die ich auf meinem Weg hierher gesehen hatte. Auch ich hatte kurzzeitig erwogen, zum Einsiedler zu werden, doch beim Anblick dieser Grotte versiegte mein Wunsch. Wie konnte man hoffen, zum tieferen Sinn des menschlichen Daseins vorzudringen, während man hauste wie ein Tier?

Giovanni nahm mich mit großer Herzlichkeit auf. Er teilte

sein kärgliches Mahl mit mir und wünschte, dass ich auf seinem Strohlager schliefe. Schon seit vielen Jahren lebte er vollkommen abgeschieden und hatte nur selten Gelegenheit seinesgleichen zu treffen. Lange saßen wir am Feuer, unterhielten uns und beobachteten, wie der Mond allmählich den höchsten Punkt am Himmel erreichte.

»Was bedrückt Euch?«

Seine Stimme floss dahin wie ein Bach in sternklarer Nacht.

»Weshalb sollte mich etwas bedrücken?«

»Die Einsamkeit lehrt einen, die trübenden Wolken in den Augen anderer Menschen mit ebenso großer Leichtigkeit zu erkennen wie die Wolken droben am Himmel. Wenn Ihr mir nicht von Euren Kümmernissen erzählen wollt, so sprecht darüber mit der Nacht. Ich bin nichts als ein Stück atmender Dunkelheit.«

Es geschieht selten, dass ein erwachsener Mann einen anderen ohne kämpferische Absicht berührt. Giovanni drückte unvermittelt meine Hand. Wie eine Frucht, die ihren Saft abgibt, wenn man sie presst, löste dieser Händedruck meine Zunge und ließ die Worte fließen.

»Ich bin ein Benediktinermönch …«

Alles, was ich nach dieser Feststellung folgen ließ, schien im Widerspruch zu ihr zu stehen. Die Qual schwankenden Glaubens, die Leidenschaft für meine Schülerin, die Zukunft, die mir keinerlei klare Richtung weisen wollte.

Giovanni lauschte mir schweigend und unbewegt wie die Felsen hinter seinem Rücken. Auch als mein Bedürfnis nach Aussprache gestillt war, hüllte er sich weiterhin in Schweigen. Er fällte kein Urteil, erteilte weder Rat noch Absolution, verdammte nicht. Still wartete er ab, und schließlich hob er an, mir seine eigene Geschichte zu erzählen, als wolle er unsere Rollen vertauschen.

Er sprach über die Reise von Kalabrien bis an die hiesige Küste in Begleitung seines Oheims. Die Jahre der Kindheit, die er in Einsamkeit und Gebet verbracht hatte, seine Jugend, die Entdeckung seiner religiösen Berufung, so brennend wie die heftigste aller Leidenschaften. Er konnte weder lesen noch schreiben, und das Einzige, was er von der Welt gesehen hatte, war der Markt in Amalfi, zu dem er einmal die Woche hinabstieg, um seine Körbe zu verkaufen. Er kannte die Geschichten des Evangeliums aus den Erzählungen seines Oheims, der eines Tages, nach zwanzig Jahren der Einsiedelei in dieser Grotte, beschlossen hatte, in die Heimat zurückzukehren, um dort zu sterben. Er hatte den Neffen gebeten, ihn zu begleiten, Giovanni jedoch spürte, dass diese Grotte der Ort war, den der Herr für ihn bestimmt hatte. Hier fühlte er sich dem Schöpfer und der Schöpfung nahe wie nirgendwo anders. Er hatte bereits viele, viele Jahre in dieser Einsamkeit verbracht, als Erzbischof Leone von ihm erfuhr. Lächelnd erzählte er mir, dass manche in ihm sogar einen Heiligen sähen.

»Ich bin nicht heiliger als die Ameisen, die mir über die Hand krabbeln. Ich lebe im Inneren dieser Höhle, wie ich im Leib meiner Mutter gelebt habe. Als sei ich nie geboren worden.«

Ich blieb einige Tage bei diesem sanften Mann, der den Wald und die Felsen so gut kannte wie sich selbst, aber noch nie vom heiligen Augustinus gehört hatte. Die meiste Zeit verbrachten wir schweigend mit dem Flechten von Körben. Die Luft war erfüllt vom Gurren der Tauben und Turteltauben, bisweilen auch vom Geflatter der Fasane zwischen den Olivenbäumen. Abends am Feuer sprachen wir wie zwei alte Freunde miteinander. Er berichtete mir vom Bären, der ihm als Kind Angst eingejagt hatte, von den Wölfen, die hin und wieder ausgehungert vom Monte Pertuso herabkamen. Ich sprach von den Propheten, zitierte philosophische Lehrsätze, erzählte Legenden von verliebten Nymphen.

»Darf ich Euch etwas sagen, mein Freund?«

Ich hörte ihm zu. Sosehr er selbst sich als gering erachtete, so sehr sah auch ich in ihm bereits einen außergewöhnlichen Menschen, einen Auserwählten, dem Gott seinen reinen und unschuldigen Geist bewahrt hatte.

»Sehr gerne höre ich Eure Geschichten, aber ich habe das Gefühl, dass Ihr das Leben erlernt habt, ohne es selbst wirklich zu leben, wie ein Seemann, der Winde, Segel und Kurse kennt, ohne jemals selbst aufs Meer gefahren zu sein. Wie könnt Ihr stets mit den Worten anderer denken?«

»Ich möchte hierbleiben, bei Euch, Giovanni, denn ich bin sicher, hier meinen Frieden zu finden«, erklärte ich aus einem Gefühl heraus, ohne nachzudenken. Mein Gedanke, dass das Leben in einer Höhle dem eines Tieres glich, erschien mir nun vollkommen abwegig. Nie zuvor war ich einem menschlichen Wesen begegnet, das weniger einem Tier ähnelte als Giovanni. Auch wenn er inmitten der Wildnis lebte, war er voller Anmut und Würde.

»Ich würde mich glücklich schätzen. Aber ich glaube nicht, dass das die beste Lösung für Euch ist.«

»Weshalb?«

»Weil Ihr noch nicht wisst, wonach Ihr sucht. Hierzubleiben wäre nur eine neue Flucht. Der Herr wird Euch andere Wege weisen. Vielleicht werdet Ihr eines Tages hierher zurückkehren, aber dann deshalb, weil Ihr selbst es so entschieden habt, und nicht, weil Ihr mir zufällig auf Eurem Wege begegnet seid. Das Pferd darf nicht den Reiter führen. Als Ihr aufgebrochen seid, welches Ziel hattet Ihr da?«

»Ich weiß es nicht. Ich habe mir kein Ziel gesetzt …«

»Und wie wollt Ihr dann wissen, wann Ihr angekommen seid?«

Eines Morgens beim Erwachen sah ich ihn die Körbe stapeln, die wir geflochten hatten. Die Sonne war noch nicht aufgegangen, doch er schien schon lange auf den Beinen zu sein. Ich hatte den Verdacht, dass er sich überhaupt nicht schlafen gelegt hatte.

»Heute ist Markttag. Kommt Ihr mit nach Amalfi?«

20. Kapitel

Republik der Wunder

So verliebte sich Herkules, der Gott dcr Kraft, in die Nymphe Amalfia, und er liebte sie so sehr, dass er sie nach ihrem Tod genau an dieser Stelle, in der Mitte des Golfs, begraben lassen wollte.«

Ich hatte darauf bestanden, dass Giovanni mein Pferd nahm. Dem Alter nach hätte er mein Vater sein können, und der vor uns liegende Weg war lang und beschwerlich.

»Es ist sehr schön, sich vorzustellen, die Dinge entstünden aus Liebe, Gerardo. Leider ist das nicht immer so. Oft sind es die kleinlichsten Gefühle, die den Menschen zur Überwindung seiner selbst treiben. Gedenket der Blumen, die im Schmutz gedeihen: Mist ist der beste Dünger.«

Als wir die Stadt erreichten, war sie bereits erwacht. Alle waren in fieberhafter Eile: die Männer, die in den Lagerhallen Waren stapelten, die Frauen, die sich anschickten, die Straßenabschnitte vor ihren Häusern zu reinigen, selbst die Tiere, die sich durch dic Gassen bewegten. Überall wimmelte und wuselte es. An jeder Ecke gab es halb fertige Baustellen; Häuser und Kapellen wurden errichtet, Straßen befestigt. Ein Bienenstock, dessen Summen das Meeresrauschen war. Salerno lag ebenfalls am Meer, und auch dort gab es einen Hafen. Doch für Salerno war das Meer so nutzbringend wie die Flügel für das Huhn. Amalfi dagegen war eine

Möwe. Es gab keinen Winkel in der Stadt, aus dem nicht das Meer sprach.

Bevor wir den Markt erreichten, bat Giovanni darum, eine Rast in der Basilika del Crocifisso einzulegen. Auch hier waren Arbeiter und Maurer am Werk, auch hier hallte der rhythmische Lärm der Arbeit wider. Ich fragte mich, wie dieser an vollkommene Stille gewöhnte Mann an diesem Ort zur rechten Andacht finden konnte. Als er niederkniete, wurde ich zum ersten Mal in aller Deutlichkeit seiner Größe gewahr. Mir kam es vor, als sei die Luft rings um ihn für einen Augenblick erstarrt. Ich versuchte, es ihm gleichzutun, aber mein Blick wurde von einem Flachrelief auf einem Sarkophag gefesselt; Proserpinas Entführung durch Pluto. Die zur Königin der Unterwelt gewordene Maid. Durch die Schattenwelten meiner Seele geisterte eine ebenso mächtige junge Frau, deren Bild der Teufel dem Licht entrissen hatte, um mich in ewige Verdammnis zu stürzen. Von Angst ergriffen verließ ich die Basilika. Der Platz wirkte beruhigend. Im Licht der Sonne gerann mein Schmerz wie eine verschorfende Wunde.

Ich wartete auf Giovanni, und gemeinsam durchquerten wir einen schattigen Laubengang, der uns in das Werftenviertel führte. Überall wurden Boote gebaut, die Schläge von Hammer und Axt hallten lautstark durch die Luft. Die Umgebung fühlte sich an, als wolle die gesamte Republik, einschließlich der Häuser und Gassen, in See stechen.

Am Horizont erkannte man Schiffe, bereit dazu, Kurs auf alle möglichen Häfen zu nehmen.

Einen Moment lang dachte ich daran, mich einzuschiffen. Die Amalfitaner hatten in allen Teilen des Mittelmeerraums ihre Kolonien. Ich hätte tonnenweise Wasser zwischen die Vergangenheit, vor der ich floh, und mich selbst bringen können.

»Habt Ihr Euch am Wein berauscht, so müsst Ihr am Morgen darauf noch ein wenig trinken, wenn Ihr Euch nicht den ganzen Tag schlecht fühlen wollt. Wasser würde alles nur schlimmer machen«, erklärte Giovanni, der dank einer seltenen Gabe meine Gedanken gelesen hatte. Im nächsten Moment verhandelte er erneut über den Preis eines Korbes.

Noch vor dem Abend gingen uns die Waren aus.

»Gehen wir«, sagte mein Gefährte, bereits traurig ob der erwarteten Antwort.

»Ich werde hierbleiben, um von dem Wein zu trinken, von dem Ihr spracht. Mist ist der beste Dünger.«

Doch ich beharrte darauf, dass er mein Pferd nehmen möge. Nach langem Verhandeln willigte er immerhin ein, auf dem Rücken des Maulesels zu seiner Grotte zurückzukehren. Der würde ihm bei seinen Reisen zum Markt nützlich sein, und die Gesellschaft eines zahmen Tieres war besser als gar keine.

Ich versuchte, Unterkunft in einem Gasthaus zu finden, wurde aber abgewiesen. Geistlichen war es weder gestattet, an solch verrufenen Orten zu nächtigen, noch dort am Tage auf eine Mahlzeit einzukehren, da Gäste Gefahr liefen, in die ungehörigen Gespräche oder Streitereien anderer dort Weilender hineingezogen zu werden.

Priester, die durch die Umstände einer Reise genötigt waren, sich von einem solchen Hause verköstigen zu lassen, mussten die Nahrung mithilfe Dritter erwerben und sie anderswo zu sich nehmen.

Ich kannte diese Regel und wusste, dass kein Wirt bereit sein würde sie zu übertreten, da ihm Bestrafung durch die Obrigkeit drohte. Dennoch versuchte ich es weiter. Hatte ich gar bereits vergessen, dass ich ein Mönch war?

Man sagte mir, ich solle mich an die Fremdenherberge des

Klosters wenden oder in einem Privathaus um Unterkunft bitten.

Während meiner Jahre bei der Familie De Ruggiero hatte mir der Herr des Hauses oft den ein oder anderen Follaro zugesteckt, obwohl ich unentgeltlich Dienst leistete und mein gesamter Lohn an das Kloster ging. Jetzt nahm ich dieses Geld aus der Satteltasche und tauschte es um. Für meine über fünfzig Follari erhielt ich fünf Goldmünzen und ein paar Silbertari, von denen ich mir weltliche Kleider kaufte. Sie waren alt und abgetragen, aber sie waren Teil des neuen Lebens, das ich beginnen wollte. Ich steckte die Kutte in den auf das Pferd geschnallten Sack. Donna Ginestra hatte sie für mich anfertigen lassen, und ich hatte sie lange Jahre getragen. Meine Absicht war nicht, den Mann, der ich einst gewesen, vollkommen zu vernichten, ich wollte ihn lediglich in anderen Boden verpflanzen, um zu sehen, ob er erblühen würde.

Gemeinsam mit anderen Gästen aß ich an einem Tisch zu Abend, der im hintersten Winkel der Taverne stand. Die Augen auf den Teller geheftet, löffelte ich eine Getreidesuppe, in der ranzig schmeckende Fettstückchen schwammen.

Sosehr ich mir gewünscht hatte, diesen verwahrlosten Menschen näherzukommen, flößte mir ihre Gesellschaft nun trotz allem Scheu ein. Jede Norm, die mein Leben bis dahin beherrscht hatte, schien an jenem Tag gewichen. Die Benediktinerregel erlegte einem einige Beschränkungen auf, auch bezüglich der Ernährung. Zu den Mahlzeiten, sowohl zur Sext als auch zur Non, durfte es nicht mehr als zwei gekochte Speisen geben. Es war gestattet, Gemüse zu verzehren, aber allen, die nicht an einer schweren Krankheit litten, war es streng untersagt, Fleisch von Vierbeinern zu verspeisen. Daran hatte ich mich im Kloster gehalten, und so hatte ich mich, abgesehen von wenigen Ausnahmen, auch in den Jahren bei der Familie De Ruggiero ernährt.

Doch nun saß ich hier in einer Kaschemme, inmitten von Sündern, und aß Rindfleisch.

Sie hätten mich ausrauben, umbringen, misshandeln können. In ihren Augen lag der hochmütige Glanz der Unwissenden, der finstere Widerschein der Grausamkeit.

Es sind Menschen, sagte ich mir, Gotteskinder, Brüder unseres Herrn Jesus Christus. Auch ihnen ist der Hauch des heiligen Geistes zuteilgeworden. Obschon ich mich um Verständnis bemühte, spürte ich in mir ein neues Gefühl erwachen: Verachtung. Es war ein Leichtes gewesen, die Anmut Donna Ginestras zu lieben, die Würde ihres Gatten, den Ernst des Abtes oder die gutmütige Schlichtheit Iuzzellas. Nun, da ich mich unter den Geringsten befand, spürte ich das ganze Gewicht des einen Gebotes, das ich zu befolgen hatte, des allereinfachsten, jenseits von strengen Gebets- und Fastenzeiten, Homelien und Beichten.

»Du sollst deinen Nächsten lieben wie dich selbst.«

Auch wenn er dir nicht gleicht, sollst du ihn lieben! Auch wenn er dir Angst einflößt, sollst du ihn lieben! Auch wenn er dich missachtet, sollst du ihn lieben! Dieser Gedanke breitete sich in meinem Kopf mit der Gewalt eines Flusses aus, der den Damm zum Brechen bringt. War das Berufung? Jene gebieterische Stimme, der man sich unmöglich entziehen konnte? Ich kannte das Ziel meiner Reise nicht, doch der Weg dorthin führte ganz gewiss durch das Nadelöhr dieses Gebotes.

Ich musste nur dieser Anweisung folgen. Ganz gleich, wo, mit wem und auf welche Weise.

Die folgende Nacht verbrachte ich in einem Raum voller Betrunkener und war ganz benommen vom lauten Schnarchen dieser Menschen, die ich mit der Zeit lernen müsste zu lieben, von denen ich mir vorläufig jedoch wünschte, sie würden vom Erdboden verschwinden.

Am nächsten Tag erwachte ich spät. Die Sonne stand bereits hoch am Himmel, und ich erinnerte mich kaum noch an die Offenbarung des Vorabends. Der Wein und der unruhige Schlaf hatten jene Wahrheit verschüttet, wie ein am Strand verirrtes Lamm vom Sand begraben wird.

War schon der Markt von Salerno bunt und voller Leben, so schien hier in Amalfi alles noch einen Deut eindringlicher zu sein. Hier fanden Männer und Frauen aller Volksgruppen, Araber, Normannen, Franken, Römer, Neapolitaner und Spanier zusammen. Jede erdenkliche Art von Tier wechselte den Besitzer, ob tot oder lebendig. Es gab Fische in allen Farben und Größen. Man bot Gewürze aus dem Orient feil, Essenzen, Heilkräuter, Elfenbein, Goldschmiedearbeiten, außerdem Spiegel, Brokat, Seide, Pelze, Kosmetika, Waffen … Ein Mann mit kahlem, glänzenden Schädel pries lauthals die Vorzüge seiner Ware an, die an diesem Tag aus vier wunderbaren, direkt aus Syrien eingeführten weiblichen Exemplaren der menschlichen Spezies bestand.

Ein Gewirr aus Sprachen, aus dem ich hin und wieder ein paar bekannte Worte heraushörte.

Beutel voller Silbertari wanderten von Hand zu Hand. Man hatte das Gefühl, an einem Ort zu sein, an dem die Gesetzmäßigkeiten der Geschichte keine Geltung hatten. Ich verschlang Muscheln und rohe Meeresfrüchte und gab mich einer Vielzahl mir bis dahin unbekannter Gaumenfreuden hin. Nach Gebet oder Lektüre verspürte ich keinerlei Bedürfnis. Speis und Trank verschaffte ich mir, wo immer ich konnte, an den Ständen der Fischer, in den Tavernen, an den Straßenecken, darunter alles Mögliche, Fleisch, Fisch, Brot in allen erdenklichen Formen, und abends in der Gastwirtschaft schlug ich mir erneut den Bauch voll. Zu jeder Mahlzeit trank ich guten Wein, und wenn ich mein Strohlager aufsuchte, geschah dies in der Regel mit schwankendem Gang. Die Männer ringsum kamen mir in diesem Zustand weniger bedrohlich vor. Jemand klopfte mir auf die Schulter, mit jener seltsamen Vertrautheit, die Seeleuten offenbar eigen ist, da sie wissen, dass mit dem Boot, falls es sinkt, alle gemeinsam untergehen.

»Man kann nur die lieben, die einem ähnlich sind!«, rief ich lauthals in den überfüllten Raum hinein, bevor der Schlaf mich übermannte. Meine Zimmergenossen schrien zurück, ich solle Ruhe geben, ehe sie weiterschnarchten.

In den folgenden Tagen war ich vollkommen versessen auf Nahrung. Und je mehr ich aß, desto größer wurde mein Hunger. Sofern ich nicht Essen in mich hineinstopfte, schlief ich. Und im Schlaf träumte ich von Trotula. Die Gier, mit der ich im Wachzustand ganze Fische verschlang, entlud sich im Schlaf am Körper meiner Schülerin. Ich übersäte sie mit Küssen, saugte ihre Körperflüssigkeiten auf, wie man frisch gefischte Weichtiere aussaugt, ich stieß meinen Penis in sie, wie ich meine Zähne in eine Lammkeule grub. Mit jedem Schritt, der mich weiter an den Rand des Abgrundes führte, fühlte ich mich weniger einsam. Überall traf ich auf die verschwörerischen Blicke derer, die wussten, dass ihnen Gottes Gnade nicht zuteilwürde. Die Suche nach Erlösung führt die Menschen zusammen, das hatte ich im Kloster entdeckt, als meine Tage von Gebet und Buße bestimmt waren. Die Gewissheit der Verdammnis ist jedoch fähig, ein noch viel engeres Band zu knüpfen. Befindet sich eine Seilschaft im Aufstieg, muss jeder auf seine eigenen Beine vertrauen. Für den Abstieg genügt es, sich mitreißen zu lassen.

Bisweilen saß ich nachts mit einem Unbekannten beisammen, bis am Morgen die Sonne über den Werften aufging, hielt seine Hand und er die meine, wie zwei Brüder nach Jahren der Trennung. Mit glänzenden Augen fasste ich in einer solchen Nacht endlich den Mut, meinen Worten freien Lauf zu lassen.

Es war ein alter Matrose, dem ich schließlich gestand, in geschlechtlichen Dingen noch gänzlich unerfahren zu sein. Er fuhr seit Jahren nicht mehr zur See. »Wer will schon einen Schiffsjungen ohne Arm?«, sagte er, wobei er seinen Stumpf schwenkte. Nun fristete er sein Leben in der Gastwirtschaft, wo er mit großen Wassereimern die Fußböden schrubbte, wie er einst das Schiffsdeck geschrubbt hatte.

Er war es, der mich zum ersten Mal ins Freudenhaus mitnahm.

So wie die Nahrung wurden auch die Frauenkörper anfangs zu einer Obsession. Ich vergrub mich in ihren Busen, stieß zwischen ihre Beine, biss in die zarte Haut ihrer Hälse, auf der Suche nach einer Lust, die ich nur aus dem Traum kannte. Und sosehr ich mich auch bemühte, erreichte ich doch nie diese Ekstase. Ich fühlte mich von allen erdenklichen Begierden getrieben, aber keine der Frauen, denen ich in jenen Räumen begegnete, glich der, die mich in meinen nächtlichen Visionen heimsuchte. Auch mein Körper fand in der Wirklichkeit weniger Befriedigung als in der Einbildung. Dennoch ging ich weiterhin jeden Abend ins Freudenhaus, wo ich meine Triebe stets mit einer anderen Frau auslebte.

Das Laster der Völlerei verschmolz in mir mit jenem der Wollust. Als würde ich nicht in Amalfi, sondern in der antiken Stadt Sodom weilen.

Ich gab die letzte Goldmünze für ein Abendessen mit einer jungen Afrikanerin aus, deren Brüste klein und spitz wie die einer Katze waren. Wir speisten nackt in dem Zimmer des Freudenhauses, wo ich den Koch dafür bezahlt hatte, uns ein wahrhaft fürstliches Mal zu bereiten. Das Mädchen sprach nicht meine Sprache, aber unter all den Frauen, in deren Leib ich eingedrungen war, schien sie mir die reinste. Sie war weder listig noch gerissen, und vermutlich war sie auch nicht verführerischer oder schöner als die anderen. Doch sie hatte den geschmeidigen Körper einer Katze, und während des Beischlafes bewegte sie sich sanft und zart wie eine Folge nächtlicher auf den Strand spülender Wellen. In ihren Armen hatte ich einen Augenblick lang meine Besessenheit vergessen, so sehr war ich verzaubert gewesen von dieser wiegenden Bewegung, dem feuchten Glanz ihrer schwarzen Augen und der vollkommenen Stille, die sie um sich herum zu verbreiten vermochte.

Wir begannen mit frischen, der Jahreszeit entsprechenden Früchten und Salaten, es folgte gebratenes Fleisch vom Lamm, Zicklein, Rebhuhn und Spanferkel. Danach schliefen wir mit noch triefenden Mündern zwischen befleckten Laken. Nach dem Erwachen ließen wir uns Süßspeisen bringen und zuletzt Käse, kandierte Früchte und Malvasia. Das Mädchen aß hastig, wobei es sich umblickte wie ein Tier, das sich über seine Beute hermacht. So zart sie beim Beischlaf war, so wild wurde sie angesichts der vielen Nahrung. Als sie alle Knochen und Käserinden abgenagt hatte, holte sie aus einem Beutelchen eine Handvoll kandierter Koriandersamen hervor.

Während das Mahl meine Qualen weitgehend verdrängt hatte, stieß mich diese kleine Geste schlagartig zurück in den Abgrund. Auch Trotula hatte stets ein wenig Koriander bei sich, um ihn nach dem Essen zu kauen und auf diese Weise den Atem zu erfrischen und die Verdauung anzuregen. Einen Augenblick lang stellte ich mir vor, dass anstelle der Unbekannten mit der bronzefarbenen Haut Trotula nackt zwischen den Speiseresten säße, bereit, mich mit meiner Lust zu empfangen. Ich brach in heftiges Weinen aus und konnte nicht aufhören, bis der Schlaf sich meiner erbarmte.

Heute weiß ich nicht mehr, wie lange ich in dieser Stadt

blieb, aber bei ihrem Verlassen war ich so vertraut mit den örtlichen Gebräuchen, dass ich für immer hätte dort bleiben können, um rohe Meeresfrüchte zu verzehren, in den Schänken Wein aus Lettere zu trinken und Sprachen zu sprechen, die ich nicht verstand. In jenen Tagen, in denen ich mich gänzlich den irdischen Freuden hingab, war ich mir jedoch trotz meines Gebarens vollkommen bewusst, den schlimmsten Versuchungen des Bösen ausgesetzt zu sein. Und je tiefer ich in den Strudel geriet, desto größer war mein Jubel ob der großen Zahl an Handlangern, derer sich die Kräfte des Bösen bedienen mussten, um mich von meinem Vorhaben abzuhalten.

21. Kapitel

Pferd ohne Reiter

Die Tage vergingen, und Gerardo kehrte nicht zurück. Iuzzella folgte mir auf Schritt und Tritt, um mir beim leisesten Anflug von Traurigkeit beistehen zu können, aber ihre Mühe war vergeblich. Weder weinte ich, noch änderte ich meine Gewohnheiten. Ich ging nun in Begleitung eines jungen Dieners zur Schule, der während der gesamten Zeit draußen auf mich wartete, um mich anschließend schweigend zurück nach Hause zu begleiten.

Das Verhalten meines Hofmeisters kam in meinen Augen einem Verrat gleich, und Verrätern soll man nicht nachtrauern!

Ich dachte nicht über die Gründe für diese Flucht nach. Denn um nichts anderes hatte es sich gehandelt. Doch auch sofern ich mir darüber Gedanken gemacht hätte, wäre ich nicht fähig gewesen, genügend Verständnis dafür aufzubringen. Zu jener Zeit drehte sich mein Leben darum, mir Bezeichnungen einzuprägen und mich mit Symptomen, Methoden, Anamnesen, Diagnosen und Prognosen zu beschäftigen. Die Menge der Dinge, die ich mir merken musste, erschien mir derart gewaltig, dass in meinem Geist nur wenig Raum für andere Fragen blieb. Ich wusste, dass die Trennung irgendwann hatte kommen müssen, und insgeheim ahnte ich, dass sie mit meinem Heranwachsen zu tun hatte. Daran, nach weiteren Gründen für dieses Gebaren zu suchen, hatte ich kein Interesse.

Einen Monat nach Gerardos Verschwinden erschien ein Bote an unserer Tür, der ein unerwartetes Päckchen überbrachte. Iuzzella überreichte es mir mit den Worten, es sei direkt aus Amalfi geschickt worden. Als ich es öffnete, fand ich darin etwas, das in meinen Augen bis heute überaus kostbar ist. So reich Salerno schon damals an Rohstoffen war, beschränkte sich die Verfügbarkeit beschreibbarer Materialien doch auf das hier hergestellte Pergament, das ebenso teuer wie schwer erhältlich war. In Amalfi gab es dagegen, wie ich wusste, zahlreiche Mühlen, in denen durch ein gänzlich anderes Verfahren ein gleichwertiger Trägerstoff geschaffen wurde. Erst ein einziges Mal hatte ich einen Bogen dieses so genannten »Papiers« zu Gesicht bekommen. Nun hielt ich auf einen Schlag mehrere Dutzend, wenn nicht gar hundert Blatt in der Hand. »Mögen hier jene Dinge Raum finden, die Euer Gedächtnis nicht bewahrt.« Die Handschrift ähnelte der meinen, denn vor vielen Jahren waren es ebenjene Schriftzeichen gewesen, anhand derer sich mir die Geheimnisse des Lesens und Schreibens erschlossen hatten. In diesem Augenblick überkam mich zum ersten Mal seit Gerardos Verschwinden das Bedürfnis zu weinen. Mir wurde bewusst, dass sich schwerlich jemals wieder ein Mensch finden ließe, der mir mit derartiger Selbstlosigkeit begegnen würde. Ich fühlte mich wie eine Pflanze, die keinen Gärtner mehr hat, wie ein Pferd ohne Reiter. Ich würde meine eigene Führung übernehmen und die passende Gangart, den Weg, die Ruhezeiten und die rechte Nahrung allein auswählen müssen.

Das Papier wurde mir in den folgenden Wochen sehr nützlich, denn wir hatten in der Schule damit begonnen, unsere bis dahin nur theoretisch vorhandenen Kenntnisse in die Praxis umzusetzen.

Wir saßen gerade unter dem Nussbaum und warteten auf Meister Adalfiero, als wir vom Ende der Gasse ein merkwürdiges Quieken vernahmen, als befände sich dort eine riesige Maus. Die schrillen Laute wurden von den rauen Stimmen mehrerer Männer begleitet, von denen einige auf gemeine und boshafte Weise lachten. Der Lärm kam näher, aber nichts von dem, was wir ringsum sahen, ließ sich damit in Verbindung bringen. Als unser aller Anspannung den Höhepunkt erreicht hatte, kamen endlich drei halb entblößte Männer zum Vorschein, die ein riesiges Schwein mit schwarzem struppigem Fell hinter sich herschleiften. Ihnen voraus lief der Meister, wie immer in seine Kutte aus rotem Samt gekleidet. Das Schwein wurde unter den Nussbaum geführt und an seinen Füßen am stärksten Ast aufgehängt. Dann nahm einer der Männer ein großes spitzes Skalpell und bohrte es dem Tier zwischen die Augen. Es stieß einen Laut aus, der mich an die Schreie der Klageweiber erinnerte, die ich bisweilen in den Trauerzügen vernommen hatte. Es war das erste Mal, dass ich dem gewaltsamen Tod eines Lebewesens beiwohnte. Obwohl mich viele Dinge im Leben beeindruckt haben, muss ich sagen, dass mich die Erinnerung an diesen Moment noch oft im Traum verfolgt hat.

Als das Tier endgültig aufhörte zu zappeln, rief der Meister einen der Schüler zu sich. Er stellte ihn uns als Giovanni Plateo vor, und bevor er ihm das Messer überreichte, rühmte er seine Fähigkeiten als Anatom. Sosehr ich mich auch anstrengte, konnte ich mich doch nicht daran erinnern, den jungen Mann jemals in den Vorlesungen gesehen zu haben. Meine Blicke wurden von dem Teil seiner Arme angezogen, den die Ärmel der Tunika freiließen: lange, markante Muskelstränge, die ich gern berührt hätte. Sein magerer Hals ragte aus dem Gewand, die Gesichtszüge waren streng: Er hatte eine breite

Stirn über bleigrauen Augen und einer imposanten Nase. Sein Gemüt wirkte ernst, in sich gekehrt, und nur die Lippen, die voll und wohlgeformt waren wie die einer Frau, verrieten etwas von der Erregung, die er dort neben dem Meister vor den Schülern stehend verspüren musste. Er legte die Lederschürze an, die ihm einer der Gehilfen reichte, und drehte uns den Rücken zu. Als er fertig war, bot sich uns der makabre Anblick eines vollkommen zerlegten Körpers. Man hatte das Schwein vom Ast genommen und auf den Boden gelegt, und während der Anatom damit beschäftigt war, das Brustbein herauszulösen, um uns einen Einblick ins Innere des Brustkorbes zu gewähren, erklärte unser Lehrmeister, was wir sahen.

»Vorab sei angemerkt, dass diese Praktiken innerhalb der Medizin seit jeher als überflüssig und grausam erachtet wurden. Der Erste, der sich explizit gegen ein derartiges Vorgehen zur Untersuchung des Körpers verwehrte, war Celsus, von dem ich Euch bereits erzählt habe. Seiner Meinung nach unterscheiden sich die Organe eines toten Körpers gänzlich von denen eines lebenden. Aber ungeachtet dieser Theorie greifen Ärzte nach wie vor auf die Sektion von Tierkadavern zurück. Ich spreche ausschließlich von Tieren, denn die Untersuchung menschlicher Körper käme dem sicheren Weg in die Hölle gleich. An ihrer Stelle werden, wie gesagt, kürzlich getötete Tiere seziert, um summarisch die Anordnung der Organe zu begreifen, die wir, unserer Kunst gemäß, anhand von Symptomen im Körper des Erkrankten lokalisieren müssen. Bei allem Respekt für den großen Celsus bin ich davon überzeugt, dass jeder, der diesen Beruf ausüben will, wenigstens einmal im Leben Herzkammern, Dickdarm, Bronchien, Nebennieren, eben all das, was Ihr soeben vor Euch seht, in Augenschein genommen haben sollte.«

An jenem Tag hatte ich auf dem Heimweg das Gefühl, über rutschiges Gelände zu gehen. Mehrmals musste ich anhalten, weil mich heftige Übelkeit heimsuchte. Ich schaute mich um, sah jedoch nur den jungen Diener, der zwar bereit war, mir jederzeit zur Seite zu stehen, andererseits aber nicht dazu geeignet, mir eine Antwort auf die vielen Zweifel zu geben, die durch die letzte Vorlesung in meinem Geist erwacht waren. Zum ersten und nicht zum letzten Mal wurde mir das Fehlen des Hofmeisters, seiner Ratschläge und der in meinen Dienst gestellten Weisheit deutlich bewusst. Nur mit ihm hätte ich über die Erschütterung sprechen können, die der Anblick des Tierkadavers in mir ausgelöst hatte.

Wollte ich mein Leben tatsächlich zwischen Blut und Körpersäften verbringen? Würde ich weiterhin offen für die Schönheiten der Welt bleiben, wenn sich meine Augen erst an derartiges Grauen gewöhnt hatten? Und war es überhaupt richtig, dass der Mensch so tief in die Geheimnisse des Lebens vorzudringen wagte? Warum überhaupt heilen, wo uns hinter der Schwelle des Todes ohnehin das Paradies erwartete? Weshalb den Körper mit seinen zahlreichen menschlichen Schwächen bewahren, wenn man sich davon befreien und zur reinen Seele werden konnte? Wie sollte ich mich mit etwas beschäftigen, das ich als unrein empfand?

Abends im Bett tastete ich mit den Händen meinen Leib ab, unfähig zu glauben, dass sich unter der zarten Hülle meiner Haut ein derartiges Gewirr aus stinkenden Eingeweiden befinden sollte.

In der Nacht träumte ich von meiner Mutter, wie sie mit dem Rücken zu mir vor dem Kamin im Empfangssaal stand. Ich trat auf sie zu, sie ließ ihre Tunika fallen und drehte sich um: Auf der Vorderseite war sie vollkommen hohl. Ihr leerer Körper wirkte wie eine Blütenkrone ohne Stempel.

Keine Gedärme, kein Blut, nichts weiter als ein duftender Hauch.

Der Traum genügte, um mich die Schrecken des vergangenen Tages vergessen zu lassen, nicht jedoch die tausend Fragen, die sich mir aufgedrängt hatten.

Nun, da sich die Abscheu gelegt hatte, blieb nur das Bewusstsein meiner Reaktion. Darüber musste ich nachdenken, meine Empfindlichkeit näher betrachten. Ob die Vorlesung auf meine Gefährten dieselbe Wirkung gehabt hatte? Als wir uns vor dem großen Nussbaum voneinander verabschiedeten, hatte niemand erschüttert gewirkt, wohl nicht einmal ich selbst. Aber sie waren Männer, vielleicht fiel es ihnen deshalb leichter, an diesen blutigen Tierkörper als etwas ihnen Fernes und Fremdes zu denken. Ich, die ich den Geruch des Blutes von meinem eigenen Organismus her kannte, die ich es rubinrot, violett und am Ende schwarz hatte werden sehen, ich, deren Körper mich jeden Monat an die ihm innewohnende Überfülle erinnerte, hatte beim Anblick jenes Blutes, jener Eingeweide, jener leblosen Organe so empfunden, als seien es meine eigenen.

Schon immer war mir Iuzzella, solange ich mich im Haus aufhielt, wie ein Schatten gefolgt. Sie legte Wert darauf, dem übrigen Gesinde zu verstehen zu geben, dass sie selbst keine gewöhnliche Bedienstete wie die anderen war, sondern die Tochter meiner Amme, meine Kammermagd und auch meine einstige Spielgefährtin. Sie folgte mir, ohne dabei ihre Stickarbeit zu unterbrechen, in der sie außerordentlich geschickt war, und ohne das Wort an mich zu richten, es sei denn, um mich nach meinen Speisewünschen zu fragen, und sie dann an die Küche weiterzugeben.

Das große Haus in Salerno erschien mir so leer wie nie zuvor. Innerhalb eines Jahres waren alle fortgegangen, denen ich mich hätte anvertrauen können: meine Mutter, Gerardo, meine Base … und so beschloss ich, dem äußersten Schmerz mit dem äußersten Mittel zu begegnen.

»Iuzzella, komm her.«

»Wünscht's Ihr Ingwerwasser, Dama Trota?«

»Nein, ich habe keinen Durst … ich möchte dich sprechen.«

»Habt's Ihr Kopfweh? Oder das Frauenleiden? Die Monatsblume is nit fern …«

»Nein, setz dich hierher und leg den Stickrahmen beiseite. Sag, was hältst du von der Medizin?«

Ich fand es verrückt, darüber mit jemandem zu sprechen, der kaum meine Worte verstand. Iuzzella spürte offenbar, dass ich auf Antworten hoffte, die sie mir vermutlich nicht zu geben in der Lage war, dennoch verzagte sie nicht.

»Welche Medizin? S' gibt ja so viele Mittel.«

»Ich meine die Ärzte, die Heilkunst …«

»Was soll i Euch sag'n … Manchmal helfen 's, und manchmal, wie bei Eurer verehrten Frau Mutter, sind s' unnütz, so viel weiß i.«

»Aber der Herrgott? Sollte nicht Er das Heilmittel aller Krankheit und unser Medikus sein? Sollte nicht der Glaube unsere Rettung sein, Iuzzella?«

Nun sah sie mich an, als sei ich tatsächlich verrückt. Sorgsam wählte sie ihre Worte. Die Zeiten, in denen wir beide eine allen anderen unverständliche Sprache geteilt hatten, lagen lange zurück. Sie hatte selbst mit angesehen, wie schnell ich die Gesindesprache vergessen hatte, um die meinem Stande angemessene Ausdrucksweise zu erlernen.

»Warum wascht's Ihr Euch dann, warum esst's Ihr, warum kleidet Ihr Euch? Sollt nit der Herrgott sich drum kümmern? Tiere bereiten keine Speisen nit zu, sie brauchen kein Kleidung, da herum muss die Natur sich kümmern. Sie sterben, wenn 's Zeit is zum Sterben und reinigen 's Fell, wenn 's regnen tut. Doch unsereins is kein Getier nit. So bleibt's allemal. So viel weiß i, wo i doch das Lebe der Lumpen in Stadt und Land kenn. Auch dorten, wo der Mensch wie a Tier hauset, pflegt einer den anderen als gut als er kann. Gott hat uns nach seinigem Ebenbild erschaffet. Tiere verarzten sich nit mitanand. Sieht aber ein Christenmensch einen anderen bluten, hält's er inne und steht's ihm bei.«

Iuzzella hatte recht. Nur der Mensch versuchte, Leiden zu lindern, die er selbst nicht verspürte. Er stellte sich die Schmerzen des anderen vor und verarztete ihn. Das war genau die Antwort, nach der ich gesucht hatte, etwas, das mich in eine neue Richtung führen, mich von all den Diskussionen über Galen, Hippokrates, Celsus, über Temperamente und Diagnosen ablenken würde. Eine Wahrheit, so schlicht, dass vielleicht nicht einmal Gerardo sie zu finden im Stande gewesen wäre.

Auf Iuzzellas Gesicht zeichnete sich ein seliges Lächeln ab.

»Wollt's Ihr Frauen kennenlernen, die sich auf Medizin verstehen?«

Wenige Tage später machte sie mich mit einigen ehrwürdigen Matronen bekannt. Insgesamt lernte ich über zehn von ihnen kennen, und von jeder lernte ich etwas über die Pflanzenheilkunst und die Zubereitung von Salben. Einige waren offenbar allgemein als Hexen bekannt, andere waren einfache Hebammen. Sie hatten seltsame Namen, an die ich mich nicht erinnere.

Iuzzella kannte die Frauen, da die Gemeinschaft der Heilerinnen zum Großteil aus Freundinnen ihrer Mutter bestand, die selbst jahrelang als Hebamme und Heilerin tätig gewesen war.

In all der Zeit, die sie unserer Familie bereits Dienst leistete, hatte sie nie vergessen, ihnen regelmäßige Besuche abzustatten, und nach dem Blitzschlag hatte eine dieser Frauen ihr geholfen. Mit den Salben und Mitteln, die sie Iuzzella empfohlen hatte, war es meiner Kindermagd gelungen, ihr Bein zu retten.

Ich entdeckte Straßen und Häuser, von denen ich nie geglaubt hätte, dass es sie in dieser Stadt, die ich meist nur durch die Fenster meiner Gemächer betrachtet hatte, geben könnte. Kleine fensterlose Räume, in denen über zehn Personen hausten, Menschen, die ihre Mahlzeiten und den spärlichen Lebensraum mit Schweinen und Hühnern teilten. In all diesem Elend lernte ich aber auch zahlreiche neue Heilmittel kennen. Ich erfuhr, dass die Knollen der Wasserkastanie in Meerwasser gekocht gegen geschwollene Füße halfen, dass Weizen und Weihrauch in Wein gelöst den Juckreiz linderten und dass Asche zusammen mit rohem Sesam gut gegen Hüftbeschwerden war.

Die letzte Heilerin, die wir aufsuchten, die einzige, an deren Namen – Costanza – ich mich erinnere, erwies sich als sehr weise Frau, von der ich im Laufe der Jahre eine Menge lernen sollte. Sie lebte im Viertel der Amalfitaner und stammte aus ebendieser Stadt.

Wir gingen oft zu ihr. Ich war derart begeistert, endlich eine Frau gefunden zu haben, von der ich so viel Nützliches lernen konnte, dass ich beschloss, nicht länger die Vorlesungen der Schule des Gariopontus zu besuchen, sondern die Matrone zu bitten, mich als ihre Schülerin anzunehmen.

Darüber, wie ich ihr diesen Vorschlag unterbreiten sollte, dachte ich lange nach, und jedes Mal hielt mich die Ehrfurcht zurück. Der Raum, in dem sich sorgfältig geordnete Behältnisse in allen Formen und Größen befanden, in denen ich die kuriosesten *Elixiere* vermutete, flößte mir Respekt ein. Keiner der Behälter war beschriftet, aber Costanza fand alles stets auf Anhieb. Sie war bereits so alt, dass sie seit Längerem darauf verzichtete, den Kranken Hausbesuche abzustatten. Stattdessen brachte man diese zu ihr, auf den Arm eines Helfers gestützt oder auf einer Tragbahre liegend, wie jemanden, der im Gebirge verunglückt ist. Jedem verabreichte sie das richtige Mittel, meist ohne überhaupt den Körper des Erkrankten zu berühren. Sie hatte langes weißes Haar, das sie im Gegensatz zu allen anderen mir bekannten Frauen offen trug. Stets war sie mit einer weißen, tadellos sauber gehaltenen Leinentunika bekleidet, obwohl ihre Behausung kaum mehr als eine Hütte mit gestampftem Boden war. Ich verspürte eine innere Gewissheit, dass sie mir alles Notwendige beibringen konnte, um mich zu dem zu befähigen, was ich inzwischen als meine Berufung betrachtete.

Etliche Tage verbrachte ich in dem nach Rosmarin und Minze duftenden Raum, um den günstigsten Moment abzupassen, ihr mein Anliegen zu unterbreiten. Sie hatte mich nie gefragt, weshalb ich tagtäglich früh am Morgen mit Iuzzella erschien und erst kurz vor Sonnenuntergang wieder verschwand. Neugierde schien ihr fremd zu sein. Ich saß schweigend da in der Hoffnung, sie möge mich wenigstens auffordern, ihr einen Krug Wasser zu bringen, doch in der ganzen Zeit, die ich bei ihr verbrachte, richtete sie so gut wie nie das Wort an mich. Wenn überhaupt, wandte sie sich an Iuzzella oder an ihren Gehilfen mit der bernsteinfarbenen Haut. Es schien, als würde sie mich gar nicht registrieren, was mir durchaus nicht missfiel. So konnte ich in ihrer Nähe weilen und auf jede Schattierung ihrer Stimme im Umgang mit den Patienten achtgeben. Mit der Zeit fasste ich Mut, und hin und wieder gelang es mir, auf einem der kostbaren Bogen aus Amalfi ein Rezept zu notieren, das mir besonders raffiniert und ungewöhnlich erschien. Ein Fall, der sie über mehrere Tage in Anspruch nahm, weckte mein besonderes Interesse. Verzweifelte Angehörige hatten ein Mädchen mit einem seltsamen Leiden hergebracht, das sich darin äußerte, dass es urplötzlich vollkommen taub geworden war. Nachdem Costanza mit zusammengekniffenen Augen ihre Hörmuscheln untersucht hatte, bat sie die Kranke nebst Familie darum, am nächsten Tag wiederzukehren. Als sie fort waren, schickte sie Iuzzella sogleich zum Markt, um Aal zu kaufen, den sie anschließend kochte, als wolle sie ihn zum Abendessen verspeisen. Doch stattdessen schöpfte sie mit einem Schaumlöffel das Fett an der Oberfläche ab, füllte es in einen Steinguttopf und vermischte es mit zwei Flüssigkeiten aus ihren Vorräten. Iuzzella, die, seit wir hierherkamen, zu meinem Sprachrohr geworden war und meine Neugierde kannte, erkundigte sich, worum es sich dabei handelte, worauf Costanza erwiderte, sie habe ein Extrakt von Geißblatt und Hauswurz hinzugefügt. Aus einem weiteren Behältnis nahm sie eine klebrig schaumige Substanz, die sie lächelnd als Ameiseneier beschrieb. Anschließend zerkleinerte und filterte sie alles, fügte der Mischung Öl zu und brachte sie zum Kochen.

Tags darauf bemühten wir uns, früher als sonst zu kommen, und bekamen dadurch mit, wie sie dem Gemisch Essig beimengte. Noch vor der Mittagsstunde kam das taube Mädchen zurück. Costanza führte den Brei in das erkrankte Ohr ein und dichtete das gesunde dann mit Wachs ab. Sie empfahl der Kleinen, sich zum Schlafen auf die gesunde Seite zu drehen und Wind zu meiden. Wenige Tage später erschien der Vater mit zwei Kapaunen in der Hand – das Zeichen, dass das Mittel gewirkt hatte. Als stelle dieser Erfolg den Abschluss meiner Lehrzeit bei ihr dar, kam Costanza noch am selben Tag auf mich zu.

»Ich denke, Ihr habt lange genug bei der alten Hebamme gesessen.«

Im ersten Moment begriff ich gar nicht, dass sie mit mir sprach.

»Ihr müsst zurück zu Gariopontus …«

»Genau darüber wollte ich mit Euch sprechen. Ich hege die Absicht hierzubleiben, um von Euch die Heilkunst zu erlernen.«

»Glaubt Ihr etwa, das sei mir entgangen? Dies weiß ich seit dem ersten Tag, an dem Ihr mit Euren feinen Schühchen diesen Raum betreten habt, aber ich sage Euch, Ihr müsst zu Eurem Lehrmeister zurückkehren.«

»Ich möchte die Schule nicht länger besuchen: Ich habe alles gelernt, was es zu lernen gibt.«

»Hochmut ist noch schlimmer als Unwissenheit. Entscheidend ist nicht, was Ihr möchtet, sondern was für die Kunst unabdingbar ist. Ihr wäret nur eine unter zahllosen hergelaufenen Hebammen, zu nicht mehr nütze, als Kühen und Bäuerinnen bei der Geburt zu helfen. Ich kann nicht einmal lesen!«

»Aber darauf kommt es doch nicht an.«

»Was wisst Ihr schon, worauf es ankommt?« Es war das erste Mal, dass jemand in diesem Ton zu mir sprach. »Neue Bücher werden kommen, neue Heilmethoden, die von den Arabern in ihren *Medresen* entwickelt wurden. Euer Meister Gariopontus ist dabei, die Schriften der griechischen und arabischen Ärzte zu übersetzen. Und Ihr wollt Euch in einem Zimmer mit gestampftem Boden einschließen, um ein paar Salben zuzubereiten? Hätte ich in Eurem Alter auch nur zu einem Quäntchen jenes Wissens Zugang gehabt, das Euch offensteht, ich hätte meinen rechten Arm dafür gegeben. Außerdem habe ich gehört, dass Gariopontus große Hoffnungen in Euch und Eure Klugheit setzt.«

Der Meister hatte also von mir gesprochen. Und ich hatte geglaubt, er habe meine Anwesenheit bei den Vorlesungen nicht einmal bemerkt.

»Dieser große Mann ehrt mich mit seiner Freundschaft. Er sagt, dass Ihr, wenn Ihr möchtet, bei mir Eure Kenntnisse über die Kraft der Kräuter vertiefen könnt. Diesbezüglich glaube ich, sowohl Euch als auch ihm einiges beibringen zu können. Allerdings gebe ich nur das Wissen meiner Mutter und der Mutter meiner Mutter weiter, ohne die Materie zu kennen, an der ich dieses Wissen erprobe. Ich weiß, dass es Körpersäfte gibt, die es im Gleichgewicht zu halten gilt, aber ich weiß es allein aus Erfahrung, und Ihr würdet Jahre brauchen, um von mir dasselbe zu lernen, was Ihr Euch durch die Lektüre eines einzigen Buches aneignen könnt. Ich weiß nicht, was Gariopontus wünscht, aber ich hege den Wunsch, dass Ihr einmal eine geschätzte und geachtete Ärztin werdet und nicht bloß eine Heilerin. Solltet Ihr einmal Rat brauchen, wisst Ihr, wo Ihr mich findet, ansonsten vertraue ich auf Eure Demut. ›Ich habe alles gelernt, was es zu lernen gibt‹, habt Ihr gesagt. Merkt Euch diesen Satz und sprecht ihn nie wieder aus, wenn Ihr eine wirklich weise Frau werden wollt.«

22. Kapitel

Das Geheimnis der Schönheit

Nach ihrer Zeit in der Hütte der Heilerin entwickelte meine Base Trotula eine regelrechte Leidenschaft für die Kosmetik. Mithilfe der Ratschläge der alten Costanza, Iuzzellas und wer weiß welch anderer kluger Frauen arbeitete sie ein umfassendes Sortiment an Schönheitsmitteln aus, die sie, dessen bin ich gewiss, zuerst an sich selbst erprobte.

Über das dumpfe Trauerspiel meiner unglücklichen Ehe hinaus hatte ich noch einen weiteren Kummer, über den ich nur schwer mit irgendjemandem sprechen konnte. Zwar war mir klar, dass meine Base keine gute Ratgeberin für meine ehelichen Sorgen wäre, für das andere Problem dagegen fände sie gewiss die richtige Lösung. Es erschien mir wie ein Wink des Schicksals, dass sie ihre Kenntnisse in der Schönheitspflege gerade in dem Augenblick zu vertiefen gedachte, als ich dieser am stärksten bedurfte.

Es war eine sehr intime Angelegenheit, und wäre ich mir nicht sicher gewesen, Hilfe zu finden, hätte ich es niemals gewagt, mich jemandem anzuvertrauen. Auf meinen Schenkeln, von der Scham abwärts, hatte ein dichter Pelz zu wuchern begonnen, der mittlerweile beinahe bis zu meinen Knien reichte. Unser ehelicher Beischlaf fand zwar stets in tiefer Dunkelheit und in aller Eile statt, doch irgendwann würde mein Mann die Absonderlichkeit bemerken, und wie ich ihn kannte, würde er aufs Heftigste reagieren. Ich fragte mich, ob man eine Ehefrau verstoßen durfte, nur weil dichter Haarwuchs ihre Beine bedeckte.

Ich schilderte Trotula mein Problem, wobei ich mich schon beim bloßen Sprechen dafür schämte. Doch ihr Blick hatte auf mein beunruhigtes Gemüt dieselbe Wirkung wie Wegerichsalbe auf eine Brandwunde. Sie schien geradezu beglückt, ihre einsamen Studien auf einen so außergewöhnlichen Fall anwenden zu können. Zunächst bat sie mich, ihr meine Beine zu zeigen, um das Ausmaß des Problems mit eigenen Augen beurteilen zu können.

»Gut. Um die Haut von den Haaren befreien zu können, musst du dich laut Costanza mit einer Enthaarungscreme aus ungelöschtem Kalk einreiben, den man durch ein Sieb streicht und in einem Terrakottatopf auf dem Feuer einkocht, bis ein fester Brei entsteht. Dann fügt man eine Unze Rauschgelb hinzu und erhitzt die Mischung erneut. Das Ganze darf jedoch nicht zu heiß werden und auch nicht zu lange in Kontakt mit der Haut kommen, da es schwere Verätzungen hervorrufen kann. Sollte die Haut dennoch durch die Enthaarungscreme verätzt werden, nimmt man Pappel mit Rosenöl, Veilchenöl oder einem Hauswurzextrakt und trägt es auf, bis das Brennen nachlässt.«

Sie hatte dieses Rezept wie eine brave Schülerin aufgesagt, als wolle sie mir und vor allem sich selbst versichern, dass sie die nötigen Fähigkeiten besaß, um das Problem in Angriff zu nehmen.

Ich bat sie, mir so schnell wie möglich besagte Creme zu beschaffen, und drei Tage später brachte sie mir diese und dazu eine Auswahl weiterer Mittel. Lächelnd, mit einer neuen Haartracht und perfekt angepasstem Schuhwerk trat sie ein.

»Die habe ich heute Nacht eigens für dich zubereitet.«

Sie wirkte sehr aufgeregt, denn erstmals hatte sie Gelegenheit, ihre Studien zur Anwendung zu bringen. Auch ich war gespannt. Die Zeiten des Spiels, die uns das Leben im Kindesalter verwehrt hatte, schienen nun anzubrechen.

»Ich habe sie in diesen kleinen Leinenbeutel gefüllt und stark erhitzt. Dieses Extrakt hier kannst du auf dieselbe Weise verwenden. Falls die Creme zu fest ist, füge etwas frisches Wasser hinzu, um sie zu verdünnen. In pulverisierter Form ist sie gut bei Entzündungen der Haut. Und dieses Mittel hier ist ein Gemisch aus Gurkenblättersaft und Mandelmilch. Ich habe außerdem zerstoßenes Galbanharz beigemengt, das ich einen Tag und eine Nacht in etwas Wein eingeweicht hatte, sowie zu gleichen Teilen Mastix, Weihrauch, Zinnober, Muskatnuss und Gewürznelken. Riechst du es? Es duftet und lässt die Haut geschmeidig werden. Nachdem du dich sorgfältig mit dieser Creme eingerieben hast, musst du dich in ein sehr heißes Dampfbad begeben. Dort bleibst du eine Weile, und direkt im Anschluss daran versuchst du, dir die Haare auszuzupfen. Danach steigst du in lauwarmes Wasser und wäschst dich gründlich. Sobald du herauskommst, nimm etwas Kleie mit warmem Wasser vermengt, zerkleinere sie gut und trage sie auf den Körper auf: Das reinigt und glättet die Haut. Wasche dich anschließend erneut mit warmem Wasser und lass die Haut ein wenig an der Luft trocknen. Danach kannst du noch Henna mit Eiklar zum Einreiben der Gliedmaßen nehmen: Das verleiht der Haut Geschmeidigkeit, und sollte es doch zu Verätzungen durch die Enthaarungscreme gekommen sein, so heilen diese Stellen dadurch schneller ab. Spüle deinen Körper noch einmal mit warmem Wasser sauber und lege dich anschließend, in ein frisches Leintuch gehüllt, ins Bett. Ich verspreche dir, du wirst innerhalb weniger Tage wieder so glatte Beine haben wie in Kindertagen.«

Der Eifer, den sie auf die Suche nach einer Lösung verwendet hatte, und die Tatsache, dass meine Behaarung innerhalb von zwei Wochen tatsächlich verschwunden war, brachten mich auf eine Idee, die ihr zu Ansehen verhelfen und mein Dasein als traurige Ehefrau ein Stück weit erhellen würde. Und so schlug ich ihr vor wiederzukommen, sobald sie Zeit dazu hätte, mich in ihren kosmetischen Kenntnissen zu unterweisen. Ich selbst würde mich unterdessen bemühen, die an den Gehcimnissen der Schönheit interessierten Frauen des städtischen Adels zu versammeln. Trotula willigte ein.

Als diese Treffen mit der Zeit häufiger wurden, musste ich sogar einen Schreiber herbestellen, um zu verhindern, dass sich die neuen Rezepturen in meinem Gedächtnis mit den Aufgaben des täglichen Lebens vermengten.

Der Saal, in dem ich Trotula für gewöhnlich empfing, füllte sich mit Gräfinnen und Marchesen, die aus allen Teilen der Stadt herbeigeströmt kamen. Jede brachte eine unbestimmte Zahl an Dienern mit, und das Stimmengewirr war ohrenbetäubend. Ich sah meiner Base in die Augen, die noch so jung, aber schon überaus gebildet war: Ich war stolz auf sie.

Eine Magd, die von ihrer Herrin gedrängt wurde, meldete sich zu Wort, um zu fragen, wie man sein Haar rabenschwarz färben könne. Es war offensichtlich, dass die Signora ihre fast weißblonde Haartracht nicht mochte. Trotula wollte den Grund für die Frage aber ohnehin nicht wissen, sondern lieferte sofort bereitwillig eine Antwort. Doch obwohl ihre Empfehlungen präzise wie immer waren, vermisste ich in ihrer Stimme die echte Leidenschaft, die sie an den Tag gelegt hatte, als sie mir behilflich gewesen war.

»Zu besagtem Zweck nehme man die Schale eines sehr reifen Granatapfels, zerkleinere und koche sie in Essig oder Wasser und füge anschließend geriebenen Gallapfel und eine große

Menge Alaun hinzu, so dass ein dicker Brei entsteht. Dann reibe man sich das Haar mit dieser Paste ein. Nun mische man Kleie und Öl und stelle das Gemisch in einem Topf aufs Feuer, bis die Kleie geröstet ist. Man verteile sie bis zu den Haarwurzeln auf dem Kopf. Im Anschluss daran wasche man alles aus und reibe den Kopf erneut auf dieselbe Weise ein, um die Mischung über Nacht einwirken zu lassen. Nach einer weiteren Haarwäsche am nächsten Morgen wird man sehen, dass das Haar vollkommen schwarz geworden ist.«

»Und wie geht man vor, um ihm einen goldenen Schimmer zu verleihen?«

Die Frage kam diesmal von einer guten Bekannten aus Salerno, von der es hieß, in ihren Adern fließe Sarazenenblut. Ihre arabisch anmutenden Gesichtszüge mussten wie der Stempel des Feindes auf ihr lasten.

»Man koche Weinstein von Weißwein mit feinem Honig, bis das Ganze die Konsistenz von Ohrenschmalz hat, dann reibe man das Haar damit ein, um ihm einen goldenen Glanz zu verleihen.«

Nun hatten die Edeldamen Mut gefasst. Sie fielen sich beinahe gegenseitig ins Wort wie die Händler bei der Auktion von Frischfisch. Ich fing Trotulas Blick ein und gab ihr zu verstehen, dass es in meiner Macht stünde, sie zu verabschieden, falls sie ihr lästig würden. Doch sie lächelte gutmütig, als wollte sie sagen: ›Für dich tue ich doch alles.‹

»Gegen die Körnchen an den Augen, die Rötungen verursachen?«

»Zwei Unzen Meerschaum und je eine Unze Weihrauch und Sepiaknochen.«

»Um Haare sprießen zu lassen, wo immer man möchte?«

Bei dieser Frage lachten alle Frauen hinter vorgehaltener Hand.

Auch ich konnte nicht anders, als mir den Zweck dieses Wunsches vorzustellen. Nur Trotula blieb ungerührt.

»Man benötigt Gerstenbrot mit Kruste, das zerstoßen und mit Salz und Bärenfett vermischt wird. Reibt man mit diesem Gemisch die fragliche Stelle ein, so werden dort Haare wachsen.«

»Um das Haar zu kräuseln?«

»Eine zerkleinerte Zwergholunderwurzel wird mit Öl gemischt und auf den Kopf aufgetragen, wobei man Blätter dieser Pflanze ins Haar knotet.«

»Und bei Krätzmilben, die das Haar angreifen?«

»Dagegen helfen Myrtenbeeren, Ginster und Muskatellersalbei, die so lange in Essig gekocht werden, bis dieser verdampft ist, um anschließend sorgfältig die Haarspitzen damit einzureiben.«

»Für eine bessere Haut?«

»Zerkleinerter Wiesenknöterich oder Sumpfmalve.«

»Gegen Sonnenbrand?«

»Gewaschene und in Wasser gekochte Lilienwurzel, die sorgfältig zerstoßen wird und so lange auf die betroffenen Stellen aufgetragen werden muss, bis diese abgeheilt sind.«

»Und um die Zähne zu weißen?«

»Dafür ist es hilfreich, täglich Fenchel, Liebstöckel und Petersilie zu kauen – eine ausgezeichnete Mischung, die für frischen Atem sorgt, das Zahnfleisch reinigt und den Zähnen ein strahlendes Weiß verleiht.«

Die ständigen Fragen hatten meiner Base mittlerweile doch recht zugesetzt. Inzwischen antwortete sie nur noch knapp und beinahe widerwillig.

»Um eine entjungferte Frau wie eine Jungfrau erscheinen zu lassen?«

Über den Saal senkte sich Schweigen. Die Frau, die diese

Frage gestellt hatte, war die Tochter einer der Honoratioren der Stadt. Bezüglich ihrer Sittlichkeit waren diverse Gerüchte im Umlauf. Einige ältere Frauen erhoben sich und verließen den Raum, um nicht in der Nähe einer solch unseligen Sünderin zu sein. Ich spürte Scham in mir aufsteigen. Diese Dinge waren das Geschäft von zweifelhaften Heilerinnen und Wehfrauen, eine anständige Hebamme geschweige denn ein Arzt würde sich zu so etwas nicht herablassen. Trotula wartete, bis sich das Durcheinander gelegt hatte, und ergriff dann das Wort.

»Zu diesem Zweck muss man ein bis zwei Unzen Drachenblut, rote Tonerde, Zinnamon, Granatapfelschale, Alaun, Mastix und Gallapfel zu Pulver verarbeiten. All diese Zutaten werden in ein wenig Wasser erhitzt und vermischt. Dann gebe man etwas von dieser Mischung in die Scheidenöffnung. Wie Ihr wisst, ist jedoch nicht nur das Hymen Merkmal der Jungfräulichkeit, sondern auch die besondere Enge der Scheide. Um diese zu erreichen, nehme man Hämatit, Gallapfel, rote Tonerde und Drachenblut, zerkleinere alles sorgfältig, bis das so gewonnene Pulver durch ein grobes Tuch gepresst werden kann, mische dann das Pulver mit Wegerichsaft und lasse die Paste in der Sonne trocknen. Bei Bedarf nehme man etwas von dieser Creme, führe sie mittels eines Pessars ein und lasse sie ein wenig wirken, indem man sich ausstreckt und die Schenkel zusammenpresst. Dieses Rezept hilft übrigens auch bei Nasenbluten und starkem Monatsfluss. Ein weiteres Mittel sind Galläpfel. Man weiche sie in Wasser ein, spüle mit diesem Aufguss die Vagina und bestreiche sie anschließend mit einem Pulver aus roter Tonerede und Galläpfeln. Dadurch wird sie sich verengen. Das raten zumindest die großen Gelehrten, bei denen ich die Ehre hatte studieren zu dürfen.«

Trotula schien kaum noch zu bremsen zu sein, und ihre

Augen deuteten nun wieder ein Lächeln an. Dieses Thema hatte sie für die Preisgabe ihres Wissensvorrates entschädigt, zudem war sie sicher, dass diese Rezepte nicht nur für das unbefangene junge Mädchen mit der Frage, sondern für alle Frauen interessant sein würden. Mit einem Mal herrschte eine merkwürdige Atmosphäre im Raum, die beinahe verschwörerisch anmutete. Wir hatten ein enormes Machtinstrument gefunden.

23. Kapitel

Honigduft

Ich lernte meine zukünftige Ehefrau an einem Maientag im Schatten eines uralten Nussbaums kennen. Weder Rosen noch andere duftende Blumen dekorierten den Schauplatz unserer Begegnung, dafür ein an den Füßen aufgehängtes blutendes Schwein. Mein Lehrmeister hatte mich aufgefordert, seiner neuen Klasse Anschauungsunterricht in Anatomie zu erteilen. Dank meiner ruhigen Hand und der Sorgfalt, mit der ich Tierexperimente stets durchführte – ohne mich angesichts der Grausamkeit dieses Aktes je zu Gefühlsausbrüchen hinreißen zu lassen –, hatte er mich zu seinem Lieblingsgehilfen bei dieser Art der Schulung auserkoren, die alljährlich vor den Augen seiner Schüler stattfand. Ich war froh, dass es diesmal ein Schwein war. Manchmal gelang es mir über einen Händler, eine Handvoll Affen von der Küste Nordafrikas kommen zu lassen, und obschon diese Tiere um ein Vielfaches geeigneter waren, ließ ihre Ähnlichkeit zum Menschen mir die Sache noch abstoßender erscheinen: Im Grunde besudelte ich meine Hände nur äußerst widerwillig mit Blut, stand ich doch seit jeher auf Seiten jener Ärzte, welche die Autopsie *in mortuo* als sinnlos und grausam erachteten.

Adalfiero aber war in dieser Sache anderer Meinung, und ich stand so sehr in seiner Schuld, dass ich noch weitaus mehr für den Meister getan hätte. In jenen Tagen war ich bereits selbstständig praktizierender Arzt, und wie jeder andere meines Berufsstandes hatte ich den Eid geleistet. Ich war einer der ersten Schüler der Schule gewesen, in Zeiten, als wir bei den Vorlesungen unter dem Nussbaum kaum fünf Köpfe zählten. Obwohl ich der jüngste Medikus der Stadt war, hatte ich zugegebenermaßen bereits eine beträchtliche Schar an Patienten. Ich wurde regelmäßig in die Häuser der Honoratioren gerufen, und im kommenden Jahr sollte ich obendrein Gelegenheit bekommen, den Schülern der *Hippocratica Civitas* die Besonderheiten der Temperamentenlehre darzulegen. Vielleicht hatte ich von meinem Meister nicht die Fähigkeit übernommen, ganze Abschnitte aus dem Werk Galens oder alle Aphorismen des Hippokrates auswendig zu lernen, angesichts eines kranken Körpers jedoch verfügte ich über das, was die Alten den rechten Spürsinn nannten, und war in der Lage, anhand weniger Informationen eine Diagnose zu stellen. Zu einem großen Teil verdanke ich das meinem Geruchssinn, der von Kindesbeinen an extrem ausgeprägt war. Ich war befähigt, jede Komponente im Geruch menschlichen Harns zu erkennen, und bereits die Nähe zum Körper eines Patienten lieferte mir zahlreiche Hinweise auf seine Erkrankung. Auch konnte ich Blumen, Gewürze, ja sogar Menschen auf mehrere Meter Entfernung am Geruch erkennen. Für diese seltsame, sich bisweilen auch als Fluch erweisende Fähigkeit hatte ich stets die Größe meines Riechorgans verantwortlich gemacht, das riesig und hakenförmig aus meinem Gesicht herausragte wie der Vulkan über der Stadt Neapel. Während sich diese Tatsache für die Arbeit als höchst nützlich erwies, gereichte sie einem jungen Mann im heiratsfähigen Alter sehr zum Nachteil. Ich fühlte mich verunstaltet, und das nicht nur, wenn ich in den Spiegel schaute, was ich höchst selten tat. Meine Nase bekundete ihr Dasein, indem sie mich mit Gerüchen peinigte und mir so permanent ihre deutliche Präsenz in Erinnerung rief – unverrückbar, gewaltig und entstellend. Wie für jeden jungen Mann aus gutem Hause hatte man auch für mich die Eheschließung mit der Tochter einer angesehenen Familie aus Benvenuto vorgesehen. Ich hatte das Mädchen erst ein einziges Mal gesehen und erinnerte mich kaum noch an ihr Gesicht, so sehr war ich damit beschäftigt gewesen, das meinige zu verbergen. Im folgenden Jahr, wenn sie das sechzehnte Lebensjahr vollendet hätte, wäre es meine Aufgabe gewesen, unsere Verbindung bekannt zu geben – wäre mir nicht an jenem Tag, während ich versuchte, den Atem anzuhalten, um dem Geruch des toten Schweins zu entgehen, ein herber Honigduft in die Nase geweht, der mich in Versuchung führte, den Kopf zu wenden. Ich hielt gerade das blutende Herz des Tieres in der Hand und öffnete mit einem spitzen Messer die Vorhofkammern, um zu veranschaulichen, was Adalfiero soeben erklärte, als mir schlagartig klar wurde, dass der Duft von dem glänzenden Haar des Mädchens in der dritten Bank stammen musste. Ohne Mühe gelang es mir, alles andere auszublenden, und ich ließ mich allein von diesem Duft durchdringen, der bei genauerer Analyse Spuren von Immortelle und Rosmarin enthielt. Am liebsten wäre ich zu ihr geeilt und hätte mein Gesicht in ihrem Haar vergraben, um mich bis zur Besinnungslosigkeit daran zu berauschen. Denn es war nicht nur der Geruch ihrer Haartinktur, der in meine Nase drang, sondern auch der natürliche Duft ihrer Haut. Ich spürte, wie die Macht des Begehrens in meinem Innersten aufwallte, und versuchte, einen Blick von ihr zu erhaschen, doch sie schien vollkommen gebannt vom Anblick des Herzens in meiner Hand. Ihre Augen fixierten das Organ wie zwei Pfeile, und ich bin sicher, dass sie mich an diesem Tag überhaupt nicht sah und somit zum Glück wohl auch von meiner Nase keinerlei Notiz nahm.

Am nächsten Tag ging ich noch einmal zur Schule, fand sie dort aber nicht vor. Adalfiero sah mich erstaunt an, denn ich war längst über das Alter hinaus, seine Vorlesungen zu besuchen, zudem bestand dafür keinerlei Grund. Gnädigerweise beschränkte er seine Verwunderung jedoch auf einen stummen Blick. Die Tage vergingen, aber sie kam nicht wieder zum Unterricht. Schließlich sammelte ich all meinen Mut, um mich nach ihrem Namen und ihrer Familie zu erkundigen. Ich musste einfach wissen, wer sie war und wo sie wohnte. Sollte sie tatsächlich beschlossen haben, die Schule nicht länger zu besuchen, wollte ich mich direkt an ihren Vater wenden und um ihre Hand anhalten.

Einer der Schüler stillte schließlich meine Neugierde. Ich erfuhr, dass sie aus dem Geschlecht De Ruggiero stammte, einer der ältesten und bedeutendsten Langobardenfamilien Salernos, unverheiratet war und für gewöhnlich in Begleitung eines Geistlichen zur Schule kam, der jedoch seit Kurzem verschwunden und durch einen jungen Bediensteten ersetzt worden war. Man nannte mir ihren Wohnsitz, der sich auf dem Gipfel des Hügels, ganz in der Nähe der Burg befand. Beim Anblick des prächtigen Hauses geriet mein Vorsatz, den Vater dieser jungen Frau um ihre Hand zu bitten, ins Schwanken. Auch meine Familie war von edler Herkunft, doch hatte sie vor einiger Zeit aufgrund einer schlechten Verwaltung etliche Besitztümer verloren, darunter auch einen Teil des Hauses, in dem ich meine Kindheit verbracht hatte. Er war an Händler verkauft worden, welche die ebenerdig gelegenen Räume in Lagerhallen verwandelt hatten, die nun mit Unmengen Waren vollgestopft waren. Mein Vater, meine Mutter, meine sechs Schwestern und ich mussten fortan mit dem Nordflügel vorliebnehmen, der im Sommer feucht und im Winter zugig war. Das Gebäude mit unseren Wohnräumen lag an dem großen

Platz, auf dem sich die Kirche Santa Maria de Platea befindet, von der sich mein Vatername herleitet. Es war alles andere als eine ärmliche Gegend, aber dennoch in keiner Weise mit dem Ort zu vergleichen, an dem sich das prächtige Haus der Familie De Ruggiero erhob.

Ich kam zu spät zur Schule. Ohnehin sollte dieser Morgen der letzte sein, den ich mit dem sinnlosen Warten auf eine Frau zu verbringen gedachte, von der ich nur den Geruch in Erinnerung hatte.

Kaum hatte ich den Raum betreten, spürte ich ihre Anwesenheit. Sie saß auf einer der vollen hinteren Bänke, neben ihr war kein Platz mehr frei. Aus einer Tasche, die sie mit sich führte, zog sie eine Holztafel hervor, legte ein Blatt darauf und begann dann mit einem Kohlegriffel zu schreiben. Sie war derart wohlhabend, dass sie sich nicht nur das äußerst kostbare Papier leisten, sondern es auch noch für schlichte Notizen verschwenden konnte. Wäre nicht ihr Duft gewesen, der Teile von mir in Bewegung gesetzt hatte, die ich kaum unter Kontrolle zu halten vermochte, hätte ich von meinem Vorhaben abgelassen.

Es kam die Stunde des Mittagsmahls. Ihr Diener trat auf sie zu und zog aus einem Sack, den er von der Schulter nahm, alles Nötige, um die Mahlzeit aufzutischen. Er legte ein Gedeck auf, und bald begann sie langsam die Kichererbsensuppe zu löffeln, die er ihr aufgetan hatte. Ich sah sie die Speise mit halb geschlossenen Lidern zu sich nehmen, wie es Geistliche zu tun pflegen, denen das Leben keine leiblichen Genüsse außer der Nahrungsaufnahme zugesteht. Ich hatte ein Stück Brot und eine Scheibe geräucherten Schwertfisch bei mir, setzte mich in ihre Nähe und versuchte, ebenfalls zu essen, doch mein Magen war wie zugeschnürt. Ich brachte es kaum fertig zu schlucken. So legte ich Brot und Fisch beiseite und fand mich damit ab, dass mein Körper offenbar vollkommen außer Kontrolle geraten war.

Bis dahin hatte ich das, was Ovid die Liebeskunst nennt, nur in den Freudenhäusern kennengelernt, die wir nach den Vorlesungen hin und wieder aufsuchten. Ich stillte meine jugendlichen Triebe zwischen den Schenkeln teilnahmsloser Frauen, die nach getrocknetem Urin und Zwiebeln rochen, und jedes Mal nahm ich ein Gefühl der Abscheu und Sünde mit nach Hause. Ursprünglich hatte ich geglaubt, durch ein Gespräch mit meinem Bruder – einem Mönch im Benediktinerkloster – dieses Laster, das sich so heimtückisch in meine Tage geschlichen hatte, in seine Schranken weisen zu können. Dann hatte Carmelo mir jedoch versichert, dass es nur recht und billig sei, wenn der Mann seine fleischlichen Begierden außerhalb der Ehe stillte, um diese, als etwas von Gott Gesegnetes, frei von sinnlicher Leidenschaft zu halten. Nun bekam ich es aber mit einer Frau zu tun, die ich nicht nur heiraten wollte, sondern die mein Blut in Wallung brachte, wie keine noch so erfahrene Dirne es je vermocht hatte.

Das makellose Oval ihres Gesichtes, der kleine rosenfarbene Mund, die mandelförmigen dunkelgrünen Augen unter den wie Schwalbenflügel geschwungenen Brauen, die schmalen, weißen Hände, die zarten Handgelenke – alles an ihr rief Rührung und Bewunderung in mir hervor, wie man sie angesichts eines blühenden Mandelbaums oder einer perfekt geformten Welle empfindet. Gleichzeitig rüttelte ihr jungfräulicher Duft den Dämon des Begehrens derart heftig in mir auf, dass meine Beine zitterten.

»Werdet Ihr kommen, um meine Vorlesung über die Temperamente zu hören?«

»Endlich findet Ihr den Mut, mit mir zu sprechen – ich hatte schon geglaubt, ihr würdet es niemals wagen! Gebt nur zu, seit dem Morgen versucht Ihr nichts anderes. Was ist mit Euch? Euer Gesicht ist rot wie Klatschmohn …«

»Ein Klatschmohn mit riesigem Blütenstempel …«

»Solltet Ihr auf Eure Nase anspielen, so seid versichert, dass ich sie ansehnlich finde.«

Es war ein Gefühl, als habe sie mich nackt gesehen. Oder mehr noch, als habe sie mich an den intimsten Stellen berührt. Dass sie über meine Nase gesprochen und erklärt hatte, sie ansehnlich zu finden, hatte eine Erregung in mir entfesselt, die ich bis dahin im Zaum gehalten hatte, indem ich meine Gedanken ablenkte. Nun jedoch schwoll mein Glied an und spannte mein Gewand wie ein Segel am Großmast eines Schiffes. Ich trug eine kurze Tunika und Beinkleider aus feinem Stoff. Nun legte ich hastig die Arme auf meinen Leib, um den Hebel in Richtung Nabel zu drücken.

»Was ist mit Euch? Ihr sprecht nicht mehr. Zunächst dieses lange Zögern – und nun tut Ihr nichts als Schweigen?«

Die einzigen Frauen, mit denen ich sonst zu tun hatte, waren meine Schwestern, an die ich nur selten das Wort richtete, und die Freudenmädchen, mit denen man für gewöhnlich nur wenig sprach. Von ihrer Seite hatte ich bestimmt nicht mit solcher Vertraulichkeit gerechnet. Ich machte mir Gedanken, ob sie mich etwa verspottete. Ich war auf Eroberung eingestellt, nicht auf ein Gespräch.

»Jedenfalls werde ich gewiss zu Euren Vorlesungen kommen. Ich will Ärztin werden. Weshalb sollte ich sonst hier sein?«

Die anderen Schüler hatten neugierig gerätselt, was aus dem Geistlichen geworden war, weshalb ich beschloss, das Gespräch auf dieses Thema zu lenken. Doch schon bald merkte ich, dass dies ein Fehler gewesen war. Ihr Gesicht verfinsterte sich ebenso rasch, wie sich das klare Wasser eines Flusses trübt, sobald man hindurchwatet.

Schon war sie im Begriff, sich abzuwenden, und ich spürte, dass ich handeln musste.

Ich ergriff eine ihrer Hände.

»Sie sind fein und schmal, wie dafür geschaffen, bei der Geburt zu helfen.«

Sie zog sie nicht zurück und sagte kein Wort, als wäre ihr klar, dass der einzige Zweck meiner Geste darin bestand, sie zu berühren. Mir schien, als könne ich ein Beschleunigen ihres Pulsschlages spüren; ich drückte noch ein wenig fester zu und gab ihr durch die Berührung meiner Haut etwas zu verstehen, das ich vorläufig noch nicht in Worte zu fassen wusste.

An diesem Abend legte ich gemeinsam mit ihr und dem Diener den Weg zu ihrem Haus zurück, und da hörte ich sie zum ersten Mal lachen. Während ihr Geruch meine Sinne aufgewühlt hatte, traf mich jenes zarte, leichte Lachen direkt ins Herz, das von diesem Tag an jedes Mal, wenn sie in der Nähe war, wie wild zu rasen begann.

Gegen Ende des Monats beschloss ich, alles daranzusetzen, sie zu meiner Frau zu machen. Ich wusste nicht, wie man in einem solchen Fall vorzugehen hatte, und begab mich daher erneut zum Kloster, um Carmelo um Rat zu fragen. Mein älterer Bruder, der sein Leben betend hinter Mauern verbrachte, schien sich besser auf den Gang der weltlichen Dinge zu verstehen als ich, der ich mittendrin lebte. Ich traf ihn an, während er im Kreuzgang wandelte. Seine Tage waren vom Rhythmus der Gebete bestimmt, und die Zeit, die er mir widmen konnte, war immer knapp.

Er sagte, dass ich schlicht beim Vater um ihre Hand anhalten und dessen Antwort abwarten müsse. Zudem empfahl er mir, mich unbedingt nach der Mitgift zu erkundigen. Ich verließ das Kloster von Zweifeln geplagt. Wenn der Vater nun nein sagte? Ich hatte nicht die geringste Vorstellung, was ich mit meinem Leben anfangen sollte, falls diese unheilvolle Möglichkeit tatsächlich eintreten würde. Mein Bruder hatte versucht, mich umzustimmen, da er überzeugt davon war, dass mich die Verbindung mit einer Frau, die eine derartige Macht über meinen Geist hatte, letztendlich unglücklich machen würde. Nachdem er erfahren hatte, welche Gefühle mich zu dieser Wahl bewegten, war er überrascht, dass ausgerechnet die Liebe der Grund für meine innere Erregung war. Mit verdrießlicher Miene hatte er mich weiterhin daran gemahnt, wie schädlich sich Leidenschaft in einer Ehe auswirke, die man allein zu dem Zwecke schlösse, dem Herrgott seine Nachkommen zu schenken, und ganz gewiss nicht, um niedere fleischliche Gelüste zu stillen.

24. Kapitel

Im Schatten der Steineichen

Ich musste überraschend lange warten, bis es zu einem Treffen mit Signor De Ruggiero kam, der offenbar recht häufig fernab von seinem Heim in Salerno weilte. Dadurch hatte ich Zeit, über einen weiteren Aspekt von Carmelos Ratschlägen nachzudenken. Dieser war der Meinung, es sei nicht nötig, das Mädchen in dieser Phase der Verhandlungen bereits einzuweihen, da die Unterredungen üblicherweise als Zwiegespräche zwischen dem Vater und dem zukünftigen Ehemann erfolgten. In seinen Augen hätte ich vielmehr unseren eigenen Vater mit einbeziehen müssen, obwohl ich bereits erwachsen war. Nachdem ich diese Möglichkeit verworfen hatte – sie hätte nicht mehr bewirkt, als mein Leben zehn Jahre zurückzudrehen –, dachte ich darüber nach, mit Trotula über meine Absichten zu sprechen. Mehr als nur eine Nacht brachte ich wach vor dem erloschenen Kaminfeuer zu und lauschte der vom Rauchfang aufgesogenen Luft in der Hoffnung, aus diesem Geräusch die rettende Botschaft herauszuhören.

Ich sah Trotula weiterhin täglich. Zwar kam ich nicht länger in die Schule, sondern widmete mich wieder meiner Arbeit, doch unterließ ich es nie, mich am Abend auf der Straße einzufinden, um sie nach Hause zu begleiten. Sie schien meine Gegenwart bereitwillig zu dulden, jedoch hatte ich keinerlei Vorstellung, was sie insgeheim für mich empfand. Gewiss gab es für sie, wie für alle jungen Mädchen ihres Standes, bereits einen von der Familie ausgewählten Bräutigam. Fand sie diesen ihr vom Schicksal bescherten Mann am Ende gar verführerisch? Liebte sie ihn womöglich?

Bevor ich einen Entschluss fassen konnte, kam der Tag meiner Unterredung mit Signor De Ruggiero. Ein Diener des Hauses teilte mir mit, dass der edle Herr von seiner Reise zurückgekehrt und nun bereit sei, mich zu empfangen. Er würde mich noch am selben Tag zur Vesper erwarten. Ich traf ihn im Empfangsaal an, wo er mit finsterer Miene saß und mir auf den ersten Blick ein starkes Gefühl der Befangenheit einflößte, mit seinem wallenden Haar, dem gezwirbelten Bart und den buschigen Brauen. Er war sehr sorgfältig gekleidet, als würde er anstelle irgendeines Unbekannten einen Boten des Kaisers empfangen. Dennoch sah er nicht aus wie ein Adliger, eher wie ein wohlhabender Jäger, ein in Brokat gehüllter Abenteurer. Er forderte mich auf, Platz zu nehmen, und ließ mir ein Glas honigsüßen Wein bringen.

Aus der Nähe betrachtet wirkten seine Gesichtszüge markant und von Umsicht geprägt, und aus seinen Augen sprach ein wacher Verstand.

»Mir wurde berichtet, Ihr habt oft nach mir gefragt. Sagt, junger Mann, was kann ich für Euch tun? Ich weiß, dass Ihr Arzt seid und, wie es heißt, ein sehr guter.«

»Ich bin nicht als Arzt, sondern als Mann gekommen.«

Nichts in seinem Gesicht ließ erkennen, ob er den Grund meines Besuches ahnte. Er wusste, dass Trotula die Schule besuchte, und es lag nahe, dass sie der Anlass für diese Begegnung war.

»Als Mann, sagt Ihr. Fahrt fort: Ich bin neugierig, müsst Ihr wissen.«

»Nun, ich …« Die Ratschläge meines Bruders fielen mir

wieder ein. Leidenschaft war im Sakrament der Ehe nicht vorgesehen. »Ich bin gekommen, um bei Euch um die Hand Eurer Tochter anzuhalten.«

Mir schien, als husche ein sarkastisches Lächeln über sein Gesicht.

»Habt Ihr mit ihr darüber gesprochen?«

»Nein, gewiss nicht. Ihr seid es, mit dem ich diese Angelegenheit zu klären habe.«

Ich befolgte haarklein den Rat meines Bruders.

»Ich verstehe nicht ganz: Wollt Ihr mich oder meine Tochter heiraten?«

Bei dieser Antwort verschlug es mir erst einmal die Sprache.

»Ich weiß nicht, ob Ihr sie bereits kennt, aber wenn Ihr auch nur einmal mit ihr gesprochen habt, solltet Ihr wissen, dass sie keine Frau ist, die sich so einfach unterwerfen lässt. Wie Ihr Euch denken könnt, habe ich bereits einen Bräutigam für sie im Sinn, und wenn ich schon darum kämpfen muss, sie gegen ihren Willen zu verheiraten, so soll sie wenigstens die von mir gewählte Partie bevorzugen.«

Also bewahrheiteten sich meine schlimmsten Albträume: Es gab bereits einen Verlobten, einen mit Sicherheit viel wohlhabenderen und angeseheneren Mann als mich.

»Mir zumindest war eine glückliche Ehe beschieden mit einer Frau, die mich zum Mann genommen hat, weil sie es wollte, und ich hoffe, meiner Tochter wird das gleiche Glück zuteilwerden. Was ich andernfalls zu tun gedenke, sagte ich bereits. Daher ist das Einzige, was übrig bleibt, sie nach ihrer Meinung zu fragen. Willigt sie ein, so verspreche ich Euch, mich der Verbindung nicht zu widersetzen. Ihr hättet allerdings besser selbst als Erster mit ihr gesprochen und Euch diese Aufregung erspart, die Euch im Übrigen blass wie ein Laken hat werden lassen.«

In der Tat war ich nicht nur blass, sondern dazu schweißgebadet wie nach einem Wettrennen.

»Wünscht Ihr, dass ich sie rufen lasse?«

Ich erinnere mich nicht mehr daran, ob ich antwortete, aber ich weiß noch, dass sie kurze Zeit später den Raum betrat. Zum ersten Mal sah ich sie in ihrem ganzen Glanz, diese Tochter eines der reichsten Männer der Stadt. Das prächtige Haus, der Vater, die Möbel, die mit dem Nachfüllen der Gläser beschäftigten Diener – all das trug dazu bei, eine Kluft zwischen uns zu schaffen.

»Trotula, ich stelle dir den Arzt Giovanni Plateo vor, der gekommen ist, um deine Hand anzuhalten.«

Vielleicht hätte ich das Wort ergreifen sollen, aber sosehr ich mich zermarterte, mir fiel nichts Sinnvolles ein, was ich hätte sagen können.

»Dem alten Brauch folgend, ist er gekommen, um mit mir zu sprechen. Ich jedoch habe ihm erklärt, dass viele der Regeln, die das Leben unserer Mitbürger bestimmen, in diesem Haus nicht so genau befolgt werden. Das zeigt sich schon daran, dass du allmorgendlich die halbe Stadt durchquerst, um an einer fast ausschließlich von Männern besuchten Schule zu studieren. Trotz dieses ungewöhnlichen Verhaltens hat er dich erwählt, und du solltest dich in jedem Fall darüber freuen.«

In der Stimme des Mannes und den Blicken der Tochter erkannte ich ein Einvernehmen, das sie tatsächlich von den vielen albernen Regeln entband, die für meinen Bruder unverrückbar feststanden.

»Ich kenne diesen Mann bereits, Vater, und ich sage Euch, dass ich schon lange auf diese Unterredung warte.«

Sie sprachen, als sei ich nicht anwesend, sodass ich den Verdacht hatte, sie würden sich über mich lustig machen. Schließlich war ich nur der Sohn eines gewöhnlichen Grundbesitzers, und hier warb ich um eine Frau, die ich ihrer Herkunft wegen nicht einmal hätte anschauen dürfen. Doch ich war Arzt, und noch dazu einer der fähigsten in dieser Stadt. Mein Beruf gab mir jenes Ansehen zurück, das ich durch die wirtschaftlichen Fehlentscheidungen meiner Familie verloren hatte, das durfte ich keinesfalls vergessen. Ich sah den vornehmen De Ruggiero erneut einen seiner Diener herbeirufen, um sich Wein nachschenken zu lassen, und packte die Gelegenheit beim Schopfe.

»Ich würde Euch raten, in Maßen zu trinken. Die Farbe Eurer Haut verrät mir, dass Ihr Eurer Leber möglicherweise zu viel zumutet.«

Er befolgte meinen Rat unverzüglich und stellte das Glas ab. Einen Augenblick lang blieb er stumm, Zeit genug für Trotula, mir einen bewundernden Blick zuzuwerfen, den ich sogleich erwiderte.

»Es wäre nicht das Schlechtete, einen Arzt in der Familie zu haben«, sagte er, nachdem er sich wieder gefasst hatte. »Eurer Meinung nach ist meine Leber also nicht gesund?«

»Eine angeschlagene Leber ist sowohl Ursache als auch Folge von Bitterkeit. Ich rate Euch, sie nicht mit zu viel Wein zu schwächen und Euch außerdem Stunden der Ruhe und Muße zu gönnen, um sie wieder gesunden zu lassen.«

»Bitterkeit, sagt Ihr. Gibt es denn einen Weg, die Bitterkeit der Seele zu heilen?«

»Ich bin für den Körper zuständig, doch weiß ich, dass ein leidendes Organ stets Warnzeichen eines schweren Gemüts ist. Das gilt besonders für die Leber, die, wie Ihr wisst, auch der Spiegel der Seele genannt wird. So heftig der Schmerz sein mag, der Euch bedrückt, versucht, ihn anders als durch Wein zu lindern, sonst könnte es irgendwann wirklich ernst werden.«

Nun war ich nicht länger ein verzagter Junge vor einem

Herrn, sondern wieder der Arzt und Gelehrte, dem man Aufmerksamkeit und Respekt zu zollen hatte. In seinem Gesicht erkannte ich Müdigkeit, aber auch eine Hoffnung, die zuvor beide hinter dem sarkastischen Gebaren eines Mannes verborgen gewesen waren, der es gewohnt war, den Ton anzugeben. Trotula hörte mir zu. Ich wusste, dass sie alle meine Worte in sich aufnahm wie die kostbarste Nahrung. Auch ich war einst blutiger Anfänger gewesen, darauf versessen, jedes Heilmittel, jede neue Erkenntnis über das unermessliche Geheimnis des menschlichen Körpers zu erfahren.

»Gegen die Schmerzen Eurer Seele vermag ich nicht viel auszurichten, aber für das Übrige empfehle ich Euch eine mit Honig gesüßte Emulsion aus Salbei und Eschensamen. Eine Woche lang solltet Ihr abends einen Aufguss aus Wermutkraut trinken. Denkt außerdem daran, reichlich Mandeln und Pfirsiche zu essen.«

»Ich sehe einen verdächtigen Glanz in den Augen meiner Tochter. Wie es aussieht, werde ich einige meiner Zukunftspläne ändern müssen. Trotula, nun, da wir von den Heilmitteln für meine erschöpfte Leber erfahren haben, wollen wir auch deine Antwort auf den Vorschlag des jungen Plateo hören.«

In der kurzen Zeit, die es still blieb, bevor Trotula zu sprechen begann, wiederholte ich in Gedanken die Rezepturen des Sammonicus Serenus gegen Leberleiden, als wären diese lateinischen Worte mein persönliches Gebet zum Liebesgott.

»Vater, mit Eurer Erlaubnis würde ich mir gerne ein paar Tage Bedenkzeit ausbitten.«

»Sehr weise. Derweil werde ich meine Gebräue zu mir nehmen, und Ihr, junger Mann, solltet dafür sorgen, wieder etwas Farbe in Euer Gesicht zu bekommen. Ihr seid immer noch über die Maßen blass.«

Diese Bemerkung über mein Gesicht ließ mich zum ersten Mal wieder an meine verhasste Nase denken, die bislang alle Frauen abgeschreckt hatte, wenn man einmal von den Huren absah, die genötigt waren, mit mir zu verkehren, weil ich sie dafür bezahlte.

Auf dem Heimweg dachte ich an Trotulas Worte bezüglich meiner Nase: »Seid versichert, dass ich sie ansehnlich finde«, und die bloße Erinnerung ließ mich erbeben. Kurz überlegte ich, ob ich zu meinem Bruder gehen und ihm erzählen sollte, dass die Welt jenseits der Klostermauern anders war, als er glaubte, doch letztendlich ließ ich es bleiben, denn ich hatte begriffen, dass die Regeln der Familie De Ruggiero ungewöhnliche und besondere waren – und als solche am ehesten dadurch bewahrt würden, dass ich schwieg.

Wie jeden Abend wartete ich vor der Schule, um sie zu begleiten, und wie jeden Abend liefen wir schweigend nebeneinanderher.

Mehrere Tage lang hielten wir uns an dieses Ritual. Ich wollte sie nicht zur Eile treiben. Die Zeit, die ich mit ihr verbrachte, erschien mir an sich schon wunderbar. Gern hätte ich meinem Bruder erklärt, wie nahe das, was er die Verderbtheit der Sinne nannte, an ein Wunder reinster Schönheit grenzte, aber ich wusste, dass er es nicht verstehen würde, und vielleicht war es auch nicht richtig, ihn an etwas zu erinnern, worauf er lebenslang würde verzichten müssen.

Wir kamen in die Nähe ihres Zuhauses, an eine Stelle, wo die Gebäude sich lichteten und einem kleinen Steineichenwald Platz machten. Jeder Schritt an ihrer Seite übte auf mich eine Wirkung ähnlich der eines weiteren Glases Wein aus, und am Ende des Weges drehte sich alles in meinem Kopf. Sie nutzte diesen Zustand und ergriff meine Hand. Wir befanden uns allein im Schatten der riesigen immergrünen

Steineichen, und ohne nachzudenken, schob ich sie gegen einen dicken feuchten Baumstamm und drückte meinen Körper an den ihren, um sie meine Anspannung spüren zu lassen. Sie sah mich an und schlang die Arme um meine Taille, so dass ich mich noch fester an sie pressen konnte.

Durch das letzte Gewitter war die Luft ringsum feucht, es roch intensiv nach Harz, nach verwesendem Laub und Salzwasser. Wir verharrten in dieser Haltung, bis ich den Mut fand, meinen Mund dem ihren zu nähern. Schlagartig verschwanden alle anderen Gerüche, und ein Sog ergriff mich. Ich spürte das weiche Fleisch ihrer Lippen die meinen berühren, die ich geschlossen hielt, um nicht zudringlich zu erscheinen. Sie war es, die sie schließlich öffnete, indem sie ihre Zunge, einer kleinen Schlange gleich, zwischen meine Zähne schob. Ihr Speichel schmeckte nach Koriander und Minze, und ich trank diesen Nektar, während ich zwischen halb geschlossenen Lidern hindurch die Struktur ihrer Haut aus allernächster Nähe erfasste. Ich hielt meine Begierde fest am Zügel, um sie nicht mit mir durchgehen zu lassen. Durch den Kontakt mit ihrem Leib war mein Glied kurz davor zu bersten. Ich legte meine Hände um ihre Taille und hob sie ein wenig an, so dass ich meinen Penis zwischen ihre Beine schieben konnte, nah, ganz nah an ihre Scheide. Ich spürte, dass sie bereit war mich in sich aufzunehmen, wollte aber nicht zu weit gehen. Schließlich war sie keine jener Hafenhuren, bei der ich in einem dunklen Winkel meinen Trieben freien Lauf lassen konnte.

»Ich will ihn zuvor mit den Händen berühren«, sagte sie mit einer Stimme, mit der ich sie noch nie hatte sprechen hören.

Ich setzte sie auf dem Boden ab und führte ihre Hand unter meine Tunika. Sie berührte ihn lange, zärtlich und voller Neugierde. Ich merkte, dass ich stöhnte, gänzlich diesem Spiel ergeben, das mir die Knie weich werden ließ. Sie erkannte sofort, dass sich das Zentrum meiner Lust unterhalb des Eichelkranzes befand, und streichelte die Stelle mit leichten, kreisenden Bewegungen, wie die erfahrenste Dirne und das unschuldigste Mägdelein zugleich.

»Darf ich ihn sehen?«

Ich hob die Tunika an.

»Er ist wunderschön!«

»Er ist dein, du darfst damit machen, was du willst.«

Wenn sie mich in diesem Augenblick darum gebeten hätte, ihn abzuschneiden, so hätte ich es für sie getan.

»Warum verspüre ich Schmerzen zwischen den Beinen, Giovanni?«

»Das ist dein Verlangen. Es ist so stark, dass dadurch ein Krampf ausgelöst wird. Wenn du möchtest, kann ich versuchen ihn zu lösen.«

Ich streckte eine Hand aus und schob sie unter ihr Kleid. Es überraschte mich, dass ihre Scham mit Stoff verhüllt war, denn ich hatte noch nie eine Frau kennengelernt, die diesen Körperteil bedeckte. Ich schob den Stoff beiseite und berührte ihre großen Schamlippen. Sie verzehrte sich nach mir. Am liebsten hätte ich vor Freude geweint. Ich steckte einen Finger in ihre Scheide und bewegte ihn sanft, bis ich spürte, wie sich ihre Muskeln entspannten. Sie lehnte weiterhin an dem Baum, mit geschlossenen Augen und erhobenem Kinn, und schien einer Musik zu lauschen, die nur für sie gespielt wurde.

An jenem Tag gingen wir nicht weiter. Es war ihre Art gewesen, mir ihr Jawort zu geben. Sie würde mich heiraten. Sie würde Kinder mit mir haben. Sie würde an meinem Sterbebett weinen und Trauer tragen nach meinem Tod.

25. Kapitel

Einer stolzen Hirschkuh gleich

… dank der jüngst angestellten Untersuchungen ist es mir nunmehr möglich, dem gebildeten Publikum eine Annahme zu unterbreiten, deren Bedeutung es sicherlich zu würdigen weiß; nämlich, dass die Ärztin Trotula De Ruggiero die Ehefrau von Giovanni Plateario dem Älteren war, dem vermutlich ersten Spross einer der Tradition Asklepios' verbundenen und an der Schule von Salerno wirkenden Gelehrtenfamilie.

Aus der historischen Darstellung der Schule von Salerno *Storia documentata della scuola medica di Salerno* von Salvatore De Renzi.

Der Tag, an dem die Signora, meine Herrin Dama Trota De Ruggiero, und ihr Bräutigam sich trauen ließen, war der schönste in meinem Leben. Nie zuvor habe ich so viele Speisen gesehen, so viele Farben, Früchte, Kleider und Musikanten. Es war ein Spektakel wie im Paradies. In der Küche hat man drei volle Wochen gebraucht, bis die Zubereitung aller Gerichte abgeschlossen war. Sogar die Gaukler sind gekommen – wie zum Matthäus-Markt.

Zwölf Ferkel haben's verzehrt, drei Wildschweine, zwei Milchkälber, vierzig Hühnchen, fünfzehn Kapaune, zwanzig Hähne, sechzehn Fasane, dreißig Rebhühner, elf Suppenhühner, sechs

Zicklein, acht Füchse, an die hundert Sperlinge, Grasmücken und Drosseln, einen ganzen Hirsch, siebzig Frösche, zwölf Aale, elf Gänse, hundertunddreißig Lerchen, zwanzig Hasen, sechzehn Lämmer und je ein Dutzend Tauben, Wachteln, Amseln und Waldschnepfen. Dazu zweihundert Buchfinken, Rotkehlchen und Bachstelzen, fünfundzwanzig Wildenten, drei Hechte, sechzehn Flussbarsche, acht Zahnbrassen, zwanzig Weißfische, vierzehn Schleien, zwanzig Karpfen und fünfunddreißig Forellen. Achtzehn Räder von gut gelagertem Pecorino sowie Erbsen, Bohnen, Kohl, Spinat und Früchte in Hülle und Fülle. Die Weinfässer gar nicht erst mitgezählt.

Das Hochzeitsfest hat drei volle Tage gedauert, und drei Tage lang haben sich feine Leut, Dienstboten, Bauern und ein jeder, der grad daherkam, auf Kosten meines Herrn den Bauch vollschlagen können.

Es wurde auch sehr viel getanzt, sogar ich bin mit meinem lahmen Bein über den Tanzboden gefegt wie ein Wirbelwind.

Sie war ganz in Blau gekleidet, wie die Heilige Jungfrau Maria, und ihr roter Mund hat gestrahlt vor lauter Glück. Der Vater schien seinen Kummer vergessen zu haben, und unsere gute Donna Ginestra hat gewiss vom Himmel aus zugesehen und uns ihren Segen gegeben. Als es mit dem Wein überhandnahm, ist es dreimal zum Duell ausgeartet, und es gab sogar einen Toten. Die Gäste haben auf den Bänken, unter den Tischen und auf der Straße geschlafen. Dabei waren das keine Bettler, sondern Herren, die das viele Essen in behäbige Säcke verwandelt hatte. Ich selbst habe mich gezügelt, denn ich weiß, wie es um meinen Magen bestellt ist – der ist nämlich nie in Festtagsstimmung, und wenn ich ihn zu sehr vollstopfe, brennt es in mir wie Feuer. Ich hätte mit den Herrschaften speisen können, aber mir war mehr danach, unter meinesgleichen zu weilen und mir aufzutun, was übrig blieb. Dama Trota hat mir zum Fest sogar ein Kleid fertigen lassen. Als ich es angezogen habe, sah ich unter den armen Gesellen wie die feinste aller Prinzessinnen aus.

Am Morgen des vierten Tages hat Dama Trota mich zu sich gerufen und gesagt: »Iuzzella, du kommst mit mir in mein neues Heim.« Und das war das Beste an der ganzen Sache, denn davor hatte ich Angst gehabt: dass sie mich nach der Hochzeit zurücklassen würde und ich sie verloren hätte. Ich bin ja schon bei ihr, seit sie geboren wurde, sie ist mir Tochter, Mutter, Schwester und Herrin zugleich.

Die Brautleute haben beschlossen, nicht ins Kastell zu ziehen und auch nicht in das Haus des Bräutigams. Sie werden beim Orto Magno, näher am Meer leben, wo die Händler und Bauern sind. Dort haben sie sich ein großes Haus gesucht, mit Räumen eigens zur Ausübung ihrer Kunst und mit einem Stück Land zum Anbau der Heilpflanzen. Er ist ein angesehener Arzt, auch wenn er nicht gerade wohlhabend ist. Natürlich ist er kein Bettler, aber bei ihrer Herkunft hätte meine Herrin schon höher hinausgekonnt. Der Name Plateario zeugt nicht von Adel, er verdankt sich allein dem Ort, wo das Haus seiner Familie steht, nämlich gegenüber der Kirche Santa Maria de Platea.

Und hübsch ist er auch nicht mit dieser fleischigen Nase, die aus seinem Gesicht herausragt wie eine Klippe aus dem Meer. Aber sie macht ihm solche Augen, und wenn er sie an sich drückt, spürt man förmlich, wie sie vor Lust vergeht.

Zur Hochzeit ist auch die Amme mit dem kleinen Grimoaldo gekommen, der sich zu einem strammen Bürschchen entwickelt. Es war das erste Mal, dass Dama Trota ihn auf den Arm genommen hat, diesen Bruder, der ohne Mutter und ohne Familie aufwächst, und in ihrem Blick lag sogar ein klein wenig Zärtlichkeit. Sie war die schönste Braut, die jemals einer zu Gesicht bekommen hat, und mit dem Knäblein auf dem Arm sah sie aus wie die Madonna mit dem Jesuskind.

Und wie sie getanzt hat! Das muss man einfach gesehen haben – ohne innezuhalten oder Luft zu holen. Und ihr Mann erst, wie der mit ihr herumgehüpft ist, als seien sie zwei spielende Kinder auf dem Feld! Ich musste daran denken, wie sie noch klein war und zusammen mit mir durch die Zimmer getollt ist, bevor mir das Unglück passierte. Auch wenn sie nun zum Weib geworden ist, bleibt sie doch immer dieselbe. Sie hat die Kraft einer stolzen Hirschkuh – lacht, spricht und streitet mit den Männern und schlägt sogar mit der Faust auf den Tisch, wenn ihr etwas missfällt. Ich hab mein Lebtag nicht eine solche Frau gesehen, schön wie die Schönste aller Schönen, aber mit dem Kopf eines Mannes. Eines Tages hab ich ihr das sogar gesagt, aber sie hat erwidert, dass es nicht der Kopf eines Mannes sei, sondern ihr eigener, denn auch die Weiber würden denken und ihren Verstand gebrauchen grad wie die Männer. Allein solch Reden zeigt, wie verdreht sie ist!

Am Abend habe ich mich von meinem Herrn verabschiedet und bin mit ihnen in das neue Heim gezogen. Ein wenig tat es mir schon leid fortzugehen: Zwar bin ich in einem Stall geboren wie der Erlöser, doch hab ich mich längst an all die Köche, Dienstboten und Knechte gewöhnt. Dort an der Küste gibt es außer mir nur einen einzigen Koch und eine Magd, und ich werd wohl mit dem Sticken aufhören und die Ärmel hochkrempeln müssen – für die alte Juzzella ist das bequeme Leben nun wohl vorbei. Vielleicht muss ich gar die Kranken pflegen und die Kinder hüten, die, so Gott will, bald kommen werden. Aber so hat es uns der Allmächtige eben bestimmt. Iuzzella muss nicht nur Jungfrau bleiben und keusch wie eine Nonne leben, sie muss auch arbeiten und schwitzen, um sich das Paradies zu verdienen. Ich hoffe nur, dass ungeachtet dessen ein wenig Frohsinn aufkommt. Seit Donna Ginestra verstorben ist, Friede ihrer Seele, scheint der Sommer für alle zu Ende zu sein. Auch in meinem Herzen herrscht trübe Novemberstimmung, und meine Gedanken sind von schwarzen Wolken verhangen, hinter denen man die Sonne nicht sieht. Es müsste etwas frischer Wind aufkommen, eh der Kummer mich noch ganz verzehrt. Wer weiß, ob nicht auch ich einen Mann gefunden hätte, wenn meine gute Mutter nicht so früh von uns gegangen wäre. Einen Bauern, der mir nachts das Bett wärmen und mich tags zur Arbeit aufs Feld schicken würde. Dann hätten wir jetzt Kinder, vielleicht schon Enkelkinder. Ich hätte niemals Fasanenbraten gekostet oder weichen Samt unter meinen Händen gespürt. Aber dafür wüsste ich die Dinge, die eine Frau wissen sollte. Die anderen Mägde haben mich gefragt, ob ich wirklich niemals selbst erfahren hab, wie das zwischen den Männern und den Frauen ist. Sie haben mir nicht geglaubt … dachten, dass ich doch wohl ein einziges Mal … mit einem Bauern oder einem Stallknecht … weil jede von ihnen ist irgendwann einmal an die Wand gedrückt oder im Heu überrumpelt worden, so wie der Hahn das Huhn mit dem Schnabel am Hals packt, damit es nicht ausreißen kann. Aber ich schwöre bei Gott, dass mir selbst nie derlei widerfahren ist. In den Stall bin ich nur selten gegangen und in die Scheune noch seltener. Immer war ich in den Gemächern des Hauses, unter den Augen von Dama Trota und Donna Ginestra, wie eine Nonne im Kloster.

Als ich gesehen hab, wie Dama Trota errötete und in Wallung geriet, sobald ihr Gatte in die Nähe kam, wurde ich von Neid ergriffen, denn solche Sinnesfreuden werde ich nie erleben. Sie war wie verwandelt. Ihre Augen glänzten, ihr Mund wurde weich und die Brustwarzen hart unter dem seidenen Gewand.

In der ersten Nacht nach der Hochzeitsfeier kam dieser Neid zu mir wie ein Bettler, der an die Klosterpforte pocht. Im Haus des Vaters waren die Zimmer geräumig und lagen weit auseinander, und vielleicht fehlte es den Herrschaften auch an Schwung, oder sie fürchteten sich vor dem Hausherrn. In dem neuen Heim dagegen grenzt meine Kammer direkt an das Schlafgemach der Brautleute. Und ich habe sie schreien hören wie die Katzen im Frühling. Nicht nur ihn. Auch sie hat gestöhnt und gejauchzt. Mit einer Stimme, die zwar wie die ihre klang, aber zugleich auch ganz anders. Dazu noch die Geräusche des Strohlagers und das Knarren der Dielen. Sie haben keine Ruh gegeben bis zum ersten Hahnenschrei, und auch ich bin nicht zur Ruh gekommen. Wenn sie's so weitertreiben, wird es im Haus bald von Kindern wimmeln. Ich hoffe nur, dass sie sich eine Amme nehmen, denn mit dem lahmen Bein kann ich niemals auf alle Kinderkapriolen achtgeben.

Zur dritten Stunde ist meine gute Herrin Trotula zu mir gekommen, das Gesicht geschwollen vom wenigen Schlaf und der übergroßen Anstrengung, und hat gefragt, ob ich ein Mittel wüsst gegen die Schmerzen im Schoß. Mir lag auf der Zunge, dass man so liegt, wie man sich bettet, aber ich hab nichts gesagt, und da ich mich auf diese Sache zwischen Mann und Weib nicht versteh, hab ich die Magd zu einer Bekannten von mir geschickt, die derlei Mittel kennt.

Die Heilerin ist gekommen und hat Raute, Beifuß und Kampfer in ein Tuch gegeben, nachdem ich wie mir geheißen zuvor alles zerkleinert und in einem Topf mit Moschusöl vermengt hatt. Sie hat gesagt, sie müsse es sich an die schmerzenden Stellen halten, dann hat sie die ihr zustehenden Follari eingestrichen und ist fort.

Ich hab geglaubt, sie würde mit ihr schimpfen und ihr sagen, dass sie keine Nächte mehr wie diese verbringen dürfe, die den Körper aus dem Lot bringen und die Seele verderben. Doch sie hat kein Wort darob verloren. Nur wie lange sie schon verheiratet sei, wollt sie wissen, und als Dama Trota erklärt hat, dass es die erste Nacht war, hat sie geschwiegen. Aber den Geräuschen nach, die ich gehört habe, hat sie gewiss nicht gelitten. Und wenn doch, warum hat sie ihren Gatten nicht gebeten, von ihr abzulassen? Vielleicht wollte er weitermachen, und sie hat trotz der Schmerzen gehorcht, wie es sich nun mal für eine gute Ehefrau geziemt? Ich hab bis zur neunten Stunde gewartet, zu der sich Dama Trota stets zur Mittagsruhe begibt, dann bin ich zu Costanza gegangen, um ihren Rat einzuholen.

Ich hab sie schlummernd in dem großen Sessel angetroffen, der mitten in dem Raum mit den ganzen Gefäßen und Düften steht. Um diese Stunde schlief ganz Salerno bis auf eine gewisse lahme Magd.

Aber auch Costanza war wach. Sie erklärte, dass sie nur die Augen geschlossen halte und den Leib nicht bewege, um all ihre Kraft auf die Verdauung zu verwenden. Natürlich wusste sie von der Hochzeit und von meinem Umzug, und obwohl sie höflich wartete, bis ich zu sprechen begann, habe ich den Verdacht, dass sie den Grund meines Besuches schon ahnte. Sie ließ mich einen Haufen Dinge schildern, erwiderte darauf jedoch nur: »Richte deiner Herrin aus, dass ich sie sprechen muss. Möge sie in den nächsten Tagen zu mir kommen.« Ohne Abschied schloss sie unvermittelt wieder die Augen und gab sich erneut ihrem Schlaf hin, der gar kein Schlaf war.

Und ich kehrte rasch in meine Kammer zurück, glücklich darüber, meine Pflicht erfüllt zu haben. Im Grunde hat Dama Trota mich stets eher als Schwester denn als Magd behandelt, darum war ich ihr dieselbe Achtung schuldig, die ein Verwandter verdient. Gewiss bin ich die einzige Magd der Welt, die nicht in der Küche am Feuer oder in einem Raum mit den anderen Bediensteten schläft, sondern eine eigene Kammer ganz für sich hat, mit Kamin und Wandstoffen zum Schutz gegen die Kälte im Winter. Für gewöhnlich können sich nur Herrinnen und Äbtissinnen so zur Ruhe legen, ohne das Schnarchen und den Schweißgeruch anderer Leute ertragen zu müssen. Und man kann wirklich nicht behaupten, dass es in diesem Haus Kammern im Überfluss gäbe.

Man gelangt über einen Wirtschaftshof ins Haus. Zu ebener Erde befindet sich ein schöner offener Laubengang, der geradewegs in den Raum führt, wo Meister Giovanni die Kranken empfängt und sämtliche Zubereitungen seiner Kunst verwahrt. Von dort gelangt man über eine Marmortreppe ein Stockwerk höher, das aus einem großen Saal besteht, in dem man speist, sowie der Küche dahinter. Dort liegen auch – um einen kleinen Hof herum – die Wirtschaftsräume. Im obersten Stockwerk befinden sich die Wohnräume und unter dem Dach die Gesindekammer, wo das Personal schläft, alle zusammen. Zusätzlich zu all diesen Räumen hat Dama Trota noch ein Zimmer für mich gewollt, auf demselben Stockwerk wie ihrem, so großmütig ist sie. Außerdem besitzt sie etwas, das es in ganz Salerno kein zweites Mal gibt: In einem Raum hat man eine quadratische Öffnung in den Boden eingelassen und in der Mitte ein großes Becken für ihre Bäder aufgestellt. Ich weiß, dass die Mutter ihr das beigebracht hat, diesen Brauch, wenigstens einmal im Monat eine Waschung in wohlriechendem Wasser vorzunehmen. Sie zieht sich dann vollkommen nackt aus und taucht ganz unter, sogar das Haar wäscht sie, und wenn sie herauskommt, reibt sie die Haut mit duftendem Balsam ein. Kommt man in ihre Nähe, scheint immer Frühling zu sein.

Ich habe ihr ausgerichtet, dass Donna Costanza sie sehen wolle, und zwei Tage später sind wir zu ihr gegangen. Wie es ihre Art war, kam sie gleich zum Kern der Sache.

»Ich weiß, dass Ihr nun einen Mann habt.«

»Habt Ihr mich deshalb kommen lassen?«

»So könnte man sagen. Ihr wisst, dass Ihr Euch den Wünschen Eures Gatten nicht verweigern dürft. Jedoch rate ich Euch, dem Schambereich fortan besondere Pflege zuteilwerden zu lassen, da es durch den Akt zu Schmerzen und Verletzungen kommen kann.«

»Hat Iuzzella Euch erzählt, dass eine Heilerin zu mir gekommen ist?«

»Ja, und das war gut so. Ihr seid jung und habt keine Mutter, das macht es zu ihrer Pflicht, sich um Eure Gesundheit zu kümmern. Es gibt da nämlich einige Dinge, die eine verheiratete Frau wissen muss. Ich hätte es gutgeheißen, wenn Ihr vor der Hochzeit zu mir gekommen wärt. Nun ist es möglicherweise schon zu spät. Seid Ihr bereit, mir zu zeigen, wie Euer Gatte Euch zugerichtet hat?«

Meine Herrin hob bereitwillig das Kleid, und die alte Costanza beugte sich zu ihrem Schoß hinab.

»Bedeckt Euch wieder. Ich muss sagen, dass ich noch nie eine Frischvermählte in diesem Zustand gesehen habe.«

»So schlimm hat er es also mit ihr getrieben.« Ich konnte mich einfach nicht zurückhalten. Noch immer hatte ich die jauchzenden Wehklagen im Ohr, die mich die ganze Nacht wach gehalten hatten.

»Nein, Iuzzella. Eure Herrin ist so unversehrt wie eine Jungfrau. Seid Ihr sicher, Tochter, dass Ihr den Akt vollzogen habt?«

»Ich glaube schon.«

»Habt Ihr Blut gesehen?«

»Nein.«

»So seid Ihr noch Jungfrau.«

»Das erscheint mir seltsam … doch wenn Ihr es sagt …«

»Ihr werdet sehen, dass Blut fließen wird.«

Für gewöhnlich gab sich Dama Trota angesichts dieser alten und klugen Frau immer wie ein unerfahrenes junges Ding, doch an jenem Tag setzte sie eine überlegene Miene auf.

»Auch ich dachte, dass es so sein müsse, und habe meinen Mann deshalb gefragt. Wisst Ihr, was er mir geantwortet hat?«

»Sprecht: Ich bin neugierig, die neuesten Theorien eines gelehrten Arztes zu erfahren.«

»Nun, er sagt, das Hymen sei kein dichter Verschluss aus Fleisch und Blut, wie alle bisher geglaubt haben. Wusstet Ihr zum Beispiel, dass es beim Schwein nicht vorhanden ist, beim Affen dagegen schon? Er ist überzeugt, dass es mit unserem aufrechten Gang zusammenhängt, durch den sich das Gewebe entspannt und die Öffnung folglich zu drei Vierteln verschließt. Sofern das Eindringen jedoch bedachtsam und nicht ruckartig erfolgt, kommt es zu keiner Blutung, das Fleisch bleibt unversehrt und wird nur beiseitegeschoben.«

»So hat er Euch also behalten, obwohl er kein Blut gesehen hat?«

»Gewiss. Ich war eine Jungfrau, das wusste er.«

»Ohne Beweise zu sehen?«

»Er ist Arzt.«

»Er ist ein Heiliger, wollt Ihr wohl sagen! Ist er deshalb so behutsam vorgegangen, damit das Fleisch nicht verletzt wird?«

»So ist es.«

»Doch Iuzzella sagt, dass Ihr am Morgen eine Heilerin habt rufen lassen. Wenn alles so vorsichtig abgelaufen ist, weshalb brauchtet Ihr dann noch ein Heilmittel?«

An diesem Punkt senkte Dama Trota den Blick, und eine leichte Röte stieg ihr ins Gesicht.

»Es ist so, dass der Akt zu oft und zu lange wiederholt wurde. So habe ich am Morgen starke Schmerzen verspürt – ein Brennen, von dem ich hoffte, es möge nicht länger als einen Tag anhalten, um dieses Spiel, das mir solche Freude bereitet hat, erneut treiben zu können.«

»Lasst das nicht Euren Beichtvater hören, meine Liebe. Denkt daran: Keuschheit und Enthaltsamkeit sind der einzig sichere Weg ins Paradies, habe ich recht, Iuzzella? Mögen Euch jedenfalls folgende Regeln in Zukunft von Nutzen sein: Denkt daran, dass Beischlaf in Maßen, wie gesagt, in Maßen, zu jeder Jahreszeit unbedenklich ist. Im Sommer allerdings ist die Befriedigung fleischlicher Gelüste zu vermeiden, da die glühend heiße Jahreszeit für den Geschlechtsakt nicht geeignet ist. Dieser würde den von der Hitze bereits ermatteten Organismus weiter schwächen. Hört keinesfalls auf jemanden, der Euch anderes rät. Denkt stets daran, dass dieser Akt, wenn man ihn weise zu nutzen versteht, das eigene Leben verlängert. Doch sein Missbrauch schädigt den Leib wie im Übrigen auch jede noch so gute Medizin.«

Ich hörte diese Ratschläge und dachte betrübt, dass für mich niemals erfrischende Jahreszeiten kommen würden: In Iuzzellas Leben würde immer Sommer sein.

Innerhalb weniger Jahre füllte sich das Haus an der Küste mit Kindergeschrei. Der älteste, Ruggero, kam genau neun Monate nach der Hochzeit zur Welt, vielleicht war er in ebendieser Nacht gezeugt worden, die auch mich um den Schlaf gebracht hatte. Dann war Giovanni gefolgt und als Letzter Matteo. Drei Knaben, jeder einzelne von ihnen kräftig wie ein Stier. Ihre Mutter hatte sie nicht nur im Schoß getragen, sondern sich wie eine Bäuerin darauf versteift, ihnen selbst die

Brust zu geben. Nach jeder Geburt verbrachte sie ein ganzes Jahr mit dem Bengelchen auf dem Arm, stets bereit, es zu stillen. Während dieser Zeit aß sie große Mengen an Reis, Bohnen und Kleiebrot. Ihr Mann beschaffte ihr den feinsten Wein, von dem sie jeden Abend vor dem Zubettgehen ein Gläschen trank.

So ging es fünf Jahre lang, bis Dama Trotula mir eines Tages sagte, dass sie keine weiteren Kinder zur Welt bringen wolle. Ich hab sie angesehen, wie man eine Wahnsinnige ansieht, gerade so, als hätte sie gesagt: »Ab morgen hört es auf zu regnen, und der Fluss wird bald ausgetrocknet sein.« Seit Anbeginn der Welt kommen die Kinder, wann es ihnen beliebt zu kommen. Sie hat alle zwei Jahre eines zur Welt gebracht, und wäre es so weitergegangen, hätte sie noch etliche weitere geboren, zumal die Schwangerschaften und die Stillzeiten sie nicht zu schwächen, sondern vielmehr zu stärken schienen. Nach jeder Geburt war sie kräftiger und blühender, als sei sie von der Natur wie dafür geschaffen. Was für eine Überraschung, wenn man bedenkt, dass ihre Mutter nur zwei Kinder zur Welt gebracht und die zweite Geburt sie das Leben gekostet hat.

Ruggero, der Erstgeborene, ähnelt seinem Großvater. Seine Gesichtszüge sind entschlossen, die Haare borstig wie bei einem Wildschwein, die Augen schmal. Wann immer Signor De Ruggiero ihn sieht, ist er ganz gerührt ob dieser Ähnlichkeit. Giovanni und Matteo haben dagegen mehr von ihrem Vater, so auch die Nase, die, obwohl sie noch Kinder sind, markant aus ihren zarten Gesichtern hervorragt.

Ich hatte geglaubt, all die Arbeit habe meine Herrin ihre alte Leidenschaft für die Medizin vergessen lassen. Fünf Jahre lang, von ihrer großen Hochzeitsfeier an, betrug sie sich wie jede andere Frau der Stadt, blieb in den eigenen vier Wänden, überwachte die Arbeit des Gesindes und kümmerte sich um ihre Bengel. Doch als Matteo, der Jüngste, sein erstes Lebensjahr vollendet hatte, wich diese Ruhe urplötzlich von ihr, und hervor kam wieder das rastlose Mädchen, das sie einst gewesen war. Sie nahm eine weitere Magd ins Haus, die zusammen mit mir die Kinder hüten sollte, und kehrte in die Schule des Gariopontus zurück. Dazu verließ sie das Haus jeden Morgen und blieb bis zum Mittagsmahl aus. Am Nachmittag, nach einem kleinen Spaziergang und einem kurzen Schläfchen, begab sie sich in den großen Saal des Hauses, in dem ihr Mann seine Vorlesungen hielt, und schrieb alles mit, was er sagte. Die Bengel nahm sie zum Spielen mit in dieses Zimmer, und während der Vater sprach, streiften sie zwischen den Bänken herum, einzig mit dem Verbot zu sprechen, um die Vorlesung nicht zu stören.

26. Kapitel

Hippocratica Civitas

Viele Dinge hatten sich verändert, seit ich beschlossen hatte, den Unterricht in der Schule wiederaufzunehmen. Es wurden kaum noch Vorlesungen in den Häusern der Ärzte gehalten, inzwischen gab es einen festen Standort, an dem alle, Lehrkräfte und Schüler, zusammenkamen, disputierten und die Texte der großen Mediziner der Vergangenheit lasen. Genauer gesagt waren es zwei Orte, aus denen sich die Schule zusammensetzte: das dem heiligen Maximus geweihte *Hospitium,* das man unlängst an einer Seite des Monte Bonadies errichtet hatte, und der zur Kirche San Pietro a Corte gehörige Saal in der Nähe der Burg, die der große Fürst Arichis vor Jahrhunderten im Zentrum der Stadt hatte erbauen lassen.

Im Lauf weniger Jahre hatte sich aus einzelnen, Vorlesungen haltenden Ärzten ein Collegium mit Prior, Promotor, Schatzmeister und Rektor entwickelt. Der Kern der Collegiaten bestand aus zehn Mitgliedern, zu denen eines Tages vielleicht auch mein Gatte Giovanni gehören würde. Zurzeit befand er sich in der günstigen Situation eines sogenannten Außerordentlichen – das waren jene Männer, die in der Reihenfolge ihres Alters die Plätze der jeweils ausfallenden sogenannten Ordentlichen Collegiaten einnehmen würden.

Das Einzige, was sich tatsächlich nicht verändert hatte, war der weltliche Charakter der Schule. Auch wenn einige Kanoniker und andere Geistliche dort unterrichteten, gehörten die Mitglieder des Collegiums und der Prior nicht zum Klerus. Es wehte noch derselbe Geist, man schien noch immer auf der Agora einer griechischen Stadt zu wandeln, im Licht und Glanz der antiken Welt. Wir wussten alle, dass das Leben außerhalb Salernos nicht so friedfertig und aufklärerisch war, doch ebenso wie die Athener zu Zeiten des Perikles und die Römer unter Hadrian genossen auch wir das Wunder, unter den wenigen zu sein, die in diesem besonderen Klima leben durften. Viele in anderen Städten und sogar in den Klöstern unauffindbare Texte waren uns leicht zugänglich.

Ich gehörte zu den wenigen Frauen, die in die Vorlesungen kamen, aber die einzige war ich keineswegs. Auch andere junge Mädchen aus wohlhabenden Familien nahmen auf den Bänken Platz und lauschten den ausführlichen Beschreibungen der Anatomie des menschlichen Körpers ohne Furcht, dadurch ihre Seelen zu verderben. Die Schule und die Stadt schienen sich, dank der leuchtenden Strahlkraft des gelehrten Geistes, immer weiter auszudehnen. In den Hörsälen mit den großen geschnitzten Holzkathedern wurde Theologie, Recht, Philosophie und natürlich Medizin gelehrt. Längst hatte jedes Fach seinen eigenen Lehrmeister. Besonders mochte ich die Vorlesungen, die zwischen den alten Mauern des ehemaligen Tepidariums der römischen Thermen von San Pietro a Corte abgehalten wurden.

Jahrhunderte zuvor hatte Arichis beschlossen, seine Residenz in dieser Gegend der Stadt zu errichten, mitsamt einer benachbarten Kapelle, die sich über die bereits vorhandenen baulichen Strukturen erheben sollte. Damit verfolgte er einen doppelten Plan: Die fürstliche Kapelle sollte besonders ins Auge springen, zugleich sollte aber auch die zuvor bestehende, für die Stadt einst bedeutende Kultstätte nicht verleugnet werden. Die Deckengewölbe der Thermen wurden eingerissen, die Mauern verstärkt und der Thermensaal durch eine gemauerte Trennwand geteilt. In der Mitte ragten zwei Säulen auf, welche die Decke der darüberliegenden Kapelle stützten.

Dieses Bauwerk war lange Zeit ungenutzt geblieben, und zwar in Folge einer der vielen Überschwemmungen, die unsere von Flüssen geäderte Stadt seit jeher heimsuchen. Noch immer waren ringsum die Grabsteine aus jener Zeit zu erkennen, in denen es die letzte Ruhestätte für Würdenträger und Honoratioren gewesen war. Insbesondere ein Grabmal, auf dem, nach dem Vorbild des großen Denkers der Antike, ein gewisser *Sokrates* mit Namen erwähnt war, zog während der Vorlesungen meine Aufmerksamkeit auf sich. Verglich man die Daten der anderen Grabsteine mit jenen besagten Mannes, so erkannte man, dass an diesem Ort über hundert Jahre lang kein anderer außer ihm bestattet worden war, was nahelegte, dass die Kapelle beizeiten als Mausoleum zu seinen Ehren gedient hatte. Wer er wohl gewesen sein mochte? Keiner wusste heute noch etwas über sein Wirken, nur der Name war erhalten geblieben. Doch nach der Größe des Gedenksteins zu urteilen und angesichts der Tatsache, dass es so lange niemandem gestattet gewesen war, die letzte Ruhestätte mit ihm zu teilen, musste er ein großer Mann gewesen sein. Das ist der Lauf der Geschichte: Alles überzieht sie mit einer Schicht Geröll und Schutt wie der Fluss Irno, wenn er über die Ufer tritt, und ungeachtet dessen, wie vielgerühmt du auch sein magst, wird sie dich unter sich begraben und nur einen Erdhügel zurücklassen, der so lange unbemerkt bleibt, bis jemand durch Zufall darüberstolpert. Während ich dieses längliche Stück Marmor betrachtete, begriff ich mehr als je zuvor, wie vergänglich Ruhm und Glanz tatsächlich sind. Dafür wollte ich nicht Ärztin werden, sondern allein um meine Aufgabe zu erfüllen – ohne die Hoffnung, dass sich irgendjemand meines Namens über die Zeit seiner Genesung hinaus erinnern würde.

Ein weiterer Grund, weshalb ich die Vorlesungen in San Pietro a Corte besonders mochte, war das große Fresko der heiligen Katharina von Alexandria, das ich vom richtigen Platz aus in seiner ganzen Schönheit bewundern konnte. Abgesehen von der Jungfrau Maria an ihrer Seite waren wir oft die beiden einzigen Frauen in dem Saal, und während meine Ohren aufmerksam den neuesten Erkenntnissen lauschten, ließen sich meine Augen von der Heiligen verzaubern. Sie hatte einst den Mut gefunden, sich ganz allein dem Statthalter von Alexandria entgegenzustellen, um gegen die Tieropfer einzuschreiten, welche die damaligen Heiden im Namen ihres Gottes vornahmen. Wie konnte sie unsere Schutzpatronin sein, wo wir doch selbst Schweine und Affen töteten, um die Funktionsweise der Organe zu begreifen? Unsere unfreiwillige Helfershelferin mit ihrem Glasfläschchen in der Hand war dort, wo wohl der einzige Geist herrschte, der alle Übel zu heilen vermochte.

Und in ebenjener Aula, unter den Augen der Heiligen, wurde mir am Ende des Jahres die Zulassung verliehen, die mich offiziell dazu berechtigte, die Heilkunst zu praktizieren.

Zugleich wählte man meinen Fürsprecher, und da das Schicksal gern seine Späße mit dem Leben der Menschen treibt, traf es keinen anderen als den Arzt, den ich für den Tod meiner geliebten Mutter verantwortlich machte. Zu Zeiten, als die Vorlesungen noch im Haus des Gariopontus stattgefunden hatten, waren wir Studiengenossen gewesen, doch während ich drei Söhne zur Welt gebracht und gestillt hatte, war er zum Lehrmeister der Schule aufgestiegen. Er gehörte noch nicht zu den Collegiaten, hatte aber die Aufgabe, den Zunftanwärtern die Regeln der Vereinigung zu unterbreiten. Darüber hinaus sammelte er eidlich verbürgte Informationen über deren moralische Qualitäten, die er an den Prior weiterleitete, woraufhin, sofern dem nichts im Wege stand, der Wahltag bestimmt wurde. Die Anzahl der von den Zunftbrüdern im Gefäß deponierten weißen Kugeln entschied über die Aufnahme.

Es kam der Tag, an dem ich, wie es die Regel vorsah, in prächtige, gold- und silberdurchwirkte Gewänder gekleidet vor dem Prior und dem Collegium stand. Prior war damals noch der bereits uralte Gariopontus, den ich kaum erkannte, wie er dort mit dem herrschaftlichen Zepter und den anderen Insignien, die er mir überreichen würde, auf dem Ehrenthron saß. Mir wäre es lieber gewesen, er hätte mir ein Fläschchen überreicht, wie es die heilige Katharina von Alexandria in der Hand hielt. Zu dieser sah ich nun auf, während ich das Gelingen der Prüfung und meinen zukünftigen Werdegang vertrauensvoll in ihre Hände legte. Hinter mir auf den Bänken saßen mein Gemahl, die Kinder, Iuzzella, mein Vater, meine Base Udelberga, Oheim Guaifiero mit seiner herausgeputzten Frau und sogar die alte Heilerin Costanza, der ich zu dieser Gelegenheit ein Kleid hatte anfertigen lassen.

Am Tag zuvor hatte ich unter Anleitung meines Fürsprechers das Gesuch zum Ablegen der Prüfung eingereicht.

Es waren schwierige Stunden. Ich wusste, dass die wahre Prüfung, der das Leben mich unterzog, in der Pflicht bestand, ebendiese Zeit in Begleitung des Mannes zu verbringen, den ich jahrelang als den Mörder meiner Mutter betrachtet hatte. Nichts an ihm erinnerte mehr an den jungen Arzt, der in den Tagen der Tragödie in unserem Haus erschienen war. Wo einst rabenschwarze Haare gewesen waren, prangte nun eine nahezu vollständige Glatze. Sein Blick wirkte nicht länger neugierig, sondern ruhig, beinahe müde. Auch er hatte mich offenbar wiedererkannt – schließlich gab es nicht viele Frauen, die den Arztberuf anstrebten –, zog es aber vor, nicht an dem Thema zu rühren. Ich wusste, wie sinnlos es war, in die Rolle des Arztes zu schlüpfen, solange ich nicht gänzlich verinnerlicht hatte, welch begrenzten Beistand wir Mutter Natur bisweilen bei der Genesung zu leisten vermochten. Dennoch konnte ich nicht anders, als ihn zu hassen, und vielleicht hasste ich sogar die Medizin. In der Tat wurde mir just an jenem Tag, kurz vor der Verwirklichung meines Traumes, bewusst, dass ich überaus zwiespältige Gefühle für meinen Beruf hegte. Mir schien, als wollten die Ärzte das Meer mit einem Becher leeren und der Welt ebenso wie sich selbst weismachen, dass ihnen das eines Tages gelingen würde.

Ich verbrachte die Nacht in großer Sorge. Zurückgezogen in Giovannis Studierzimmer machte ich vor lauter Unruhe kein Auge zu, nicht etwa wegen der am nächsten Tag bevorstehenden Zeremonie, wie alle glaubten, sondern allein deshalb, weil ich nicht länger wusste, ob ich an dieser Zeremonie überhaupt teilnehmen wollte.

Beim Morgengrauen fielen mir Costanzas Worte wieder ein. Sie hatte von neuen Büchern gesprochen, die schon bald übersetzt werden sollten. Vielleicht würden wir dort neue Antworten finden und uns Wege erschließen, die wir bisher für unmöglich gehalten hatten. Immerhin hatte Petrocello vor Kurzem eine Methode zum Abklemmen von Arterien entwickelt, mithilfe derer wer weiß wie viele zukünftige Krieger gerettet werden konnten. Es war die Bescheidenheit, die mir noch fehlte, die Bescheidenheit der Ameise, die ihr Krümchen in einer Reihe mit den anderen Ameisen schleppt, die Bescheidenheit des Bauern, der einen Baum pflanzt und bereits weiß, dass er selbst dessen Früchte niemals ernten wird. Vielleicht würden in fünfzig, hundert oder tausend Jahren

Frauen wie meine Mutter vor dem Tod bewahrt werden. Das konnte jedoch nur geschehen, wenn die Menschen von heute den Mut und die Geduld aufbrachten, trotz ihrer Wissenslücken mit kleinen Schritten der Wahrheit entgegenzugehen, die Gott uns zu gegebener Zeit enthüllen würde.

Am nächsten Tag stand ich vor dem Prior. Cofone und ich saßen auf einer gesonderten Bank; in den restlichen Reihen hatten die Collegiaten Platz genommen, außerdem direkt hinter mir die kleine Schar meiner Angehörigen. Ich wurde aufgefordert, die Vorrede zu halten, wie ich es bereits vor dem Fürsprecher getan hatte, und erneut erläuterte ich die philosophischen und medizinischen Texte, die man mir als Thema zugewiesen hatte. Anschließend wurde ich in eine separate Kammer geführt, während im Saal der Schriftführer in einer Dose die Silberkugeln der Collegiaten einsammelte. Waren sie alle weiß, hatte ich bestanden, mit einer schwarzen Kugel würde ich die Prüfung erneut ablegen müssen, zwei davon bedeuteten, dass ich abgewiesen worden war. Die Zeit, die ich in dieser Kammer verbrachte, schien mir endlos lang. All meine Zweifel, meine Begeisterung, die Gesichter, denen ich während der langen Jahre meiner Ausbildung begegnet war, erschienen vor meinem inneren Auge. Sofern die Wahl zu meinen Gunsten ausging, würde mir schon bald der ehrenvolle Titel eines *Medicus* verliehen, und im Laufe der Jahre könnte ich, so es Gottes Wille war, gar *Magistra* werden. Ich empfahl meine Seele in die Hände der heiligen Katharina, in der Hoffnung, sie möge mich vor Überheblichkeit und Hochmut bewahren. Wenig später saß ich auf dem Stuhl mit dem Lorbeerkranz auf dem Kopf, dem goldenen Ring am Finger, einem geöffneten und einem geschlossenen Buch. Ich spürte noch die Feuchtigkeit des Kusses auf der Stirn und hörte in meinen

Ohren den Widerhall des Segensspruches. Die Kugeln waren alle weiß gewesen – ich war Medikus.

Vor mir hatten bis jetzt nur zwei Frauen die offizielle Berufszulassung erworben, von denen ich nicht mehr als ihre Rufnamen kannte, Rebecca und Mercuriale. In meinen Gebeten rief ich sie an, mich zu beschützen und mein Wirken ebenso wie meinen Geist auf den Weg der Wahrheit zu lenken.

27. Kapitel

Schatten

Was meiner Frau als idyllische, von den höchsten Werten der Demokratie beseelte Welt erschien, war in Wahrheit eine Brutstätte von Hass und Neidgefühlen, die kaum etwas mit der Medizin zu tun hatten. Der beständige Druck der religiösen Orden, Macht über das Collegium zu gewinnen, war dabei – anders, als man auf Anhieb vermuten würde – noch das geringste Übel. Die Verderbtheit jedoch war ein nur schwerlich auszumerzendes Element und Teil des Collegiums selbst. Wo einst großmütige und fähige Ärzte agiert hatten, gab es nun ein Gerangel um die Machtpositionen, und das führte unweigerlich zu Bestechung, Missbrauch und Lüge. Die Menschen, mitunter auch die edelsten, sind besessen von dem Wunsch, ihren Nächsten zu beherrschen, und oft allzu gern bereit, sich selbst und die eigenen Werte zu verleugnen, um zu erreichen, was sie sich in den Kopf gesetzt haben. Für den Rest seines Lebens würde Gariopontus das Amt des Priors innehaben, nach seinem Tod jedoch würde der älteste der Collegiaten nachrücken. So lautete die Regel. Zu jener Zeit war ich noch einfacher Alumnus, der Titel aller Medizi, die nicht zum Kreis der zehn Würdenträger gehörten. Doch eingedenk unserer alten Freundschaft zog mich Gariopontus dennoch ins Vertrauen. So erfuhr ich, dass er, seit er dieses Amt bekleidete, mehr als einmal um sein Leben hatte fürchten müssen. Auch war er sicher, dass der letzte Promotor, der aufgrund seines Alters für die Nachfolge vorgesehen gewesen wäre, durch die Verabreichung eines falschen Mittels gestorben war.

»Wie kann ein Arzt aus solch kindischen Beweggründen seinen Eid brechen?«, rief er, die Fäuste so fest ballend, dass sich die Fingernägel in die Handteller bohrten. Mehr als einmal hatte ich ihn schon von seinem Plan abgebracht, dem weltlichen Leben zu entsagen – er hegte die Absicht, sich in die Abtei Cava de' Tirenni zurückziehen. »Wenn Ärzte nicht mehr davor zurückschrecken, willentlich den Tod herbeizuführen, ist die Zeit des Weltuntergangs nahe«, sprach er immer verbitterter.

Bei dem Gedanken, wie ausgerechnet er mich in meinen Jugendjahren davon überzeugt hatte, dass es keinerlei Grund für eine derartige Weltuntergangsstimmung gab, war er für mich kaum wiederzuerkennen. Wie alle anderen hatte ich befürchtet, die millenaristischen Prophezeiungen würden sich bewahrheiten und so bedrängte ich ihn daraufhin mit Fragen, die er stets mit der Klarheit des Gelehrten, der er nun einmal war, beantwortet hatte. Etliche Male berief er sich auf Pythagoras, um mir den tiefen Sinn der Zahlen zu erklären, die ich nicht fürchten, sondern als Verbündete auf unserem Weg zur Erlösung betrachten sollte. Nun war er es, der der Ermutigung bedurfte. Entscheidend war, dass er auf seinem Posten blieb, denn das Ansehen der Schule war durch seinen Namen und seine Rechtschaffenheit verbürgt. Würde er sein Amt tatsächlich aufgeben, liefen wir Gefahr, dem Geist des Verderbens die Oberhand zu überlassen. Jeder noch so vollkommene Körper wirft seinen Schatten, und der Schatten der *Hippocratica Civitas* war ihr Machthunger. Sosehr ich Gariopontus auch bedrängt hatte, war mir bis heute nicht gelungen herauszufinden, wer die Drahtzieher dieser, wie es schien, regelrechten Verschwörung waren. Sein frommer Geist verabscheute die Verleumdung.

Er fragte mich, ob ich sein Leibarzt werden wolle, und als ich einwilligte, spürte ich Tränen der Dankbarkeit aufsteigen ob dieses höchsten Vertrauensbeweises. Ich schwor mir, ihn vor jeder Gefahr zu beschützen und seine Gesundheit so lange zu erhalten, wie Gott es mir gestatten würde. Außerdem nahm ich mir vor, den Beweggründen meiner Kollegen genauer nachzugehen, um das Wespennest ausfindig zu machen. Gewiss war die Verderbnis unter den Alten zu suchen. Die Artisten (wie wir uns in Anspielung auf die von uns ausgeübte *ars medicinae* nannten), die meiner Generation angehörten, waren noch zu jung, um einen Vorteil aus dem vorzeitigen Verscheiden des Priors zu ziehen. Daher schieden Cofone und alle, die nach mir Ärzte geworden waren, schon einmal aus. Bezüglich Petrocello konnte und wollte ich keine Zweifel hegen. Sein Geist war gänzlich auf das Studium gerichtet, und mit jedem Jahr, das verging, bescherte er uns neue Untersuchungsergebnisse, die unsere Fähigkeiten im Dienste der Mitmenschen voranbrachten. Um ihn musste ich vielmehr bangen, da er höchstwahrscheinlich zum Nachfolger von Gariopontus bestimmt werden würde. Ich beschloss, bei meiner Untersuchung ohne Eile vorzugehen. Zunächst musste ich die Situation abtasten wie einen kranken Leib, um dann das geeignete Mittel zur Behandlung zu wählen. Das Gute war, dass ich bereits wusste, welches Organ erkrankt war: Es konnte sich nur um das ehrenwerte Collegium selbst handeln, um genau die Männer, die mir an dem Tag, als meine Frau den Lorbeerkranz erhielt, in die edelsten Stoffe gehüllt gegenüberstanden. Dass ich sie alle zusammen sah, kam nicht oft vor, denn als Externer war ich zu ihren Versammlungen nicht zugelassen. Nur bei offiziellen Zeremonien präsentierten sie sich der Öffentlichkeit. Froh darüber, dass Trotula ihre Ausbildung nun erfolgreich abschloss, konzentrierte ich mich auf die Gesichter der Collegiaten. Jahrelange Übung hatte mich dazu befähigt, das Temperament eines Menschen auf den ersten Blick zu erkennen. Ich wusste, dass Sanguiniker gewöhnlich nicht zu Heimlichkeiten neigen, Phlegmatiker und Melancholiker darin jedoch wahre Meister sind. Keiner außer Gariopontus selbst hatte die gelbliche Gesichtsfarbe der Choleriker. Nachdem die drei Collegiaten mit geröteten Wangen und friedfertiger Ausstrahlung ausschieden, blieben noch Petrocello, der bekanntermaßen eindeutig zu den Melancholikern zählte, sowie weitere sechs Personen. Auf diese musste ich mich konzentrieren und demnächst mehr über ihre Studien und Schriften in Erfahrung bringen. Nur selten sind auf Betrug abzielende Köpfe zu eigenen Gedanken, zu wahrer Leidenschaft fähig. Der Heuchler sucht auch auf dem Gebiet des Wissens nach Schleichwegen. Ich nahm mir vor, ihre Schriften zu lesen und – um mich nicht zu sehr auf meine Intuition zu verlassen, was mir hier falsch schien – weitere Nachforschungen über alle sechs anzustrengen. Petrocello allerdings konnte ich guten Gewissens ausschließen. Mit dieser Aufgabe war ich allein. Ich würde mit niemandem über meinen Verdacht sprechen können, selbst Trotula wollte ich nicht einweihen, denn es widerstrebte mir, ihre Begeisterung zu schmälern, nun endlich jener Welt anzugehören, die sie so sehr liebte. Nur wenige Male in meinem Leben war es mir vergönnt, tatsächlich als Beschützer an der Seite meiner Gefährtin zu stehen, denn diese mutige Frau bedurfte nur selten meines Haltes. Die Männer in meinem Umfeld behandelten ihre Frauen in der Regel wie ihre eigenen Töchter, die es vor jeder Gefahr zu bewahren galt, Trotula dagegen war mir oft Mutter, Schwester und weise Ratgeberin. In diesem Fall jedoch war ich ihr Ritter. Ich würde den Feind niederringen, ohne ihr überhaupt mitzuteilen, dass ich in den Kampf zog.

28. Kapitel

Die schönste Frau der Stadt

In ganz Salerno war nie zuvor eine so schöne Frau gesehen worden. Zwischen Judenviertel und Monte Bonadies, zwischen dem Orto Magno und der Burg hatte kein Mensch jemals eine so zarte Haut, solch mandelförmige Augen und derart wohlgestaltete Zähne in sich vereint. Der schlanke Wuchs unterstrich ihre aufrechte Haltung, die sie zur Königin unter allen anderen werden ließ. Wer das Glück hatte, ihr Haar, das sie bisweilen unbedeckt ließ, zu Gesicht zu bekommen, hätte bereitwillig geschworen, dass keine wie auch immer verarbeitete Seide, kein Damast oder Atlas von derart weicher Beschaffenheit waren. Dass sie verheiratet war und Kinder hatte, war allgemein bekannt, aber wenn sie vorbeiging, konnten die Männer nicht anders, als sie anzuschauen, und viele der jungen Studenten wurden in der Nacht von sündigen Träumen heimgesucht, in denen sie die Hauptrolle spielte. Sogar die Gesichter der Mönche erhellten sich, wenn sie an der Abtei vorbeilief. Es waren nicht nur ihre körperliche Erscheinung, ihre hochgewachsene Gestalt und die Ebenmäßigkeit ihrer Gesichtszüge, die sie zur schönsten Frau der Stadt werden ließen. Das wahrhaft Erstaunliche war ihre Anmut. Wer glaubte, Studium und Eifer wären der weiblichen Grazie nicht zuträglich, wurde durch sie eines Besseren belehrt. Selbst die Frauen kamen nicht umhin, sich im Vorbeigehen nach ihr umzudrehen. Unser Herrgott hatte sie offenbar mit allen Vorzügen reichlich ausgestattet, und ihre Präsenz wurde durch den Wohlklang ihrer Stimme, ihre Sittsamkeit und Geistesschärfe nur noch erhöht. Wer einen ausgeprägten Verstand hat, muss für gewöhnlich körperliche Mängel in Kauf nehmen, und umgekehrt verbringt jener, der einen harmonischen Körperbau vorweisen kann, oft mehr Zeit mit dem Herausputzen als mit dem Denken. Wann immer ich sie ansah, ertappte ich mich bei dem Gedanken, dass ich vielleicht niemals Gelegenheit gehabt hätte, ein derart vollkommenes Geschöpf näher kennenzulernen, wären nicht mein und ihr Vater Brüder gewesen.

Der einzige Makel, den man ihr eventuell nachsagen konnte – denn auch dem erhabensten Geschöpf kann nicht die dem Allmächtigen vorbehaltene Vollkommenheit zuteilwerden –, war eine übermäßige Hartnäckigkeit. In der Tat war ihre Entschlossenheit derart unumstößlich, dass sie bisweilen an Hochmut grenzte. Aber ihre Gedanken waren und sind nicht hochmütig, und sie fühlt sich den anderen auch nicht überlegen. Allerdings unterzieht sie sich selbst derart heftigen Anstrengungen, dass einem Zweifel kommen, ob sie das menschliche Maß kennt, so als wolle einer das Meer schwimmend durchqueren, barfüßig einen Berg besteigen oder einen Fluss mit einem Krug ausschöpfen. In diesem Punkt zeigt sie weder Einsicht noch Vernunft. Ihre Hände ruhen zu keiner Zeit, ihre Füße stehen niemals still, ihr Geist gönnt sich keine Pause. Nichts scheint ihr belanglos, allem widmet sie die größte Aufmerksamkeit, ob Stickrahmen oder Schönheitspflege, Heilkunst oder Kindererziehung, der Anbau von Pflanzen oder das Einkochen von Wintervorräten. Im Unterschied zu vielen Frauen ihres Standes, mich inbegriffen, weiß sie zu jeder Stunde des Tages, was ihr Gesinde gerade treibt.

Ich danke dem Himmel, dass er mir ein bescheidenes und nicht zum Vergleich neigendes Gemüt gegeben hat, andernfalls müsste ich mich in ihrer Nähe so unnütz wie die Ameise fühlen, die mir gerade über den Schuh krabbelt.

Sie war bei jeder meiner Geburten dabei und kennt meinen Körper besser als mein eigener Ehemann. Während ich in den Wehen lag, habe ich in ihrem Gesicht so viel aufrichtiges Mitgefühl gesehen, dass ich wusste, sie hätte alles gegeben, um mir die Schmerzen zu ersparen. Als kleines Mädchen träumte ich davon, ein Mann zu werden, um sie heiraten zu können. Vielleicht sind meine Gefühle für sie tatsächlich sündig, denn derartige Bewunderung sollte man nur einer Heiligen entgegenbringen. Aber ich fühle mich nicht schuldig. Das Einzige, was mich bisweilen des Nachts quält, ist die Tatsache, dass die beiden wichtigsten Frauen in meinem Leben unfähig zu gegenseitiger Liebe sind. Meine Mutter hegt eine Art Groll gegen sie, den Trotula aufs Heftigste erwidert. Ich habe sie nie zanken hören, was mir lieber gewesen wäre, jedoch verwandeln die Pfeile, die sie sich entgegenschleudern, die Anspielungen und die zur Schau getragene Gleichgültigkeit die Gesichter der beiden deutlich. Das breite, offene Gesicht der Frau, die mich zur Welt gebracht hat, trübt und verfinstert sich. Obschon meine Mutter sich nicht durch übermäßige Klugheit auszeichnet, ist sie doch wegen ihrer heiteren Art auf Festen und Empfängen ein gern gesehener Gast. Solange Trotula nicht in ihrer Nähe ist, lässt sich schwerlich vorstellen, wie dieses stets ruhige und herzliche Gesicht und die heitere Stimme sich so verwandeln können, als gehörten sie einer wutschnaubenden Bestie. Meine Base ihrerseits legt ihre Eleganz und Zurückhaltung ab und lässt sich zu Sticheleien hinreißen, die ihrer Verstandesschärfe nicht gerade zur Ehre gereichen. Oft habe ich versucht, den tieferen Grund für diesen starken Groll herauszufinden, doch keines der Probleme, die ihre Feindseligkeit schüren, scheint mir einen derart erbitterten Hass wert zu sein. Meine Mutter habe ich nie nach dem Grund für ihre Gefühle fragen können, aber Trotula gegenüber habe ich es tatsächlich versucht. Anfangs war sie bemüht, alles abzustreiten und als Missverständnis darzustellen, doch letztlich hat sie meinem Drängen nachgegeben und erklärt, dass sie sich selbst über ihre heftigen Reaktionen wundere. Sosehr sie auch darüber nachdenke, fände sie doch keinen nachvollziehbaren Grund für ihre Gefühle. Ausdrücklich versicherte sie mir ihre Zuneigung und sprach von ihrer Achtung für meinen Vater. Aber auch von der natürlichen Abneigung gegen meinen Ehemann, die angesichts der Geringschätzung, die dieser für mich hegt, vollkommen gerechtfertigt ist. Sie redete lange über meine Kinder und lobte mich dafür, dass ich es trotz meines rüden Gatten geschafft habe, ihnen die beste Erziehung angedeihen zu lassen, als würden all diese Dinge in ihrer Vielzahl es schaffen, das Missverhältnis auszugleichen, das durch ihren Groll gegen meine Mutter entstanden ist. Den rätselhaften Abgrund der menschlichen Seele konnte auch unser ehrliches Gespräch nicht erhellen. Vielleicht wird man eines fernen Tages herausfinden, welche Gründe unsere Sympathie und welche unsere Abscheu wecken. Bis dahin müssen wir uns damit begnügen, Gott das Urteil über unsere sündigen Seelen anheimzustellen.

Könnte es Vorsehung gewesen sein, dass ausgerechnet sie in den letzten Stunden meiner geschwächten Mutter zugegen war? Obwohl ihr alle ohne Unterlass zu einer gesünderen Ernährung geraten hatten, war Caterina De Ruggiero nie bereit gewesen, sich bei Speis und Trank zurückzuhalten. Ich war selbst Zeugin, wie sie ganze Krüge mit Met allein vor dem Kaminfeuer geleert hat. Sie konnte bei keinem Nahrungsmittel maßhalten, und gegen Ende war ihr Leib so mächtig wie der eines der riesigen, trägen Wale, von denen bei Plinius die Rede ist.

In gewisser Weise hatte sie mit Trotula eine Gemeinsamkeit: Die eine ist begierig nach Wissen, die andere war unersättlich, was Vergnügungen anging. Tausende Male hatte ich sie an die Ratschläge erinnert, die jeder, der in Salerno schon einmal einen Arzt aufgesucht hat, im Schlaf herunterbeten kann. Wir alle wissen, dass ein Übermaß an Speisen den Menschen krank macht, auf Leib und Brust drückt, den Magen überlastet und Beschwerden in den Gliedmaßen hervorruft. Ein jeder hält sich an die kluge Weisung, nach dem Mittagessen einen kurzen Spaziergang zu machen, nur sie tat es nicht. Oft aß sie, wenn sie längst satt war, und trank, ohne Durst zu verspüren. Bei Tisch wählte sie die verschiedensten Weine, ohne die alte Regel zu beachten, nach der man zuerst den leichten, dann den schwereren trinkt, und alle wiesen sie oft darauf hin, wie schädlich dies sei. Alle bis auf Trotula. Manchmal schien es mir, als würde meine Mutter so zulangen, um sie persönlich herauszufordern, sie und die medizinischen Theorien der Schule. Doch es war klar, dass sie diesen Kampf, in dem sie selbst sich zur Versuchsperson gemacht hatte, verlieren musste.

Eines Tages, während sie genussvoll an einer Lammkeule kaute, sank sie plötzlich in sich zusammen, sodass ihr Kopf nach vorn auf den Tisch fiel. Giovanni Plateario befahl, sie hinzulegen, und drückte ihr seine großen Hände auf die Brust. Wir blieben alle auf unseren Plätzen, nur ein Diener wurde geschickt, den Priester zu holen, denn auf keinen Fall sollte meine Mutter vor den Herrn treten, ohne das Sterbesakrament empfangen zu haben. Es bedurfte fünf kräftiger Männer, um sie zu ihrem Bett zu schleppen, so gewaltig war die

Masse ihres Leibes. Als sie dalag, bemerkten wir, dass ihr großes Mondgesicht auf einer Seite erschlafft war: Der Mundwinkel hing herab, ebenso die Augenpartie und die Wange, als habe ein ungeschickter Schneider ihr eine Gesichtshälfte nur notdürftig zusammengeheftet. Ihre gesamte linke Körperhälfte schien leblos und unbewegt. Giovanni erklärte, dass es sich um eine Lähmung handle, und begab sich in Begleitung zweier junger Bediensteter zu seinem Haus beim Orto Magno, um einige Arzneimittel zu holen. Trotula blieb zurück und wachte am Bett der Kranken. Ich saß da, hilflos und zu nichts nütze. Mit einem Mal begriff ich, was meine Base und ihre Kollegen dazu getrieben hatte, ein solch hartes Studium auf sich zu nehmen: der Wunsch, dem Unbegreiflichen Einhalt zu gebieten.

Ich vermochte nur Zuflucht beim Herrn zu suchen und begann laut zu beten. Trotula stimmte mit ein. Vom Bett aus sah meine Mutter uns mit schiefem, bereits schicksalsergebenem Blick an. »Komm her.« Ihre Stimme klang fremd und fern wie das Echo in einem Schornstein. Ich glaubte, sie habe mich gemeint, aber als ich mich näherte, drückte sie nur stumm meine Hand.

»Du, dich meine ich. Komm her.« Mit dem rechten Auge schaute sie zu Trotula, so wie sie es viele Jahre zuvor getan hatte, als jene ungestüm durch die Räume des Hauses gelaufen war und dabei Stühle umgeworfen und das Geschirr zum Schwanken gebracht hatte.

Die beiden waren nicht länger zwei sich zürnende Frauen, sondern eine Erwachsene und ein Kind.

Trotula trat mit gesenktem Blick näher. Ich sah ihre angespannte Haltung, die aufeinandergepressten Kiefer. Wer weiß, ob nicht auch sie Kummer wegen des nahenden Todes dieser Frau verspürte, die ihr, wenn auch mehr schlecht als recht, die

Mutter ersetzt hatte. Oder war es lediglich die Anstrengung, angesichts dieses im Sterben begriffenen Menschen ihre Wut zu unterdrücken?

»Nun kannst du zu Recht behaupten, dass Eure Regeln stimmen.« Das Sprechen fiel ihr schwer, aus dem hängenden Mundwinkel tropfte Speichel. »Du kannst von dieser Frau erzählen, die keinen eurer Ratschläge befolgt hat und unter grauenhaften Schmerzen gestorben ist. Siehst du nun, dass auch ich zur Weiterentwicklung eurer Kunst beigetragen habe?«

»Ihr werdet nicht sterben. Lähmung lässt sich heilen.«

»Ich weiß, dass ich sterben werde.« Ihr Gesicht war vor Anstrengung verzerrt, aber dennoch hielt sie Trotulas Blicken stand. »Und ich erlaube keinem Arzt, das Gegenteil zu behaupten. Magst du auch mit den Geheimnissen des Leibes vertraut sein, die Geheimnisse meines eigenen Fleisches kenne ich besser als du. Merke dir daher alles, was ich getan habe, und wenn du deine Vorlesungen hältst, führe mich als schlechtes Vorbild an. Und nun geh. Ich will unter den Augen derer sterben, die mich lieben, nicht jener, die mich als Fall betrachten.«

Schweigend entfernte sich Trotula vom Bett. Doch sie verließ nicht das Zimmer. Vielleicht spürte sie tief im Herzen, dass ihre Gefühle ihr das Recht gaben zu bleiben, vielleicht blieb sie auch wirklich nur, um den Krankheitsverlauf zu verfolgen. Als Giovanni mit seinen Arzneien kam, hatte der Priester meine Mutter bereits von allen Sünden freigesprochen, und der Tod mit seinen mächtigen Schwingen hatte ihren großen Leib entseelt und sie ins Jenseits getragen. Ermattet sank ich auf einen Stuhl. Vor mir lagen die Päckchen mit den Kräutern, die sie hätten retten sollen. Ich nahm eine Handvoll Lavendel und führte sie unter die Nase, atmete tief ein und versuchte, mich an dem Duft zu berauschen. Dann ließ ich mir ein Glas Met bringen. Unter Tränen trank ich auf ihr Wohl.

29. Kapitel

Ärztin im Schloss

Ich begegnete Fürst Waimar V. von Salerno zum ersten Mal, als ich bereits eine gestandene Frau und anerkannte Ärztin war. Dank seiner Fähigkeiten als Feldherr und Politiker erlebte die Stadt eine Zeit des Glanzes, die für alle einen Segen darstellte. »Opulenta Salernum« war in metallischen Lettern auf unsere Münzen geprägt, und dank dieses jungen Fürsten war unsere Stadt in der Tat opulent. Ich hatte ihn noch nie gesehen, doch hörte ich meinen Mann, die Medizi von der Schule, ja sogar die Frauen auf dem Markt von ihm sprechen. Sein Name und seine Taten wurden derart verherrlicht, dass man meinen konnte, diese fantastische Persönlichkeit lebte in Wahrheit nicht auf dem Monte Bonadies, sondern auf dem Olymp. Obwohl ich mich bemühte, diesen wie Heiligenlegenden anmutenden Geschichten aus seinem Leben nicht viel Beachtung zu schenken, war ich selbst, genau wie alle anderen, längst von jenem Gefühl ergriffen, welches den Fürsten zu einem Halbgott verklärte. Als man mich aufforderte, ins Schloss zu kommen, um seiner Gemahlin Gemma bei ihrer ersten Geburt beizustehen, kam ich mir vor wie eine für die Sphären des Empyreums Auserwählte.

Nur wenige Bewohner der Stadt hatten den Fürsten bislang zu Gesicht bekommen, sodass ich bald schon zu denen gehören würde, die man über seine Statur, seine Stimme und seine, wie es hieß, riesigen Hände ausfragte. Die Hebamme, die Gemma während der gesamten Schwangerschaft zur Seite gestanden hatte, war vor ein paar Tagen an einer Lungenentzündung gestorben, woraufhin man beschlossen hatte, mich rufen zu lassen. Kaum hatte ich davon erfahren, war ich zu Costanza geeilt, die sich inzwischen kaum noch aus ihrem großen Sessel in dem Zimmer mit dem gestampften Boden erhob. Sie war stark abgemagert, aber noch immer bei klarem Verstand. Die Schmerzen hatten sie, soweit das überhaupt möglich war, noch mürrischer werden lassen, jedoch hatte ich mich im Lauf der Jahre an ihre schroffe Art gewöhnt und wusste, wie ich sie zu nehmen hatte. Sie sprach von der Neuralgie, die ihre Gliedmaßen hatte steif werden lassen und sie an jeglicher Bewegung hinderte. Zur eigenen Behandlung, so erläuterte sie, würde sie zerkleinerte Regenwürmer mit ranzigem Schweinefett mischen, die brennenden Schmerzen ließen sich durch Geierfett sowie Waschungen mit Meereswasser lindern. Irgendwo in einem Winkel meines Gedächtnisses nahm ein Text des Sammonicus Serenus Gestalt an, den ich vor vielen Jahren studiert hatte und der genau diese Mittel bei Nervenentzündung empfahl. Wie so oft geriet ich ins Staunen darüber, dass diese Analphabetin, die nie auch nur ein Buch aufgeschlagen hatte, derart spezielle lateinische Rezepte kannte. Das war nur eines der vielen Geheimnisse, die das Leben der alten Heilerin umrankten. Längst wusste ich, dass in ihrer Gegenwart alles möglich war. Krampfhaft versuchte ich, mich an die vollständige Behandlungsmethode des römischen Gelehrten zu erinnern und erklärte ihr schließlich, sie solle sich von Taubenfleisch ernähren, mit dem ich sie ab dem nächsten Tag versorgen lassen würde. Es war keine leicht zu beschaffende Nahrung, doch mein Vater machte gern Jagd auf diese flinken Vögel, die gegen Ende des Sommers über unser Land flogen, um an den Küsten Afrikas zu überwintern.

»Ich habe mich getäuscht: Trotz Eurer Studien geltet Ihr bloß als Hebamme. Und ich hatte geglaubt, Ihr würdet zum Medikus werden«, sagte Costanza bitter.

»Eine Hebamme, die dem Sohn des Fürsten auf die Welt hilft, gute Mutter. Das erscheint mir nicht gering.«

»Bevor ich sterbe, möchte ich erleben, dass eine Frau Meisterin der Medizinschule wird, und diese Frau kann niemand anderes sein als Ihr. Nun wollen wir uns aber der Geburt widmen, die Ihr begleiten werdet. Es darf Euch kein Fehler unterlaufen, sonst werdet Ihr in Bälde übers Land ziehen und Kühen beim Kalben helfen.«

»Eben deshalb bin ich gekommen, um mir von Euch Rat zu holen.«

»Ich glaube nicht, dass Ihr dessen bedürft. Was ich Euch lediglich rate, ist, während der Geburt Titel und Herkunft des Kindes zu vergessen. Selbst ein einfacher Schritt kann leicht misslingen, wenn man erst jene innere Hemmschwelle überwinden muss, die durch allzu große Ehrfurcht und Achtung leicht entstehen kann. Beherzigt dies, und ich bin überzeugt, dass Ihr Eure Pflicht ausgezeichnet erfüllen werdet. Versucht ab jetzt, gut zu schlafen und ausgewogen zu speisen, denn während der Geburt werdet Ihr keine Zeit für Eure eigenen Bedüfnisse haben. Vielmehr werdet Ihr ein bloßes Werkzeug der Geschichte sein. Ich empfehle Euch, ein Gemisch aus Ei, Raute, frischem Dill und Wein mitzunehmen. Es hilft, die Geburtsschmerzen zu lindern. Wenn Ihr es schafft, die Sache nicht nur zu einem guten Ende zu führen, sondern obendrein der Gebärenden die Qualen zu erleichtern, werdet Ihr einen kaum anfechtbaren Ruf erlangen.«

Ich kannte dieses Mittel zur Linderung der Geburtsschmerzen bereits. Dennoch lauschte ich Costanzas Rat, als würde sie mir ein Geheimnis offenbaren. Im Grunde war ich nur zu ihr gegangen, um mich zu vergewissern, ob ich tatsächlich die geeignete Person für das Unterfangen war, denn sie war die Einzige, die den Mut gehabt hätte, mir die Wahrheit ins Gesicht zu sagen.

Erleichtert machte ich mich wieder auf den Weg. Das einzig Traurige war, diese Frau, die mit ihrem Wissen so vielen Menschen geholfen hatte, auf ihre alten Tage in Armut und Einsamkeit an einen Sessel gefesselt dasitzen zu sehen. Gern hätte ich sie zu mir ins Haus geholt, aber ich schlug es ihr gar nicht erst vor, da ich wusste, dass sie sich niemals darauf einlassen würde. Sie war in diesem Zimmer verwurzelt, als seien die bröckelnden Mauern, die verstaubten Gefäße, ja selbst der kümmerliche Pfirsichbaum vor dem einzigen Fenster gewissermaßen Teile ihres eigenen Körpers.

Gleich nach meiner Heimkehr bat ich Iuzzella, das Becken für mich mit warmem Wasser zu füllen und Rosmarin, Malve und Kamillenblüten hineinzugeben. Zuerst einmal musste ich zur Ruhe kommen, um den nächsten Schritt vollziehen und die Standesbarriere vergessen zu können, von der Costanza gesprochen hatte. Ich blieb so lange im Wasser, bis ich beinahe eingeschlummert war. Im Halbschlaf sah ich meine Mutter, wie sie mich zum ersten Mal zum Schwimmen mitgenommen hatte. Als ich wieder zu mir kam, fühlte ich mich erfrischt und war sicher, meine Aufgabe gut zu Ende zu führen. Vor dem Essen nahm ich mir Zeit zum Beten, was ich nicht oft tat, obschon mein Glaube aufrichtig und stark war – wenn auch bisweilen von Gedanken unterwandert, die ich selbst meinem Beichtvater kaum erzählen mochte. Die wenig rühmlichen Taten, derer sich der Klerus immer häufiger schuldig machte, allen voran die Simonie, hielten mich davon ab, die

Kirche als vollkommen anzusehen. An diesem Abend gelang es mir immerhin, aufrichtig zu beten, ohne mich von kritischen Gedanken ablenken zu lassen, genauso, wie ich es als kleines Mädchen getan hatte – mit ganzem Herzen des göttlichen Wohlwollens gewiss.

Ich hoffte, dass die Hebamme, deren Nachfolge ich antreten würde, gute Arbeit geleistet und dafür gesorgt hatte, dass die Schwangere ihre Ernährungsvorschriften befolgt und Bäder im Freien, Dampfbäder und alles andere gemieden hatte, was die Erweiterung des durch die winterliche Jahreszeit ohnehin weniger elastischen Muttermundes zusätzlich erschweren würde.

Ich trank einen Baldrianaufguss und wollte mich gerade zu Bett begeben, als es an der Tür klopfte. Es war einer der Diener aus dem Schloss, der nach mir verlangte, da die Wehen bereits eingesetzt hatten. Man ließ mich in eine Sänfte steigen und brachte mich eilig den Berg hinauf. Als ich eintrat, versuchte ich, nicht auf die reich ausgestatteten Gemächer, den Brokat und die prachtvolle Dekoration zu achten. Wenn man einen Abgrund überquert, soll man nicht nach unten schauen.

Bei der ersten Untersuchung merkte ich, dass das Ungeborene die falsche Lage hatte. Die Mutter war sehr korpulent, und obwohl die Fruchtblase bereits geplatzt war, schien der Muttermund noch viel zu wenig geweitet. Wenn nicht schnell etwas geschah, bestand Gefahr, sowohl die Mutter als auch den zukünftigen Fürsten von Salerno zu verlieren. Ich wusste, dass ich im schlimmsten Fall zum Messer greifen und den Erben auf dieselbe Weise zur Welt bringen müsste, wie es einst dem große Cäsar widerfahren war. Doch wäre damit der Tod der Mutter gewiss. Bevor ich von diesem letzten Mittel Gebrauch machen würde, wollte ich versuchen, die Stellung des Kindes durch äußeres Einwirken zu verändern. Ich hatte einen Aufguss aus Bockshornklee und Leinsamen mitgebracht, in den ich nun meine Hände tauchte, und dabei kamen mir wie aus dem Nichts die ersten Worte in den Sinn, die Giovanni in der Schule des Gariopontus an mich gerichtet hatte: »Eure Hände sind fein und schmal, wie dafür geschaffen, bei der Geburt zu helfen.« Ich hoffte von ganzem Herzen, dass er recht behalten möge. Fürstin Gemma standen die Tränen in den Augen, doch sie weinte nicht. Auch gab sie sich alle Mühe, so wenig wie möglich zu schreien, als würde sie selbst in diesem Augenblick noch versuchen, die Würde ihrer Stellung zu wahren. Ich bewunderte sie aus tiefstem Herzen, und das ließ mir die Vorstellung, sie möglicherweise opfern zu müssen, noch schmerzlicher erscheinen. In solchen Fällen wollte es die Tradition, dass man in erster Linie für die Unversehrtheit des Kindes sorgte, zumal wenn es sich um einen Fürsten handelte. Ich spürte, wie ich bei diesem Gedanken jene Hemmschwelle wahrnahm, die es zu vermeiden galt. Wie Costanza mir geraten hatte, blendete ich jeglichen Hintergrund aus und grub meine Hände langsam in Gemmas Leib, wobei ich mir vorzustellen versuchte, es sei der einer einfachen Bäuerin. Dabei sandte ich unaufhörlich stumme Stoßgebete zum Himmel. Da spürte ich plötzlich, wie das Kind meinen Bewegungen folgte und wenig später, wie durch ein Wunder, aus dem Mutterleib glitt. Ich packte es an den Füßen, prüfte, ob alles in Ordnung war, und übergab es der Obhut der Amme. Es war ein Mädchen. Alle um mich herum knieten nieder, um Gott zu danken. Glücklicherweise hatten die Salben, die ich auf die Vulva aufgetragen hatte, dafür gesorgt, dass das Gewebe gehalten hatte und somit keine Stiche nötig waren. Das Mädchen wurde nach der Urgroßmutter benannt, es erhielt den Namen Sichelgaita. Im Folgejahr sollte ich erfahren, dass man sie ins Kloster St. Georg gegeben hatte, um sie dort erziehen zu lassen.

Von diesem Tag an wurde ich jedes Mal, wenn Fürstin Gemma in andere Umstände kam, herbeigerufen, um mich um sämtliche Belange ihrer Schwangerschaft zu kümmern, angefangen bei der Ernährung über Bäder und Salben bis hin zur Entbindung. Zu meinem Glück waren die Geburten von Johannes IV. und Gisulf II. einfacher als die der Erstgeborenen. Ich bemühte mich, Gemma dabei zu helfen, einiges von dem Gewicht loszuwerden, das sie durch die fetten Speisen der Schlossküche angesetzt hatte. Auch verschrieb ich ihr eigenhändig die Salben, die nötig waren, um die beanspruchten Körperpartien bis zur Entbindung geschmeidig zu halten und allem vorzubeugen, was sich später nicht mehr rückgängig machen ließe.

Obwohl ich im Schloss nun regelmäßig ein und aus ging, war ich Fürst Waimar noch nie begegnet, was bei mir den Anschein erweckte, er sei ein Geist, dessen Taten man zwar kennt, dem man aber kein Antlitz zuordnen kann. Mein Gatte sagte, es sei nicht ungewöhnlich, ihn kaum zu Hause anzutreffen, da unser Fürst oft höchstpersönlich in den Kampf gegen die Feinde des Reiches zöge.

In der Tat hatte Waimar, trotz seines bei der Regierungsübernahme jugendlichen Alters, sogleich seine Macht geltend gemacht und von Anfang an das Ziel seines Vaters weiterverfolgt, den eigenen Herrschaftsbereich auf das gesamte südliche Italien auszudehnen. Bei seinem ersten Sieg, den er errang, als mein jüngster Sohn kaum älter als zwei Jahre war, hatte er Sorent erobert, um das Herzogtum alsbald seinem Bruder Guido zu überlassen. Wenig später ernannte er seinen ältesten Sohn Johannes zum Mitregenten. Der kleine Fürst war gerade einmal drei Jahre alt, als der Vater ihm diese gewaltige Ehre zuteilwerden ließ, und gerade so, als sei das Gewicht dieser – wenn auch nur potenziellen – Macht zu schwer für ein zartes und zu früh geborenes Kind, erkrankte Johannes ernsthaft.

Neben meinen stetig zunehmenden Verpflichtungen als Hebamme ging ich meinem Mann bei seinen Patienten zur Hand, deren Zahl mit der Verbreitung seines Rufes immer weiter wuchs. In der übrigen Zeit kümmerte ich mich um die werdenden Mütter, stand ihnen während der Schwangerschaft bei, beriet sie bei der Wahl der Amme, der Ernährung und der Versorgung der Kinder. Doch nie bekam ich die Gelegenheit, meine Fähigkeiten in anderen Bereichen als der Geburtshilfe und der Frauenheilkunde unter Beweis zu stellen. Oft kamen mir die Worte Costanzas in den Sinn, die nicht mehr lange genug leben sollte, um ihren Traum von einer Frau als Lehrmeisterin der Medizin verwirklicht zu sehen. Ich war trotz allem zufrieden mit meinem Werdegang, obschon ich mich gern auf den Gebieten gemessen hätte, die seit jeher den männlichen Ärzten vorbehalten waren.

Als Petrocello mir erklärte, dass er mich für die Richtige hielt, um den jungen, durch eine lebensbedrohliche Krankheit ans Bett gefesselten Fürsten Johannes zu behandeln, spürte ich, dass sich mir nun endlich die lang ersehnte Herausforderung bieten würde. Wenn die Behandlung erfolgreich verlief, würde ich vielleicht meine eigenen Patienten bekommen und – wer weiß – eines Tages gar Magistra werden, wie Costanza es wünschte. Mein Mann war nicht erstaunt, dass man in dieser heiklen und äußerst wichtigen Angelegenheit meine Unterstützung ersuchte. Er wusste, dass Petrocello seit Längerem den Wunsch hegte, mich auf die Probe zu stellen. Ich kannte Fürst Johannes, schließlich hatte ich ihm eigenhändig bei seiner Geburt beigestanden. Im Gegensatz zu seinen Geschwistern Sichelgaita und Gisulf war er zu früh, aber nicht weniger gesund zur Welt gekommen. Ich hatte seine Entwicklung während der gesamten Stillzeit mitverfolgt, und nur selten war mir ein Säugling untergekommen, der einen derartigen Appetit an den Tag legte und jedes Quäntchen ansetzte, das er zu sich nahm.

Ich stand vor dem Morgengrauen auf, nahm ein erfrischendes Bad und versuchte, meinen Geist frei zu halten, während mich der Wasserdampf in einer duftenden Wolke umfing. Anschließend zog ich mir Kleid und Gamurra über und begab mich in Begleitung eines Gehilfen zum Schloss.

Bei meiner Ankunft sah ich sofort, dass man mich bereits voll Ungeduld erwartete. Ein Diener führte uns zu dem Gemach des kleinen Johannes. Während wir durch einen langen Flur schritten, warf ich durch eine offene Tür einen Blick in den Empfangssaal, in dessen Mitte ich einen Mann erspähte, der niemand anderer als unser Fürst Waimar sein konnte. Er war in ein Gespräch mit einem weizenblonden Ritter vertieft, bei dem es sich offenbar um den Normannen Drengot, den einstigen Vasallen Pandulfs von Capua, handelte, der sich mit uns verbündet hatte und von dem derzeit viel gesprochen wurde.

Es hieß, unser Fürst sei nicht gut auf den Fürsten von Capua zu sprechen, seit dieser sich gewaltsam an der Nichte unseres Regenten vergangen hatte. Der Fall war nur wenigen bekannt, so auch meinem Mann Giovanni Plateo, der davon aus erster Hand durch den Arzt des armen Mädchens erfahren hatte. Waimar hatte versucht, Pandulf mit einer gerechten Strafe zu belegen, und um einen Schiedsspruch zwischen dem Kaiser des Abendlandes und dem byzantinischen Kaiser ersucht, um den Streit beizulegen, ob Pandulf als Fürst von Capua geeignet sei. Doch nur Kaiser Konrad II. war dem Gesuch nachgekommen und hatte sich in den Süden begeben. Innerhalb kürzester Zeit war das Fürstentum Capua dann unterworfen worden.

Der Kaiser hatte beschlossen, Capua Waimar zuzusprechen, woraufhin dieser den Kaiser um die Zuerkennung eines Adelstitels für seinen neuen normannischen Vasallen gebeten hatte. Im Jahr darauf war Waimar die Herrschaft über Amalfi, Gaeta und das Herzogtum Neapel zugesprochen worden, die rechtlich der byzantinischen Verwaltung unterstanden. Wenn man von den besorgten Diskussionen absah, die mein Gatte mit seinen Gästen führte, wusste ich von all diesen Dingen nur durch die stetig wachsende Zahl großer, blonder normannischer Soldaten, die zur Versorgung ihrer im Kampf erlittenen Wunden kamen.

Der Mann, den ich im Saal des Fürsten erblickte, hatte jedoch nichts von dem wilden Aussehen derer, die Giovanni zur Behandlung aufsuchten. Er war schlank und elegant. Ein leichter Akzent verriet seine Herkunft und verlieh seinen Worten einen in meinen Ohren gleichzeitig düsteren und wohltönenden Beiklang. Einen kurzen Moment lang ließ mich der Anblick des Vasallen vergessen, dass ich zum ersten Mal meines Herrn, des Fürsten von Salerno, persönlich ansichtig wurde. Wobei allerdings gesagt sein muss, dass unser Fürst in Gegenwart des Normannen geradezu unscheinbar wirkte. Meine Augen vermochten sich kaum von der glanzvollen Erscheinung dieses Mannes zu lösen, der an keinen Geringeren als den großartigen Achill erinnerte. Ich wandte mich ab und eilte mit langen Schritten dem auf der Schwelle wartenden Diener hinterher.

Den Raum, in dem der in seidene Laken gehüllte Knabe hinter schweren Brokatvorhängen in seinem Bett schlief, durchdrang ein Geruch nach Fäulnis. Ich bat darum, die Fenster zu öffnen und zur Reinigung der Luft Myrrhe und Minze zu verbrennen, ehe ich die Bettvorhänge beiseiteschob. Der Knabe war so zierlich, dass man kaum die Form seines Körpers zwischen den Laken ausmachen konnte. Er lag mit dem Rücken zu mir, sodass ich nur seinen zarten Nackenflaum und das Kopfhaar erkennen konnte, das ebenso kupferfarben war wie das seines Vaters. Ich streckte eine Hand aus, um zu fühlen, ob er Fieber hätte, und stellte zu meiner Befriedigung fest, dass die Körpertemperatur normal war. Vorsichtig hob ich das Laken an, um seinen Leib zu begutachten. Auf den ersten Blick erschien er mir unterernährt und allzu bleich, aber er ließ weder Wunden noch Schwellungen erkennen.

Ich deckte ihn wieder zu und bat ihn, sich umzudrehen. Da ich mit dem zukünftigen Herrn aller südlichen Gebiete sprach, versuchte ich zunächst, meiner Stimme einen ehrerbietigen Ton zu verleihen. Als ich ihm jedoch ins Gesicht sah, wurde mir klar, dass er lediglich ein erschrocken dreinblickendes Kind war. Eine lange, schmerzliche Krankheit versetzt jeden von uns in einen Zustand, der dem eines schutzlos ausgelieferten Tieres gleicht. In den Augen dieses Knaben erkannte ich die Anstrengung eines Kampfes, den er vermutlich schon seit langer Zeit führte. Ich wartete, bis er das Bedürfnis verspürte, Wasser zu lassen, und untersuchte dann die Flüssigkeit, die mir etwas zu dunkel erschien und abnormal säuerlich roch. Ich tastete seinen Leib ab, wobei ich versuchte, ihm ein Lächeln abzuringen. Für gewöhnlich gelang mir das bei kleinen Kindern, doch in diesem Fall zeigte mein sanftes Zwicken keine Wirkung. Ging es ihm gar zu schlecht, um zu lächeln? Oder war er sich seiner Rolle als Fürst bewusst? Ich hörte seine Lunge ab und bewegte sämtliche Gliedmaßen, um sie auf Steifigkeit zu untersuchen, doch ich fand nichts, was eine Erklärung für seine Ermattung hätte sein können. Das Seltsame war, dass ich ohne Zweifel einen kranken Leib vor mir hatte, und dennoch keinerlei Ursache dafür erkennbar war.

Erst als ich seinen Rachen untersuchte, begann mir zu

dämmern, wo das Problem liegen könnte. Der Gaumen war von einem merkwürdigen gelben Eiter überzogen. Ich wischte mit einer Gaze darüber und bemerkte, dass dunkles Blut beigemischt war. Ein derartiger Fall war mir noch nie begegnet, dank meiner Studien wusste ich jedoch, womit ich es zu tun hatte. Es handelte sich um ein Nasengeschwür. Der Junge litt gewiss sehr unter den Verletzungen im Mund, die in derselben Form auch in den Nasennebenhöhlen zu finden sein mussten. Ich hoffte, dass sich das Geschwür auf diese Körperpartien beschränken möge, andernfalls würde man das Kind wohl kaum jemals den Thron von Salerno besteigen sehen. Höflich bat ich darum, in dieser Angelegenheit mit dem Vater sprechen zu dürfen, und kündigte an, am nächsten Tag mit allem für die Behandlung Nötigen zurückzukehren. Erneut durchquerte ich Flure und Hallen, ob deren Vielzahl ich mich bestimmt verlaufen hätte, wäre der Diener nicht an meiner Seite gewesen. Dann vernahm ich die wohltönende Stimme des Normannen und das beinahe schrille Organ unseres Fürsten: Mir schien, sie sprächen über Politik, aber ich verstand nicht genau, worum es ging.

Als ich mich wieder auf den Straßen der Stadt befand, kam es mir vor, als seien seit dem Morgen Jahre vergangen. Die Tatsache, ebendem Mann, der die Stadt zu nie gekannter Schönheit und Blüte geführt hatte, so nahe gewesen zu sein, gab mir das Gefühl, gleichsam mit der Urenergie in Berührung gekommen zu sein, die alles andere im Gleichgewicht hielt: Häuser, Werkstätten, Fuhrwerke, ja selbst die Bettler kreisten um diesen Mann mit der metallisch gefärbten, scharfen Stimme. Er hatte uns alle in der Hand.

Die Nacht verbrachte ich mit der Zubereitung der besten Arzneien. Ich beriet mich auch mit Giovanni über den Fall, und beide kamen wir zu dem Schluss, dass die Nase des Knaben zunächst mit warmem Wein und Wermut gespült werden müsse, um Blut und Eiter zu entfernen. Anschließend würde ich fein zerkleinerten Salbei, Kolophonium, Wolfsschwertel und Atrament vermischen und in die Nasenöffnungen einführen, in der Hoffnung, damit eine gute Wirkung zu erzielen. Ich berichtete meinem Gatten, dass ich im Vorbeigehen flüchtig einen Mann gesehen hatte, bei dem es sich möglicherweise um den berühmten Drengot handelte, und er bestätigte mir, dass der Normanne dieser Tage in Salerno weilte, um mit dem Fürsten über die mögliche Entsendung eines Kontingentes langobardischer und normannischer Ritter zu diskutieren, welches der Führung eines – in Sizilien unter dem Namen Wilhelm Eisenarm bekannten – Sprosses aus dem Hause Hauteville unterstellt sein sollte. Der Feldzug schien bereits beschlossen, doch nach jüngsten Informationen hatte sich Waimar mit seinem Gefolge erneut dem an die Spitze des Heeres gestellten byzantinischen General widersetzt. Man sprach schon von einer möglichen Invasion unsererseits in Apulien. Ich schenkte Giovanni aufmerksam Gehör, aber sosehr ich mich auch bemühte, gelang es mir einfach nicht, auch nur eine der möglichen Folgen klar zu erfassen. Ich begriff lediglich, dass sich unser Fürst immer enger mit den Normannen verbündete, mit deren Hilfe er den Süden Italiens von der byzantinischen Vorherrschaft befreien wollte. Während Giovanni weiter von Heeren, Verrat und Aufständen sprach, merkte ich, wie mich die Müdigkeit übermannte, und ich begab mich zur Ruhe. Am nächsten Tag musste ich einen klaren Kopf haben. Welche Entscheidungen auch auf Waimar warten mochten, in diesem Augenblick dachte er gewiss genau wie ich an das leidende Gesicht seines Sohnes.

Giovanni wusste um meine Sorge ob der vor mir liegenden großen Aufgabe, und ohne dass ich ihn darum gebeten hätte, verbrachte er fast die gesamte Nacht damit, mir das Haar zu streicheln. Er wusste, dass diese Geste wie ein Beruhigungsmittel auf mich wirkte und meine Bedenken und Ängste linderte, als würde seine Hand nicht nur über meinen Kopf streichen, sondern durch die Schädeldecke dringen, um dort das Gestrüpp meiner wirren Gedanken auszureißen.

Im Schloss wurde ich von demselben Diener in Empfang genommen, der mich wieder direkt in das Krankenzimmer führte. Ich behandelte den Knaben mit allen von mir präparierten Mitteln und erklärte, am nächsten Tag wiederzukehren. Die Krankheit würde weiter ihren Lauf nehmen. Es musste das Stadium durchschritten werden, das Hippokrates als »Kochen« bezeichnete: die von der Natur zu bewerkstelligende Aufgabe, die »rohe« Materie zu bändigen, die Ursache und Ursprung der Krankheit war. Am vierten, siebten und elften Tag, würde es jeweils zu Krisen kommen, die unverzichtbar waren, um die verdorbenen Körpersäfte abzustoßen. Nachdem diese überstanden waren, würde man eine erneute Verschlimmerung am dreißigsten und vierzigsten Tag abwarten müssen, ehe die Krankheit als gänzlich besiegt gelten konnte. Bis dahin lauerte weiterhin tagtäglich der Tod.

Wie ich erbeten hatte, wurde ich zum Fürsten geführt. Als ich ihn vor mir sah, kamen mir sogleich wieder die Reden meines Gatten in den Sinn: der Feldzug in Sizilien, der Widerstand, der Plan, in Apulien einzumarschieren. Ob er bei all diesem Durcheinander wohl die Zeit fand, sich um seinen Sohn zu sorgen? Dieses Gefühl, das mir am Abend zuvor für einen Vater so selbstverständlich erschienen war, kam mir für die Persönlichkeit eines Herrschers, dem allein das Schicksal so vieler Menschen, einschließlich des meinen, oblag, geradezu unmöglich vor.

Waimar war kein Mann von einnehmendem Äußeren, und trotz der prächtigen Kleider sah man deutlich, wie schwach und wenig graziös sein Knochenbau war. Der kurze Hals saß zwischen schmalen, hängenden Schultern, seine Arme waren plump, die Augen standen dicht beieinander. Seine vollen Wangen und der beleibte Körper verrieten ein sanguinisches Temperament, doch die schweißbedeckte Haut und das spärliche Haar deuteten darauf hin, dass sein Blut bereits mit den Körpersäften des Melancholikers verunreinigt sein musste. Hätte es nicht wichtigere Dinge zu besprechen gegeben, so hätte ich ihm zu einem ordentlichen Aderlass geraten.

»Glaubt Ihr, mein Sohn wird es schaffen?«

Aus seinen Worten sprach Zuversicht – dieselbe Kraft, die ihm vielleicht dabei helfen würde, sich von der byzantinischen Vorherrschaft zu befreien.

»Wir müssen abwarten, wie er auf die Behandlung reagiert. In seinem Leib sind die kalten Säfte in besorgniserregender Übermacht, und sie liegen vor allem in roher Form vor. Euer Sohn ist zweifelsohne von phlegmatischem Temperament.«

Er betrachtete mich mit demselben Ausdruck, der am Vorabend, als Giovanni mir die politischen Probleme zu erörtern versucht hatte, auf meinem Gesicht zu sehen gewesen sein musste.

»Phlegmatisch, sagt Ihr. Ist das eine Krankheit?«

»Nein, an und für sich nicht.«

»Das heißt also? Erklärt es mir. Ich möchte es gerne verstehen.«

»Es verhält sich so, Fürst, dass der Leib des Menschen vier verschiedene Säfte birgt: Blut, Schleim, gelbe und schwarze Galle. Sie bestimmen die körperliche Beschaffenheit und sind die Ursache für Leiden oder Gesundheit. Vornehmlich ist jemand dann gesund, wenn besagte Körpersäfte in ihren Eigenschaften und ihrer Menge wohl aufeinander abgestimmt sind.«

»Wie die Teile eines Heeres!«

»Ganz genau. Dagegen leidet der Mensch, wenn einer dieser Säfte im Übermaß oder in zu geringer Menge vorliegt, wenn er sich vom Körper absondert oder nicht wohl auf die übrigen Säfte abgestimmt ist.«

»Was nicht alles auf so geringem Raum geschieht.«

In seinen kleinen, eng stehenden Augen sah ich wachsende Neugierde, die typisch ist für den flinken Geist, der vom Einzelnen auf das Allgemeine und von der Anschauung zur Theorie voranzuschreiten vermag. Es war wichtig, dass er die Wirkungsweise der Krankheit begriff. Der Gesundheitszustand des Jungen war äußerst kritisch, und ich musste unbedingt sicherstellen, dass man nicht mich für seinen eventuellen Tod verantwortlich machen würde. Daher musste ich ihm nun, da er mir seine Aufmerksamkeit schenkte, begreiflich machen, dass er einen Arzt mitsamt den Beschränkungen und Möglichkeiten vor sich hatte, die diese Rolle mit sich brachte. Protagonist unseres Gespräches war und blieb sein Sohn: Im Körper des Knaben wurde der Kampf ausgefochten, ich selbst konnte nur eine Verbündete in dieser Schlacht sein.

»Wenn einer dieser Säfte sich absondert, erkrankt nicht nur die verlassene Körperpartie, sondern auch dort, wo er hinfließt und sich staut, entstehen Beschwerden, möglicherweise gar Schmerzen. Im Falle Eures Sohnes hat die übermäßige Produktion von Schleim zu einer Wucherung geführt, die dem Knaben nun große Schmerzen bereitet und sich auch in andere Teile des Körpers ausbreiten könnte.«

»Ich muss erneut fragen: Wird er er es schaffen?«

»Werdet Ihr den Krieg in Apulien gewinnen?«

Ich weiß nicht, wie mir diese Gegenfrage in den Sinn gekommen war. Nachdem ich sie ausgesprochen hatte, hoffte ich nur, mich in meiner Einschätzung, einem Mann von außergewöhnlich scharfsinnigem Geist gegenüberzustehen, nicht getäuscht zu haben.

»Ich habe gute Verbündete.«

Kurz darauf verabschiedete er mich und bat mich, ihn auf dem Laufenden zu halten. In wenigen Tagen würde er aufbrechen, und er wäre, so erklärte er, überaus zufrieden, wenn sich der Knabe bis dahin zumindest aus dem Bett erheben könnte.

Zu meiner Freude schien der kleine Johannes gut auf meine Behandlung anzusprechen. In den folgenden Tagen wurde er von heftigem Fieber ergriffen, was mich jedoch kaum beunruhigte. Der Leib wehrte sich gegen die Krankheit, und dieser Kampf befand sich nun auf dem Höhepunkt. Täglich betupfte ich die Nasenlöcher mit einem Pulver aus Kümmel und Grünspan, um die erkrankten Partien auszutrocknen. Als ich merkte, dass keine Körpersäfte mehr abgesondert wurden, begann ich, sie mit einer Salbe aus Weihrauch, Wachs, Öl, Aloe, Wermut, Beifuß, Glaskraut, Raute und Salbei einzureiben. Die Zubereitung dieser Salbe war sehr kompliziert, und ich hatte eigens zu diesem Zweck einen Kohleofen aufstellen lassen, an dem ich Tag und Nacht hantierte. Als Waimar kam, um sich zu verabschieden, stand Johannes zwar nicht auf, aber immerhin gelang es ihm, sich im Bett aufzusetzen, um sich von seinem Vater umarmen zu lassen und anschließend mich fest zu drücken, wobei er sein Gesicht mit dem schwarzen Ruß befleckte, mit dem ich besudelt war wie ein Schmied. Während der Vater den Krieg in Apulien gewann, trug der Knabe seinen persönlichen Sieg im Kampf gegen die Krankheit davon, und bei der Rückkehr des Fürsten sah dieser zu seiner Freude, wie der Sohn ihm gänzlich genesen entgegeneilte. Leider sollte die Freude nicht lange anhalten, denn nur wenige Tage später verstarb Johannes, nachdem er beim Spielen im Schlossgarten von einer Schlange gebissen worden war. Der Hausarzt bemerkte den Biss zu spät, da er zunächst annahm, die plötzliche Atemnot des Jungen hinge mit einem Rückfall der Krankheit zusammen. Ich erfuhr, dass er ihn zu retten versucht hatte, indem er ihm zur Neutralisierung des Giftes seinen eigenen Urin mit reichlich Essig vermengt zu trinken gab. Er hatte wohl gehofft, dass es keine Otter oder gar Aspisviper gewesen sein mochte, doch offenbar war Johannes von einem derart giftigen Tier gebissen worden, denn trotz der Bemühungen des Arztes sollte der Junge den nächsten Morgen nicht mehr erleben.

Sosehr ich den Tod des mir inzwischen ans Herz gewachsenen Knaben bedauerte, war ich doch froh, nicht diejenige gewesen zu sein, die ihm in dieser Notlage hatte beistehen müssen. Angesichts meiner Resultate hatte Waimar mich sogar darum ersucht, als Leibarzt seiner Kinder im Schloss zu bleiben. Doch hatte ich diese Bitte ausgeschlagen und dem Fürsten erklärt, dass ich selbst drei Kinder aufzuziehen und für meine Familie zur Verfügung zu stehen hatte. Mithilfe meines Gatten hatten wir unter unseren Kollegen einen guten Ersatz gefunden, der froh war, eine derart angesehene Aufgabe übernehmen zu dürfen.

Ich hatte nicht die Unwahrheit gesprochen, als ich mich hinter meiner Rolle als Mutter verschanzt hatte. Die Erziehung meiner Söhne kostete mich in der Tat einen Gutteil meiner Zeit und hielt mich oft von der Arbeit ab.

Der älteste, Ruggero, hatte bereits das zehnte Lebensjahr vollendet. Je weiter er heranwuchs, desto stärker ähnelte er meinem Vater. Ich erkannte in ihm dieselbe Ruhelosigkeit und denselben Wunsch, möglichst viel Zeit im Freien zu verbringen. Mit dem Großvater verband ihn eine uneingeschränkte

Liebe. Er verbrachte viele Tage gemeinsam mit ihm im Haus meiner Kindheit und begleitete ihn oft auf die Jagd in den Wäldern.

Die Freude über die Verbundenheit mit dem Enkel hatte meinem Vater ein wenig von seiner Fröhlichkeit zurückgegeben, die ihm seit Jahren abhandengekommen war. Denn obwohl ihm das Schicksal einst einen männlichen Nachkommen beschert hatte, war es ihm doch nie gelungen, eine enge Vertrautheit zu meinem Bruder Grimoaldo aufzubauen. Dieser hatte mit dem Erreichen des Vernunftalters darum ersucht, in ein Kloster gehen und Mönch werden zu dürfen. In seinen Augen hatte Gott ihm die Gnade erwiesen, ihn am Leben zu lassen, und dieses Leben, das unsere Mutter so teuer bezahlt hatte, wollte er nun gänzlich dem Herrn weihen. Also hatte mein Vater, der bereits alle Vorbereitungen getroffen hatte, um aus dem Sohn einen Ritter zu machen, auf die Geburt des Enkels warten müssen, bis er seine Absicht verwirklichen konnte. Ruggero stieg bereits überaus gewandt aufs Pferd und war geschickt mit dem Schwert. Dank des Großvaters war er stets auf dem Laufenden über die politischen und kriegerischen Ereignisse, welche die Geschicke unseres Reiches bestimmten. Er war ein kräftiger Bub, und obschon er oft mit aufgeschlagenen Knien oder gar blutendem Kopf heimkehrte, verheilten seine Wunden doch rasch. Tapfer und mit der Miene eines echten Ritters ertrug er das Brennen, wenn ich seine Verletzungen mit Branntwein behandelte, damit sie sich nicht infizierten. Die beiden anderen Söhne, Giovanni und Matteo, hatten dagegen eher das nachdenkliche Gemüt ihres Vaters und dazu meine Neugierde für alles, was sie umgab. Sie kamen immer noch zu den Vorlesungen Giovannis, strichen aber nicht länger zwischen den Bänken herum; vielmehr saßen sie still wie aufmerksame Schüler auf ihren Plätzen. Am

Abend hörte ich sie die neu erlernten Dinge mit einer Leidenschaft diskutieren, die mich an die Ausflüge erinnerte, die eine neugierige junge Frau und ein freundlicher Mönch vor vielen Jahren gemeinsam unternommen hatten. Zwar war meine Studienzeit längst abgeschlossen, doch hatte ich nichts dagegen, mich weiterhin den Büchern zu widmen, um auf diese Weise meinen beiden Söhnen nahe zu sein, die sich sowohl in ihrer äußeren Erscheinung als auch in ihren Leidenschaften ähnelten wic Zwillinge. Während der zukünftige Ritter Ruggero hochgewachsen und muskulös wie sein Großvater war, von robuster Statur, mit breiten Schultern, kräftigem Nacken und aufrechter Haltung, hatten Giovanni und Matteo den mageren, sehnigen Körperbau meines Mannes, seine langen Gliedmaßen und dazu die markante Nase. Ich hatte nie sonderliches Aufhebens um die Nase meines Gatten gemacht: Ich empfand sie als eine Besonderheit seines Gesichtes, wie es mancher Baum im Gesamtbild eines Hügels ist. Doch kurz nach der Geburt unseres zweiten Sohnes musste ich entdecken, welches Problem dieses Organ für Giovanni darstellte. Ich sah ihn neben der Wiege stehen und das Gesicht des Jungen aufmerksam mustern. Es lag keine Liebe in seinem Blick, sondern nur der Drang zu untersuchen: mit demselben Blick, den er aufsetzte, wenn er den Urin eines Patienten oder einen geröteten Rachen begutachtete. Er wollte von mir wissen, ob die Nase des Kleinen seiner eigenen ähnlich sehe, und da ich die Dramatik dieser Frage nicht begriff, zog ich sie ins Lächerliche.

»Das wäre ein ziemliches Problem … was?«

Er konnte über meine Ironie nicht lachen. Auf seinem Gesicht lag ein Ausdruck aufrechter Besorgnis. Und da wurde mir klar, wie sehr er gelitten, welch starkes Gefühl des Unmutes diese in seinen Augen abscheuliche, in meinen Augen dagegen schöne Nase in ihm hervorgerufen hatte. Er gestand mir, dass er nachts nicht schlafen konnte aus Angst, seine Kinder müssten dasselbe Schicksal erleiden wie er. Es überraschte mich, ihn so zu sehen. Er, der für gewöhnlich bei jeder Diskussion die Zügel in die Hand nahm: ob es nun darum ging, die Rolle der aus dem Norden kommenden Söldner im Leben unserer Provinz zu begreifen, oder darum, einen Streit zwischen zwei Ärzten zu schlichten, die sich darauf versteift hatten, theoretische Fragen auf dem Rücken eines Patienten auszutragen.

Nach dem Tod Gariopontus' galt mein Mann, abgesehen von dem großen Petrocello, als der wohl angesehenste Arzt der Stadt. Und dennoch verspürte er tief in seinem Gemüt eine derartige Schwäche. Ich führte ihn in unser Schlafgemach und küsste ausgiebig sein Gesicht, wobei ich versuchte, seine bitteren Gedanken mit Worten zu vertreiben. Es war eine schöne und frische Herbstnacht, und wir gaben uns dem Liebesspiel hin. Unsere Umarmungen waren nicht mehr so ungestüm wie in der Jugend, und wir bewegten uns in vorgegebenen Bahnen, ohne jemals die Orientierung zu verlieren. Doch sooft ich seinen Körper auch erkundete, schien er mir doch stets neue Überraschungen bereitzuhalten wie ein riesiger Wald, der uns mit jedem Schritt neue Entdeckungen offenbart.

Als wir unsere Leidenschaft gestillt hatten, versuchte ich, ihn dahingehend zu beruhigen, dass unsere Söhne niemals auch nur einen Augenblick unter dem leiden würden, was ihn selbst so bedrückt hatte, einfach deshalb, weil sie uns als Eltern hatten. Tatsächlich hatten Giovanni und Matteo den imposanten Auswuchs geerbt, was mich rasch dazu veranlasste, ihnen zu erklären, diese so markante Nase sei ein Zeichen ihrer Stärke und Männlichkeit. Als sie begriffen, dass sie vom Vater nicht nur das große Riechorgan, sondern auch den äußerst feinen Geruchssinn mitbekommen hatten, war das Problem endgültig beseitigt. Oft überraschte ich sie bei einem ihnen ganz eigenen Spiel, das darin bestand, mit geschlossenen Augen möglichst viele Gerüche in dem Raum zu erraten, in dem wir die Salben und Tinkturen aufbewahrten.

So wie Ruggero entschlossen war, den vom Großvater bereiteten Weg des Ritters einzuschlagen, hatten Giovanni und Matteo bereits entschieden, als Erwachsene den Beruf des Medikus zu ergreifen.

Nur zu gern hätte ich die beiden zu Costanza mitgenommen: Ich war mir gewiss, dass sie ihnen etliche Dinge hätte vermitteln können, die für ihren Wunschberuf überaus nützlich gewesen wären. Doch leider hatte die alte Heilerin kurz nach unserer Unterredung aufgrund der bevorstehenden Geburt von Prinzessin Sichelgaita das Zeitliche gesegnet. Sie war auf ihrem Sessel entschlafen, umgeben von ihren Kupferbehältern und den an der Decke zum Trocknen hängenden Minzezweigen.

In ihrem letzten Willen hatte sie verfügt, dass ihre Heilmittelsammlung meiner Wenigkeit zukommen solle. Was bedeutete, dass ich mich plötzlich im Besitz von über hundert Gefäßen befand, die mit allen erdenklichen getrockneten Kräutern gefüllt waren. In dem Haus, das wir bewohnten, war leider kein Platz für diese Menge an Krügen und Töpfchen, und so beschloss ich, zu ebener Erde einen weiteren Raum anbauen zu lassen, in dem ich endlich meine eigenen Patienten empfangen und zudem Costanzas kostbares Erbe unterbringen könnte. Ich nahm auch ihren Gehilfen in meinen Dienst. Iuzzella konnte mich nicht unterstützen, sie war viel zu sehr mit dem Hüten der Kinder beschäftigt, die keine Gelegenheit ausließen, sie mit ihrem lahmen Bein von einem Ende des Hauses ins andere zu scheuchen.

Mit der Zeit verbreitete sich die Kunde, dass die Hebamme des Fürsten, die das Leben des kleinen Johannes gerettet hatte, nun in ihrem eigenen Haus praktizierte, und viele Patienten suchten mich auf. Dazu gehörten in erster Linie diejenigen, die nach Costanzas Tod ohne Arzt waren. Meist handelte es sich um Leute aus dem Volk, die noch niemals auch nur einen Follaro besessen hatten und mich mit landwirtschaftlichen Erzeugnissen bezahlten. Andererseits kamen aber auch zahlreiche sehr wohlhabende Frauen aus der Stadt zu mir, die mir vertrauten, weil ich den Sohn des Fürsten zu heilen vermocht und darüber hinaus der Fürstin bei allen Geburten zur Seite gestanden hatte. Es war sehr seltsam, in ein und demselben Raum Frauen mit kostbar bestickten Gewändern neben ärmlichen Alten sitzen zu sehen, die noch nie in ihrem Leben Schuhe an den Füßen getragen hatten. Ich versuchte, alle mit der gleichen Sorgfalt zu behandeln, obschon sich der Erfolg meiner Heilmittel bei Kranken, die in geheizten und bequemen Wohnungen lebten, sehr viel schneller zeigte als bei armen Schluckern, die im Sommer unter der glühenden Hitze und im Winter unter der kühlen Feuchtigkeit zu leiden hatten.

Abends, nachdem ich den ganzen Tag mit meinen Kranken verbracht hatte, nahm ich meine Söhne und ging mit ihnen zum Schwimmen ans Meer. Wir machten diese Ausflüge erstmals gegen Ende des Frühjahres und hörten nicht vor dem Einsetzen der Winterkälte damit auf. Jener Augenblick der Freiheit, den ich im Wasser verbrachte, gemeinsam mit meinen Söhnen, die bereits schwammen wie die Fische, befreite mich von aller Last, spülte die leidenden Gesichter aus meinem Gedächtnis und verhalf mir dazu, mich unbeschwert und leicht zu fühlen wie ein junges Mädchen. Manchmal kam auch Giovanni mit, was mein Glück perfekt machte. Der Anblick seines entblößten Körpers hatte noch immer die Macht, in mir die Leidenschaft der ersten Nächte zu wecken. Die Kinder klammerten sich an ihn und kletterten an ihm herum, als wäre er ein Baum mit großen, ausladenden Ästen, die sie vor jedem drohenden Sturz in die Tiefe bewahren würden. Iuzzella sah uns vom Ufer aus zu, darum besorgt, dass die Knaben auch ja ihre Haare mit den Leintüchern trockneten, sobald sie aus dem Wasser kamen, vor allem, wenn die erste herbstlich kühle Brise zu wehen begann. Dann kam es vor, dass sie mit den Kindern zum Haus zurückkehrte und Giovanni und ich noch länger blieben, um zu beobachten, wie die Nacht über dem Meer hereinbrach. Ungeachtet der feuchter werdenden Luft kuschelten wir dann zusammen am Strand und gaben uns langen Küssen hin, die den Geschmack salzigen Meerwassers hatten. In diesen Augenblicken fühlte ich mich kerngesund und glücklich, jeder Flecken meiner Haut vibrierte, das Blut floss leicht durch meine Adern, und alle Elemente waren aufeinander abgestimmt und in perfektem Gleichgewicht. Wenn man bedachte, wie viele Geistliche die Keuschheit als heilsam erachteten! Ich kannte die Zahl der Ordensschwestern, die ich mit Umschlägen aus Wachs und Honig behandeln musste, da ihre Scham ausgedorrt war und schmerzlich brannte.

Wenn der Herrgott uns mit einem Magen geschaffen hat, ist das ein Zeichen, dass wir essen sollen, daran wird niemand zweifeln. Wenn er uns mit Genitalien geschaffen hat, so deshalb, um uns Wohlbefinden daraus ziehen zu lassen. Weshalb sonst hätte er sie mit solcher Empfindsamkeit ausgestattet? Wenn wir sie nur zum Wasserlassen und Gebären bräuchten, welchen Sinn hätte es, dort derart geballte Lust empfinden zu können? Nach dem Beischlaf mit Giovanni war ich von frischer Energie erfüllt und verspürte einen gesunden Hunger. Dieser von Geistlichen so missbilligte Akt birgt die Kraft, uns von Zorn und Trübsinn zu befreien, ein Zeichen, dass in jenen Augenblicken die Körpersäfte das rechte Maß an Ausgewogenheit in uns finden.

Manchmal betrachtete ich die arme Iuzzella, die niemals die zarte Berührung einer Hand auf ihrer Brust gefühlt hatte oder das Gefühl der vollkommenen Einheit, wenn die männliche Rute in die feuchte Scheide gleitet, und ich verspürte aufrechtes Bedauern für sie, mehr als für die armen Mütter, denen ich in ihren erbärmlichen Hütten am Hafen bei der Entbindung beistand. Sie kannten zumindest den Augenblick, in dem man jegliche Armut vergisst, den Moment, in dem sich die Zukunft, und mag sie noch so düster sein, dem von Lust beseelten Geist in den rosigsten Farben darbietet. Noch wusste ich zu wenig über ihr Leben, um zu begreifen, wie selten die Lust in diesen Ehen den Akt begleitete und wie viel häufiger sie die Zudringlichkeiten ihrer betrunkenen Ehemänner in mit Kindern und Unrat überfüllten Räumen über sich ergehen ließen.

Giovanni und Matteo verbrachten inzwischen mehr Zeit in meinem Behandlungszimmer als in dem des Vaters, da vor allem die vielen Kräuter aus Costanzas Besitz ihre Neugierde weckten. Leider ging dieser Vorrat allmählich zur Neige, und schon bald würde ich jemanden finden müssen, der mir neues Material zum Trocknen beschaffen würde. Ich beschloss, zunächst eigenhändig sammeln zu gehen und die Knaben, einschließlich Ruggero, mitzunehmen. Denn wer wollte bestreiten, dass nicht auch einem Ritter gewisse Kenntnisse der Kräuterkunde nutzen konnten? Ich erinnerte mich an die Tage, die ich gemeinsam mit Gerardo auf den Ländereien rings um das Kastell meines Vaters verbracht hatte, an die Freude, die es mir bereitet hatte zu lernen, die zahlreichen mich umgebenden Dinge bei ihrem Namen zu nennen, und ich war sicher, dass diese Erfahrung auch meine Söhne glücklich machen würde.

Nach langen Vorbereitungen brachen wir zum Kastell auf. Mit mir kamen die Kinder, Iuzzella und zwei Diener. Ich wollte, dass sie den Teich sähen, den Saal, in dem meine Mutter ihre Gäste empfangen hatte, und die Obstbäume. Ruggero war bereits hier gewesen, zusammen mit meinem Vater, aber Giovanni und Matteo hatten die Ländereien, auf denen ich groß geworden war, noch nie zu Gesicht bekommen. Das Leben, das wir in Salerno führten, ließ nichts von dem Reichtum meiner Familie ahnen und erst recht nichts von dem Erbe, das auf sie wartete.

Wir verbrachten heitere Tage miteinander. Es gelang mir erstmals, ihre Unterschiede und Gemeinsamkeiten deutlich zu erfassen. In meinem Kopf hatte ich immer zwischen Ruggero, dem Ritter, sowie Giovanni und Matteo, den Ärzten, unterschieden. Doch als ich sie zusammen sah, stellte ich fest, dass Matteo und Ruggero sich stärker ähnelten, als ich geglaubt hatte. Beide neigten zum sanguinischen Temperament, hatten eine rasche Auffassungsgabe, verspürten zu allen Tageszeiten Hunger und lachten oft ohne ersichtlichen Grund. Giovanni war dagegen eher melancholisch und nachdenklich, er liebte die Stille und Einsamkeit, aß wenig und ohne großen Appetit und hatte auch nicht das bemerkenswerte Gedächtnis seiner Brüder. Manchmal wurde ich beim Anblick der drei von einem Gefühl des Staunens ob dieser Geschöpfe ergriffen, die meinem Leib entsprungen waren und die ich noch immer durch ein unsichtbares und unzerstörbares Band mit meinem Körper verbunden fühlte. Ihre Schmerzen, ihr Weinen, ihre Schürfwunden bereiteten mir ein seltsames körperliches Unbehagen, als seien ihre Leiber tatsächlich nicht ganz von dem meinen getrennt. Die vorbehaltlose Liebe, die ich für sie empfand, ließ mich zum ersten Mal die Liebe Gottes zu seinen Geschöpfen ahnen. Und oft kam mir das Bild des Allmächtigen in Gestalt einer Frau in den Sinn, die ihren Kindern die Brust gibt. Die Erde, die Fülle der Jahreszeiten, die Reinheit des Wassers, was waren sie, wenn nicht der von Gott dargebotene Leib?

Die Knaben kannten den Grund unserer Reise, und ich wartete ab, bis sie darum bitten würden, auf Kräutersuche zu gehen. Ich wollte diese Aufgabe für sie nicht zu einem Zwang machen. Liebe wird durch Freiheit genährt. Nachdem sie die ersten Tage damit verbracht hatten, auf Bäume zu klettern, Steine in den Teich zu werfen und vor allem die unzähligen Räume des Kastells zu erkunden, waren es in der Tat sie, die mich fragten, wann wir mit dem Sammeln beginnen würden.

Am nächsten Morgen standen wir zeitig auf und begaben uns in Begleitung der Diener und zweier Knappen meines Vaters auf den Pfad zu jenen Orten, mit denen mich viele Jahre zuvor Gerardo vertraut gemacht hatte.

Ich hatte ihnen erklärt, sie dürften zunächst sammeln, wozu sie Lust hätten, um es mir dann später zu zeigen: Ich würde daraufhin entscheiden, ob und inwieweit uns die Pflanzen nützlich sein konnten.

30. Kapitel

Reichtümer der Erde

Ich hatte mein zehntes Lebensjahr noch nicht vollendet, als meine Mutter zum ersten Mal beschloss, meine Brüder und mich in die Geheimnisse der Kräuterheilkunde einzuweihen. Alles, was in diesen heiter und unbeschwert verbrachten Tagen gesagt wurde, hat sich meinem Gedächtnis wie ein prägendes Mal eingebrannt. Der Pflug ihrer Stimme zog die Furche, aus der anschließend alle neuen Kenntnisse erwuchsen. Wie ich vorausgesehen hatte, war mein Bruder Ruggero mehr an den vor uns in den Wald flüchtenden Häschen interessiert als an den zarten Kräutern, die es zu finden galt. Und auch Matteo schien sich nicht so sehr für das Geschehen zu begeistern, jedenfalls nicht in demselben Maße wie ich. Zum ersten Mal füllte sich diese Welt der Sträucher, Blüten und Wurzeln mit Namen und Bedeutungen. Die Wiesen, der Wald, der kleine um den Teich verlaufende Sumpf eröffneten mir ihre Geheimnisse und ließen mich ein wie eine Biene, die in eine Blüte taucht, um mit pollengetränkten Beinchen wieder daraus hervorzukommen. Aus diesem Pollen sollte ich mir später den Honig bereiten, an dem ich mich mein Leben lang labte. Meine Mutter schien die Königin der Wälder zu sein, die Göttin Artemis persönlich: Sie konnte alles, was sie sah, benennen, und mit jedem Namen wurde die Welt ihr und uns mehr zu eigen. Wir waren die Faune und sie die große Diana der Wälder. Sie hatte die Gamurra und die Kleider abgelegt, die sie in Salerno trug, und war nur mit einer Tunika aus leichtem Tuch angetan. Das vom Schleier befreite Haar hing ihr über die Schultern, an den Füßen trug sie leichte Sandalen, und ihr Gesicht leuchtete. Nie zuvor war sie mir so schön erschienen. Nachts schliefen wir alle in demselben Bett, und wenn ich mich an sie schmiegte, konnte ich den betörenden Duft ihrer Haut wahrnehmen. Morgens, nachdem wir Obst und Milch zu uns genommen hatten, brachen wir zum Sammeln auf. Wir kehrten noch vor Sonnenuntergang zurück, und dann begann der eigentliche Unterricht. Oft hatten wir die Vorlesungen unseres Vaters gehört, von ihm die Unterschiede der Jahreszeiten und der menschlichen Temperamente gelernt. Nun lehrte sie uns die Mittel, um jene Temperamente wieder ins rechte Gleichgewicht zu bringen: die Namen der Kräuter, die Möglichkeiten ihrer Aufbewahrung, die vielen Funktionen, die jedes kleine Blatt erfüllen konnte. Wir lernten, die echte Minze von der Bergminze zu unterscheiden, das Flohkraut von der Ackerminze, den Sellerie vom Liebstöckel, den Kürbis von der Koloquinte. Wir sammelten die Knollen der Drachenwurz, des Aronstabs, der Waldrebe und der Lilie. Sie lehrte uns, die Rinde der Manna-Esche zu ritzen, um daraus kostbaren Saft zu gewinnen. Ich lernte tausend neue Namen, so dass ich schließlich zu der Überzeugung gelangte, dass es, ähnlich den Zahlen, unendlich viele Wörter geben musste. Unsere Mutter lief voran, und jedes Mal,wenn sie zwischen den Pflanzen etwas Interessantes entdeckte, hielt sie inne und erklärte uns, wie es hieß. Später, so versprach sie, würde sie die möglichen Verwendungen erläutern, doch zunächst müssten wir lernen, die Pflanzen zu bezeichnen, uns ihr Erscheinungsbild einprägen und sie wiedererkennen können. Am ersten Tag sammelten wir Wurmkraut, Bilsenkraut, Geißblatt, Wundklee, Mauerpfeffer, Blutwurz, Pimpernelle, Ackerkraut und Mädesüß. Am zweiten Holunder, Rossminze, Quecke, Steinbrech, Thymian, Teufelszwirn, Helenenkraut, wilden Weizen, Wassernuss, und Dullkraut sowie Baumharz und Bleiweiß. Mir war stets bewusst gewesen, einen gelehrten und allseits geachteten Vater zu haben, aber während unseres Aufenthaltes im Kastell entdeckte ich, dass meine Mutter ebenfalls ein wahrer Hort des Wissens war. Sie lief, ohne jemals zu ermüden, ließ uns bergauf weit hinter sich und eilte neben uns her, wenn es bergab ging. Dabei erklärte sie uns alles geduldig. Obschon das Wissen, das sie uns zu vermitteln gedachte, äußerst umfangreich war, schien die Art, mit der sie auf die Besonderheit eines Blattes, die Färbung einer Knolle verwies, unsere Aufmerksamkeit auf die rosafarbene Maserung der Malve, die pelzigen Blätter des Borretschs, den rötlichen Stängel des Wermuts lenkte, gänzlich darauf abgestimmt, während dieser wertvollen Vorlesungen unter freiem Himmel nichts auszulassen. Einige Pflanzen fanden wir erst nach stundenlangem Wandern, andere, wie den Kapernstrauch, dagegen direkt an den Mauern des Kastells. Am Abend verarbeiteten die Köchinnen einige der Pflanzen, die wir gesammelt hatten, zu Speisen, und so lernte ich den Geschmack von Sauerampfersuppe, Feldsalat und Brennnesseltrieben, von Mohn und Leimkraut kennen. Ruggero zeigte größeres Interesse an der kulinarischen Verwertbarkeit als an den medizinischen Anwendungsmöglichkeiten der Pflanzen. Er verbrachte viel Zeit in der Küche und damit, irgendeiner der jungen, drallen Mägde nachzustellen, die sich dem Enkel ihres Herrn niemals zu widersetzen gewagt hätten. Matteo und ich hatten manchmal über Frauen gesprochen, und wir wussten, dass früher oder später die Zeit der Eheschließung kommen würde, aber keiner von uns erwartete diesen Tag mit großer Freude. Wir würden uns trennen müssen, könnten nicht länger das Spiel der Gerüche spielen und uns auch nicht mehr unter dem groben Baumwolllaken aneinanderkuscheln. Ruggero dachte dagegen an nichts anderes, doch war er noch zu jung, um seine Neugierde gänzlich stillen zu dürfen. So nahm er notgedrungen mit den Mägden vorlieb, die ihn gewöhnlich mit heruntergelassenen Hosen, schweißnasser Stirn und einer Begierde zurückließen, die er für sich allein stillen musste. Von ihm lernten wir jenes neue, so unglaublich lustvolle Spiel. Es begann in Salerno, wo wir Ruggero in dem Becken liegen sahen, in dem unsere Mutter uns warme Bäder nehmen ließ. Er hielt seinen aufgerichteten, erigierten Penis in der Hand und bewegte ihn mit raschen Bewegungen von unten nach oben. Unsere Glieder waren kleiner, und auch wenn sie anschwollen, füllten sie nicht den ganzen Handteller aus, aber im Gegensatz zu unserem Bruder, der sich diesen Freuden allein hingeben musste, waren wir zu zweit, und die Hand des einen streichelte den anderen. Wenn einer fester drückte, tat der andere es ihm gleich. Wenn Matteo mit schnelleren Bewegungen begann, so begann auch ich damit. Wir waren derart unschuldig, dass wir nicht begriffen, was wir da taten, und dass manch einer es als Sünde erachten könnte. Für uns hatte es nicht mehr Bedeutung, als sich gegenseitig die Haare zu kämmen oder den Rücken des anderen mit der Salbe aus Drachenwurz und Geißblatt einzureiben, die unsere Mutter seit jeher für uns zubereitete. Während der ersten Kindheitsjahre war sie es gewesen, die uns nach dem Bad, das wir mindestens einmal im Monat nehmen mussten, eigenhändig einrieb. Im Lauf der Zeit lernten wir, es selbst zu tun. Es war einer der wenigen Momente, die wir mit Ruggero teilten. Das große Steinbecken wurde mit lauwarmem Wasser gefüllt, Iuzzella gab Salz und je nach Jahreszeit frische oder getrocknete

Ginsterblüten hinzu. Wir warteten, bis sich das Salz aufgelöst hatte, stiegen dann ins Wasser und wuschen uns mit nach Honig duftenden Seifenstücken.

Sobald wir uns gereinigt hatten, setzten wir uns im Kreis auf den Beckenrand und rieben uns gegenseitig die Rücken ein. Unsere Haare sollten stets nach Nelken duften, und niemals durfte ein Stückchen Petersilie zum Kauen fehlen. Das waren die einzigen Vorschriften, die unsere Mutter uns auferlegte, in allem anderen waren wir frei wie die Fische im Meer.

Wir kehrten mit gefüllten Kisten von der Ernte heim. Unterwegs erklärte uns meine Mutter, dass wir etwa ein Zehntel dessen gesammelt hatten, was ein guter Medikus in seiner Apotheke vorrätig haben muss. Viele dieser Pflanzen kamen allerdings aus fernen Ländern und waren nur auf den Märkten am Hafen zu finden. Das galt auch für Zutaten wie Gummiarabikum, Hämatit, Korallenpulver, Bernstein und Steinsalz. Wir brachen alle in lautes Gelächter aus, als sie uns erklärte, dass Pulver aus Fuchs- sowie Hirschpenis sehr wichtig sei. Wir lachten so ausgiebig, dass uns Iuzzella am Ende in strafendem Ton erklärte, unser Gelächter würde den Teufel erfreuen.

Iuzzella wurde allmählich alt. Zwar zählte sie kaum mehr Jahre als meine Mutter, aber ihre Haut war welk und ihr Haar bereits vollständig ergraut. Ich betrachtete sie, wie sie sich in ihren staubbedeckten Kleidern am Rand des Wagens festhielt, der uns zurück nach Salerno brachte, und zum ersten Mal wurde mir bewusst, wie sehr ich an ihr hing. Gern hätte ich Matteo gefragt, ob es ihm genauso erging – ich war es nicht gewohnt, meine Stimmungen mit niemandem zu teilen. Bisher war jeder Gedanke von meinem Kopf in meinen Mund und von dort direkt in sein Ohr geeilt. Doch an diesem Tag hatte ich das Gefühl, es sei besser zu schweigen. Auf dem Wagen saßen wir alle sehr dicht beieinander, und was ich empfand, wollte ich nicht so viele Menschen wissen lassen. In Gedanken weilte ich bei Iuzzella und der Vorstellung, dass sie vielleicht bald sterben könnte und wir nicht länger ihre raue Stimme, ihre verdrehten und unverständlichen Worte oder das schleifende Geräusch ihres lahmen Beines hören würden. Ich schaute zu Matteo: Was ich empfand, ließ sich nicht mit den Augen ausdrücken, und zum ersten Mal in meinem Leben fühlte ich mich allein.

An diesem Tag zerbrach etwas. Mein Bruder und ich würden uns stets nahe sein, gemeinsam würden wir jede Hürde meistern, die sich uns im Leben stellte, aber wir waren nunmehr zwei verschiedene, voneinander getrennte Personen. Ich betrachtete ihn, aber ich konnte nicht mich selbst mit seinen Augen betrachten. Wir schliefen nach wie vor gemeinsam ein, doch ich spürte nur, wie der Schlaf mich übermannte – niemals würde ich spüren können, wie es ihm in denselben Momenten erging. Wir aßen das Gleiche zur selben Zeit, aber sein Hunger war nicht der meine. In der Stille der Nacht träumte jeder seine eigenen Träume, und in wer weiß wie naher oder ferner Zukunft würde jeder seinem eigenen Tod begegnen.

Es waren diese mit allen gemeinsam verbrachten Tage, die den seit über zehn Jahren währenden Zauber gebrochen hatten. Bis dahin hatten wir stets dieselbe Luft geatmet, waren überzeugt, dass unsere Lungen in jedem Atemzug vereint waren. Wir hatten uns jeden Apfel geteilt und ihn gegessen, als wären wir ein und dieselbe Person. Ich hatte ihn nie als einen anderen, von mir Getrennten gesehen. Er war mein Arm, mein Ohr, mein Auge. Wenn er sich wehtat, meinte ich, seinen Schmerz spüren zu können, wenn er traurig war, wurde auch ich es, und brach er in Gelächter aus, so tat ich es ihm gleich, ohne nach dem Grund seiner Heiterkeit zu fragen: Was einer von uns kannte, kannten wir beide. Während jener gemeinsamen Zeit mit Ruggero und der Mutter, weit fort von unserem Heim in Salerno, wo alle tagtäglich mit ihren eigenen Angelegenheiten beschäftigt waren, der Vater sich um die Kranken, die Mutter sich um die Führung des Gesindes kümmerte und Ruggero meist mit dem Großvater unterwegs war, während jener Tage war etwas zerbrochen. Für gewöhnlich machte sich niemand die Mühe, Matteo und mir etwas zweimal zu sagen, da jeder wusste, dass wir beisammen waren, um dasselbe Spiel zu spielen oder dasselbe Buch zu studieren. »Die Kleinen«, so nannte man uns, ohne sich die Mühe zu machen, unsere Namen auszusprechen. Haben »die Kleinen« gegessen? Haben sie geschlafen? Haben sie sich gewaschen? Haben sie gelernt? Anfangs hatten sie noch versucht, uns zu trennen. Das Haus wurde erweitert und neue Räume angebaut, damit wir im Sommer jeder in unserer eigenen Kammer, mit eigenem Tischchen und eigener Truhe schlafen konnten. Im Winter war es anders, da durften alle miteinander in dem großen Bett unseres Vaters nächtigen. Der Winter verlangt nach Nähe, die Menschen müssen zusammenrücken, wenn sie sich von der Kälte nicht ins Jenseits befördern lassen wollen. In der heißen Jahreszeit konnte sich dagegen jeder des Nachts in sein eigenes Bett begeben. Doch Matteo und ich haben das zweite Zimmer nie benutzt: lieber vergingen wir vor Hitze auf dem gemeinsamen Strohlager, als auf das vertraute Geräusch des anderen Atems, auf den Geruch des Haars, den Anblick des zarten Körpers an unserer Seite zu verzichten. Sie unternahmen weitere Versuche, uns voneinander zu lösen, insbesondere meinem Vater schien viel daran gelegen, doch am Ende mussten sie sich damit abfinden, und wir waren »die Kleinen« geworden. Wir küssten unsere Mutter gleichzeitig auf die Wangen, kamen Schulter an Schulter die Treppen hinab und liefen auch sonst stets nebeneinander, beim Essen saßen wir so dicht an dicht, dass wir die Arme an den Leib pressen mussten, um uns nicht gegenseitig mit den Ellenbogen zu schubsen. Unsere Mutter hatte dieser Symbiose niemals Steine in den Weg gelegt: Ihre Menschenkenntnis und ihre Erfahrung mit Kindern sagte ihr, dass es sich früher oder später ohnehin ändern würde. Und so geschah es dann auch, von einem Augenblick auf den anderen, auf einem staubigen Fuhrwerk unterwegs zur Küste beim Anblick einer alten, kränklichen Magd.

Wieder daheim setzten wir unseren Unterricht in Arzneikunde fort, mit dem einzigen Unterschied, dass Ruggero um Erlaubnis bat, nicht länger daran teilnehmen zu müssen, was ihm gestattet wurde.

In dem großen Raum, den unsere Mutter eingerichtet hatte, um dort ihre Patienten zu empfangen, verbrachten wir ganze Vormittage damit, Rezepte und Heilmittel auf jenen kostbaren Bogen zu notieren, die sie eigens aus den Papiermühlen von Amalfi kommen ließ und die wir bis dahin nicht einmal anzufassen gewagt hatten. Während sie die Zutaten mischte, schrieben wir mit. Auf diese Weise bereiteten wir Saccharum acetorum aus Essig und Zucker zu, Diacerasus aus Kirschen, Terebinth aus dem dickflüssigen Harz der wilden Pistazie sowie ein Extrakt aus Osterluzei, den Beeren des Lorbeers, aus Enzian, Myrrhe und Honig. Unsere Mutter kündigte an, dass sie uns zunächst leicht herstellbare, aber vielseitig verwendbare Rezepte beizubringen gedachte. Während Matteo darauf zu brennen schien, alle nur denkbaren Anwendungen dieser Pasten zu erfahren, gab ich mich mit der Schönheit der Worte und dem Wohlklang der Stimme meiner Mutter bei ihren Erklärungen zufrieden.

Ich sehe sie noch vor mir, wie sie in ihrer blauen Gamurra die sieben kostbaren Substanzen der Natur – welche, die erste und wichtigste Lehrmeisterin eines jeden Arztes ist – für uns aufzählte.

»Bedenkt, dass sie kostbar sind ob ihrer Seltenheit und ihres großen Nutzens: Balsam, Bernstein, Otter, Cumin, Holz, Kampher und Korallenmoos.«

»Und Ihr, Mutter«, hätte ich am liebsten geantwortet, »seid das Allheilmittel gegen jegliches Übel.«

Später bat sie uns, die erworbenen Kenntnisse zu wiederholen, um zu prüfen, wie viel uns von dem Erlernten im Gedächtnis haften geblieben war. Zunächst forderte sie meinen Bruder auf, die Unterscheidungsmerkmale einiger Heilpflanzen zu nennen. Matteo, den die Natur mit einem ausgezeichneten Gedächtnis ausgestattet hat, begann unter den stolzen Augen unserer Mutter, praktisch ohne Zögern zu sprechen.

»Der Stängel des Oregano ist rötlich, der der Rossminze grün. Die Hundskamille stinkt, die echte Kamille duftet. Melisse riecht würzig. Feuerkraut riecht unangenehm. Schachtelhalm hat keinen Saft. Eisenkraut hat keine Härchen. Die Schwertlilie blüht oft weiß, die Gladiole gelb. Die Pimpernelle ist behaart, der Steinbrech glatt, die Eibe ruft Blähungen hervor.«

Von einer gleichsam übermächtigen Kraft gelenkt, trat sie auf meinen Bruder zu und drückte ihm einen leidenschaftlichen Kuss auf die Stirn, von dem er regelrecht benommen wirkte.

»Nun bist du an der Reihe, Giovanni. Welches sind die Teile der Heilpflanzen?«

Diese Frage verletzte ein wenig meinen Stolz. Während sie meinen Bruder komplizierte Dinge gefragt hatte, auf deren Antwort er Stunden hätte verwenden können, stellte sie mir diese geradezu alberne Aufgabe, als hielte sie mich nicht zu mehr fähig als dazu, eine Pflanze zu beschreiben. Dennoch gab ich mir alle Mühe, die Frage gut zu beantworten.

»Bei den Heilpflanzen finden sich Blätter, Samen, Zweige, Blüten, Stängel, Früchte, Stamm, Saft und Wurzeln.« Wo ich schon einmal dabei war, fuhr ich mit meiner Darlegung fort, als wolle ich beweisen, dass die Sorge meiner Mutter, ich könne schlecht vorbereitet sein, gänzlich unbegründet war. »Man sammelt die Heilkräuter, wenn sie blühen, und gibt es keine Blüten, so nimmt man die Wurzeln, den Samen, die Früchte, Blätter und Stängel, den Saft oder die Triebe.«

Sie trat auf mich zu und gab auch mir einen Kuss. Ich spürte, dass sie es der Gerechtigkeit halber tat und in ihrer Geste nichts von der Begeisterung lag, die sie für meinen Bruder aufgebracht hatte.

Hatte die Fahrt auf dem Wagen das zwischen Matteo und mir geknüpfte Band bereits gelockert, so wurde es durch diese Befragung endgültig gelöst. Ich begriff, dass ich nicht mehr all meine Stunden mit ihm würde teilen können. Sein Gedächtnis erlaubte ihm, weniger Zeit über den Büchern zu verbringen, da er schnell begriff, was mich große Anstrengung kostete. Ich beschloss, von der folgenden Nacht an mein eigenes Zimmer zu beziehen. Hier konnte ich studieren und durch Zeit und Eifer mein mangelndes Talent ausgleichen. Ich lag nicht im Wettstreit, ich ersehnte nicht, besser zu sein als mein Bruder, doch ich wollte auch nicht zurückbleiben wie der Maulesel hinter dem Pferd.

31. Kapitel

Die Todbringende

Nach unserer Heimkehr beschloss ich, schon bald wieder ins Kastell zurückzukehren. Während der Streifzüge auf der Suche nach Kräutern war ich zahlreichen Menschen begegnet, denen mein Vater die Bestellung seiner Ländereien anvertraut hatte. Auf den ersten Blick hatte ich die Ursachen des Übels nicht gänzlich begriffen, aber ich war mir sicher, dass sich in der Gegend eine Epidemie auszubreiten begann. Die Menschen, einschließlich der Frauen und Kinder, waren allesamt zu mager, und nicht selten hatte ich verdächtig klingendes Husten vernommen. Die Vorstellung, auch meine eigenen Kinder könnten sich anstecken, hatte mich davon abgehalten, der Sache weiter auf den Grund zu gehen, aber nun spürte ich, dass es meine Pflicht war, jene Häuser erneut aufzusuchen, um für Abhilfe zu sorgen. Ich sprach darüber mit Giovanni. Er war skeptisch und befürchtete vor allem, dass sich mein Verdacht als begründet erweisen könnte. Er hatte Angst um meine Gesundheit, da er wusste, dass ich an meinem Vorhaben festhalten würde, egal ob er damit einverstanden war oder nicht. Es war ungewöhnlich, ja fast undenkbar, dass sich ein Arzt in diese Gegenden begab, und oft wandten sich die Tagelöhner an Heiler und halbe Scharlatane, die zwar mit der Heilwirkung einiger Kräuter vertraut waren, jedoch keinerlei Kenntnisse von Krankheitsursachen hatten, allzu häufig auf das Mittel des Aderlasses zurückgriffen und die Genesung am Ende dem Herrn im Himmel oder irgendeiner nur ihnen bekannten Waldgottheit anvertrauten. Ich beschloss, auch mit meinem Vater darüber zu sprechen. Letztendlich waren es seine Ländereien, und besagte Arbeitskräfte verrichteten ihren Dienst für ihn.

Ich lud ihn an einem regnerischen Juniabend zum Essen ein. Es freute mich stets über die Maßen, ihn zu sehen. Wann immer ich seine imposante Gestalt, den zweigeteilten Kinnbart und vor allem seine Geistesgegenwart in meiner Nähe gewahrte, wurde ich von Stolz darüber erfüllt, seine Tochter zu sein. Ich hatte leichte Gerichte mit harntreibenden Zutaten für ihn bereiten lassen. Auf unserer Tafel fanden sich mit Mäuserdornbeeren und mit Waldwinde gewürzter wilder Spargel, Huhn mit Brennnesselspitzen und Sauerampfer, Reis mit Hopfen, ein Kuchen aus Pilzen und Leinkraut, Auberginenpastete mit Brennnesseln und eine Schale gekochtes Schweinefleisch mit Mohn.

»Bin ich krank?«, fragte er beim Anblick der Speisen.

Er war es gewohnt, große Mengen Wild zu verzehren, und nur selten ließ er Gemüse auftischen.

»Ihr seid nicht krank, aber wenn Ihr Euch weiter wie ein Zwanzigjähriger ernährt, werdet Ihr es bald sein.«

Die Ernährungsweise meines Vaters unterschied sich kaum von der anderer Menschen seines Standes, einschließlich Fürsten und Herzöge. Der Glaube, Gemüse sei Nahrung für Tiere und Arme, war weit verbreitet. Reichlich Fleisch auf dem Tisch galt dagegen als eindeutiges Zeichen einer gehobenen gesellschaftlichen Stellung.

»In diesem Haus wird immer so gegessen, mein Vater.«

»Aber das ist doch dumm. Es ist nicht einmal ausreichend gesalzen.«

»Jede Speise hat ihren eigenen Geschmack.«

»Hast du mich kommen lassen, um mir einen Vortrag über Ernährung zu halten, Trotula?«

»Nein, doch es wäre in der Tat von Nutzen. Inzwischen nimmt Ruggero seine Mahlzeiten öfters mit Euch ein als mit mir, und mir ist aufgefallen, dass er – obwohl er noch ein Knabe ist – bereits einen Bauchansatz hat.«

Während er sprach, goss sich mein Vater ein Glas Rotwein nach dem anderen ein. Er trank so gierig, als sei er nach Tagen in der Wüste endlich auf frisches Quellwasser gestoßen. Während des Essens sprach ich das mir am Herzen liegende Thema nicht an, sondern überließ es Giovanni, mit ihm über Politik zu diskutieren. Die Jahre, in denen Waimar und Eisenarm mit der Eroberung Kalabriens begonnen hatten, waren längst vergangen. Inzwischen war das Herrschaftsgebiet des Fürsten von Salerno nicht mehr so leicht zu verwalten. Seit einiger Zeit stieß er bei der Verteidigung seiner Besitztümer gegen die Forderungen des Kaisers und selbst der Normannen immer wieder auf Schwierigkeiten. Rainulf Drengot, der hochgewachsene und unvergleichlich faszinierende Mann, dem ich während der Erkrankung des Fürstensohnes Johannes im Empfangssaal des Schlosses begegnet war und der die Herrschaft über Aversa gehabt hatte, war auf seinem Besitztum gestorben. Nach vielen Streitigkeiten um die Nachfolge hatte sich das einst mit dem Fürstentum Salerno verbündete Aversa auf die Seite Pandulfs geschlagen, der aus dem Exil in Konstantinopel zurückgekehrt war. Alle Bemühungen Waimars waren vergeblich geblieben. Er hatte seine Schwester mit einem Spross aus dem Hause Hauteville vermählt in der Hoffnung, so die Normannen als Vasallen auf seiner Seite zu halten. Doch im Lauf eines einzigen Jahres hatte sich das Lebenswerk Waimars vollständig zerschlagen: Kaiser Heinrich III., der in den Süden gekommen war, um alle lokalen Fürstentümer zur Unterwerfung zu nötigen, hatte Capua an Pandulf zurückgegeben und Aversa und Melfi unter seine direkte Herrschaft gestellt. Schließlich hatte er Waimar die Herzogtitel über Apulien und Kalabrien entzogen und der dem Kaiserhaus so ungelegenen Machtkonstellation ein Ende bereitet. Waimar hatte daraufhin Pandulf vor wenigen Monaten den Krieg erklärt.

Über all das sprachen mein Mann und mein Vater an diesem Tag, und zwar weniger zu dem Zweck, sich über Dinge auszutauschen, die ihnen ohnehin bekannt waren, als vielmehr, um die Neugierde Ruggeros zu stillen, der unablässig neue Fragen stellte. Für gewöhnlich legte mein ältester Sohn gegenüber allem, was ihn umgab, eine geradezu chronische Gleichgültigkeit an den Tag. Manchmal befragte er meinen Vater über diese oder jene Schlacht, aber Giovanni, dem bewusst war, wie gering seine eigenen Kenntnisse auf dem Gebiet waren, wich dem Thema aus und tat oft so, als habe er ihn nicht gehört. An jenem Tag jedoch hatte die Anwesenheit meines Vaters, auf dessen politisches Wissen man sich verlassen konnte, in allen eine fast krankhafte Neugierde bezüglich der Ereignisse entfacht, zu denen es unter der Herrschaft Waimars in den letzten Jahren gekommen war. Und immer wenn Ruggero eine kluge und höchst passende Frage stellte, schienen auch die Kleinen geradezu hingerissen von den stimmgewaltigen Berichten meines Vaters über den Lauf der Geschichte. Wir, die wir für gewöhnlich die Köpfe in teils jahrhundertealte Bücher steckten, um uns mit den anatomischen Beschreibungen einzelner Körperpartien zu beschäftigen, saßen plötzlich stundenlang um diesen Tisch, um Besitzungen und Ländereien, Päpste, Könige und Kaiser zu diskutieren, als seien wir Berater am Hof des Königs.

Trotz unserer Bemühungen gelang es weder den Kleinen

noch mir jemals, die verwandtschaftlichen Beziehungen oder das Erbfolgerecht so weit zu begreifen, dass wir uns in die Diskussionen hätten einmischen können. Ruggero dagegen schien ganz in seinem Element zu sein, und nicht selten unterbrach er meinen Vater mit Überlegungen, die ihn auf die möglichen Folgen einer von unserem Fürsten getroffenen Entscheidung oder Handlung hinwiesen, wobei er sogar Möglichkeiten in Betracht zog, auf anderem Wege zum selben Ziel zu gelangen. In seinen Augen war der Hass gegen Pandulf von Capua von grundlegender Bedeutung für Salerno und dessen Bewohner. Dieser Mann galt ihm als abschreckendes Beispiel, er war die Verkörperung des im politischen wie privaten Leben gleichermaßen ruchlosen Feindes. Waimar gegenüber waren seine Gefühle dagegen gemischt. Sie schwankten zwischen absoluter Bewunderung für seine Erfolge und dem Bedauern, ja fast schon Kummer ob des allmählichen Entgleitens seiner Macht. Obwohl ich, abgesehen von meinem Vater, die Einzige der Familie war, die den Fürsten persönlich kannte, muss ich zugeben, dass dieser Mann in mir nie ernsthaftes Interesse hervorgerufen hatte. Jeder in der Stadt war davon überzeugt, dass all das Gute, das uns tagtäglich widerfuhr, allein ihm zuzuschreiben war. Er hatte Salerno in ein Machtzentrum verwandelt, ihm war es zu verdanken, dass in unserem Hafen riesige Schiffe anlegten und wir inzwischen sogar dem mächtigen Amalfi Konkurrenz machten. Ich selbst war vielmehr davon überzeugt, dass unsere Stadt vor allem deshalb so einzigartig war, weil Männer wie mein Gatte Giovanni, wie Gariopontus oder Pertrocello in großer Zahl ihren Beitrag dazu leisteten, ganz zu schweigen von den vielen namenlosen Benediktinermönchen, die die alten Texte übersetzten, und von Frauen wie Costanza, die den überlieferten Wissensschatz seit undenkbaren Zeiten von Generation zu Generation weitergaben. Waimar hatte den Vorzug, die menschliche Klugheit nicht zu fürchten, vielleicht war er aber auch einfach zu sehr von seinem Eroberungsdrang besessen, um zu begreifen, dass sich die Stadt unterhalb seines Schlosses allmählich vom Joch der Unwissenheit befreite, das die Mächtigen seit jeher ihren Völkern auferlegen, als seien diese nur genügsame Ochsen, die den Karren ihres Herrn zu ziehen hätten. Von Reisenden, die sich hin und wieder von mir verarzten ließen, wusste ich, dass andernorts die Macht des Fürsten im Verbund mit der Kirche die einfachen Leute in einem Zustand vollkommener physischer sowie moralischer Unterdrückung hielt. Das waren Orte, an denen es kein anderes Wissen gab als das, was zwischen den Klostermauern gehütet wurde, Orte, wo die Menschen noch wie Sklaven gehalten wurden, ohne die geringste Möglichkeit, sich aus den Fesseln der eigenen Herkunft zu befreien. Und davon gab es unzählige in den barbarischen Ländern des Nordens, in denen niemand der Schrift mächtig war, wo der Unrat sich in den Straßen häufte und die Menschen sich gegenseitig umbrachten, ohne Gesetze, die solchem Treiben Einhalt geboten hätten. Es waren Städte, in denen Bäder untersagt waren, weil sie angeblich gegen Sitte und Anstand verstießen und in Gottes Augen schändlich waren.

»Es ist nicht Waimar, der Salerno groß macht, es sind die klugen Köpfe dieser Stadt.«

Endlich hatte ich das Wort ergriffen. Mein Vater drehte sich zu mir um, und das Tortenstück, das er gerade zum Mund führen wollte, verharrte in der Luft. Soweit ich zurückdenken konnte, hatte ich ihm nie widersprochen, obwohl ich bereits eine gestandene Frau, Mutter und Ehegattin war, und einen Augenblick lang ergriff mich dieselbe Befangenheit, die ich als Kind verspürt hatte. Ich dachte an jenen unheilvollen Tag, an dem ich mir die Strafpredigt des Abtes im Kloster hatte anhören müssen, an die Gerte, die man daraufhin benutzt hatte, um meiner Dreistigkeit Herr zu werden. Bisweilen hat der Geist die Macht, uns an andere Orte zu tragen, längst überwunden geglaubte Ängste wiederaufleben zu lassen und Jahre des Kampfes in einem Augenblick zunichtezumachen.

»So wirst du dich freuen zu hören, dass ein neuer Abt in die Stadt kommen wird. Es heißt, er sei einer der klügsten und weisesten Mönche des gesamten Benediktinerordens. Er kommt aus Montecassino und beherrscht das Griechische so gut wie Iuzzella die Mundart Salernos.«

Meine Angst fiel in sich zusammen wie ein Blätterhaufen im Regen. Zurück blieb die milde, vertraute Luft der Neugierde. Ich hätte sie am liebsten sofort gestillt und nachgehakt, wer er sei, ob er etwas Bekanntes geschrieben habe, wo er geboren war, von welchen Eltern und was er in Montecassino so Außergewöhnliches vollbracht hatte, dass ihm dieser Ruf vorauseilte. Aber dann besann ich mich darauf, weshalb ich meinen Vater hergebeten hatte, und befand, dass wir bereits genug Zeit vergeudet hatten. Es würde noch hinreichend Gelegenheit geben, mehr über den neuen Abt zu erfahren. Immerhin war mein Bruder, auch wenn ich ihn nur selten sah, ein Mönch des Klosters.

»Es heißt im Übrigen auch, er sei ein erfahrener Arzt«, fuhr mein Vater mit beinahe herausfordernder Miene fort.

Wir begaben uns in den Garten, und dort erzählte ich ihm endlich von der Reise, die ich vorhatte, vom Gesundheitszustand seiner Landarbeiter und dass ich es für unabdingbar hielt, diese Situation, die meiner Ansicht nach zu entgleisen drohte, so schnell wie möglich einzudämmen. Er versuchte nicht, mich davon abzubringen, sondern erklärte nur, dass er sich darum kümmern werde, die kleine Schar der Kastellbewohner vorzubereiten. Dabei ging es um die Einrichtung eines Nothospitals, in dem ich die schwer Erkrankten behandeln konnte und viele helfende Hände benötigen würde, um die Dinge in den Griff zu bekommen. Einen Augenblick lang konnte ich verstehen, wie sich ein Sohn fühlen muss, wenn er dem Vater offenbart, dass er in den Kampf zieht. In seinen Augen erkannte ich den Stolz angesichts meines Unterfangens, gleichzeitig aber auch jene Art von Wehmut, die man verspürt, wenn man sich auf einen endgültigen Abschied gefasst macht.

»Vielleicht hast du recht. Vielleicht sind es Menschen wie du und Giovanni, die Salerno seine Größe verleihen. Kämpfen lässt sich überall, aber nur hier wird die Heilkunst mit derartiger Hingabe praktiziert. Wer weiß, weshalb Gott ausgerechnet unseren Golf gewählt hat, um so viel Mitgefühl zu säen …«

Im folgenden Monat brach ich zum Kastell auf, begleitet von einem Wagen voller Bündel mit Heilkräutern, Fläschchen mit eigenhändig zubereiteten Ölen, Gaze, chirurgischen Instrumenten, Kochern sowie allen möglichen Pulvern und Gemischen.

Bei meiner Ankunft erkannte ich, dass sich die Situation stark verschlechtert hatte. Auch innerhalb der Mauern des Kastells sah man nun Männer, die sich nur mühsam voranschleppten, und Frauen, die sich unter Hustenanfällen krümmten, wobei sie einen blutig schleimigen Auswurf produzierten. Selbst ein noch vollkommen unerfahrener Arzt hätte erkannt, dass er es mit einer der ältesten der Medizin bekannten Krankheiten zu tun hatte: der todbringenden sogenannten weißen Pest.

Ich hatte darüber in den Schriften des Hippokrates und Galens gelesen und konnte mich erinnern, dass Aristoteles die Vermutung geäußert hatte, die Krankheit würde sich über die Atemluft verbreiten. Ich wusste, dass es die Kranken möglichst schnell zu isolieren galt, wobei man zwischen Heilbaren, Schwerkranken und Unheilbaren unterscheiden musste. Ich ließ drei große, ebenerdig gelegene Räume mit Wasser und Asche reinigen und befahl, dem stets brennenden Kaminfeuer Kampher beizugeben, um die Luft zu desinfizieren. Unter den jungen Leuten wählte ich die aus, die mir am gesündesten und robustesten erschienen und ernannte sie zu meinen Krankenpflegern. Sie mussten Tag und Nacht eine Stoffbinde um Mund und Nase tragen. Ich schickte Männer bis an die Grenzen der Ländereien, um dic Kranken aus ihren Häusern zu holen. Fünf Wagen standen bereit, die täglich neue, von Husten geplagte Menschen mit eingefallenen Gesichtern brachten. Ich selbst stellte die Diagnose, indem ich die Schulterarterie der Patienten abtastete. Je schneller und härter der Puls ging, desto stärker war die Krankheit vorangeschritten. Es erfüllte mich mit Bedauern, so manchen Familienvater in den letzten der drei Räume schicken zu müssen, aus dem, wie ich wusste, keiner mehr lebend hinauskommen würde. Wenn Aristoteles recht hatte, war es unumgänglich, die Krankheit zu isolieren, was bedeutete, dass ich wenige opferte, um letztendlich viele zu retten. Den letzten Raum verließen in der Tat nur zwei wieder lebend, der Rest von ihnen starb einer nach dem anderen. Aus dem zweiten Raum schaffte es immerhin eine größere Zahl, und aus dem ersten kehrten innerhalb eines halben Jahres nahezu alle wieder in ihr Heim zurück. Meine Pflege bestand darin, für eine reinliche Umgebung und frische Luft zu sorgen nebst einer gehaltvollen und regelmäßigen Ernährung, denn wie man weiß, liegt die Todesursache bei Schwindsucht in der Auszehrung. Obschon ich einiges gelesen hatte, wusste ich doch recht wenig über diese Krankheit, da sie in unserer Gegend dank des in den vergangenen Jahren stetig verbesserten Klimas nahezu ausgerottet gewesen war. Nun verbrachte ich gute sechs Monate außer Haus, ehe die Gefahr in meinen Augen vollends gebannt war. Allwöchentlich sandte ich einen Boten nach Salerno, um meine Familie über den Stand der Dinge zu informieren und neue Medikamente zu bestellen, derer ich in größeren Mengen bedurfte.

Es waren nur noch wenige Tage bis zu meiner geplanten Abreise, als mir ein Fall zu Ohren kam, der mein sofortiges Eingreifen zu erfordern schien. In einer Höhle am äußersten Ende der Ländereien lebte ein Eremit, der sich den von mir gesandten Männern nicht hatte zeigen wollen. Man wusste daher nicht, ob er möglicherweise infiziert war, und ich wollte auf keinen Fall Gefahr laufen, dass die Krankheit wegen eines einzelnen Unbehandelten aufs Neue ausbräche. So beschloss ich, ihn selbst aufzusuchen, und machte mich zu Pferde, lediglich in Begleitung zweier Knappen sowie eines Dieners, auf den Weg. Das kleine Nothospital überließ ich der Obhut einer erfahrenen Hebamme, die sich während der gesamten Zeit meiner Anwesenheit als wertvolle Hilfskraft erwiesen hatte und sich, wenn nötig, bei den jungen Gehilfen durchaus Gehör zu verschaffen wusste. Ihr zur Seite stand ein Fischer von stattlichem Körperbau und großer Klugheit. Als er von der Notsituation im Kastell erfahren hatte, war er sogleich bereit gewesen, Hilfe zu leisten. Aus seinen Augen sprach eine aufrechte Leidenschaft für die Heilkunst, und ich beschloss, ihn bei meiner Abreise mit nach Salerno zu nehmen.

Wir waren mehrere Stunden unterwegs, und als wir die Grotte erreichten, ging bereits die Sonne unter. Mir wurde bewusst, dass ich wenig klug gehandelt hatte: Sollte uns die Nacht im Wald überraschen, wären wir zahlreichen Gefahren ausgesetzt. Es war keineswegs sicher, dass der Mann in der Grotte eine gesittete Person war, die sich bereiterklären würde, ihr Lager mit uns zu teilen. Die Höhle führte mehrere Meter in das Innere einer steilen Bergflanke und war durch dichtes Wacholdergestrüpp gut geschützt. Vor dem Eingang befand sich eine Art kleiner Platz, der tadellos gepflegt wirkte. Ein Steinkreis in seiner Mitte diente dem Einsiedler offenbar als Herdstelle, um die im Wald gesammelten Wurzeln zuzubereiten. Ich schickte einen meiner Männer in die Grotte, um nach ihm zu sehen, doch dieser kehrte bald mit der Nachricht zurück, dass sich niemand darin befand und alles unbewohnt wirkte. Einen Augenblick lang fürchtete ich schon, der Einsiedler hätte sein Versteck für immer verlassen und würde nun ahnungslos durch die Straßen einer Stadt laufen und jeden anstecken, der ihm begegnete.

Es war nichts Ungewöhnliches, ein Leben im Wald zu führen. In der Macchia wimmelte es von Räubern, die in Felsspalten hausten. Doch mein Gefühl sagte mir, dass hier kein Räuber, sondern ein sanftmütiger, dem Gebet und der Meditation ergebener Mann lebte. Auf dem Gelände ringsum erkannte ich viele der Kräuter, die ich als kleines Mädchen kennengelernt hatte, und obwohl ich es kaum glauben mochte, schienen mir einige davon derart geordnet zu wachsen, als seien sie ausgesät worden, ja als habe jemand in dieser wüsten Macchia einen kleinen Arzneigarten anlegen wollen. Ich trat näher, um die jungen Triebe besser betrachten zu können. Dabei glaubte ich eine Pflanze wiederzuerkennen, die mir eventuell von Nutzen sein konnte.

»Das ist *Polygonum Bistortum,* bekannter unter dem Namen Wiesenknöterich. Die Pflanze ist bei der Vorbeugung und Behandlung von Atemwegserkrankungen sehr hilfreich.«

So rau die Stimme auch klang, erkannte ich doch deutlich jene ruhige und präzise Weise zu erklären wieder. Ich drohte rückwärts in einen Abgrund der Zeit zu stürzen.

Als ich mich umdrehte, sah ich einen Mann vor mir, dessen

langer Bart bis zu seinem Bauch reichte. Das graue Haupthaar hing ihm über die Schultern. Er trug ein abgewetztes Gewand, das ich mit Mühe als jene Kutte wiedererkannte, die meine Mutter nach seinen Maßen für ihn hatte fertigen lassen.

»Dass ich nicht an der Schwindsucht erkrankt bin, habe ich dieser Pflanze zu verdanken. Ihr seid gerade noch rechtzeitig eingeschritten. Ein paar Monate später, und die weiße Pest hätte das gesamte Land verwüstet.«

Ich brachte kein Wort heraus. Mein Körper, meine Hände, mein Mund, alles war wie versteinert angesichts dessen, was mir wie eine Vision erschien.

»Ich bin vor kaum mehr als einem Jahr zurückgekehrt, um hier zu leben. Davor war ich mal hier, mal dort. Ich bin bis ans Ende der Welt gereist, aber nun möchte ich die Jahre, die mir noch bleiben, dort verbringen, wo ich in meiner Jugend gelebt habe, vorausgesetzt, Ihr gestattet mir dies.«

Er war es, und gleichzeitig war er es auch nicht. Die blauen Augen, die aus dem dicht behaarten Gesicht hervorlugten, die knochigen Hände, der kräftige Knochenbau legten nahe, dass mir tatsächlich Gerardo gegenüberstand, aber alles andere schien diesem Eindruck zu widersprechen. Die Augen waren dieselben, ihre Art zu sehen war jedoch eine andere. Der melancholische Blick eines unsicheren Mönches war der Ruhe des Meeres nach dem Sturm gewichen. Ich war sicher, dass er mich anschaute, doch zugleich schien sein Blick durch mich hindurchzugehen und anderswo seinen tatsächlichen Gesprächspartner zu suchen.

»Seid Ihr sicher, Euch nicht angesteckt zu haben?«, fragte ich und versuchte, das kleine Mädchen von einst zu vertreiben und an seine Stelle die Ärztin treten zu lassen, zu der ich im Lauf der Jahre geworden war.

»Vertraut Ihr nicht mehr meiner Diagnose? Wenn Ihr wollt, könnt Ihr meinen Rücken abhören.«

Ich wollte antworten, dass ich ihm vertraute, selbstverständlich, wollte sagen, dass ich größeres Vertrauen in ihn setzte als in mich selbst. Stattdessen forderte ich ihn auf, seine Kutte anzuheben. Ich sah merkwürdige Male auf seinem Leib, und im nächsten Moment erkannte ich rings um die Hüften die Narben des Bußgürtels. Ich kann nicht begreifen und habe nie begriffen, weshalb jemand auf der Suche nach der Wahrheit seinen ihm von Gott geschenkten Leib züchtigt. Doch dies war nicht der richtige Augenblick für ein religiöses Streitgespräch. Ich fühlte seinen Puls und hörte seine Lunge ab.

»Es tut mir leid, Euch sagen zu müssen, dass die Krankheit Euch vermutlich ebenfalls befallen hat. Ihr seid noch in der Anfangsphase, aber es ist nicht ausgeschlossen, dass Ihr ernsthaft erkrankt.«

»Gut, Trotula, Ihr habt mich entdeckt. Und was habt Ihr nun vor? Mich von Euren Handlangern auf den Wagen fesseln zu lassen?«

»Ich würde es vorziehen, wenn Ihr aus freien Stücken mitkämt.«

»Ich werde nicht mitkommen. An dem Tag, an dem ich der Welt entsagt habe, um mich in die Berge zurückzuziehen, habe ich mir geschworen, fortan das redliche Leben eines Einsiedlers zu führen. Und so will ich weiterleben, bis der Herr meine Zeit für gekommen sieht.«

Ich antwortete nicht. Ihn wiedergetroffen zu haben hatte mit ganzer Kraft jegliche Absicht aus meinem Kopf verdrängt. Jahrelang war ich im Geiste immer wieder zu ihm gewandert, und längst hatte ich dabei dieselbe Resignation verspürt wie beim Gedanken an meine Mutter. Ich war mir so sicher gewesen, weder ihn noch sie jemals wiederzusehen. Beide waren sie tief eingebettet in meine Kindheitserinnerungen, wie zwei im Teich versunkene Steine. Und nun befand sich einer dieser Steine hier, vor meinen Augen, und trieb auf der Oberfläche der Gegenwart.

»Die Nacht bricht herein, und ich denke, Ihr werdet sie in meiner bescheidenen Bleibe verbringen müssen, wenn Ihr nicht den Wölfen zum Opfer fallen wollt. Zudem wird es bald anfangen zu regnen, daher empfehle ich Euch, mir in die Grotte zu folgen.«

Ich trat ein und lief im kurzen Abstand hinter der Gestalt in der zerschlissenen Kutte her. Etwas in mir verspürte Lust, diesen Stoff zu berühren und daran zu ziehen. Wir waren uns nach so langen Jahren wiederbegegnet und hatten uns nicht einmal in die Arme geschlossen. Ich erinnerte mich an das beruhigende Gefühl seiner Hand, die sich einst um die meine gelegt hatte, und im Dämmerlicht fasste ich ihn am Arm. Und er ergriff meine Hand, drückte sie fest und zog mich im Laufen hinter sich her, wie er es viele Jahre zuvor getan hatte. Ich spürte, dass ich an dieser Hand bis zum Mittelpunkt der Hölle gelaufen wäre. Es war die Hand meines Vaters, meines Sohnes, meines Bruders, des Erlösers selbst. Wir setzten uns auf den Boden und schauten zu, wie sich der Regen kübelweise auf das ausgedorrte Land ergoss. Der Eingang der Grotte erinnerte an ein leuchtendes Ei.

»Ich habe die Narben des Bußgürtels auf Euren Schenkeln gesehen.«

»So werden rebellische Bestien gebändigt.«

»Den Tempel des Leibes sollte man pflegen und ihn nicht Praktiken unterziehen, die sein Gleichgewicht für immer zerstören können.«

»Der Tempel des Leibes … ist es das, was man in der *Hippocratica Civitas* denkt, dass der Leib ein Tempel sei?«

»Ja, guter Freund, und als solcher sollte er behandelt werden.«

»Und was sagt der Abt zu dieser heidnischen Sichtweise?«

»Der jetzige nimmt sie hin. Der kommende wird neuen Geist bringen.«

»Was wollt Ihr damit sagen? Wird ein neuer Abt ins Kloster kommen?«

»Es heißt, er sei ein sehr gebildeter Mann, dazu ein Medikus. Er kommt aus Montecassino. Aber ich kenne seinen Namen nicht.«

»Ich kenne ihn, meine Tochter. Wenn er wirklich der ist, der ich glaube, wird die Stadt bald in neuem Glanz erstrahlen. Ich habe nie einen gebildeteren und weltoffeneren Menschen als ihn kennengelernt. Er ist nicht nur Medikus, sondern auch Poet, und er ist des Griechischen mächtig wie unsereins des Lateins.«

Nach so vielen Jahren unterhielt ich mich mit Gerardo, als hätten wir uns am Abend zuvor das letzte Mal gesehen. Wir hätten unsere Zeit damit vergeuden können, uns gegenseitig zu berichten, was sich in der Zwischenzeit ereignet hatte, aber unser Bedürfnis, den anderen einfach so zu erleben, wie er geworden war, hielt uns davon ab. Für ihn war es nicht wichtig zu wissen, dass ich drei Kinder hatte, und ebenso wenig musste ich sämtliche Ziele seiner Reisen kennen. Was zählte, waren wir selbst in diesem Augenblick. Seine Vorstellungen, meine, ob er den Bußgürtel tragen sollte oder nicht. Der neue Abt, der bald nach Salerno kommen würde.

In dem perlgrauen Licht, das durch die nebelverhangene Öffnung der Grotte fiel, schien sein Gesicht wie aus Sand geformt zu sein. Meine Hand ruhte noch immer in der seinen, und während seine Stimme der erwachsenen Frau antwortete, die mit ihm sprach, umklammerten seine Finger die Hand des kleinen Mädchens, das ich einst gewesen war.

Als die anderen bereits schlafen gegangen waren, sah ich im schwachen Mondlicht seine weit geöffneten Augen schimmern. Wir setzten uns an den Eingang der Höhle.

»Weshalb wollt Ihr nicht mit uns kommen? Ihr wisst, dass Euch in Eurer Situation ein Verbleib hier das Leben kosten kann …«

»Das Leben verliert man so leicht, liebe Trotula. Ich habe Menschen gesehen, die in ihren eigenen Häusern verbrannt sind. Wenn unser Herr mich zu sich rufen will, wird er sich von einer Mauer aus Stein nicht abhalten lassen.«

Ich spürte, dass ich ihn nicht von seinem Entschluss abbringen würde, dennoch blieb ich weiterhin beharrlich.

»Schon, aber in der Stadt habt Ihr Eure Bindungen. Iuzzella würde allein bei dem Gedanken, Euch wiederzusehen, verrückt vor Freude. Außerdem habe ich drei Söhne, die großen Gewinn aus Eurem Wissen schöpfen könnten. Die ausschließliche Suche nach dem eigenen Seelenheil scheint mir dem Gedanken der Nächstenliebe zu widersprechen. ›Liebe deinen Nächsten wie dich selbst‹. Diese Worte habt Ihr mich gelehrt. Und was tut Ihr nun? Habt Ihr den Nächsten aufgegeben, um Euch nur noch Euch selbst zu widmen?«

»So einfach ist das nicht, meine Liebe. Auch wenn ich nicht bestreite, dass es als egoistischer Akt erscheinen mag. Als Flucht. Wenn ich zurückkehren könnte, würde ich es tun, aber ich kann nicht. Ich bin dessen nicht würdig. Ihr habt gesehen, dass ich den Bußgürtel trage.«

»Ja, und ich verstehe nicht warum.«

»Euch ist es beschieden, noch immer wie die alten Römer oder Griechen zu denken, und vielleicht trage ich dafür die Verantwortung. Eure Feinsinnigkeit bewahrt Euch vor den Gefahren der Ketzerei. Euch interessiert der Tempel des Leibes. Ich dagegen bin ein verdorbener Mensch und von grauenhaften Zweifeln erfüllt. Ihr zieht Jesus Christus kaum in Betracht, und in Eurer Gleichgültigkeit schmäht Ihr ihn auch nicht. Ihr handelt, Ihr übt tagtäglich Barmherzigkeit. In meinem Inneren schwelen indes irrige Gedanken.«

Wie konnte dieser von Hunger und Entbehrung verzehrte Mann mit solcher Grausamkeit über sich selbst sprechen? Der Mond verbreitete ein zartes, weiches Licht über seinem ergrauten Haupt, das ihn gleichsam wie eine aus dem Dunkel der Nacht emportauchende Vision erscheinen ließ. Dieses nächtliche Gestirn überschüttete ihn mit solchem Segen, wie konnte er sich nur als Ausgestoßener betrachten?

»Ihr lebt dieses Leben, Ihr heiligt den Leib, das Feuer, das Wasser, sogar den Mond und die Steine …«

Ich fuhr auf, denn er sprach, als könne er meine Gedanken lesen. In Wahrheit erkannte er in ihnen, dem Bauern gleich, nur die Früchte, die er einst gesät hatte.

»… ich dagegen denke nicht an diese Welt. Es ist nicht das hiesige Dasein, das mich interessiert. All mein Sinnen richtet sich auf das ewige Leben.«

»Und was ist daran gotteslästerlich? Wenn ich, die ich in Euren Augen fast eine wilde Heidin bin, unter den Menschen weilen kann, ohne sie zu verderben, warum sollte dann eine fromme Seele wie die Eure der Gemeinschaft schädlich sein? In Wahrheit wollt Ihr Euch lediglich weiterhin selbst erhöhen. Ihr wollt allein hierbleiben, um nachzudenken, fernab jeglicher Gefahr und jeglicher Versuchung, um Gott zu beweisen, wie viel besser als all die anderen Ihr seid. Das ist in der Tat ein Akt der Hochmut.«

»Die Versuchungen des eigenen Geistes sind die schlimmsten, Trotula. Ich habe in den vergangenen Jahren allen Versuchungen des Leibes nachgegeben, glaubt mir. Ich bin sehr tief gefallen, doch habe ich mich niemals weniger von Gott geliebt gefühlt als jetzt, da ich ein Leben führe, das gemeinhin als heilig erachtet wird.«

Je schwärzer sich die Nacht über uns breitete, desto finsterer erschienen mir die Reden meines ehemaligen Hofmeisters. Ich konnte nicht begreifen, welch gewaltige Dämonen sich seines Geistes bemächtigt hatten.

»Gewiss kennt auch Ihr das abschüssige Gelände des Zweifels. Auch Ihr habt am Horizont Eures Glaubens schon die Wolken der Häresie aufziehen sehen. Aber ich bin sicher, dass sich Euer Zorn stets gegen die Menschen gerichtet hat. Ich hingegen hasse Gott und seinen eingeborenen Sohn! Er, der am dritten Tage wiederauferstanden ist, verdammt uns bis zum Tag des Jüngsten Gerichtes zum leiblichen Tode!«

Diese letzten Worte entwichen seinem Mund mit der Gewalt eines gegen sich selbst und die gesamte Welt gerichteten Fluches. Ich hätte gern etwas erwidert, aber das entstandene Schweigen glich einer dünnen Eisdecke, die bei jedem Schritt brechen konnte, um uns in eisige Kälte hinabstürzen zu lassen.

»Ich kann meinen Ohren kaum trauen. Ihr selbst habt mich das Evangelium des Lukas lesen lassen, wo Jesus Christus im Streit mit den Sadduzäern darauf beharrt: ›Welche aber gewürdigt werden, jene Welt zu erlangen und die Auferstehung von den Toten, die werden weder heiraten noch sich heiraten lassen. Denn sie können hinfort auch nicht sterben; denn sie sind den Engeln gleich und Gottes Kinder, weil sie Kinder der Auferstehung sind.‹ Oder denkt an den ersten Brief an die Korinther, wo Paulus sagt: ›Nun aber ist Christus auferstanden von den Toten als Erstling unter denen, die entschlafen sind. Denn da durch einen Menschen der Tod gekommen ist, so kommt auch durch einen Menschen die Auferstehung der Toten. Denn wie sie in Adam alle sterben, so werden sie in Christus alle lebendig gemacht werden. Ein jeder aber in seiner Ordnung: als Erstling Christus; danach, wenn er kommen wird, die, die Christus angehören; danach das Ende, wenn er das Reich Gott, dem Vater, übergeben wird, nachdem er alle Herrschaft und alle Macht und Gewalt vernichtet hat. Denn er muss herrschen, bis Gott ihm alle Feinde unter seine Füße legt. Der letzte Feind, der vernichtet wird, ist der Tod.‹«

»Ich weiß, wovon Ihr sprecht. Ich kenne jedes Wort des Evangeliums. Aber das hindert mich nicht daran zu glauben, dass auch wir am dritten Tage und nicht am Ende aller Zeiten wiederauferstehen dürften, wenn Christus wirklich unser Bruder wäre.«

Seine Augen hatten einen anderen Ausdruck angenommen, er wirkte nunmehr wie im Fieber. Mit kurzen, zuckenden Bewegungen wandte er den Kopf hin und her wie ein scheuer Vogel, während er die Hände rang. Mir schien, als sei er von dem befallen, was Platon als »Wahnsinn« bezeichnet. Er suchte nach meiner Hand und packte sie so fest, als wolle er sich daran aus einem Abgrund emporziehen. Seine Finger umklammerten mit derartiger Gewalt meine Handknochen, dass ich vor Schmerz hätte aufstöhnen mögen. Ich biss die Zähne zusammen, denn ich selbst hatte ihn darum gebeten, mich in seinen Irrgarten einzulassen. Nun, da ich in diesem Labyrinth dem brüllenden Minotaurus gegenüberstand, konnte ich nicht mehr zurückweichen. Aber ich wusste, dass ich ihn auch nicht bezwingen würde. Er war Ungeheuer und Held zugleich. Er war sein eigener Theseus. Mir gebührte lediglich der Faden, um uns beide daran hinauszuführen. Eine lange Zeit verging. Erst als hinter den Bergen das erste blutrote Morgenlicht zu schimmern begann, ergriff Gerardo erneut das Wort.

»Es ist genau das. Mein Dämon ist der Neid auf Gott, Trotula.«

Am nächsten Morgen, bevor wir Abschied nahmen, beharrte ich noch einmal darauf, dass er sich einer sorgfältigen Eigenbehandlung unterziehen möge. Wir wussten beide, dass seine Krankheit eben erst ausgebrochen war und er trotz der kalten Nächte gute Aussicht auf Genesung hatte. Nachdem ich meinen Begleitern versichert hatte, der alte Einsiedler werde gewiss niemanden anstecken, stieg ich auf mein Pferd und ritt davon. Ich hatte das Gefühl, ihn zum letzten Mal gesehen zu haben, doch ich gab nicht allzu viel auf diese Vorahnung, schließlich hatte ich bereits lange Zeit dasselbe geglaubt und war dann eines Besseren belehrt worden. Als wir weit genug entfernt waren, kam mir der erleichternde Gedanke, dass das Ungeheuer mitsamt seinem Labyrinth nun in die Dunkelheit der Nacht verbannt sei und damit vorerst unschädlich gemacht. Plötzlich wurde ich von einer seltsamen Freude ergriffen. Die Vorstellung, dass Gerardo noch lebte und dass ich ihn, wenn ich wollte, wiedertreffen konnte, genügte mir, um mich glücklich zu fühlen. Bevor er damals verschwunden war, hatte ich lediglich den endgültigen Verlust meiner Mutter erlebt, und dies hatte mich im Lauf der Jahre dazu gebracht, sein Fernbleiben ebenfalls mit dem Tod gleichzusetzen. Nun wusste ich, dass er all die Zeit über gelebt hatte, dass er morgens erwacht war, gegessen und gebetet hatte, gewandert war und dabei dieselbe Sonne am Himmel hatte aufgehen sehen wie ich. Er hatte nicht im Jenseits auf mich gewartet, sondern hier unten in den mir so vertrauten Bergen. Jeden Tag, den ich gelebt hatte, hatte auch er hier auf Erden verweilt.

Wer konnte schon wissen, welche Sonne im Reich der Toten aufging?

32. Kapitel

Betrachtungen

»Du meine Hoffnung von Jugend auf, wohin watest du mir und wohin hast du dich zurückgezogen? Hattest du mich denn nicht geschaffen und mich unterschieden von den Tieren des Feldes und den Vögeln des Himmels? Du hattest mich weiser gemacht, aber ich wanderte in Finsternis und auf schlüpfrigem Pfade, ich suchte dich außer mir und fand nicht den Gott meines Herzens, ich versank in der Tiefe des Meeres und zweifelte und verzweifelte, die Wahrheit zu finden.« Ich schloss das Buch und begann über die Worte des heiligen Augustinus nachzudenken, spürte ihre brennende Wahrheit wie Salz auf einer Wunde und hatte das Gefühl, in tiefem, unbekannten Meer zu kentern. Die mich umgebende Finsternis ließ alles nur noch furchtbarer erscheinen.

Wie viele Jahre waren vergangen, wie viele Wege hatten meine Füße zurückgelegt? Wie viele Grotten, Fremdenherbergen, Ställe hatten mir in meinen unruhigen Träumen Schutz geboten? »Ich suchte dich außer mir.« Genau so wie der Heilige es sagte, hatte ich die Antworten außerhalb meiner selbst gesucht. Als wäre ich in meinem eigenen Leben nur ein Gast, ein Wanderer, der nach einer anderen Bleibe sucht. Es bedurfte langer Zeit, ehe ich begriff, dass meine Existenz gleichzeitig Geheimnis und Offenbarung war. Ich musste erst alles Erlernte vergessen, Gesichter und Gefühle aus meiner Erinnerung tilgen, musste mir selbst fremd werden, um mich anschließend Stück um Stück neu zu entdecken. Geduldig und voller Hingabe musste ich versuchen, nichts auszulassen, nicht immer wieder denselben Fehler zu begehen.

»Du lässt dich nicht von den Stolzen finden, wenn sie auch in ihrem Fürwitz die Steine und den Sand zählen und den Sternenhimmel messen und nach den Bahnen der Gestirne spüren.« Wie viel Arbeit es mich gekostet hatte, auf den Stolz der Gelehrten zu verzichten, um den fruchtbaren Geist eines Kindes wiederzuerlangen. So viel Mühle hatte ich auf das Lernen verwendet, und ebenso viel musste ich aufwenden, um zu vergessen. Bisweilen fand ich mich auf unbekannten Pfaden wandelnd, in Ländern, deren Sprache ich nicht verstand, ohne das Ziel zu kennen, dem meine Füße mich entgegentrugen. In solchen Augenblicken kam es vor, dass ich mich nicht mehr an meinen Namen erinnerte, nurmehr ein Geschöpf unter anderen Geschöpfen war, eins und ununterscheidbar.

»Was half es mir, dass ich alle Bücher der sogenannten freien Künste las, soweit ich sie erlangen konnte, ein schändlicher Sklave böser Leidenschaften?« Ich hatte Jahre damit verbracht, in meinem Geiste die Spreu vom Weizen zu trennen. Und wenn es dem Willen allein nicht gelang, mich zu reinigen, griff ich auf den Bußgürtel zurück oder nötigte mich, im Winter unbedeckt zu schlafen oder ohne Schuhe zu laufen. Ich war mein eigener Lehrer, und nie zuvor hatte ich einen schwierigeren Zögling zu bändigen.

»Und ich, wo war ich, da ich dich suchte? Du warst vor mir, aber ich war von mir selbst hinweggewichen und fand mich nicht, wie viel weniger dich.«

Es gab auch Momente, in denen ich spürte, dass die Fesseln der Lüge sich lösten und ich für einen Augenblick gleichsam mit der Wahrheit des Alls verschmolz. Wie ein Bergbewohner, der den Gipfel besteigt, sah ich unter mir das unermessliche Wunder der Schöpfung, und mein rastloser Geist kam endlich zur Ruhe.

»Denn aus diesem Grund ist es wahr, und keinen anderen Lehrer der Wahrheit gibt es denn dich.«

Unter diesen lichten Momenten blieb mir einer, den ich gleich zu Beginn meiner Reise erlebte, besonders lebhaft im Gedächtnis. Jene Erinnerung stach wie eine Rose aus dem Dornengestrüpp stets neuer Zweifel hervor, das die Tage und Nächte meines Einsiedlerdaseins überwucherte.

Ich befand mich in einem dichten, unwegsamen Akazienwald, als ich von zwei Räubern überfallen wurde. Sie hätten auf einen Blick sehen können, dass ich nichts für sie Verwertbares besaß, aber sie waren derart heruntergekommen, dass sie mir dennoch das Messer an die Kehle setzten und mir befahlen, ihnen zu folgen. Ihre Gesichter waren müde und verlebt, als habe ihr unredlicher Lebenswandel sie bereits die Hölle erfahren lassen, die sie im Jenseits erwartete. Mit einer Messerklinge hinterm Rücken legte ich ein langes Stück Weg zurück. Sie trotteten zwei Wildschweinen gleich schweigend hinter mir, bis wir schließlich ihr Versteck erreichten. Noch immer mit dem Messer drohend, schoben sie mich in eine hohe Grotte voller Spinnweben, die im letzten Tageslicht schimmerten. Neben dem Feuer lag ein Mann und rang mit dem Tod. Man forderte mich auf, ihm die Letzte Ölung zu erteilen und ihn von seinen Sünden loszusprechen. Er war ihr Anführer, der trotz seines üblen Lebenswandels mit dem Segen eines Geistlichen von dieser Welt scheiden wollte.

Ich nahm ihm die Beichte ab. Dabei konnte ich kaum glauben, dass ein einzelner Mann so viele Sünden in seinem Leben begangen haben wollte. Er hatte sich aller erdenklichen Vergehen schuldig gemacht, vom Diebstahl bis zur Lüge, vom Fluch bis zum Mord. Obwohl er mich um die Erteilung der Absolution bat, schien er nicht reuig. Mit der schwachen Stimme, die ihm durch die Verletzung im Unterleib noch blieb, erzählte er mir die Einzelheiten seines ebenso abenteuerlichen wie keine Gefahr scheuenden Lebens. Offensichtlich hatte er sich nie vor Bestrafung durch seine Mitmenschen gefürchtet. Doch nun, da er vor das Angesicht Gottes treten würde, fürchtete seine Seele den Urteilsspruch. In seiner Gottlosigkeit glaubte er so fest an die Sakramente, dass er sicher war, die Absolution durch einen Mönch käme tatsächlich der Erlösung von allen Sünden gleich. Ich vollendete meine Aufgabe gerade noch rechtzeitig, bevor ich den Mörder mit dem Lächeln eines unschuldigen Kindes für immer entschlafen sah.

Er hatte seinen Schergen befohlen, nicht gegen mich vorzugehen, sondern mich sogleich nach seinem Hinscheiden gehen zu lassen. In den Gesichtern seiner Helfershelfer sah ich den Wunsch, mir das Messer in die Kehle zu rammen, doch sie taten es nicht. Ich befand mich allein und frei inmitten des Waldes.

Von diesem Tag an beherrschte eine einzige Frage meine Gedanken. Inwieweit vermochte ich an die Barmherzigkeit Gottes zu glauben? Verbarg sich in meiner Entsagung nicht der blasphemische Wunsch, Gott mehr zu lieben, als er mich liebte? Jener Mann hatte tatsächlich an die Allmacht der göttlichen Liebe geglaubt, die jedes Vergehen verzieh und das verirrte Schäfchen wieder aufnahm, an die aufrechte Reue des vom rechten Weg abgekommenen Sohnes. Daran, dass der gütige Vater das fetteste Lämmchen für ihn schlachten würde. Von da an beschloss ich, Gottes Liebe zuzulassen. Ich würde bei ihm Zuflucht suchen, wie sich das Kind in die Arme der Mutter flüchtet, ohne mir anzumaßen, sie in gleicher Weise erwidern zu können, ohne meine Liebe gegen die seine aufzuwiegen, das winzig Kleine mit dem unermesslich Großen vergleichen zu wollen. Mein Leben war nunmehr das eines sanften Waldgeschöpfes, das Beeren sammelte, kleine Tiere jagte und des Nachts nach einem Unterschlupf suchte. Ich lebte in dem Bewusstsein, dass der Herr sogar die Anzahl meiner Haare kannte und nichts in meinem Inneren ohne sein Wissen geschah. So war ich auf den Heimatboden meiner Jugend zurückgekehrt. Da ich keine Angst mehr davor hatte, mein Leben zu verlieren, gab es keinen Weg, den ich nicht hätte einschlagen können. Damals hatte ich mit der Kühnheit eines unbesonnenen und missratenen Knaben begonnen, im Geiste jedes denkbare Gebiet zu erkunden. Und so wie es dem ergeht, der dem gewaltigen Meer trotzt, rang ich nun, fernab jeglichen Ufers, im tiefen Wasser nach Luft. Die Gedanken zum Jüngsten Gericht und der Auferstehung der Toten waren mir zunächst zaghaft gekommen. Ich kannte den internen Streit der Kirche bezüglich des Schicksals der Seelen nach dem Tode. Viele Jahrhunderte lang hatte man geglaubt, sie würden in eine Art verlängerten Schlaf fallen, obschon man gleichzeitig um das Seelenheil betete. Doch sowohl der heilige Augustinus als auch Gregor der Große vertraten die Auffassung, dass man zwar nicht direkt ins Himmelreich oder in die Hölle komme, unsere Seelen aber vom Augenblick des Todes an ihren Lohn oder ihre Strafe erhielten. Dieser Gedanke der Kirchenväter ist noch nicht zum Dogma geworden, und noch immer hält sich die Auffassung, dass ein Heiliger wie Benedikt von Nursia in ewigem Schlaf auf das Jüngste Gericht wartet. Sollten die Vorstellungen des Augustinus jemals der Prüfung des Konzils standhalten, so würde man lediglich von einem Urteil über die Seelen sprechen, die in den Himmel aufsteigen oder zur Hölle fahren. Der Körper müsste weiterhin auf das Jüngste Gericht warten, und dies gilt für Bösewichter ebenso wie für Märtyrer, gleichsam für all jene, die denselben Qualen ausgesetzt waren wie der fleischgewordene Sohn Gottes, der für uns Menschen gelitten hat. Er ist Mensch geworden auf Erden, doch nach seinem Tod erhielt er alle Vorrechte zurück. Er musste in der Folge nicht das dem Menschen bestimmte Schicksal erleiden. Bei diesem Gedanken gerät mein Glaube ins Wanken und bricht in sich zusammen. Das Evangelium erweist sich als flüchtig. So weit hat mich mein anmaßender Wunsch nach freiem Denken geführt. Tagtäglich erlege ich mir die Marter des Bußgürtels auf. Ich laufe barfuß auf glühenden Kohlen, um meine Seele zu erlösen, und jede Nacht werde ich von neuen unsäglichen Gedanken heimgesucht, die meine abwegigen Vorstellungen untermauern und die Festung, die der Teufel in meinem Inneren errichtet, immer unangreifbarer machen.

Und nun hat der Herr mir, dem unwürdigsten aller Menschen, eine erneute Begegnung mit jener Frau geschenkt.

Trotula war mir oft im Traum erschienen; manchmal sah ich sie als Kind, andere Male als Erwachsene, bisweilen sogar als alte Frau, in der ich ihre Gesichtszüge erkannte. Als sie am Eingang der Grotte erschien, war mir daher einen Augenblick lang der Verdacht gekommen, ich würde mich in einem Traum befinden. Und wie ein solcher waren die Stunden mit ihr vergangen. Die Wahrheit lag für mich längst an einem anderen Ort, sodass jede irdische Begegnung für mich von einer Beschaffenheit war, wie sie viele mit ihrer Vorstellung vom Jenseits verbinden. So wie jener Räuber, der sein Leben für nichts weiter als einen Albtraum hielt, aus dem er in den Armen des Herrn erwachen würde.

Eine Woche nach der Begegnung mit Trotula kamen drei Hirten auf die Lichtung vor meiner Grotte und brachten zwei Ziegen, drei Schafe, eine Kuh und ein Kälbchen mit. Man erklärte mir, sie seien direkt von der Herrin dieser Ländereien geschickt worden und als Ermahnung gedacht, mich ausreichend zu ernähren. Sie wusste ebenso gut wie ich, dass Nahrung das beste Heilmittel bei einer erkrankten Lunge war, und hatte deshalb dafür gesorgt, mir das zukommen zu lassen, was der Wald nicht hergab. Ich nahm die Gaben voller Dankbarkeit an und begriff, dass der Zeitpunkt meines Todes damit aufgeschoben werden sollte. Insgeheim hatte ich gehofft, die Krankheit würde meinen inneren Kampf beenden, hatte mir ausgemalt, die mit dem nahenden Tod einhergehende Schwäche und die Furcht vor der Hölle würden ein für alle Mal jegliche Zweifel beseitigen und das gierige Raubtier in ein Lämmchen verwandeln, das nur noch um die Vergebung seiner Sünden zu bitten vermochte. Doch die Begegnung mit Trotula und die vor der Grotte weidenden Tiere waren das Zeichen, dass mein Kampf weitergehen musste. Dass ich mich nicht geschlagen geben durfte. Mir würde kein Weg erspart bleiben.

33. Kapitel

Mütterlicher Vater

Die Monate, die meine Frau außerhalb Salernos verbrachte, wurden mir lang wie Jahre, und die einsamen Nächte, in denen ich von unheilvollen Träumen heimgesucht wurde, erschienen mir endlos. Am Morgen erwachte ich schweißgebadet und mit der Angst, ihr könne etwas zugestoßen sein. Ich ließ Matteo und Giovanni bei mir im Bett schlafen in der Hoffnung, ihre schlanken Körper, der zarte Duft ihrer Haare und das leise Geräusch ihres Atems während der Nacht könnten jene Furcht lindern. Vor dem Einschlafen hörte ich sie leise flüstern, eng umschlungen erinnerten sie mich an zwei junge Welpen im Schlaf. Ich kam nicht gänzlich zur Ruhe, noch immer hatte ich schreckliche Träume, aber wenigstens konnte ich oft zusammen mit ihnen lachen, insbesondere wenn sie von ihrer Zukunft als große Mediki sprachen. Ihre außergewöhnlichen Vorstellungen von der Heilkunst und ihre Pläne, die Menschheit von jeglichem Übel zu befreien, erfüllten mich mit Stolz. In ihnen erkannte ich das aufrichtige Verlangen, ihresgleichen Erleichterung zu verschaffen.

Sie bezogen mich in ein Spiel ein, dank dessen ich erstmals meine große Nase zu schätzen lernte. Aus der Apotheke der Mutter schafften sie alles herbei, was sie tragen konnten, und wir versuchten im Dunkeln gemeinsam die Düfte der Kräuter zu erraten, die wir zuvor vermischt hatten, damit die Aromen nicht so leicht zu erkennen waren.

Ruggero lebte inzwischen überwiegend im Haus des Großvaters und verbrachte seine Tage, indem er sich im Umgang mit dem Schwert und im Reiten übte oder über Politik diskutierte. Als hätte ich diesen kräftigen und entschlossenen Sohn nur gezeugt, um ihn der Obhut des Schwiegervaters zu überlassen, wie es bisweilen jene Knechte tun, die ihrem unfruchtbaren Herrn den besten Spross ihrer Nachkommenschaft schenken. So leicht es mir fiel, mit den Kleinen zu sprechen, so schwierig war mein Verhältnis zu diesem Sohn, der davon träumte, den Feind mit dem Schwert zu zerteilen.

Er konnte es gar nicht erwarten, sich in eine echte Schlacht zu stürzen. Oft raufte er mit den Knechten oder mit seinen Gefährten, so stark war der Drang seiner Kämpfernatur. Meist ging er aus diesen Scharmützeln als Sieger hervor, ohne dass er oder andere dabei Blut vergossen. Doch eines unheilvollen Tages war er offenbar von heftigem Zorn gepackt worden, und bald darauf sah ich mich gezwungen, einem Verletzten meine Dienste zu erweisen, dem ich um alles in der Welt gewünscht hätte, dass ihm dies erspart geblieben wäre.

Es war der zweite Tag des Matthäus-Festes. Betrübt ob der Abwesenheit Trotulas hatte ich beschlossen, mich nicht unter die feiernde Menge zu mischen, sondern unter dem Vorwand, eine Abhandlung über Hautkrankheiten zu studieren, in meinem Arbeitszimmer zu bleiben. Die Kleinen waren gemeinsam mit Iuzzella und einigen Bediensteten ausgegangen, um den tanzenden Bären zu sehen. Ruggero weilte wie stets im Haus des Großvaters. Zumindest glaubte ich das, bis ich ein heftiges Klopfen an meiner Tür vernahm:

»Meister Plateo, Meister Plateo, eilt's herbei: Euer Sohn liegt im Sterben.«

Es war ein in Lumpen gekleideter, abgezehrt und kränklich wirkender Junge, der mir diese Botschaft überbrachte. Ich war wie versteinert und konnte meinen Blick nicht von der kahlen Stelle losreißen, die ich oben auf seinem Haupt entdeckte. Er zeigte alle Anzeichen beginnenden Haarausfalls. Außerdem waren seine Augen gerötet, das Gesicht mit Pusteln übersät, die Nase geschwollen, und sein Atem roch äußerst unangenehm. Warum schickten sie einen derart kranken Knaben? Das Rennen konnte ihm schaden, dachte ich, während mein Geist vor den Worten flüchtete, die er unter heftigem Keuchen hervorgestoßen hatte: »Euer Sohn liegt im Sterben.« Nein, nein, das hatte er nicht gesagt. Diese Worte konnte er einfach nicht gesprochen haben.

»Kommt schnell, kommt«, schrie der Junge weiter und zog an meinem Rock. In einem Zustand vollkommener Verwirrung füllte ich eine Tasche mit Salben und Arzneien, die ich zufällig aus dem Regal griff, und folgte ihm wie der Esel seinem Herrn, ohne zu wissen, wohin er mich führen würde, und noch immer fassungslos ob der von ihm geforderten Dringlichkeit.

Von unserem Haus beim Orto Magno brachte er mich zur Porta Nova. Auf dem Platz drängte sich eine dichte Menge, um die Seiltänzer und Akrobaten zu sehen. Auf improvisierten Verkaufstischen lagen Nadeln, Garne und alle möglichen anderen Waren aus. Wir kamen in die Nähe der Kirche San Pietro, wo Händler Gewürze und Goldschmiedearbeiten feilboten. Im Tarcinaro, dem hinter dem Klostergarten gelegenen Zeughaus, drängten sich die Leute um Stoff- und Getreideverkäufer. Überall hörte man die Händler miteinander feilschen und sah Bauern, die die Gelegenheit nutzten, um ein Schwein, ein Fass Wein oder eine alte Ziege zu verkaufen. Irgendwann war ich von einer ganzen Schafherde umringt, die mich am

Vorwärtskommen hinderte. Ich hatte keine Ahnung, weshalb wir einen so weiten Bogen schlugen, und fürchtete bereits, der Junge könne sich nicht an den Weg erinnern, der zu meinem sterbenden Sohn führte. Immer stärker wurden Angst und Unruhe in mir. Die vielen Menschen, die durch die Straßen strömten, um den Schutzpatron zu feiern, behinderten mich. Allmählich kam mir alles deutlicher zu Bewusstsein. Ich musste mich beeilen. Obschon ich den Gedanken, dass es mein eigener Sohn war, dessen Leben auf dem Spiel stand, noch nicht gänzlich erfasst hatte, wusste ich doch als Arzt, welche Eile durch den drohenden Tod geboten war. Es galt zu kämpfen

»Wo ist er? Wo ist er ?«, rief ich, nachdem wir immer wieder kreuz und quer gelaufen waren.

»Am Strand beim kleinen Hafen. Es gibt eine Abkürzung, aber ich finde sie nicht.«

Ich kannte sie glücklicherweise, sodass wir nach wenigen Schritten das Meer erreicht hatten. Selbst bis hierher erstreckten sich die Ausläufer des Festes. Am Ufer verkauften Händler Fisch, gesalzenes Fleisch und Käse. Beim hinteren Ende der Marktstände, wo die Küstenlinie eine Kurve machte, sah ich eine Gruppe von Personen. Meine Beine begannen wie von selbst zu rennen. Inmitten der Ansammlung von Leuten, die aus den Provinzen Capua und Aversa gekommen waren, lag Ruggero mit blutüberströmtem Leib ausgestreckt im Sand. Sein Gesicht war wächsern durch den großen Blutverlust. Sein Puls ging langsam und war kaum zu spüren. Ich vergewisserte mich, dass die Verletzung keine der Körperpartien derart in Mitleidenschaft gezogen hatte, dass jegliche Art von Hilfe aussichtslos gewesen wäre. Zu meiner großen Freude stellte ich fest, dass sowohl Kopf als auch Herz unversehrt geblieben waren. Ich ließ die Menge zurücktreten, um meinem Sohn mehr Raum zum Atmen zu gewähren. Anschließend öffnete ich sein Gewand und bemerkte, dass das Schwert ihn lediglich an der Seite getroffen hatte. Der gewaltige Blutverlust rührte offenbar daher, dass eine große Vene verletzt worden war. Hätte ich nur wenig länger gebraucht, wäre hier nichts mehr auszurichten gewesen. Aber auch so stand ich vor einer schwierigen Aufgabe. Ich hatte Petrocellos Abhandlung über das Abklemmen und Zusammenfügen beschädigter Blutgefäße gelesen, mich selbst jedoch noch nie an ein derart heikles Unterfangen gewagt. Ich beschloss, einen Knaben loszuschicken, um auf dem Markt vor der Kirche San Pietro a Corte Seidenzwirn und eine möglichst feine Nadel zu erstehen. Dafür wählte ich den aus, der mir am flinksten erschien, und trug ihm auf, er solle eilen wie der Wind. Um ihn zusätzlich anzutreiben, versprach ich ihm vier Follari bei seiner Rückkehr. Tatsächlich kehrte er blitzschnell mit dem Gewünschten zurück. Ich desinfizierte die Nadel über dem Lagerfeuer und schickte mich an, besagte neue Technik zu erproben.

Als ich fertig war, spürte ich warme Tränen über meine Wangen laufen. Nun begutachtete ich den Inhalt meiner Tasche. Ich hatte aufs Geratewohl Kräuter und Arzneien eingepackt. Angesichts des gewaltigen Gedränges auf den Straßen hätte es viel zu lange gedauert, jemanden zurück zu unserem Haus beim Orto Magno zu schicken. Außerdem hätte ich jemanden finden müssen, der nicht nur zählen, sondern auch lesen konnte, um die richtigen Mittel auszuwählen.

Ich holte alles aus meiner Tasche und war heilfroh, neben vielen unnützen Dingen auch Aloe und Kornblume eingepackt zu haben. Für eine vorläufige Narbenbildung würde das genügen. Ich wollte den Anbruch der Nacht abwarten und meinen Sohn dann mithilfe der anwesenden Männer nach

Hause transportieren, um ihm dort die nötige Behandlung angedeihen zu lassen.

»Nu werft's bittschön auch einen Blick auf den anderen.«

Ich wurde in eines der Lagerzelte geführt. Auf einer Pritsche saß ein Knabe im Alter meines Sohnes. Er hielt seinen Unterarm mit einer Hand umklammert.

»Lass sehen.«

Die Verletzung war nicht gravierend. Ich reinigte sie mit Rotwein und legte dann Kornblume auf.

»Es war seine Schuld. Er hat Pandulf einen Kriminellen genannt.«

Obwohl ich derselben Ansicht war wie mein Sohn, verzichtete ich auf einen Kommentar. Meine Kunst gebot mir, Feinden wie Freunden gleichermaßen beizustehen und den Söhnen der anderen zu begegnen, als seien es meine eigenen.

Nach der Komplet, als die Straßen sich allmählich leerten und die Händler ihre Nachtlager aufsuchten, um für den kommenden Tag – den letzten des Festes – ausgeruht zu sein, wurde Ruggero auf einer Trage aus Holz und Stoff, die man vom Hafen gebracht hatte, bis in sein Zimmer in unserem Haus transportiert.

Nun galt es abzuwarten, wie der Organismus reagierte. Es konnte zu Infektionen, zu Fieber oder Geschwüren kommen. Die Verletzung befand sich in unmittelbarer Nähe der Milz, und ich war nicht sicher, ob das Organ nicht in Mitleidenschaft gezogen worden war. Als ich meinen Erstgeborenen im Schlafe stöhnen hörte, empfand ich zum ersten Mal eine Art Zärtlichkeit für ihn, gerade so als hätte ich ihn durch diesen Zwischenfall zurückgewonnen. Ich hoffte inständig, sein Leben erhalten zu können. Wie eine Mutter sich wünscht, dass ihre Schwangerschaft einen guten Ausgang nehmen möge, um dem Gatten die Frucht ihrer Liebe darbieten zu können, gelobte ich mir, Ruggeros Gesundheit noch vor Trotulas Rückkehr wiederherzustellen. Sie hatte ihn zur Welt gebracht, nun musste ich dafür sorgen, dass er dieser Welt erhalten blieb. Doch während ich seine Wunden versorgte, plagten mich unablässige Zweifel, ob er in ihrer Obhut nicht besser aufgehoben wäre. Es war ein äußerst lästiger Gedanke. Ich war ein angesehener Arzt, tagtäglich legten Dutzende von Menschen ihre Gesundheit in meine Hände, vertrauten auf meine Fähigkeiten und meine Erfahrung. Doch der Zweifel nagte weiter an mir. Er war schon vor vielen Jahren ganz leise erwacht und unmerklich immer lauter geworden. Vielleicht hatte ich ihn zum ersten Mal in den Räumen der Schule verspürt, unter den Augen von Gariopontus. Für mich fand der Meister stets wohlwollende Worte, eine Ermutigung … sie dagegen betrachtete er so, wie Goliath den kleinen David auf der Hochebene Galiläas betrachtet haben musste. Sie konnte große Erfolge im Schloss vorweisen, und nun hatte sie dieses wahnsinnige Unterfangen in Angriff genommen. Hätte ich jemals den Mut aufgebracht, ganz allein den Kampf gegen die weiße Pest aufzunehmen? Hätten es die anderen Ärzte in Salerno gewagt? Trotula hatte die Kämpfernatur ihres Vaters, mit der sie allen Dingen begegnete, von der Führung des Hausstandes bis zu den Herausforderungen einer tödlichen Krankheit. Da sie dem schwachen Geschlecht angehörte, musste sie zurückstehen und blieb von vielem ausgeschlossen. Hätte sie mit gleichen Waffen gegen mich gekämpft, wäre ich wohl längst zu ihrem Gehilfen degradiert worden. Was mich Mühe kostete, ging ihr wie selbstverständlich von der Hand, und der einzige Grund für ihre Ehrfurcht mir gegenüber war die tiefe Liebe, die sie mir entgegenbrachte. Wenn sie mich auch nur einen Augenblick mit von Sinnestäuschung ungetrübtem Blick betrachten könnte, würde sie begreifen, wie gering mein Können verglichen mit ihrem ist. Ich selbst betrachtete mich mit diesem Blick und beurteilte mich nach diesem Maß. Und während ich anfangs reine Bewunderung für sie empfunden hatte, hörte ich nun bisweilen die zischende Schlange des Neides.

Doch ich konnte und durfte mir keine Selbstzweifel erlauben. Dergleichen wäre für einen Arzt verheerend gewesen.

34. Kapitel

Im Schatten des Kreuzgangs

Dem Novizen, der nach der Messe zur dritten Stunde kam, um mir mitzuteilen, meine Schwester wünsche mich zu sehen, hätte ich am liebsten entgegnet, dass ich von keiner Schwester wüsste. Seit ich mich für das Klosterleben entschieden hatte, war es ihr kein einziges Mal in den Sinn gekommen, mir einen Besuch abzustatten – oder mir wenigstens ein kleines Geschenk zu meinem Namenstag zu senden. Auch meinen Vater sah ich nur selten. Zweimal im Jahr erschien er im Parlatorium, um sich zu erkundigen, ob ich neuer Kleider oder besserer Speisen bedürfe und ob man mich im Kloster auch meinem Stande gemäß behandle. Schließlich wurde alljährlich eine beträchtliche Summe für meinen Unterhalt und die Sühne diverser Sünden aufgewendet.

Schon damals wusste ich, dass ich trotz des Privilegs meiner Herkunft niemals mehr als ein schlichter Mönch sein würde. Ich befasste mich weder mit den großen spirituellen Fragen, noch hatte ich mich jemals für politische Dinge interessiert. Es fehlte mir an Hartnäckigkeit und Ehrgeiz, und derer bedurfte es nun einmal, wenn man nicht für immer in der Klosterküche landen wollte. So war ich eben dort gelandet und zur Freude aller im Kloster ein guter Koch von schlichtem Gemüt und beleibtem Äußeren geworden. Das Hantieren mit Speisen, Kräutern und Gewürzen sowie das Lächeln meiner Mitbrüder angesichts eines neuen Gerichtes stellten mich vollends zufrieden. Diese Dinge verkörperten meine armseligen Ziele.

Sie dagegen hatte es in der Stadt zu Ansehen gebracht, man betrachtete sie als eine Art Wunderwesen. Eine Frau von kristallklarer Geisteskraft, die es mit den größten Köpfen aufnehmen konnte. Hebamme im Schloss von Fürst Waimar. Was konnte sie nur von einem vorzeitig gealterten Mann mit nach Knoblauch stinkenden Händen, wie ich es war, wollen?

Meine Enttäuschung angesichts des gesamten spirituellen Lebens war derart groß, dass mich lediglich meine aufrechte Freude an der Küchentätigkeit noch im Kloster hielt, der ich anderswo schwerlich mit derselben Hingabe hätte nachgehen können. Seit meinem frühen Eintritt ins Kloster im Kindesalter hatte ich auf diesem Gebiet allerhand gelernt. Damals dachte ich weder an meinen Vater noch an meine Mutter oder Trotula. Der Einzige auf der Welt, für den ich menschliche Regungen empfand, war mein Altersgenosse, der damals noch sehr junge zukünftige Papst Benedikt X. Im Laufe der Jahre sollte ich erkennen, wie falsch es gewesen war, diesem derart zugetan zu sein.

Gewiss habe ich nicht das Recht, den ersten Stein zu werfen, denn mein Beichtvater weiß nur zu gut, wie sehr sich der Teufel ob meiner mangelnden Standhaftigkeit ins Fäustchen lacht. Wer weiß, ob nicht in meiner einstigen Zuneigung zu dem schändlichen Papst der Keim des Übels verborgen lag. In meiner Vorstellung hatte ich ihn zu einem Kameraden für Spiel und Gebet erhoben, in ihm einen seltsamen, fernen, sündhaften und mächtigen Bruder gesehen, der es auf geradezu übernatürliche Weise verstand, alle Regeln zu seinen Gunsten umzumünzen. Aber meine Laster sind weder Geiz noch Fleischeslust. Es ist vielmehr der Anblick eines Soßenrestes in der Pfanne, der mein Herz höher schlagen und mich jegliche Selbstbeherrschung verlieren lässt. Zum Laster der Völlerei gesellt sich außerdem eine gefährliche Trägheit, die mich eher zur Nachgiebigkeit denn zum Zorn, eher zur Freigiebigkeit denn zum Geiz neigen lässt. Um Schlechtes zu wirken, bedarf es des festen Willens, um Gutes zu wirken eines noch festeren Willens, um weder das eine noch das andere zu tun, genügt es jedoch, sich mit derselben Gedankenlosigkeit durchs Leben treiben zu lassen wie das Vieh und die Bauern. Ich weiß, dass ich weder hochmütig noch jähzornig bin, aber wird das genügen, um vor dem Jüngsten Gericht auf Vergebung hoffen zu dürfen? Wie kann man einem Menschen vergeben, der sich oft nicht wie ein solcher verhält, der den niedersten Trieben die Zügel überlässt und sich bisweilen widerwärtiger und gefräßiger gebärdet als das schmutzigste aller Schweine? Allzu oft schon bin ich nachts aufgestanden und in die Speisekammer geschlichen, um mir den Bauch mit allem vollzuschlagen, was mir in die Hände kam. Es packt mich wie ein Fieber, wie ein schlafwandlerischer Rausch, der meinen Leib aus dem Bett und in die Nähe alles Essbaren zerrt. Am Ende dieser wüsten nächtlichen Mahlzeiten bin ich vollkommen erschöpft und knie weinend auf dem Boden nieder, den Blick auf meine besudelten Hände geheftet. Auch hier im Kreuzgang, wo ich nun saß und auf meine Schwester wartete, schien sich mein Magen bereits bemerkbar zu machen – eine unbezwingbare Gewalt, die mich schon bald dazu nötigen würde, mein Verlangen erneut zu stillen. Es war bereits helllichter Tag, und um diese Uhrzeit ließ sich die Speisekammer nicht einfach plündern.Wie ein Ritter, der sein Pferd zügelt, zwang ich meine Gedanken, sich vorerst von dem Wahn abzuwenden. Im Geiste begann ich, Papstnamen samt Zahlen aufzuzählen. Mich hatte seit jeher erstaunt, dass jede Nummer für den jeweiligen Namen geradezu geschaffen zu sein schien: Gregor der Sechste, Clemens der Zweite, Benedikt der Neunte, Damasus der Zweite. Ein seltsames Gesetz der Poesie musste dieser fein abgestimmten Wahl zugrunde liegen, einen derart geheimnisvollen Klang bargen diese Verbindungen, deren Silben miteinander verflochten waren wie die Weinranke und der Stab, um den diese sich windet. Ein unsichtbarer Wind trug aus der Küche den verführerischen Duft von Mohn zu mir herüber, derselbe Wind, der die gewaltigen Wolken über mir vorantrieb, ohne die Stängel der Blumen oder das Haar auf meinem Haupt zu bewegen.

Wie von diesem lautlosen Wind herbeigetragen, sah ich plötzlich eine Frau auf mich zukommen. Obwohl ich ihr noch nie begegnet war, erkannte ich in ihrem Gang etwas Vertrautes, einer Katze gleich, die auf eine andere Katze stößt und die Schnurrhaare aufstellt, um deren Absichten zu erkunden. Obschon ich wusste und nun mit eigenen Augen bestätigt sah, dass mir eine der schönsten Frauen der Stadt gegenüberstand, kam ich nicht umhin, zwischen ihr und mir eine gewisse Ähnlichkeit zu verzeichnen. Sie hatte die gleichen schmal geschnittenen Augen mit dem an einen Hirsch erinnernden Blick. Die ausladenden Hüften, die durch meine Fettleibigkeit nicht zur Geltung kamen, verliehen ihr Stattlichkeit und Würde. Sie trug ein langes, schlicht geschnittenes, aber vornehmes Gewand aus blutrotem Stoff, aus dem ihr schlanker, größtenteils entblößter Hals herausragte. Ein einziges goldenes Schmuckstück mit einem daran hängenden Edelstein zierte ihre Gestalt, was nichts war im Vergleich zu den anderen Frauen mit ihrem üblichen Putz. Sie trug weder Armreifen noch Ohrgehänge, und ihr hochgestecktes Haar war nicht von Schleiern und Tüchern verdeckt. So mussten die alten Römerinnen ausgesehen haben, kam mir in den Sinn. Oder vielleicht hatten auch diese sich hinter Symbolen der Macht und des Ansehens versteckt? Für Trotula gab es keinen Vergleich. Sie war die Art von Frau, die einer fernen und unvorstellbaren Zukunft angehörte.

Während ich mich von der kleinen Bank im Kreuzgang erhob, um ihr entgegenzueilen, stieg mir der herbe Geruch angebrannter Speisen in die Nase. Ich musste meinen gesamten Willen aufbieten, nicht dem Drang nachzugeben, in die Küche zu hasten, um mein Werk zu retten, und während der gesamten folgenden Zeit wanderten meine Gedanken immer wieder zu dem Mohn, den meine Mitbrüder am Abend für ungenießbar befinden würden.

»Welcher Konstellation der Gestirne verdanke ich Euren Besuch, verehrte Schwester?«

Sie muss den Sarkasmus in meiner Stimme gehört haben, den ich nicht zu verbergen versucht hatte, denn sie antwortete nicht, sondern begann in Richtung Garten zu laufen, wobei sie wie selbstverständlich davon auszugehen schien, dass ich ihr folgen würde. Als wir aus dem Schatten der Gemäuer traten, traf uns das helle Licht der Morgensonne. In meinem Gedächtnis suchte ich nach Erinnerungen an andere Morgenstunden, an gemeinsame Spiele und gemeinsames Erwachen, aber sosehr ich mich bemühte, fand ich nur Leere. Es war zwecklos, um den heißen Brei herumzureden: Diese Frau, die von meinem Blute und Geschlechte war, erschien meinem Herzen ebenso wie meinem Verstand als Fremde.

»Angesichts Eures Habits kann ich Euch getrost Bruder nennen. Ihr dagegen dürft mich ruhig beim Namen nennen, denn eine Schwester bin ich Euch wohl nie gewesen.«

So fern sie mir auch stand, wäre ich niemals auf die Idee gekommen, sie nicht als meine Schwester zu betrachten. Sie überließ mir den nächsten Spielzug, indem sie mich aufforderte, über unsere Begegnung, unsere gesamte Beziehung zu richten.

»Ich habe keinen Grund, Euch nicht als meine Schwester zu betrachten. Jede Frau auf dieser Erde ist meine Schwester, um so viel mehr seid Ihr es.«

»Nun, dann hört mich an, wie Ihr eine dieser Frauen anhören würdet.«

»Sehr gern. Doch lasst Euch nicht von meiner Ordenstracht in die Irre leiten. Ich bin zwar ein Geistlicher, aber nicht ans Zuhören und Erteilen von Ratschlägen gewöhnt. Für solche Zwecke findet Ihr im Kloster, und vermutlich selbst auf den Straßen Salernos, geeignetere Personen als mich. Wenn Euch dagegen mit einem guten Rezept für zartes Wildschwein oder Fasanenbraten gedient ist, so seid Ihr bei mir beim richtigen Mann.«

Ich sah sie lächeln. Vielleicht hatte einst auch unsere Mutter, die Frau, die ihr Leben für das meine geopfert hatte, so gelächelt. Und ich plumpes Wesen hatte der Welt dieses Lächeln genommen. Aus den Tiefen meiner Seele spürte ich einen dumpfen, alten Schmerz aufsteigen, den auch jahrelange Übung in der Kunst des Verdrängens nie gänzlich hatte lindern können. Doch meine Unruhe wurde sogleich von der Sorge um die angebratenen Speisen überschattet. Ich würde die Pfanne wechseln und mit Gewürzen versuchen müssen, den bitteren Geschmack zu vertuschen, und falls das nichts nützte, als letzten Schritt von vorn beginnen und ein anderes – schnelles – Gericht zubereiten müssen. Doch gewiss brauchte man den Mohn nicht wegzuwerfen. Irgendjemand würde ihn auch so essen.

»Nein, es seid tatsächlich Ihr, mit dem ich sprechen will und muss. Es geht um eine Frage, die mir sehr am Herzen liegt, und ich möchte mit niemand Unbekanntem darüber reden.«

›Was bin denn ich?‹, hätte ich am liebsten erwidert. Drei Handvoll Thymian und zwei Handvoll Minze.

»Ihr müsst wissen, dass ich während meiner Kindheit einen großen Mann zum Hofmeister hatte, einen Mönch, den unser Vater direkt aus dem Benediktinerkloster kommen ließ, um ihn mit meiner Erziehung zu betrauen.«

Ein Knoblauchkuchen. Ich sollte einen Knoblauchkuchen zubereiten, das Lieblingsessen des Abtes.

»Dieser Mann war mir lange Jahre Meister und Mentor. Er lebte bei uns im Haus und kam auch mit ins Kastell.«

Knoblauchzehen, durchwachsener Speck, Käse, Eier.

»Er hat mich die Liebe zur Medizin und zur Philosophie gelehrt und sich um meine geistige Entwicklung gekümmert, so wie der Gärtner seine liebsten Pflänzchen hegt.«

Rosinen, Nelken, Zimt und Ingwer. Wie lange noch würde ich von Zorn und Neid verschont bleiben? Wie viele Schilderungen dieser glücklichen Kindheit würde ich noch ertragen, ohne ihr meine eigene, einsame und freudlose entgegenzuhalten?

»Eines Tages beschloss er, nicht länger Hofmeister zu bleiben, und begann, in der Welt umherzuziehen. Ich weiß nicht, wo er gewesen ist, was er getrieben und mit welchen Sünden er sich befleckt hat. Ich weiß nur, dass er jetzt in einer Höhle in den Bergen haust und seine Gesundheit sehr schwach ist.«

»Wenn Ihr wollt, dass er ins Kloster aufgenommen wird, kann ich nur wiederholen, dass ich, abgesehen von der Salzmenge im Kochwasser für den Kohl, keinerlei Entscheidungsbefugnisse habe.«

»Eben darum. Ich glaube, er könnte Euch in der Küche von Nutzen sein. Er ist ein erfahrener und weiser Mann, ein großer Kenner von Kräutern und Gewürzen. Als er noch im Benediktinerkloster lebte, war er als Herbarius tätig. Ich weiß nicht, inwieweit er bereit wäre, erneut die Kutte anzulegen und, vor allem, sich unter das strenge Regiment der Ordensregel zu begeben, aber ich weiß, dass Gehilfen in den Klosterküchen nicht an allen Gebräuchen teilhaben müssen. Ihr könntet ihm einen Teil der Arbeit überlassen und auf diese Weise Zeit gewinnen, Euch um Euer eigenes Seelenheil zu kümmern.«

›Meine Seele stinkt nach Zwiebeln und trieft vor Schweinefett‹, dachte ich. Doch ich sprach es nicht vor ihr aus.

»Nun, weshalb sollte ich Euch diesen Wunsch abschlagen? Wenn dieser kluge Kopf in der Lage ist, Hühner zu rupfen, so sei er willkommen. Ich werde mit den Oberen sprechen, aber ich bin überzeugt, dass niemand etwas dagegen einzuwenden hat.«

Wir liefen weiter schweigend zwischen den Beeten einher, als wollten wir durch den Gleichtakt unserer Schritte und unseres Atems versuchen, uns als Geschwister zu begreifen und das schmerzliche Gefühl der Fremdheit zu überwinden.

35. Kapitel

Eine reine Seele

Wenn sich der Tod heranschleicht, spürst du den eisigen Hauch. Ich hab' so manchen Christenmenschen aus dieser Welt scheiden sehen, und alle hatten 's dasselbe Gesicht. Dieselbe spitze Nase, dieselbe Haut so blassgrün wie zarter Kohl. Egal ob jung oder alt, ob arm oder reich: Der Tod setzt allen dieselbe Maske auf.

Die Buben und Signor Giovanni geben ihr Herzblut, um mich ein wenig heiter zu stimmen. Niemand nennt ihn beim Namen, den Gevatter Tod.

Aber ich weiß, dass meine Tage gezählt sind. Nur meine Herrin sagt nichts. Das Blut steigt ihr zu Kopfe, der Schweiß bricht ihr aus, und sie blickt mich aus ihren Augen an, als sei's mein Töchterlein. Kommt in meine Kammer und schaut. Ohne ein Wort. Sie weiß, dass Lügen bei mir nichts nutzen. Ich habe ihn schon gesehen, den Sensenmann. Er macht mir keine Angst. Iuzzella bekommt gewisslich ihren Platz im Paradies. Wenn nicht sie, wer sonst? Ich kenne keine Sünde. Nur meine liebe Herrin zurückzulassen, das macht mich traurig. Es ist, als könnt ich die Arbeit, die Donna Ginestra mir anvertraut hat, nun nicht zum Ende führen.

Wenn ich alle glücklich sähe, würd ich beruhigt sterben.

Aber sie leidet, und ich bin schwach, und auch wenn ich nicht schwach wär, könnt ich nicht viel ausrichten. Was weiß ich von den Pflichten einer Ehefrau? Gestern ist sie gekommen, hat sich zu mir aufs Lager gesetzt und gesprochen. Aber nicht wie mit einer Magd, nein, sie hat gesprochen wie mit dem Beichtvater. Wie mit den Toten, denen man alles erzählen und sich trösten lassen kann. Doch ich bin nicht tot, und was kann ich ihr schon sagen?

Sie hat meine Hand gedrückt und zu sprechen begonnen. So viele Worte, die ich nicht verstanden habe, und wenn ich sie verstanden habe, blieben sie dunkel wie die Dinge in der Nacht. Denn es sind aufregende Gedanken, Gedanken für Leute mit Wissen, die studiert und viel erlebt haben.

»Iuzzella, meine Liebe, ich könnte dir erzählen, dass du schon bald wieder durch das Haus laufen wirst, um in der Küche Zwiebeln zu schneiden, die Jungen zu schelten, die zwar inzwischen groß sind, aber nach wie vor herumtollen wie junge Katzen. Doch es würde nichts helfen, denn du weißt selbst, dass deine Reise auf dieser Erde ihrem Ende entgegengeht. In der Welt, in die du nun gehst, wirst du alle Wörter, alle Zahlen, die Namen der Pflanzen und unvorstellbar viele weitere Dinge wissen. Was dir hier auf Erden unverständlich schien, wird dir einfach vorkommen, alles Verworrene wird sich auflösen. Ein wenig beneide ich dich sogar, meine Gute. Schon bald wirst du die Weisere und Klügere von uns beiden sein. Denn Gott bedeutet nicht nur Liebe und Barmherzigkeit, sondern auch Wissen und Weisheit. Er ist die Lösung aller Rätsel. Und in seinem Licht gibt es keine Wirrnis. Ich werde bald einen Priester kommen lassen, damit du die Sünden beichten kannst, die du nie begangen hast. Wer weiß, vielleicht hast du ja irgendwann einmal den Finger absichtlich in den Honig getaucht. Oder du hast dir eines Morgens in deiner fernen Jugend gestattet, ein Stündchen länger auf dem Strohlager zu weilen. Davon musst du dem Priester erzählen, und er wird dir Absolution erteilen. Aber Gott missfallen die Freuden der Menschen nicht, und während die Menschen darum wetteifern, immer neue Sünden zu erfinden, ist die einzige Sünde, die unseren Herrgott verletzen kann, der Mangel an Liebe. Darin hast du nie gefehlt. Du hast dein Leben einer Familie geopfert, die nicht deine eigene war. Welch größere Liebe könnte der Herr sich wünschen? Ich dagegen muss sehr viel beten, um mit der Gewissheit ans Ende meiner Tage zu gelangen, einst die von Petrus gehütete Pforte durchschreiten zu dürfen. Ich spüre aber, dass dieser Tag für mich noch fern ist, und vorerst muss und will ich den Sinn meiner Sünden begreifen. Ich habe nie Neid verspürt, auch hat niemals Trägheit mich von einem Vorhaben abgehalten, und ebenso wenig habe ich mich je des Geizes schuldig gemacht. Dagegen kenne ich Hochmut und Wollust, innerlich lasse ich mich oft durch Zorn verleiten, und ich verachte auch nicht die Tafelfreuden. Bevor ich mich beuge und um Vergebung für all das flehe, muss ich jedoch den Sinn all dessen begreifen, denn die einzige Sünde, die ich bisher als solche erkenne, ist jene, die aus mangelnder Nächstenliebe erwächst. Verzeih mir, Iuzzella, es ist nicht das, worüber ich mit dir sprechen wollte. Ich weiß nicht recht, weshalb ich dir mein Vorhaben anvertrauen möchte, aber bevor ich dich in den Himmel aufsteigen lasse, wünsche ich mir deinen Segen für die Entscheidung, die zu treffen ich mich trotz allem gezwungen sehe.

Erinnerst du dich an den Tag, an dem ich das blutrote Gewand anlegte, um meinen Bruder aufzusuchen, den ich zuvor niemals hatte sehen wollen? Du warst es, die mir sagte, ich müsse jeden Hass in mir ersticken, bevor ich ihm begegnete, und mit ganzer Kraft dafür beten, dass mein Herz in der Vergebung Frieden finde. Ich habe gebetet, ich habe meine Seele in die Hände Christi und der heiligen Elisabeth gelegt, damit sie geläutert werde. Jahrelang habe ich selbst seinen Namen gehasst, da ich ihm irrigerweise die Schuld am Tod meiner Mutter gab. Dieser Gedanke lief jeder Logik in mir zuwider, und dennoch war mein Herz unfähig, es zu begreifen. Ich habe dir erzählt, dass beim Anblick des gutmütigen Mönches, der mein Bruder geworden ist, mein Zorn dahinschmolz wie das Fett auf dem Feuer und ich mich auf seltsame Weise sogleich zu ihm hingezogen fühlte. Leider sind die Pläne zur Aufnahme Gerardos im Kloster an dessen eigenem Widerstand gescheitert. Mein alter Hofmeister wollte die Schwelle zurück in diese Welt, für die er nur noch Verachtung empfindet, nicht mehr überschreiten. Ich erzähle dir das alles, obschon du es bereits weißt, weil jedes Wort zwischen dir und mir unsere gemeinsame Zeit verlängert. Sie war so lang, Iuzzella, diese Zeit.«

Während sie all diese Sachen erzählte, hat sie mir unablässig die Stirn und die wenigen Haare gestreichelt, die auf meinem armseligen Haupt verblieben sind. Sie hat mit einem feuchten Tuch über meine rauen Lippen gewischt.

»Und nun will ich dir einige weitere Dinge in Erinnerung rufen, die du schon weißt, und manches erzählen, was du noch nicht weißt. Ich denke dabei an den Tag, an dem Gerardo erneut, oder besser gesagt zum ersten Mal, den Fuß in dieses Haus setzte. Nie zuvor habe ich dich so fröhlich gesehen, meine Gute. Du schienst geradewegs wieder zum Kind zu werden, und auch er legte einen Augenblick lang seine mürrische Miene ab, die er während der gesamten Reise aufgesetzt hatte. Als er dich sah, schloss er dich in die Arme, hob dich in die Höhe und war glücklich über dein Lächeln und den schelmischen Blick. Es war nicht einfach gewesen, ihn zum Verlassen seiner Grotte zu bewegen. Aber er hat dich so heftig umarmt und wirkte wieder ganz jung in seiner abgewetzten

Kutte. Welch großartiger Tag war das. Die Knaben brannten darauf, Gerardo kennenzulernen – den Mann, von dem sie so viel gehört hatten, endlich in Fleisch und Blut vor sich zu sehen. Mein Vater kam uns am Nachmittag besuchen. Ich fühlte mich wie ein Ritter, der seine Schlacht am Ende gewinnt. Drei Nächte hatte ich bei ihm in der Grotte verbracht, ehe ich ihn davon überzeugen konnte, auf den Wagen zu steigen. Du kannst dir nicht vorstellen, wie vieler Überredungskünste es bedurft hatte. Ich ließ nichts unversucht, von der Schmeichelei bis zur Drohung, von gemeinsamen Erinnerungen bis hin zum Fluch. Trotz allem spürte ich, dass er besiegt werden wollte. Ihm war klar, dass er in seinem Zustand in der anbrechenden Jahreszeit nicht lange überleben würde, und vielleicht wollte er den bewegten Teil seines Lebens zwischen zwei festen Punkten verankern, über die hinaus es nichts als unsere unumstößliche Freundschaft gab. Freundschaft. Das war der Hebel, mit dem ich seinen Widerstand brach. Und von dem Moment an, in dem ich nicht länger seine ergebene Schülerin war, sondern ihn anblickte, wie man einen alten Weggefährten anblickt, gab er nach. An jenem Abend, als wir alle gemeinsam, meine sechs Männer und ich, um den Tisch im Innenhof saßen, war ich glücklich. Ich ahnte nicht, dass in diesem Beisammensein bereits eine giftige Schlange nistete. Mein Leben erschien mir so heil und gesund, alle Körpersäfte waren aufeinander abgestimmt und im Gleichgewicht. Ich musste diese Harmonie nur bewahren. Gerardo würde mir bei der Erziehung der Knaben helfen, und ich wollte mich mit ganzer Kraft und Leidenschaft dem Studium meiner Kunst widmen. Endlich würde ich Gelegenheit haben, die nötige Zeit für meinen Beruf aufzubringen. Ich kannte niemanden, dem ich die lebhaften Gemüter meiner Söhne lieber anvertraut hätte als ihm. Er würde sich auch um Ruggero kümmern, ihn in Geschichte und Recht unterweisen, damit einst ein weitsichtiger und fähiger Feldherr aus ihm würde. Während am Horizont über dem Meer die Sonne unterging, bewegten wir alle uns furchtlos durch denselben Raum, Gestirnen eines Planetensystems gleich, zu dem auch du, Iuzzella, und ich gehörten. Es bereitete mir Spaß, sie mir genau so vorzustellen: als Götter des Olymps. Meinen alten, klugen Vater als Saturn, den Gott der Zeit und der Weisheit. Ruggero impulsiv wie den Kriegsgott Mars. Matteo unbeschwert und gesprächig, nach dem Vorbild Merkurs mit seinen Flügelschuhen. Meinen Mann Giovanni mächtig wie Jupiter auf dem Thron. Den kleinen Giovanni als verschlossenen, nachdenklichen Pluto. Und schließlich Gerardo, in dem ich trotz des Alters und des weißen Bartes noch immer Apoll sah, den Hüter aller Künste und des Wissens. Und ich, wer war ich? Juno, die ewige Ehefrau und Mutter? Die flüchtige Venus? Oder eher die Diana der Wälder? Schon spürte ich in mir den Kampf erwachen zwischen dem rebellischen, freiheitsliebenden jungen Mädchen von einst und der reifen Frau, die ich geworden war. Und ebendieser Kampf spiegelte sich in den Augen meines Hofmeisters, der mit seinem Blick das staubbedeckte Mädchen wieder zum Leben erweckte, das ihm so viele Jahre zuvor im Fackelschein zugelächelt hatte. Wer weiß, Iuzzella, ob meine Gedanken in jenem Augenblick den Nährboden für all das Übel schufen, das später daraus erwachsen sollte. Niemand darf sich unschuldig nennen, wenn er dem Kummer die Tür öffnet. Das Schreckgespenst des Leidens tritt auf deinem Weg nur in Erscheinung, wenn du selbst es zulässt. Vielleicht hast du ihm nur einen Augenblick lang Zugang gewährt, doch das hat genügt, um den Zweifel Einzug halten und ihn wachsen zu lassen wie Unkraut zwischen verfallenden Mauern. Damals, während ich mir in Gedanken jene heidnische Versammlung vorstellte und, in heiterem Zweifel schwankend, mich mal als Juno, als die Frau an der Seite meines mit der Rolle Jupiters bedachten Gatten sah, mal dagegen als Diana, die Schwester meines Hofmeisters Apoll, begann etwas um sich zu greifen wie ein kleines Feuer in trockenem Reisig.«

Sie hat noch vieles gesagt, ehe sie ihren Platz dem Priester überließ, aber ich habe all diese Namen nicht verstanden und kenne die Leute nicht, von denen sie gesprochen hat. Ich hab sie nur angeschaut, aber ihre Stimme nicht mehr gehört, hab dabei zugesehen, wie sich ihr Mund öffnete und wieder schloss. Irgendwann hat sie angefangen zu weinen. Ich wollte nur ihr Bild für immer im Herzen bewahren. Ich weiß nicht, ob sich Tote an die Gesichter der Lebenden erinnern. Doch ich will nicht aus dieser Welt gehen ohne die Erinnerung an sie. Sie war mein Leben. Sie war mir alles. Gern würde ich mit allen Heiligen über sie sprechen. Dort oben im Paradies am Abend erzählen, wie schön, gut und weise meine Herrin stets war. Wenn sie stirbt, werden alle im Himmel auf sie warten wie auf eine Selige. Und wenn Jesus Christus sie noch nicht selbst kennengelernt hat, werde ich schon dafür sorgen, dass er sie auf Händen trägt.

Dann ist der Priester gekommen. Er sprach in der Sprache der Kirchenleut, und ich wusste, dass er für mein Seelenheil betet. Iuzzella stirbt mit Gottes Segen, so wie sie auch gelebt hat. Als er fortging, war es bereits Nacht, der Mond stand hoch am Himmel und strahlte wie zu einem Fest. Ob er den Tod sah, der Mond?

So vergehen die Tage. Ich halte die Augen geschlossen, mein Atem geht langsam, aber noch liege ich nicht in den letzten Zügen. Manchmal kommt jemand, um mich zu waschen, grad so, als wäre ich ein kleines Kind. In der Dunkelheit, die mich hinter den geschlossenen Lidern umfängt, gehen mir tausend Gedanken und Geschichten durch den Kopf: Ich sehe meine gute Mutter, Signora Ginestra und die kleine Trotula. Und bald schon, wenn die Stimme, die mir all diese Geschichten erzählt, stillschweigt, wird wohl der rechte Augenblick gekommen sein, um dieses Lager und diesen alten Körper mit seinem lahmen Bein zu verlassen und wieder zum Kind zu werden, das wie ein Häschen durch das duftende Land des Jenseits hüpft. Ins Paradies werde ich mit zwei gesunden Beinen gelangen, stark, ohne die Last dieses leblosen Körperteils. Ich weiß gewiss, dass es so kommen wird. Denn Jesus Christus ist der größte Heilkünstler, in seinem Haus gibt es keine Krankheit.

36. Kapitel

Sturm und Unwetter

Iuzzella ist mit einem Lächeln auf den Lippen verstorben, nachdem sie über eine Woche lang in einem merkwürdigen Zustand der Starre verharrt hat. Ihr Körper reagierte auf keinerlei Reize mehr, doch ihr Herz schlug unermüdlich weiter, und ein schwacher Atemhauch entwich ihren Nasenlöchern. Ich weiß nicht, ob sie am Ende an Hunger gestorben ist, da es unmöglich war, ihr weiter Nahrung einzuflößen.

Ich habe meine Mutter noch nie so sehr weinen sehen, und ich hätte nicht geglaubt, dass sie sich derart dem Schmerz hingeben könnte. Stets habe ich sie für stark und genügend gefestigt gehalten, jedem Problem und jedem Unglück mit Verstand und Entschlossenheit zu begegnen. Doch angesichts dieses Verlustes schien sie wieder zum Kind geworden zu sein. Sie schloss sich in ihr Zimmer ein und wollte tagelang niemanden sehen. Nicht einmal meinen Vater. Ich muss zugeben, dass mich das nicht überrascht hat. Irgendetwas hat sich verhärtet und zugespitzt. Es geschah kurz nach der Ankunft Gerardos in unserem Haus. Ich bin kein Kind mehr und kann mir vorstellen, dass das Leben an der Seite einer so herausragenden Frau für meinen Vater nicht nur die reinste Freude bedeutet. Wann immer sie miteinander diskutieren, gelingt es ihr mühelos, die Richtigkeit ihrer eigenen Position darzulegen. Das geschieht leider auch oft in Gegenwart von uns Söhnen, so dass wir es uns zur Gewohnheit gemacht haben, meist sie um Rat zu fragen, insbesondere in den Belangen unseres Studiums. Nicht dass mein Vater auf seinem Gebiet nicht bewandert wäre. Er ist im Gegenteil ein höchst gewissenhafter Mann und in der Stadt nach wie vor einer der angesehensten Lehrmeister, während sie unter den Medizi der Schule kaum Beachtung findet und ihre Patienten hauptsächlich arme Schlucker sind, die sie von der alten Costanza übernommen hat. Das Ansehen in der Öffentlichkeit scheint ihm allerdings nicht zu genügen. Er weiß, dass ihr Ruf viel größer wäre als der seine, wäre sie als Mann geboren, und er weiß auch, dass sie niemals mit gleichen Waffen kämpfen werden. Eigentlich glaube ich, dass er es gerne täte. So wüsste er wenigstens ein für alle Mal, wie die Dinge stehen. Kann man einen Menschen gleichzeitig lieben und beneiden? Ich glaube, dass mein Vater dem Widerstreit dieser beiden Gefühle zum Opfer gefallen ist, der ihn mal hierhin, mal dorthin treibt wie ein Boot in den Wogen. Ihm ist bewusst, dass er dabei ständig Gefahr läuft, an den Klippen der Eigenliebe seiner Frau zu zerschellen. Von außen betrachtet scheint es in der Tat kaum Anlass zu diesen Vermutungen zu geben, doch ich weiß, dass sie in ihrem Inneren ein seltsames Spiel zu treiben begonnen hat. Ich weiß es, da nur ich es bin, in dessen Gegenwart sie jene Hochmütigkeit durchschimmern lässt, unter der zu leiden sie so oft klagt, die andere jedoch kaum einmal zu spüren bekommen. Bisweilen sagt sie lachend zu mir: »Siehst du, Matteo, du bist genau wie ich: Uns fällt leicht, was andere große Anstrengung kostet.« Damit meint sie natürlich meinen Bruder und Giovanni, und wenn ich ehrlich bin, muss ich zugeben, dass ihre Worte der Wahrheit entsprechen. Ich sehe meinen Bruder auf der Schulbank, während der Meister das Vorgehen beim Aderlass oder die günstigste Witterung für Bäder erläutert. Auf seiner Stirn bilden sich kleine Schweißperlen ob der Anstrengung, sich die neuen Begriffe und Erklärungen zu merken. Zu gern würde ich ihm etwas von meiner Auffassungsgabe und meinem Gedächtnis abgeben. Alles, was ich höre, ordnet sich in meinem Geist an wie Bücher auf einem Regal, in schöner Reihenfolge und bei Bedarf leicht wiederzufinden, während ich gleichzeitig das Chaos und Dunkel erahne, in dem sich mein Bruder bewegt. Wie kann sie über diese Unterschiede lachen, wie kann sie kein Mitleid und keine Achtung empfinden für diejenigen, die dasselbe Ziel ohne derart glückliche Voraussetzungen erreichen? Wenn sie über das Thema spricht, höre ich in ihrer Stimme einen beinahe tückischen Beiklang, der mir nicht gefällt. Einmal habe ich ihr vorsichtig zu verstehen gegeben, dass es nicht gut sei, über das Los anderer zu lachen. Ich weiß noch, dass es schon fast dunkel war und wir gemeinsam zur Küste gelaufen waren, um ein Bad zu nehmen. Während wir im lauen Wasser standen, fasste ich Mut und sagte ihr, was ich dachte. Sie entgegnete nichts. Wenn ich mich richtig erinnere, drehte sie mir einfach den Rücken zu und schwamm davon. Ich schwamm ihr nach, als sei diese Geste ein Zeichen meiner Bereitschaft, ihr überallhin zu folgen, wohin ihre Gedanken mich tragen würden.

»Du hast recht, Matteo.« Mit diesen Worten begann sie nur allzu oft ihre Reden, durch die sie mir am Ende zu verstehen gab, dass ich vollkommen im Unrecht war. »Vielleicht sollte ich einfach dankbar sein, nicht als Magd oder Bäuerin zur Welt gekommen zu sein oder das Schicksal meiner Base zu erleiden, die ihre Tage am Stickrahmen verbringt und einen Gatten hat, der sie schlägt. Ich durfte studieren und kann, wenn auch mit Einschränkungen, einem sehr angesehenen Beruf nachgehen. Ich sollte den Boden küssen, auf dem dein Vater wandelt. Schließlich liegt es in seiner Macht, mich an allem zu hindern, was ich tue. Er könnte mich in die Mauern unseres Hauses verbannen oder mich sogar in einen Turm einschließen lassen, wenn er es wollte. Aber was würdest du tun, wenn du siehst, dass die Esel in den Kampf stürmen und die Pferde den Karren ziehen? Lass mir wenigstens mein Schmunzeln. Du bist ein Mann, du wirst Medikus werden und kannst deine Kenntnisse so weit vorantreiben, wie es dir beliebt. Deine einzige Beschränkung ist jene, die du dir selbst auferlegst. Nun versuche dir nur einen Augenblick vorzustellen, stattdessen eine Frau zu sein, Matteo, und genau zu wissen, dass du deshalb mitnichten weniger klug, weniger fähig oder schwerer von Begriff bist als deine männlichen Gefährten. Und dennoch erzählt dir ein jeder, dass es so sei. Manch einer bezweifelt gar, dass du eine Seele hast, und so hält man dich erst recht für jemanden, der nicht zu höheren Gedanken fähig ist. Wenn du, mein Sohn, deinem Beruf nachgehst, kannst du dich wie Hippokrates fühlen, denn du hast denselben Körper wie er. Über die Bücher gebeugt, spürst du zwischen deinen Beinen dasselbe, was einst Galen und Platon gespürt haben. Ich dagegen kann mir höchstens vorstellen, ihnen Mutter, Schwester, Gemahlin zu sein, aber um mich gänzlich wie sie zu fühlen, müsste ich mich selbst verleugnen. Manchmal zürne ich dem Herrn, dass er mich mit so vielen Zweifeln und so viel Wissbegierde bedacht hat. Warum eine Blume mit dem besten Pollen bedenken, wenn es keine Biene gibt, die sich auf ihre Blüten setzt? Ich kann dir versichern, dass mir das anfangs keine Probleme bereitete, denn schon die Annäherung an den Tempel des Wissens machte mir Freude. Leider liegt es in der Natur des Menschen, sich an das Gute zu gewöhnen, als selbstverständlich zu erachten, was uns einst als Privileg erschien, und nur das wertzuschätzen, was uns versagt bleibt. Es sind Jahre vergangen, seit ich mich für meinen

Weg entschieden und ihn eingeschlagen habe. Jahre, in denen jeder meiner mir im Grunde unterlegenen Studiengenossen großartige berufliche Erfolge verzeichnet hat, eigene Abhandlungen schreiben, lehren und forschen durfte. Ich spreche nicht von deinem Vater, der sich im Gegensatz zu vielen anderen in jedem Fall durch Talent auszeichnet, wenn auch nicht in dem Maße wie ich selbst.« Hier ließ sie sich zu einem verschwörerischen und ansteckenden Lachen hinreißen.

»Oder wie ich«, rief ich und spritzte ihr mit der zur Schaufel geformten Hand ein wenig Wasser zu. Es waren keine weiteren Worte nötig. Ich wusste, was sie sagen würde, und konnte all das nur zu gut nachvollziehen, selbst die kindische Grille ihres Hochmuts. Trotz aller Sorgen war mir doch bewusst, dass meine Eltern gelernt hatten, ihre ungewöhnliche Liebe zueinander so zu leben, dass sie zwar oft mit heftigen Auseinandersetzungen, aber ebenso mit freudiger Versöhnung einherging. Ich war mir gewiss, dass mein Vater sie über die Maßen schätzte, vielleicht sogar mehr als sich selbst. Letzten Endes war er froh, eine derart vielschichtige und tiefgründige Frau an seiner Seite zu haben, obwohl er in so manchem Augenblick der Erschöpfung davon träumte, in seinem Heim als Einziger das Sagen zu haben. Von seinen Kollegen lebte keiner unter vergleichbaren Bedingungen. Deren Ehefrauen glichen eher Mägden, die allein damit beschäftigt waren, ihre Männer zu umsorgen. Jene waren geachtete Ärzte, die Frauen waren dazu da, Kinder zu zeugen, das Gesinde zu befehligen und sich für die wenigen Empfänge herauszuputzen, zu denen es gestattet war sie mitzubringen. Sosehr Bischöfe und Mönche sich auch bemühten, Salerno zu bekehren, blieb es doch im Kern eine griechische Stadt, in der die Männer über Gefühle und große Themen diskutierten, während die Frauen in ihre Gemächer verbannt wurden. Zwar verschmähte meine

Mutter nicht das dort kursierende Wissen, die Rezepte für hautpflegende Salben und Tinkturen zum Einfärben der Haare, doch verlangte sie auch, in der Öffentlichkeit auftreten zu dürfen. Oft hatte ich meine Eltern diskutieren hören. Mein Vater war der Auffassung, dass bestimmte Orte und Themen nicht für Frauen geeignet seien, und zwar nicht, weil es ihnen an Wissen mangele, um den Beteiligten die Stirn zu bieten, sondern weil ihre Gegenwart alle in Verlegenheit bringen würde. Ich wusste nur zu gut, dass die gelehrten Gespräche unter den jungen Männern in der Schule nicht selten mit Bemerkungen über die neueste Schönheit im Freudenhaus am Hafen endeten, über ihre wunderbaren Gliedmaßen und ihre jugendlich prallen Brüste. Die Gegenwart einer Frau hätte uns sicher an Abschweifungen zu derartigen Themen gehindert, die doch so unterhaltsam waren und denen es nicht selten zu verdanken war, dass wir anschließend mit neuem Eifer und frischer Leidenschaft die wissenschaftlichen Erörterungen wiederaufnahmen. Männer waren nun einmal so, das wollte meine Mutter einfach nicht begreifen. Sie forderte ihren Platz ein und war bereit, sich dafür sogar der Lächerlichkeit und dem Spott ihres Umfeldes preiszugeben.

Seit Gerardo im Haus war, hatten sich die Dinge dann allmählich verändert. Sie hatte aufgehört, meinen Vater auf die von den Lehrmeistern der Schule besuchten Bankette zu begleiten, und noch weniger war ihr danach, an den im eigenen Haus stattfindenden Empfängen teilzunehmen. Sie unterhielt sich nunmehr fast ausschließlich mit diesem Mönch, dessen Bart bis zur Brust reichte. Jedes Thema gab ihnen Anlass zu stundenlangen Diskussionen, ob es nun um das Anfertigen einer neuen Kutte für ihn oder um bestimmte Entscheidungen bezüglich meiner Erziehung oder der meiner Brüder ging. Sie zogen sich in den Raum zurück, in dem meine Mutter die Kräuter Costanzas aufbewahrte, Iuzzella brachte ihnen zwei Gläser Met, und sie diskutierten den ganzen Abend, wobei sie ob ihrer hitzigen Debatten bisweilen sogar vergaßen, ein Feuer zu entzünden. Uns Knaben war es gestattet, dabei zu sein und nach Lust und Laune an ihrem Gespräch teilzunehmen, doch taten wir dies nur selten. Allzu komplex erschienen uns jene Argumentationsketten, in denen es um Medizin und Theologie, um Pflanzenzucht und römisches Recht ging. Doch bald schon erkannten wir, dass in diesem Raum für jeden Gedanken Platz war, solange er nur klar dargelegt und seine Quellen offenkundig waren. Nur selten kamen eigene Vorstellungen zur Sprache. Ausgangspunkt bildete immer ein Lehrsatz, der Gedanke eines Philosophen oder ein Abschnitt aus der Bibel. Mein Vater kam nur selten hinzu, und wenn er es tat, schienen sowohl meine Mutter als auch Gerardo eifrig darum bemüht, ihn einzubinden und ein Thema zu finden, das ihn interessieren könnte. Sie erinnerten mich dann immer an Erwachsene, die beim Wettrennen mit einem Kind diesem den größtmöglichen Vorsprung geben, um es keine Niederlage erleiden zu lassen. Aber bei näherer Betrachtung fürchteten sie weniger, ihn durch einen Mangel an Kenntnissen in Verlegenheit zu bringen, denn so bescheiden und durchschnittlich er auch sein mochte, war er doch ein guter Gesprächspartner und durchaus in der Lage, auf Augenhöhe mit ihnen zu diskutieren. Nein, was sie tatsächlich zu verbergen suchten, war ihr tiefes Einverständnis, die innige Vertrautheit, die sich in ihren dialektischen Wortgefechten offenbarte, welche in seiner Gegenwart geradezu sanft und belanglos wurden.

Im warmen Nachtlager, das mein Bruder und ich uns im Winter nach wie vor teilten, sprachen wir oft über die seltsame Spannung, die entstand, sobald Gerardo und mein Vater im selben Raum weilten, darüber, wie sie jede Auseinandersetzung scheuten und sich gegenseitig mit aufgesetzter, offenbar einer Art Scheu geschuldeter Freundlichkeit begegneten. Das einzige Thema, bei dem es bisweilen zum Dissens zwischen ihnen kam, war die Religion. Zwar war Gerardo noch immer ein Mönch, der die Kutte und die kreisrunde Tonsur auf dem Kopf trug, doch schien mein Vater der Strenggläubigere von beiden zu sein. Vielleicht war es nicht einmal Strenggläubigkeit, sondern vielmehr gesunder Menschenverstand. Gerardo hingegen legte bisweilen eine so eigentümliche Sichtweise an den Tag, dass es an Ketzerei grenzte. Wenige Tage vor Iuzzellas Tod, während sie sich in jener merkwürdigen Schwebe zwischen Leben und Tod befand, hörte ich die beiden mit eigenen Ohren ein Thema verhandeln, das ihnen, wäre es anderen zu Ohren gekommen, gewiss die Exkommunikation eingebracht hätte. Sosehr mein Vater auch mit Händen und Füßen den Standpunkt der Kirche verteidigte, wusste er doch, dass er ein von Giftschlangen verseuchtes Gelände betrat. Es war das einzige Mal, dass meine Mutter ihnen schweigend zuhörte, und dasselbe taten mein Bruder und ich.

Ich fürchte mich schon, allein die Worte zu wiederholen, die sie sprachen, als könnte ich zur Strafe vom Blitz getroffen werden. Sie diskutierten über Leichname und den Nutzen der Sektion toter Körper. So, nun habe ich es ausgesprochen, Gott möge mir verzeihen. Gerardo beharrte darauf, dass es weder im Neuen noch im Alten Testament eine einzige Zeile gebe, die diese Praxis verbieten würde. In seinen Augen könnten viele Menschen vor Unheil bewahrt werden, wenn Ärzte die wahre Lage der Organe kennen und deren Unterschiede im Zustand von Krankheit und Gesundheit untersuchen würden. Ich glaubte zu träumen. Ein Geistlicher, ein Mönch verteidigte eine Theorie, die selbst Celsus kaum zu billigen bereit gewesen wäre. Mein Vater begann zu zittern, die Worte kamen ihm nur mühsam über die Lippen. Er äußerte lediglich seinen Widerstand und führte das Jüngste Gericht, die Auferstehung des Fleisches und die Gebote der Heiligen Römischen Kirche ins Feld. Gerardo wetterte gegen die Päpste und den Klerus und beharrte darauf, dass man nicht länger auf die Vertreter einer korrupten Macht hören dürfe, die längst den vom Herrn gewiesenen Weg verlassen hätten. Aus seinen Worten sprach die wilde Wut eines in seinem Glauben enttäuschten und durch die Verderbtheit der Kirchenoberhäupter verratenen Mannes.

»Wie könnt Ihr das nur nicht sehen, nicht begreifen? Die Kirche ist verdorben und verseucht alles mit ihrem Fäulnisgeruch. Sie selbst ist der Kadaver, den es zu sezieren gilt, um das zerstörerische Geschwür zu finden.«

Mein Vater war rot angelaufen im Gesicht, und ich befürchtete schon, er werde sich auf Gerardo stürzen.

»Ich dulde nicht, dass Ihr so sprecht. Ich will nicht, dass sich über meiner Familie der Zorn Gottes entlädt, den Ihr mit Euren Abscheulichkeiten weckt.«

»Diese vermeintlichen Abscheulichkeiten rütteln die Menschen auf und führen dazu, dass sie sich im Norden gegen den zügellosen und korrupten Klerus erheben, der nicht einmal vor der Sünde der Simonie zurückschreckt. Wisst Ihr, dass es in Mailand zu einem Kirchenaufstand gekommen ist? Die Laien meiden die Gottesdienste jener Priester, die ihre Weihe mit Geld erkauft haben. Die Gotteshäuser in diesen Gegenden bleiben leer. Wenn es der Kirche je wieder gelingen sollte, Fuß zu fassen, so nur ausgehend von dem, was Ihr als ketzerische Erhebung bezeichnet. Wenn Gott wirklich großherzig ist, wird er eines Tages einen Papst auf die Erde entsenden, der dem, was nunmehr nichts als Chaos und Verderbnis ist, neue Gestalt verleihen wird.«

»Und was hat das alles mit der Leichensektion zu tun?«

»Es hat damit zu tun, denn die Erlösung liegt nicht im Materiellen, nicht im Geld oder in leblosen irdischen Gütern. Und nach dem Tod ist der Körper ohne Seele. Bis man die wahre Bedeutung des Leibes Christi begreifen wird, der sich für das Heil und die Erlösung der Menschheit geopfert hat, wird es in jedem Fall zu spät sein.«

Gerardo ging aus dem Zimmer und überließ uns Zurückbleibenden die Deutung jener rätselhaften Worte. In den folgenden Tagen kam niemand auf das Thema zu sprechen, doch dichte Wolken ballten sich über unseren Köpfen und lasteten schwer und düster wie ein Bleihelm auf uns.

Als habe Iuzzellas milde Gegenwart einen Schutzwall gebildet, spürten wir während ihres Todeskampfes bereits die Vorboten des Unwetters, das nach ihrem Hinscheiden erbarmungslos auf uns alle niedergehen sollte. So wie ein Berg den Wind abhält, hatte Iuzzella unsere Familie vor Feindschaft und Groll bewahrt. Nachdem dieser Berg eingestürzt war, gab es für niemanden mehr Schutz. Ihre Krankheit hatte zu einer Art trügerischem Frieden zwischen meinen Eltern geführt, deren Beziehung nun immer angespannter wurde. Die Bestattung war kaum vorüber, als es zwischen ihnen zu einem Streit kam, der die Nachbarn auf die Straße und die Tauben aus ihren Schlupflöchern trieb und meine Mutter den Entschluss fassen ließ, das Heim, in dem wir bis dahin zusammengelebt hatten, zu verlassen.

Die ganze Auseinandersetzung hatte sich daran entzündet, dass meine Mutter, nachdem sie eine Woche lang weinend in ihrem Zimmer um Iuzzella getrauert hatte, zunächst niemand anderen als Gerardo hatte sehen wollen. Sie war noch nicht einmal dazu gekommen, unseren Gast darum zu ersuchen, als bereits mein Vater tobend in ihr Zimmer polterte.

»Diese Machenschaften müssen ein Ende haben. Unter meinem Dach! In meinem Haus! Mit einem Geistlichen!«

Ich will seine folgenden Worte nicht wiederholen, da sie weder ihm noch mir zur Ehre gereichen. Vom Bett aus sah sie ihn mit vom Weinen noch immer geröteten Augen an. Sie spürte, dass er vor Zorn außer sich war und dass die einzige Möglichkeit, Schlimmeres zu verhindern, darin bestand zu schweigen.

Nachdem er sich Luft gemacht hatte, verschwand mein Vater durch die Haustür und verkündete, nie mehr wiederzukehren. Zwei Tage vergingen, in denen in unserem Heim nichts so war wie zuvor. Gerardo drängte darauf, fortgehen zu dürfen. Meine Mutter hinderte ihn energisch an seinem Vorhaben, sie wirkte geradezu erbost. Mein Vater blieb fort. Das Gesinde fand nicht mehr in seinen gewohnten Rhythmus ohne die leitende Hand Iuzzellas. Manchmal dachte ich daran zurück, wie unser Leben kaum einen Monat zuvor gewesen war, und staunte angesichts dessen, wie plötzlich und unumkehrbar sich alles wenden kann. Am dritten Tag kam mein Vater heim, spät in der Nacht und betrunken. Er trat die Tür zu dem Zimmer ein, in dem meine Mutter schlief, packte sie, warf sie sich wie einen Sandsack über die Schulter und schleppte sie in ihr einstiges Ehebett. Ich sah einen Schatten durch den Garten huschen und wusste, dass Gerardo sich davonstahl. Aus dem elterlichen Schlafgemach drang das leise Wimmern meiner Mutter. Mein Bruder und ich hielten uns gegenseitig die Ohren zu, um es nicht hören zu müssen.

37. Kapitel

Nachts an der Küste

Vielleicht hätte ich sie einfach verteidigen, mich ein einziges Mal wie ein Mann verhalten und es mit ihm aufnehmen sollen, um sie jenem Zwang zu entreißen, der sie erdrückte. Aber was tat ich? Ich floh in die Nacht hinaus und stürzte mich in den dunklen Leib der Stadt wie ein Kaninchen in den Rachen einer hungrigen Wölfin.

Ich hätte niemals meine Grotte verlassen dürfen, um mich in diese von armseliger Eifersucht, kindischen Befindlichkeiten, Verboten und Regeln beherrschte Welt zurückzubegeben. Doch ich ließ den lang ersehnten Frieden zurück, die Wahrheit, in der ich mich bereits heimisch fühlte, nur um zu sehen, wie mein Lebenswerk mit Füßen getreten wurde.

Trotula ist noch immer dieselbe, aber sie ist des Kämpfens müde. Inzwischen spielt sie mit den Gedanken wie die Katze mit einer Maus, die sie doch nicht fressen wird. Sosehr sie sich auch bemüht, beschränkt sich ihr Wirkungskreis doch auf kaum mehr als den einer schlichten Heilerin, die Skrofeln mit Umschlägen aus reifen Feigen behandelt. Es war nutzlos, einer Frau, der ohnehin niemals jemand Gehör schenken würde, Platon, Boethius und den großen Hippokrates nahezubringen. Wer kann schon seine Gedanken niederschreiben und darauf hoffen, dass andere den Mut finden, sie zu lesen? Und dieser Ehemann, den sie da gefunden hat. Ich hätte es lieber gesehen, er wäre tatsächlich ein Grobian, der bei erstbester Gelegenheit handgreiflich wird. Stattdessen ist er ein sanfter Geselle, doch ist ihm die heimtückische Trägheit der Phlegmatiker eigen, die auf lange Sicht den Keim des Neides anlegt. Außerdem ist er im Zeichen des Widders geboren und will daher immer an erster Stelle stehen. Das erste Zeichen des Tierkreises, der Funken, der alle Feuer entfacht – wie kann er dulden, einem anderen nachzustehen? Mir war sofort klar, dass er Unmut hegte. Nur zu gut kenne ich die Schwierigkeiten, eine Frau wie Trotula neben sich zu wissen, den Wunsch, in ihr nichts weiter als ein liebenswertes Geschöpf zu sehen, die Anstrengung, die es kostet, sich nicht auf die Ebene des Wettstreits mit ihr einzulassen. Sie dagegen sucht diese Ebene unermüdlich, stellt immer neue Fragen, wirft neue Probleme auf, einzig weil sie beweisen will, dass sie die Antworten kennt. Und nicht weniger ist sie dazu bereit, sich auf unbekanntes Terrain zu begeben, da sie sicher sein kann, auch in diesem Fall als Siegerin aus jedem Disput hervorzugehen. Niemand hat uns gelehrt, mit Frauen zu streiten. Frauen werden verehrt, gefürchtet, begehrt, aber wahre Achtung bringt man ihnen nicht entgegen. Wie kann sich ein solch anmutiger Körper nur vom Licht des Geistes in den Schatten stellen lassen? Die Frau birgt alle Sünde in sich, aber es sind die Sünden ihrer Natur, nicht die ihres Geistes. Und dennoch, als Eva mit der Schlange sprach, trieb sie die ihr eigene Wissbegierde, Adam folgte ihr nur nach. Die Heilige Schrift erzählt uns also vom Wissensdrang des Weibes. Doch nur Eva, der Mutter aller Frauen, wird dieser Wesenszug zuerkannt, in der Folge verschwindet er, wandelt sich zu Sanftheit, gesenkten Augen und Hingabe.

Und deshalb verweigert man Frauen den Zugang zu Wissen: weil sie den Unterschied zwischen Gut und Böse nicht kennen, ebenso wenig wie den Sinn der Beschränkung. Wie kann ein Mensch, der seinem eigenen Leib ein vollkommenes Wesen mit Augen, Brauen und Fingernägeln entspringen sieht, eingestehen, die Natur kenne Schranken? Wie soll eine Frau, die man frei denken lässt, sich selbst nicht mit Gott vergleichen? Die Frau muss zur Demut genötigt werden, da diese nicht zu ihrer Natur gehört. Wie sollte sie auch! Und so habe ich vielleicht dadurch, dass ich Trotula dasselbe Werkzeug an die Hand gab, das ich einem männlichen Schüler hätte zukommen lassen, ein Monstrum geschaffen, das an allererster Stelle sich selbst zerstören wird. Ohne mich wäre sie jetzt eine glückliche Ehefrau und Mutter und müsste sich nicht Gewalt von einem Mann antun lassen, der nicht weiß, welches Mittel er noch wählen soll, um sie zu beugen.

Wahrscheinlich mache ich mir etwas vor. Es war gar nicht ihre Wissbegierde, die ihn für drei Tage fortgetrieben hat, ehe er betrunken zurückkehrte, um sich gewaltsam an ihr zu vergehen. So gern ich auch die Augen vor der Wirklichkeit verschließen möchte, setzen sich doch die Ereignisse in meinem Kopf wie Mosaiksteine zusammen. Das tiefe Blau unserer Freundschaft, das grelle Gelb des Neides, das Rubinrot des Zorns, das Schwarz dieser Nacht, die ich niemals hätte erleben mögen. Er ist eifersüchtig auf mich. Er glaubt, ich sei noch immer ein Mann und seine Frau könne für mich etwas anderes empfinden als schwesterliche Zuneigung. Das war der Grund für die Tragödie. Lassen sich in einem Menschen Gefühle argwöhnen, die er selbst überhaupt nicht mehr verspürt?

Als ich Trotula zum zweiten Mal bei der Grotte wiedersah, löste das keine Freude in mir aus, sondern lediglich Angst. Angst ob der Versuchung, mich erneut gezwungen zu sehen, ihrem Schicksal zu folgen, so wie es Jahre zuvor geschehen war, als ich noch ein schlichter Mönch und Kräutler war und keinen anderen Wunsch hegte, denn als Gehilfe des Klostermedikus tätig zu sein.

Ich wusste, dass mir angesichts meiner Gesundheit in dieser Grotte ein nicht mehr allzu langes Leben beschieden sein würde, aber ich trank meine Milch und pflegte meine Kräuter, während ich heiteren Mutes auf den Tod wartete. Dann erschien sie eines Morgens zu Pferde. Mit jener kämpferischen Miene, die sie, auch wenn sie es nicht hören mag, von ihrem Vater geerbt hat. Sie stürzte sich in den Kampf, und ich wusste, dass sie nicht von hier fortgehen würde, ehe sie nicht einen krönenden Sieg errungen hätte. Doch ich hatte beschlossen, mich auf ganzer Linie zu widersetzen. Sie schlug mir vor, ins Kloster zu ihrem Bruder zu gehen, und erklärte, um meinetwillen den Hass begraben zu haben, den sie ihm zeitlebens entgegengebracht hatte. Sie habe ihn persönlich aufgesucht und um meine Aufnahme gebeten. Es bedurfte keiner langen Erklärungen, um ihr begreiflich zu machen, dass ich nicht dorthin gehen würde. Erstaunlich schnell streckte sie die Waffen, als habe sie diese Möglichkeit nur vorgebracht, damit ich sie ausschlagen konnte. Darauf gründete also ihre Taktik. Darauf, dass man nicht mehr als ein Angebot ausschlagen darf, ohne des Starrsinns bezichtigt zu werden. In der Tat ließ sie mich unzählige Gründe dafür anführen, weshalb ich nicht zu den Benediktinern zurückkehren wolle, wodurch sich die ganze Angelegenheit verlagerte. Bei meiner Argumentation auf dem von mir gewünschten Verbleib in der Grotte zu beharren, ergab in diesem Fall wenig Sinn. Nachdem sie mich also hinreichend aus dem Konzept gebracht hatte, schlug sie vor, ich solle sie in ihr eigenes Heim begleiten. Dort gäbe es weder Mönche noch Ordensregeln. Nur einen schönen, einer pflegenden Hand bedürfenden Arzneigarten, gänzlich anders als der, um den ich mich derzeit kümmerte, und außerdem drei zu erziehende Knaben. Vor allem aber Kohlepfannen und Wärme im Winter. Man würde dort nicht von mir verlangen, mein Leben zu ändern, sagte sie, sondern mir alle Freiheiten lassen.

»Hierzubleiben hieße, sich willentlich in die Arme des Todes zu begeben. Es käme einem Selbstmord gleich.«

Ich hatte befürchtet, dass sie irgendwann diesen Punkt berühren würde. Wir hatten oft darüber debattiert. Diese unter Heiden weitverbreitete Praxis war vom Neuen Testament seit jeher verdammt worden. Sich das Leben zu nehmen galt nicht wie einst bei Sokrates und den Stoikern als mutiger Akt, sondern als Feigheit des Verräters. Sosehr ich auch versucht habe, mich von den in unseren verderbten Zeiten hochgehaltenen Werten zu lösen, ist mir doch der Gedanke, als Feigling zu gelten, unerträglich.

Wohl wissend, meinem Untergang entgegenzugehen, stieg ich schließlich auf ihren Wagen, und nun bin ich hier, erneut am selben Punkt, erneut meiner abscheulichen Feigheit erlegen. Mag ich auch fliehen, andere Kleider, einen anderen Unterschlupf wählen, wird es mir doch nie gelingen, dieses Schreckgespenst abzuschütteln, und so muss ich mich ihm wohl ein für alle Mal stellen. Eine Kerze entzünden und es vor meinen Augen entweichen sehen. Weshalb, weshalb nur ist es all meinen männlichen Zeitgenossen auferlegt, mutig zu sein? Weshalb ist ein Mörder ehrbarer als einer, der bei der Aussicht zu töten oder getötet zu werden die Beine in die Hand nimmt, um zu entkommen? Vielleicht, weil die Frauen den Mut aufbringen, ihr Leben während der Geburt unter Schmerzen zu verlieren, und die Männer ihnen nicht nachstehen wollen? Was heute Nacht im Hause Trotulas geschehen ist, scheint dieser Theorie recht zu geben, doch leider wird sie durch keinen der zahlreichen Texte, die ich gelesen habe, untermauert. Bisher hat sich niemand mit diesem Thema beschäftigt. Wenn ich es auch nur wagen würde, darüber zu sprechen, würde man mich für das delirierende Opfer wer weiß welchen Giftes halten.

Schon oft habe ich mich gefragt, mit welchen Gefühlen eine Mutter die Geburt ihres Kindes erwartet. Was würde ich tun, wenn ich wüsste, dass ich in neun Monaten gegen den Tod zu kämpfen und dieser gute Aussichten auf den Sieg hätte? Wie würde ich meine Tage, meine Nächte verbringen, angesichts des gewaltigen, möglicherweise tödlichen Schmerzes? Und dennoch wirken Schwangere nicht wie traurig und düster ins Gefecht ziehende Kämpfer. In ihren Augen schimmert kein Fünkchen Angst. Sie begeben sich heiter zur Schlachtbank, nähen Musselinkleidchen und singen Kinderreime. Inzwischen bin ich sicher, dass es genau das ist, was die Männer dazu zwingt, sich dauernd in Mutproben zu messen. Schon in zartestem Alter eilen wir so schnell wir können über schmale Gebirgsgrate, erklimmen die höchsten Bäume und balancieren auf Baumstämmen über Bäche. Oft habe ich diese Darbietungen beobachtet, und jedes Mal habe ich mich gefragt, warum einer, dem die tückische Natur keinen Mut beschert hat, im Verborgenen leben muss wie ein Leprakranker mit verstümmelten Händen. Es gibt keinen Platz für Feiglinge, selbst wenn sie Kutte und Tonsur tragen. Aber offenbar bin ich eben ein solcher, denn andernfalls würde ich nicht wie ein dahergelaufener Gauner hier am Strand sitzen und darauf warten, dass die Sonne in meinem Rücken aufgeht. Andernfalls wäre ich in das Haus zurückgekehrt. Ich hätte mich dem Mann gestellt. Ich hätte die Frau gerettet. Vielleicht täuscht mich aber auch nur mein einfältiger Mönchskopf, der sich für klug hält, weil er allzu viele Freudenhäuser kennengelernt hat. Vielleicht ist es ganz einfach so, wie es zwischen Eheleuten zu sein hat, und sie treiben es nun auf ihrem Lager wie rollige Katzen. Wer weiß, ob sie die Klauen ihres Mannes nicht gern im Nacken spürt, ob sie aufrecht steht, um sich beugen zu lassen, sich zur fliehenden Beute macht, um ihm die Gelegenheit zum Jagen zu geben? Eins steht jedenfalls fest: Ich werde den Weg zurück in die Grotte finden, und meine Jahre in der Welt werden bald zerfallen wie altes Laub. Ich werde auf einen Tag warten, an dem die Luft milder ist und der Frühling sich über die kalte Erde breitet, denn ich will nicht, dass man glaubt, ich folgte den Spuren des Judas und suchte den Tod in der Kälte der Berge. Noch weiß ich nicht, ob ich mein Leben durch eigene Hand, die Hand dritter oder einfach durch das Schicksal verlieren werde. Aber fest steht, dass ich noch nicht bereit bin, mir diesen erneuten Verrat zu verzeihen. Darüber werde ich in der mir noch verbleibenden Zeit nachdenken. Und sollte ich den Weg der Selbsttötung gehen, so nur in der Gewissheit göttlicher Vergebung.

38. Kapitel

Eine Abtrünnige

Ich hatte mich gerade zur Nachtruhe begeben, als ich es heftig an meiner Tür klopfen hörte. Durch meine Witwenschaft ist mir nur noch ein äußerst leichter Schlaf beschieden. Ich weiß nicht weshalb, doch seit man mir mitten in der Nacht die Nachricht überbrachte, mein Mann sei in der Schlacht gegen Pandulf gefallen, meint es Morpheus nicht mehr allzu gut mit mir. Seltsam, dass der Tod dieses von mir so gefürchteten und verabscheuten Gatten mich derart getroffen hat. Ich fühlte mich unbehaglich wie ein herrenloser Hund. Wie ein seiner Last entledigter Esel, der dasteht und sich in Erinnerung an die erlittenen Schläge nicht von der Stelle rührt. Ich schlafe nach Art der Katzen: Ein Auge bleibt immer wach. Trotz allem werde ich von bedrohlichen und beängstigenden Träumen gequält. In diesen Träumen kehrt mein Mann betrunken heim und nimmt mich mit Gewalt. Er hat kein Gesicht, dennoch schreit er, er hat keine Hände, dennoch packt er mich. Ich würde mich gern widersetzen, doch selbst im Traum fürchte ich seine Reaktion. Allzu oft im Laufe unserer Ehe habe ich seine harte Hand in meinem Gesicht und seine Tritte in meinen Leib gespürt. Ich öffnete die Augen in der Gewissheit, dass jenes hartnäckige Klopfen Teil eines Traumes sei, und wollte schon wieder einschlummern, als einer meiner Diener in Nachthemd und Nachtmütze in der

Tür erschien. Er sieht stets ein wenig unbeholfen aus, dieser Bursche, steht immer stocksteif vor mir, als hätte er es mit Königin Agnes persönlich zu tun und nicht mit einer Frau, die tagaus, tagein an ihrem Stickrahmen sitzt.

Er strich sich über seinen kümmerlichen roten Oberlippenbart und verkündete, meine Base warte in der Vorhalle auf mich. In meinem Geist herrschte plötzlich gähnende Leere. So muss man sich fühlen, wenn man Zeuge eines Naturereignisses wird, von dem man bisher nichts geahnt hat. Doch instinktiv spürte ich, dass ich stark genug sein würde, Trotula beizustehen, was auch immer ihr widerfahren war. Meine Kraft erwuchs aus der Liebe zu ihr, die ebenso stark war wie meine Eigenliebe. Nichts, worum sie mich bitten könnte, würde mir daher zu viel werden. Eine gewisse Unruhe erfasste mich, doch empfand ich das Ganze nicht als ernsthaft bedrohlich. Die Tatsache, dass sie hier in meinem Haus darauf wartete, mit mir zu sprechen, bedeutete zumindest, dass sie gesund war. Alles andere ließ sich meistern.

Doch als ich ihr gegenübertrat, überkam mich doch ernsthafte Sorge. Sie sah aus, als sei sie im Schlaf von einem Erdbeben überrascht worden und mit nichts als den Kleidern am Leib geflohen. Sie trug lediglich eine weiße Tunika, und ihr offenes Haar war zerzaust.

»Kann ich heute hier nächtigen?«

Obschon ihre Augen geschwollen waren, als habe sie lange geweint, vernahm ich in ihrer Stimme nicht die leiseste Spur von Kummer. Ihr Ton war im Gegenteil noch entschlossener und fester als sonst wie bei meinem Onkel, ihrem Vater. Ihre zornige Miene und der Blick flößten mir eine derartige Scheu ein, dass ich ihrem Ansinnen ohne weitere Fragen nachkam. Am nächsten Tag würde noch genug Zeit für klärende Worte sein. Ich ließ einen Aufguss aus Malve und Kamille zubereiten und nötigte sie zum Trinken. Schließlich wusste ich von ihr um die beruhigende Wirkung der Kräuter. Die Nacht war kalt, und ich ließ sie bei mir im Bett schlafen in der Hoffnung, sie würde mir im Dunkeln vielleicht erzählen wollen, wie alles so weit hatte kommen können. Doch kaum hatte sie sich ausgestreckt, schlief sie auch schon. Ich hörte ihren unruhigen Atem in der Finsternis, hin und wieder fuhr sie auf, wie durch eine innere Kraft getrieben. Ihre Beine zuckten nervös, versetzten mir ungewollt Tritte. Ich spürte den Drang, sie zu umarmen, um ihre Unruhe zu lindern. Wie oft hatte ich als kleines Mädchen davon geträumt, das Bett mit ihr zu teilen, hatte meine Mutter angefleht, die Rückkehr ins Kloster aufzuschieben. Es war nie dazu gekommen. Ich hatte mir ausgemalt, wie wir stundenlang unter den Laken kuschelten, fröhlich miteinander spielend wie zwei junge Welpen in ihrem Körbchen. Nun endlich wurde der lang gehegte Wunsch wahr. Wir glichen längst keinen jungen Welpen mehr, sondern lagen nebeneinander in der Dunkelheit wie zwei verschreckte Muttertiere. Ich fasste Mut und drückte sie an mich, wie ich einst meine kleinen Kinder an mich gedrückt hatte, um sie vor der Kälte zu schützen. Doch ich spürte nur ihren starren Körper, der sich keinen Augenblick lang meiner Umarmung anvertraute. Sie schlief weiter einen tiefen, reglosen Schlaf. Ich küsste ihr zärtlich den Scheitel, um ihr in ihrem mir unbekannten Schmerz beizustehen. Als ich im Morgengrauen das Lager verließ, schlief Trotula noch immer in derselben Haltung, rücklings, die Arme an den Leib gedrückt und mit überkreuzten Fesseln. Genau so fand ich sie einige Stunden später, als ich zurückkehrte, um ihr eine Schale Ziegenmilch zu bringen. Doch nun hatte sie die Augen geöffnet und starrte an die bemalte Decke. Hätte ich nicht den keuchenden Atem in ihrer Brust vernommen, ich hätte sie bestimmt für tot gehalten. Ich berührte ihre Stirn mit den Fingerspitzen und strich ihr über den Haaransatz.

»Ich kann nicht hierbleiben«, sagte sie, kaum merklich die Lippen bewegend.

Ich wusste nicht, wie ich anfangen sollte, und dennoch musste ich es ihr sagen. Etwas an ihrer Reglosigkeit verschreckte mich. Ich hatte keine Ahnung, wie sie auf die zu überbringende Botschaft reagieren würde. Ich erhob mich und trat ans Fenster.

»Giovanni ist gekommen. Er bittet dich, mit ihm nach Hause zu gehen. Er hat mir alles erzählt. Er hat geweint wie ein Kind. Ich habe noch nie einen Mann weinen sehen. Er sagt, es sei der Wein gewesen, der ihn zum wilden Tier hat werden lassen, Trotula.«

Ich hatte das alles in einem Atemzug hervorgestoßen. Die Tränen dieses Mannes hatten mich sehr berührt. Aber sosehr ich mich ihm verbunden fühlte, konnte ich meinen Worten angesichts des Zustandes meiner Base doch nichts weiter hinzufügen. Ich mochte nicht insistieren und seine Position ihr gegenüber verteidigen.

Insgeheim war ich froh, in diesem Augenblick ein wenig körperlichen Abstand zu ihr zu wahren. Etwas in meinem Inneren sagte mir, dass alles möglich sei. Beinahe wünschte ich, sie möge schreien oder mir die Schale mit der Milch entgegenschleudern. Wenn sie nur aus diesem Zustand herausfinden würde.

Doch sie rührte sich nicht, schien kaum die Augenlider zu bewegen. Sie antwortete in demselben fest entschlossenen Ton, den sie am Vorabend an den Tag gelegt hatte, einem zum Angriff bereiten Feldherren gleich.

»Sag ihm, er soll fortgehen.«

Nichts weiter. Kein Wutausbruch, kein Geschrei. Ich kehrte in die Halle zurück, wo dieser hoch angesehene Arzt auf mich zutrabte wie ein Kälbchen, das sich ans Euter des Muttertiers flüchtet. Er wollte sich an Worten der Vergebung laben, die ich ihm nicht überbringen konnte. Und er kannte Trotula so gut wie ich, vermutlich sogar weitaus besser, denn als ich ihm ihre Reaktion schilderte, beharrte er mit keinem weiteren Wort auf der Angelegenheit. Er fragte lediglich, ob sie geweint habe. Ob sie noch etwas hinzugefügt habe. Als er begriff, dass sie nur diese knappen, unumstößlichen Worte gesprochen hatte, sah er keine andere Möglichkeit, als allein den Heimweg anzutreten. Er hatte mir gestanden, wie er betrunken nach Hause gekommen war und sie mit Gewalt gezwungen hatte, das Lager mit ihm zu teilen, ehe es ihr, dank seines vom Wein tiefen Schlafes, gelungen war, sich davonzuschleichen, um hier, in diesem ihr von Kindesbeinen an vertrauten Haus Zuflucht zu suchen. Doch vieles in seinem Bericht blieb mir unklar. Weshalb hatte er sie zu etwas zwingen müssen, das ohnehin zu den Pflichten einer jeden Ehefrau gehörte? Warum schlief sie nicht mehr bei ihm? Ich ahnte, dass man mir das Ende einer Geschichte erzählt hatte, deren Anfang und Ursachen ich nicht kannte, und sosehr es mir auch widerstrebte, mich in die Angelegenheiten anderer einzumischen, musste ich doch mehr erfahren, wenn ich meiner Base helfen wollte. Leider weilte Iuzzella seit einigen Tagen nicht mehr unter uns, sonst hätte ich bei ihr erfragen können, was Giovanni Plateario mir verschwieg. Würde Trotula jemals aus dem Dickicht des Zorns herausfinden, in dem sie sich verirrt zu haben schien? Und war dieser Zorn wirklich gerechtfertigt? Was sollte ich, die ich jahrelang schweigend hingenommen hatte, was sie eine einzige Nacht erdulden musste, jetzt tun?

Ich wusste, dass der Hofmeister meiner Base seit einiger Zeit wieder bei ihr lebte, und beschloss, mich an ihn zu wenden. Rasch rief ich einen Diener und schickte ihn zu dem

Haus beim Orto Magno, um Gerardo mein Ansinnen zu überbringen. Doch schon wenig später kehrte der Bursche außer Atem zurück und erklärte, der Mönch sei nicht mehr dort. Er war fortgegangen, vermutlich ebenfalls des Nachts, ohne jede Vorankündigung, nur mit seiner Kutte am Leib und der Tasche mit Büchern, die er immer bei sich trug. Ich sah dem hageren Burschen ins Gesicht, demselben, der mich mitten in der Nacht geweckt hatte. In der Tat verspürte ich eine seltsame Zuneigung zu diesem Sohn eines Steinbrucharbeiters, der niemals fähig gewesen wäre, mit dem Fäustel in der Hand sein Dasein zu fristen. Ich war nicht sicher, wie klug er tatsächlich war und ob ich ihm eine so schwierige Aufgabe anvertrauen konnte, doch ich beschloss, ihn auf die Probe zu stellen. Wenn er seinen Auftrag zur Zufriedenheit erfüllte, würde er vielleicht eines Tages die Livree tragen, von der er träumte und die seiner kerzengeraden Haltung angemessen wäre. Seit mein Gatte verstorben war, kümmerte sich nämlich niemand mehr um eine Reihe wichtiger Aufgaben, für die ich dringend einen Sekretär benötigte. Sollte er sich als fähig erweisen, würde ich ihm eine Ausbildung bezahlen. Es bedurfte einiger Rechenkenntnisse sowie einfacher Grundregeln des Handels, denn es würde ihm obliegen, zum Hafen hinunterzugehen und mit der Mannschaft zu verhandeln, der die Befehlsgewalt über die Schiffe oblag, die einst meinem Mann gehört hatten und noch immer die Meere zwischen Abendland und Morgenland durchpflügten, um Gewürze und Stoffe zu transportieren. Doch vorläufig war das noch Zukunftsmusik.

»Höre mir aufmerksam zu, Sicardo. Du wirst nun die Stadt auf der Suche nach diesem Mönch durchkämmen. Sprich mit den Fischern am Hafen, mit den Händlern, und wenn es sein muss, auch mit den Bettlern an den Straßenecken. Finde ihn für mich. Wenn dir das gelingt, verspreche ich dir, dass sich dein Dasein wandeln wird, so wie sich die Bäume im Ostermonat April verwandeln.«

Drei Tage vergingen. Trotula erhob sich nur von ihrem Lager, um ihre Notdurft auf dem Nachttopf zu verrichten. Sie verschmähte jede feste Nahrung; das Einzige, was sie widerwillig zu sich nahm, waren die großen Schalen mit Milch, die ich ihr vorsetzte. Besonders erstaunte mich, dass meine Base imstande war, praktisch die gesamte Zeit über ununterbrochen zu schlafen. Als könne sie niemals genug Schlaf bekommen. Giovanni kam zweimal wieder, und beide Male war ich gezwungen, ihn mit derselben Antwort fortzuschicken. Sie wollte ihn nicht sehen. In Wahrheit machte ich mir nicht einmal die Mühe, sie zu wecken, vielmehr übernahm ich selbst die Verantwortung dafür, ihn dorthin zurückzuschicken, von wo er gekommen war. Ich wollte nicht, dass jemand sie störte. Selbst als ihre Söhne kamen, bat ich sie, sich in Geduld zu üben. Vorsichtig betraten wir ihr Zimmer. Matteo trat an ihr Bett, ergriff eine Hand und flüsterte ihr etwas ins Ohr, das ich nicht verstand. Auf ihren Lippen erschien ein ergebenes Lächeln. Sie erwiderte den Händedruck ihres Sohnes energisch, als wolle sie ihm versichern, dass sie bei guter Gesundheit sei, und befahl ihm dann mit klangvoller, aber befremdlicher, wie aus den tiefsten Tiefen ihres Körpers aufsteigender Stimme zu gehen. Auch ich hatte während der drei Nächte, in denen ich ihrem entrückten Leib nahe war, diesen Händedruck zu spüren bekommen. Er war eine unmissverständliche Botschaft, die besagte: Ich bin hier. Ich bin es. Ich lebe. Ich werde zurückkehren.

Als ich im Morgengrauen des vierten Tages erwachte, hatte ich das Gefühl, wieder in denselben Albtraum zurückzufallen, der mich die gesamte Nacht lang heimgesucht hatte. Im Traum war mein Haus eingestürzt, und ich hatte mit ganzer

Kraft versucht, Trotula in Sicherheit zu bringen. Doch sosehr ich mich auch bemüht hatte, sie aus dem Bett zu heben, war es mir nicht gelungen, ihren bleischweren Körper zu bewegen. Die Mauern ringsum hatten zu bröckeln begonnen. Die Decke war herabgestürzt, und der Staub hatte uns den Atem geraubt. Ich war dagestanden, über den wie ans Bett genagelten Körper gebeugt. Mit jedem Lidschlag hatte sein Antlitz andere Züge bekommen. Mal war es das Gesicht meiner Mutter gewesen, aufgedunsen und von der blauvioletten Farbe des Todes. Dann das Gesicht meines drei Tage nach der Geburt verstorbenen Sohnes, und schließlich das des Erlösers selbst, mit den zum Kreuz ausgestreckten Armen auf dem Laken. Ich hatte die Wunde an seiner Seite geleckt, den herben Geschmack des Blutes auf der Zunge gespürt, und als mir das Lecken nicht mehr genügte, hatte ich begonnen, zuzubeißen und den gekreuzigten Christus zu zerfleischen. Ich war mit aufgeplatzten Lippen erwacht, so fest musste ich unter dem Eindruck dieses blasphemischen Traumes darauf gekaut haben. Die Wände standen noch an ihrem Platz, die mit Akanthusblättern verzierte Decke hing fest und stabil über meinem Kopf, doch in meinem Mund war der Geschmack von Blut. Während ich mich mühsam aus dem Morast dieses Traumes zu ziehen versuchte, bemerkte ich, dass Trotula nicht mehr im Bett lag. Mit einem Satz sprang ich auf, noch immer zwischen der Welt der Lebenden und dem Schattenreich des Traumes schwebend. Zu viele seltsame Dinge waren in den letzten Tagen geschehen. Das Zusammenleben mit dieser merkwürdigen Halbtoten. Giovanni, die Knaben, die entsetzliche Angst, von der sie offenbar ergriffen waren. Als ich den Raum verließ, fiel mein Blick auf den Stickrahmen, und einen Moment lang dachte ich an mein geruhsames Leben zurück, an die Eintönigkeit meiner Tage, die einer auf den anderen gefolgt waren wie eine Reihe auf ihren Bau zulaufender Ameisen. Ich spürte geradezu Sehnsucht nach der Langeweile jener kaum vergehenden Zeit. Nach dem unmerklichen und friedlichen Verstreichen meines Witwendaseins. Nach der natürlichen, aber ohne Leidenschaft empfundenen Liebe für meine Kinder, für mein Heim, ja das gesamte Leben. Nun war all das erschüttert. Ein Erdbeben rüttelte an den Fundamenten meiner Existenz, und vielleicht würde auch ich am Ende dieser Katastrophe, von der ich im Grunde gar nicht direkt betroffen war, nicht mehr dieselbe sein.

Meine Base schien sich hingegen wieder gefasst zu haben. Ich fand sie im großen Sessel vor dem Kamin sitzend. Sie musste sehr zeitig aufgestanden sein, denn sie hatte sich bereits gewaschen, das Haar frisiert und ihre drei Söhne rufen lassen, die nun schweigend um sie herumsaßen. Sosehr mich das alles auch erstaunte, war ich doch weitaus erstaunter darüber, auch Gerardo an der Versammlung teilnehmen zu sehen. Mein Diener oder vielmehr mein vermutlich zukünftiger Sekretär hatte seine Aufgabe demnach erfüllt.

»Komm, Udelberga, setze dich zu uns: Ich möchte, dass du hörst, was ich zu sagen habe. Schließlich hätte ich ohne dich die letzten Tage nicht überstanden.«

Ich nahm auf dem Sessel Platz, auf dem mein Gatte früher zu sitzen pflegte und den aus Respekt vor dem Verstorbenen keiner der Anwesenden einzunehmen gewagt hatte. Ich selbst hegte dagegen die Hoffnung, der Sessel möge mir durch irgendeine unbekannte Kraft seines Materials die Fähigkeit verleihen, das Gespräch zu lenken.

Trotula erhob sich und stand mitten im Raum. Sie wirkte wie neugeboren. Als sei dem reglosen Körper, über den ich tagelang gewacht hatte, eine andere, nunmehr stärkere und zähere Frau entsprungen. Ruggero saß neben dem großen

Tisch aus geschnitztem Kirschholz, auf dem mein Mann immer die Papiere ausgebreitet hatte, die es mit den Honoratioren zu studieren galt. Der Knabe wirkte bereits sehr erwachsen in seiner schweren Kleidung mit den ledernen Schulterstücken. Matteo und Giovanni waren dagegen mit kaum mehr als einer Tunika bekleidet. Sie saßen nebeneinander auf einer Bank an der Wand. Während es schien, als wolle sich der große Bruder in den ewigen Winter begeben, erinnerten die Kleider der beiden Jüngeren an die Unbeschwertheit des Frühlings. Gerardo saß am Rand des Kamins, einem Diener oder erschrockenen Kätzchen gleich.

Trotula begann zu sprechen.

»Was ich Euch zu sagen habe, wird bei manchem Missbilligung hervorrufen. Gemeint bist vor allem du, Ruggero. Aus deiner Lebenssicht wird dir mein Handeln übertrieben und allzu rebellisch erscheinen, aber vielleicht bist es gerade du, für den ich so agieren muss. Um Sorge zu tragen, dass du niemals die Würde eines menschlichen Wesens missachtest, egal ob Mann oder Frau. Euch beide dagegen kenne ich gut genug, um zu wissen, dass Euer Schmerz heftiger brennen wird als jede Kritik. Und Euch, Gerardo, bitte ich nur darum, mir zuzuhören, ohne mich zu Auseinandersetzungen über Fragen bewegen zu wollen, die vorläufig sinnlos sind und die wir zu einem anderen Zeitpunkt beilegen sollten.«

Während sie die Anwesenden einen nach dem anderen mit Namen ansprach, senkten diese unmerklich das Haupt wie Vasallen im Angesicht des Herrn. Mir blieb es ein Rätsel, wie es ihr gelungen war, sich derartigen Respekt zu verschaffen, während mir selbst das Gesinde kaum Gehör schenkte und ich meinen Söhnen gegenüber die Scheu einer treu ergebenen Sklavin an den Tag legte.

»In diesen Tagen, in denen ich jegliche Lebensfunktion

aufgegeben habe, um mich ganz dem Nachdenken hinzugeben, habe ich viele Möglichkeiten in Betracht gezogen. Ich will nicht jede einzelne erwähnen, um nicht hochmütiger zu erscheinen, als ich es ohnehin tun werde, wenn ich Euch nun darlege, was ich bezüglich meiner Zukunft beschlossen habe.

Ich weiß, dass Euer Vater ein achtenswerter Mann ist, der mich jahrelang mit seiner aufrichtigen und ehrlichen Liebe bedacht hat. Wie jeder Mann hat auch er bisweilen Zerstreuung bei käuflichen Frauen gesucht. Schließlich scheint das der Norm zu entsprechen, der sich jeder Mann zu unterwerfen hat, wenn er unter seinesgleichen etwas gelten will.«

Bei diesen Worten nickte Ruggero, Giovanni und Matteo deuteten ein Lächeln an, und Gerardo senkte den Kopf.

»Ich habe diesen Kindereien nie Gewicht beigemessen, auch wenn ich hoffe, dass eines Tages die Zeit kommen wird, in der aufrichtige Treue nicht allein die Pflicht der Frauen ist. Doch lassen wir meine Träume beiseite. Ich habe Euch heute zu dieser frühen Morgenstunde nicht zusammengerufen, um Euch zu schildern, wie ich mir die Welt wünsche. Ihr wisst, dass ich ein Medikus bin wie Euer Vater. Dass ich wie er die Schule besucht und meine besten Jahre auf Bänken in feuchten Räumen verbracht habe, um Rezepte und Heilmittel auswendig zu lernen. Nun hat er das Recht, all seine Zeit auf die Verfolgung beruflicher Ziele zu verwenden. Ich dagegen muss schon dankbar sein, dass man mir überhaupt diesen Titel verliehen hat, doch wehe, ich verlange nach Zeit, um meine Studien voranzutreiben, meine Kenntnisse zu vertiefen oder sie gar anzuwenden. Zwar darf ich das, doch nur so weit, wie es meine vornehmlichen Pflichten als Ehefrau und Mutter erlauben. Aber auch darüber habe ich mich nie beklagt. Ich würde lieber das Martyrium der heiligen Agatha erleiden, als auszusprechen, was ich Euch nun zu sagen habe. Doch bleibt mir keine andere Wahl – nur die Hoffnung, dass Ihr eines Tages die Gründe für die von mir getroffene Entscheidung begreifen werdet. Ihr seid allesamt kluge Männer und werdet einsehen, dass in dieser Situation eigentlich ich es sein müsste, die von dem schändlichen Gefühl der Eifersucht gequält werden sollte. Nicht dass ich nicht kämpfen musste, die Dämonen im Zaum zu halten, die mir im Geiste tagtäglich die Vorteile vor Augen hielten, derer sich nicht nur Eurer Vater, sondern alle Männer dieser Erde allein deshalb erfreuen dürfen, weil sie männlichen Geschlechtes geboren wurden. Ich habe viele wütende Tränen beim Gedanken an die heiteren Nächte vergossen, die er mit seinen Gefährten im Freudenhaus verbracht hat, doch in den letzten Jahren sah ich mich obendrein mit dem Irrsinn einer vollkommen unbegründeten Eifersucht konfrontiert. Während sich mit Eurem Vater während unserer ersten Ehejahre gut über neue Entdeckungen und Möglichkeiten diskutieren ließ, konnte ich in jüngster Zeit keine Idee, keinen Lösungsansatz vorschlagen, ohne seinen stillen, aber deshalb nicht minder grimmigen Zorn zu wecken. Als sei mein Denkvermögen an sich schon ein Angriff auf seine Persönlichkeit. Während ich es einst als wunderbar empfand, mit ihm zu diskutieren, sah ich nun jeder seiner Fragen mit Schrecken entgegen. Trotz allem war ich in der Lage, ihm seine Gefühle zu verzeihen. Nun wisst Ihr, dass wir seit einiger Zeit den guten Gerardo in unserem Haus aufgenommen haben …« Als der Mönch seinen Namen hörte, streckte er seine Beine aus wie eine Katze, die sich auf dem Strohlager streckt, um den von ihr belegten Bereich zu vergrößern. »… den ich darum ersuche, meine Worte nicht zu kommentieren. Ihr wisst, dass es um Gerardos Gesundheit nicht zum Besten steht, und Ihr wisst auch, wie viel ich diesem Mann verdanke. Ich glaube, ich brauche Euch nicht die Reinheit der mich an ihn bindenden Gefühle zu beteuern. Und dennoch hat Euer Vater in der treuen Liebe einer Schülerin für ihren Lehrmeister etwas Unheilvolles sehen wollen, das wohl nur für seine Blicke erkennbar war. Und das kann ich nicht dulden. Ich kann nicht länger mit einem Menschen unter einem Dach leben, der mir mit derartiger Kleingeistigkeit begegnet. Daher habe ich beschlossen, nicht in das Haus zurückzukehren, in dem wir bisher zusammengelebt haben. Ich versichere Euch, ich habe nicht die Absicht, mich umstimmen zu lassen, spart Euch also unnützes Gerede.«

Nach diesen Worten wandte sie ihrer Zuhörerschaft den Rücken zu und trat ans Fenster.

Keiner sah den anderen an, als würde ein bloßes Austauschen von Blicken, während sie wegsah, bereits Verrat an ihr bedeuten. Es war Ruggero, der als Erster das Wort ergriff.

»Sagt, Mutter, was sollen wir nach dieser Eurer Anklage tun? Werdet Ihr unseren Vater fortan nicht mehr grüßen? Ist es das, was Ihr wünscht?«

Meine Base fuhr herum, ihre Augen loderten vor Zorn auf diesen Sohn, der offenbar längst vergessen hatte, wem er sein Leben verdankte, das er so schnell wie möglich im Kampf zu verlieren trachtete.

»Da ich dich gut genug kenne, hoffe und glaube ich, dass diese Worte allein dem Wunsch geschuldet sind, mich zu reizen. Denn solltest du tatsächlich denken, dies wäre meine Absicht, so müsste ich bitterlich bereuen, mich nicht selbst um deine Erziehung gekümmert, sondern sie deinem Großvater überlassen zu haben, der, wie es scheint, einen dummen und oberflächlichen Menschen aus dir gemacht hat. Du brauchst dich gar nicht so aufzurichten. Du willst mich doch wohl nicht zum Duell herausfordern, um dich von der Schande zu befreien?«

Ruggero, der sich als Ritter, der er nun einmal war, bei dem Angriff tatsächlich instinktiv aufgerichtet hatte, neigte vor der mütterlichen Gewalt das Haupt.

»Die unbedachten Worte Eures Bruders helfen mir jedoch, Euch noch etwas anderes mitzuteilen, das mir am Herzen liegt. Keiner von Euch – und damit spreche ich meine Söhne an, da Gerardo selbst entscheiden muss, ob er in dieser Situation bei mir bleiben will – keiner von Euch wird mit mir kommen. Ich weiß nicht, wohin ich gehen werde, aber gewiss wird dieser wie auch immer geartete Ortswechsel mich vieler Annehmlichkeiten berauben, derer Ihr Euch weiterhin glücklich schätzen könnt. Und ich verzichte ab heute auf meine Rechte und Pflichten als Ehefrau. Wenn Euer Vater mich deshalb exkommunizieren lassen oder vor ein Gericht stellen will, bin ich bereit, jedwede Strafe zu erdulden.«

Nun senkte sich wahre Grabesstille über die Halle. Ich klammerte mich an der Sessellehne fest, um Mut zu sammeln, meine Meinung vorzubringen. Als ich das Wort ergriff, zitterte meine Stimme, und ich fürchtete zum ersten Mal mit meiner Base in Streit zu geraten.

»Ich bin aufrichtig davon überzeugt, dass deine Entscheidung übereilt und mehr dem Zorn geschuldet ist denn der Vernunft, liebe Base.«

Sie trat auf mich zu und schaute mir in die Augen, als seien wir zwei allein im Raum.

»Das sagst ausgerechnet du mir, meine Gute. Ist der Keim der Gewalt und der Verachtung erst einmal gelegt, trägt er unweigerlich Früchte. Ich weiß, dass diese Früchte, wenn ich weiter an Giovannis Seite bliebe, unser Leben vergiften würden. Allein schon aus Respekt vor deiner Opferbereitschaft kann ich das nicht zulassen. Im Unterschied zu vielen anderen Frauen habe ich einen Beruf, der mir ein Auskommen gewähren wird. Es ist eine Frage des Exempels und des Prinzips. Wenn Giovanni mich deshalb verstoßen oder auf dem Platz an den Pranger stellen will, so soll es geschehen. Als er in jener Nacht in mein Zimmer eindrang, wusste er, dass es kein Zurück für uns geben würde. Er wusste es und hat es dennoch getan.«

Ich hörte ihr zu, ohne den Sinn ihrer Rede zu begreifen. Für mich und alle Frauen, die ich kenne, gehören Unterwerfung und die Erduldung möglicher Gewalt zu unseren nicht hinterfragbaren Pflichten. Sie schien diese Naturgegebenheiten abzulehnen wie ein Pferd, das auf zwei Beinen laufen, oder eine Katze, die fliegen möchte.

»Mir ist nicht bekannt, welche Entscheidung dein Gemahl treffen wird, aber wie du weißt, trittst du, sobald du dich aus seiner Obhut begibst, automatisch unter die deines Vaters. Ich habe bereits jemanden geschickt, ihn kommen zu lassen, und er wird bald eintreffen. Gern würde ich dir noch manch anderes sagen, Trotula. Aber ich glaube, du weißt selbst, was dich auf dem von dir gewählten Weg erwartet. Wir Frauen können nicht alleine existieren, meine Liebe. Du bist nicht Trotula De Ruggiero, sondern nur die Ehefrau von Giovanni Plateario, die Tochter von Signor De Ruggiero und die Mutter deiner ehrenwerten Söhne. Verzichtest du auf all das, wirst du ein Niemand sein.«

Matteo erhob sich und trat auf sie zu.

»Mutter, ich gebe zu, dass ich Eure Verbitterung in gewisser Weise begreife, aber erlaubt mir, Euch zu sagen, dass ich Eure Reaktion für überzogen halte. Unser Vater ist bereit, Euch um Vergebung zu bitten. Was könnt Ihr von einem Mann mehr verlangen?«

»Mir ist durchaus bewusst, dass mein Handeln Euch allen unsinnig erscheinen mag. Doch auch wenn ich Euer Missfallen ernte, kann ich Euch nicht mehr sagen, als ich bereits getan habe. Ihr müsst meinen Worten glauben. Ich habe weitaus mehr Gründe als die hier angeführten, doch es gibt Dinge, über die eine Mutter mit ihren Söhnen nicht sprechen kann. Ich weiß, dass Euer Vater verstehen wird, was Euch unbegreiflich bleibt. Und sollte dem nicht so sein, hoffe ich, ihm eines Tages im Reich der Seelen zu begegnen, um ihm, ihm allein, zu erklären, was mich zu meiner heutigen Entscheidung genötigt hat.«

39. Kapitel

Im Judenviertel

Ich wusste, dass ich in Zukunft das Leben einer Ausgestoßenen führen würde, und beschloss daher, in das Quartier zu ziehen, in dem sich der unbeliebte Teil der Stadtbewohner versammelte: in die Giudaica, das Judenviertel. Hier lebten die von der übrigen Bevölkerung mit Argwohn betrachteten jüdischen Händler, die Gauner und Dirnen. Die Straßen waren eng und übelriechend, überall wanderte Geld von Hand zu Hand. Ich befand mich mitten in Salerno und hatte doch das Gefühl, in einer entlegenen Provinz zu weilen, auf einer einsamen, von finsteren Piraten beherrschten Meeresinsel. Wie fern war der Monte Bonadies, der weite Blick von dort oben. Hierher drang das Meer in Form des widerwärtigen Gestanks der Fischköpfe, welche die Händler des nahegelegen Mercato della Pietra achtlos auf die Straße warfen. In diesen Straßen hausten nicht nur Juden, sondern auch viele Fischhändler und Schlachter mit roten Gesichtern und den typisch wässrigen Augen derer, die ihre Körper zu sehr mästen, den Geist dagegen darben lassen.

Mein Vater war an jenem Morgen meines Erwachens aus dem Schmerz in Udelbergas Haus erschienen und hatte alles darangesetzt, mich von meinem Vorhaben abzubringen. Er zitierte sogar auswendig einen Passus aus dem Brief des Paulus an die Korinther: »Ich lasse Euch aber wissen, dass Christus das Haupt eines jeden Mannes ist; der Mann aber ist das Haupt der Frau; Gott aber ist das Haupt Christi.« So konnte er denken, da jedes geschriebene Wort ihn seit Anbeginn aller Zeiten zum König auf Erden erklärte. Doch ich selbst wollte mich, bei aller Hochachtung für den heiligen Paulus, nicht länger dazu verleiten lassen, etwas zu glauben, das mir die eigene Würde absprach. Vielleicht war das ja der Grund, weshalb ich mich in jenes Viertel der Ungläubigen geflüchtet hatte? Wer war ich, wenn nicht eine neue Eva, eine nicht zur Buße bereite Magdalena oder, noch schlimmer, die aus dem Garten Eden geflohene Lilith? Obschon Giovanni mich in keiner Weise zurückzuhalten oder zu hindern versucht hatte, würde mir doch niemand jemals wieder gestatten, die Schwelle einer Kirche zu überschreiten und, noch viel weniger, die Medizinschule zu betreten oder eine ehrbare Person zu heilen.

Am Ende hatten sich alle mit meiner Starrköpfigkeit abgefunden. Giovanni mit dem Versprechen, mir weiterhin beizustehen und meiner Person gegenüber den Respekt einzufordern, welcher der Gattin eines Medikus gebührte. Mein Vater mit dem Angebot einer monatlichen, mein Überleben sichernden Zuwendung, nachdem ich einen vergleichbaren Vorschlag meines Mannes abgelehnt hatte.

Gerardo, schweigsam wie ein Hund, war seit seiner Rückkehr in das Haus Udelbergas keinen Augenblick von meiner Seite gewichen. Als mein Mann davon erfuhr, geriet er außer sich, denn es bestätigte nur seinen Verdacht. Er sprach mit meiner Base darüber, und als sie mir von den Gesprächen berichtete, hörte ich auch in ihrer Stimme den Schatten des Zweifels ob der wahren Natur der Gefühle, die mich an meinen ehemaligen Hofmeister banden. Ich ließ sie im Ungewissen, da mich ihre stillen Verdächtigungen verärgerten. Das mangelnde Vertrauen Giovannis dagegen löste einen tiefen Schmerz in mir aus, der meinen Groll weiter nährte.

Ich hatte den jungen Burschen mitgenommen, der mir während der Notzeiten im Kastell beigestanden hatte, außerdem Carmela, die Tochter der Köchin, die ich vor langer Zeit in der Küche meines Vaterhauses hatte sterben sehen.

Nun war ich also auf mich gestellt, ohne die Pflichten und Lasten eines Daseins als Ehefrau oder Tochter. In einer feuchten Wohnung mit drei Kammern: eine für mich, eine für Gerardo und die Dienstboten und eine zum Empfangen der Patienten, falls ich jemals welche haben sollte.

Wie ich befürchtet hatte, erschien tatsächlich niemand an meiner Tür, und ich verbrachte meine Tage auf einem feuchten Mäuerchen hockend, um dem Brausen eines der zahlreichen Flüsse zu lauschen, die durch Salerno in Richtung Meer flossen. Nun denn, liebe Eva. Du hast nur einen faden Apfel gekostet, und schon bist du aus dem Paradies verbannt worden. Wie oft wirst du, die Mutter aller Mütter, dich wohl gefragt haben, ob es das wert war!

Giovanni und Matteo kamen mich oft besuchen, bisweilen gemeinsam, andere Male jeder für sich. Giovanni setzte sich schweigend neben mich, und wir schauten auf den Fluss. Er war Anfang Juli geboren, dieser in sich gekehrte Sohn – im Zeichen des Krebses, das von dem veränderlichen Mond beherrscht wird. Ich wusste, dass er zu heftigem Groll fähig war, der sich jedoch selten in echtem Zorn entlud. Er betrachtete mich gutmütig, mit halb geschlossenen Lidern und mütterlichem Blick. Matteo kam dagegen wie ein Wirbelwind daher und versetzte alles in Aufruhr, um unbekümmert und voller neuer Ideen, die er wer weiß wem zu unterbreiten gedachte, wieder zu verschwinden. Dieser im Zeichen des Wassermanns und des Widerstands geborene Sohn, der lebhaft war wie ein plätschernder Bach, schaffte es, jeden, der ihm begegnete, zu begeistern. Selbst Gerardo konnte nicht anders, als ihm wohlwollend zuzuhören, obschon sich mein Freund immer seltener zu einem Lächeln hinreißen ließ.

Unter diesen Besuchen kam einer für mich gänzlich unerwartet.

Es war um die sechste Stunde, als die Sonne heiß in den Straßen brütete. Ich hörte es an der Tür klopfen, während ich wie die meisten versuchte, mich vor der Hitze zu schützen. In der Kammer atmeten Gerardo und ich schweigend die schwere Luft. Um die drückende Schwüle abzuhalten, hatte ich alle Fensterläden geschlossen und die wenigen Vorhänge zugezogen, die in meiner bescheidenen Bleibe hingen. Eilig öffnete ich die Tür. Der Mann, der eintrat, bewegte sich wie ein Blinder, so düster war es hier drinnen im Vergleich zu draußen. Ich half ihm Platz zu nehmen und reichte ihm einen sauberen Lappen, damit er sich den Schweiß von Kopf und Hals wischen konnte. Dann brachte ich Abstand zwischen uns, als könne mich die schwüle Luft erfassen, die er mitgebracht hatte.

»Grimoaldo! Weshalb kommt Ihr her, noch dazu um diese Stunde? Ihr wisst, dass Ihr Euch einen Sonnenstich holen könnt …«

»Schwester, ich brauche Eure Hilfe. Ich kann diese Schmerzen nicht länger ertragen.«

»Von welchen Schmerzen sprecht Ihr? Was ist geschehen? Und warum diese Eile? Macht es Euch bequem. Wollt Ihr ein wenig Minzwasser?«

»Danke. Ich musste um diese Stunde kommen, da ich am Morgen und am späten Nachmittag in der Küche beschäftigt bin, und so gern ich meinen Gehilfen mehr Aufgaben anvertrauen würde, weiß ich doch, dass ich mich nicht auf sie verlassen kann. Jedes Mal zieht der Abt mich zur Verantwortung. Vor vierzehn Tagen, als ich wegen besagten Leidens darniederlag, streute dieser Dummkopf von Gehilfe wer weiß wie viel Pfeffer über die Zicklein, die ich auf den Rost gelegt hatte. Der mit der Wirtschaft betraute Mönch kam eigens an mein Krankenlager, um mir vorzuhalten, wie teuer Pfeffer sei, und dann erklärte er auch noch, ich müsse dem Kloster alles aus eigener Tasche zurückzahlen. Das ist also der Grund für diese unbequeme Reise quer durch die Stadt, die mir so glühend heiß erscheint wie der Gitterrost des heiligen Laurentius.«

Ich betrachtete die beiden im Dämmerlicht nebeneinandersitzenden Männer. Beide mit der gleichen Kutte angetan und doch so verschieden. Mein Bruder war sowohl von seiner äußeren Erscheinung als auch vom Temperament her Sanguiniker. Ein ruhiger Mann mit den plumpen Händen eines Kindes, breiter Nase, vollem Gesicht und spärlichem Haupthaar. Obwohl er weder hübsch noch anmutig war, erinnerte er mich seltsamerweise an meine Mutter. Ihm waren dieselben sanften Gesichtszüge eigen, die violetten Lippen, die langsamen und bedächtigen, katzengleichen Bewegungen. Er hatte nichts Angriffslustiges an sich, nichts Schroffes oder Raues. Dicht neben ihm, nur getrennt durch einen schmalen Lichtstrahl, der durch den Spalt eines schlecht schließenden Fensterflügels wie ein Pfeil in den Raum eindrang, saß Gerardo – in seiner ganzen Art der spitzeste Mensch, den ich kannte. Mit seinen übereinandergeschlagenen Beinen, den verschränken Armen und dem gesenkten Kopf erinnerte er mich an einen knorrigen Olivenbaum. Sein gesamter Körper war angespannt, und ich wusste, dass dasselbe für seinen Geist galt. Nach der Theorie der Gegensätze hätten die beiden Männer sich wahrscheinlich gegenseitig von Nutzen sein und den jeweils anderen in seinen charakterlichen Extremen freundschaftlich zur Mäßigung gemahnen können. Doch entsteht Freundschaft nun einmal, ebenso wie Liebe oder wie ein Erdbeben, durch tiefere Strömungen, die zu steuern keinem sterblichen Wesen gegeben ist.

»Ich bin gekommen, um Euch um Linderung eines stechenden Schmerzes zu ersuchen, der mehrmals im Monat die rechte Seite meines Kopfes befällt. Es ist mir gänzlich unverständlich, liebe Schwester, und sein Kommen kündigen unheilvolle Vorboten an. In den Tagen vor dem Anfall sehe ich Blitze, und alles verdüstert sich wie beim Aufzug eines Gewitters, bis dieses Feuer schließlich gleich einer Strafe mein Haupt befällt. Anfangs habe ich tatsächlich geglaubt, es handle sich dabei um eine Strafe, um etwas Geheimnisvolles, das kein Arzt zu heilen imstande wäre. Und selbst jetzt, während ich spreche, bin ich nicht sicher, ob ich mich an die richtige Person wende.«

»Habt Ihr mit dem Klostermedikus darüber gesprochen?«

»Nein, ich wollte, dass Ihr als Erste davon erfahrt, denn ich weiß nicht, ob mein Leiden tatsächlich eine Krankheit ist, und ich möchte nicht, dass meine Mitbrüder davon erfahren.«

Einen Augenblick lang war ich versucht zu glauben, sein Anliegen diene ihm lediglich als Vorwand. Vielleicht wollte er sehen, wie es mir erging, oder er bot mir aus Mitleid eine Gelegenheit, auch jetzt, da ich außerhalb jeder Ordnung lebte, meinen Beruf auszuüben. Doch dann musste ich einsehen, dass ich mich irrte. Ich erkannte die Aufrichtigkeit seiner Worte. Was Samonius Serenus als *Hemicranio Medeno* bezeichnete, hatte er für eine Art teuflischer Besessenheit gehalten. Jedenfalls war meine Freude groß, endlich wieder in die Rolle des Arztes zu schlüpfen, wenn auch nur für kurze Zeit. Ich riet ihm, Knoblauch in ein Wolltuch zu wickeln und es an die Stirn zu halten, sobald sich der Schmerz ankündigte.

Außerdem sollte er die Schläfen mit einem Brei auf Knoblauch- und Pfefferbasis einreiben. Auf diese Weise würde er rasch von seinem Leiden befreit werden.

»Ihr kennt diese Krankheit also bereits?«

»Ja, obwohl zumeist Frauen unter ihr leiden. Der Knoblauch sorgt für eine Senkung des schmerzverursachenden Blutdrucks. Schon seit Jahrhunderten gilt Migräne in der Medizin nicht mehr als Werk des Teufels.«

»Und woher soll ein ungebildeter, abergläubischer Küchenmönch das wissen? Ich habe also gut daran getan herzukommen. Und nun erzählt mir von Euch. Warum lebt Ihr hier unter diesen Leuten, in einem Viertel, in dem es nach geschlachtetem Vieh stinkt, in einem feuchten, dunklen Haus?«

»Was soll ich erwidern … Vielleicht bin ich hier, weil ich nicht das Glück hatte, ein ungebildeter, abergläubischer Küchenmönch zu werden.«

Bei diesen Worten mussten wir beide lachen, mit gleicher Stimme, gleichem Atemrhythmus und gleicher Vokalfolge, wie zwei sich seltsam fremde Zwillinge. Mochten sich unsere Körper und unser Geist auch unterscheiden, war unsere Art zu lachen doch ein und dieselbe. Niemand, der uns hörte, würde je bezweifeln, dass wir Kinder derselben Mutter und desselben Vaters waren.

Von da an kam Grimoaldo oft zu mir zu Besuch. Er sprach über alles Mögliche, auch wenn sein Lieblingsthema das Essen war, für das er eine wahre Leidenschaft hegte. Er kannte Dutzende Varianten, wie ein und dieselben Dinge zubereitet werden konnten, und erklärte mir geduldig die verschiedenen Verfahren und Garzeiten, Dosierungen von Gewürzen sowie Arten, Obst und Gemüse haltbar zu machen. Für gewöhnlich hörte ich ihm schweigend zu, und oft hing ich dabei in Gedanken meinen Erinnerungen nach. In der fast schon besessenen Art, wie er über sein Küchenhandwerk sprach, lag etwas mir sehr Vertrautes. Meinem Vater war dieselbe Leidenschaft für Fragen der Politik eigen, mir selbst jene für die Medizin.

Zu den anderen Bewohnern des Viertels hatte ich so gut wie keinen Kontakt. Der kleine Fluss, an den ich mich gern zum Nachdenken zurückzog, floss in unmittelbarer Nähe des Hauses. Ich erreichte ihn durch eine Hintertür, die direkt auf die Felder hinausging, so dass ich niemandem zu begegnen brauchte. Nur hin und wieder sah ich auf dem Pfad am Ufer einen Mann mit einem Zicklein oder einem Kälbchen am Strick laufen. Mit der Zeit fingen wir an, uns durch Handzeichen zu grüßen, und ich sah ihm nach, wie er sich mit seinen breiten Schultern und den nackten Beinen, die in hohen Sandalen steckten, immer weiter von mir entfernte. Wenig später ertönte stets ein mörderischer Schrei. Es war das Zeichen, dass das sanfte Tier, das er mit der Schlinge um den Hals hinter sich hergezogen hatte, nun geschlachtet war. Vielleicht würde eine Keule dieses Zickleins oder die Zunge des Kälbchens auf meinem eigenen Tisch landen.

Was mochte der junge Schlachter, der töten konnte, ohne dadurch schlecht zu träumen, von einer alleinstehenden Frau denken, die mit einem Mönch zusammenlebte und ihre Tage am Wasser sitzend nur in Gesellschaft sich sonnender Eidechsen verbrachte? Zu meinem Erstaunen wusste er weit mehr über mich, als ich geglaubt hatte, was ich dank eines im Grunde recht gewöhnlichen Ereignisses entdeckte, das meinem neuen Leben jedoch eine andere Wendung geben sollte.

Die Glocken, welche die Gläubigen zur Matutin in die Kirche Santa Maria di Ruganova riefen, waren seit geraumer Zeit verklungen. Noch war die Julisonne nicht am Horizont aufgegangen, doch der Himmel begann bereits, sich dunkelviolett zu färben. Ich lag unter meiner Decke und wartete auf das erste Morgenlicht, um einen weiteren meiner zahllosen inhaltsleeren Tage zu beginnen, die sich nichtssagend und ereignislos einer an den anderen reihten, wie die Kiesel im Flussbett, als ich es plötzlich an die Tür klopfen hörte. Vor mir stand besagter Mann, den ich zum ersten Mal ohne Strick in der Hand und ohne mitgeführtes Schlachtvieh erlebte. Ich hatte ihn seinem makabren Handwerk stets mit einem Ausdruck der Ruhe, ja geradezu mit Gelassenheit nachgehen sehen. Wenn er die Tiere zur Schlachtbank führte, hatte ich nie auch nur das leiseste Anzeichen von Bedauern in seinen Augen bemerkt. Jetzt hingegen zitterte er, das schweißnasse Haar klebte ihm an der Stirn, und sein Blick war fiebrig. Innerhalb kürzester Zeit hatte er mich zu seinem Haus gezerrt. Der Raum war vom Schein zahlreicher Kerzen erhellt. Auf einer Lagerstätte ruhte eine vom anhaltenden Schmerz vollkommen erschöpfte Frau und stöhnte mit der letzten ihr verbleibenden Kraft der Lunge. Die Länge der Kerzen, das zerwühlte Bett, die Gesichter der zum Beistand herbeigerufenen Frauen und die abgebrochenen Fingernägel der Niedergekommenen: All das verriet mir, dass dieser Kampf schon viel zu lange dauerte.

Während der ganzen Zeit, die ich bereits in dieser Straße lebte, hatte mir nie jemand zu verstehen gegeben, über mich und meine Herkunft Bescheid zu wissen; ebenso wenig war man mir so begegnet, wie es einem Medikus gebührt, und doch war dieser Mann, den ich allmorgendlich traf, offenbar über alles genau informiert gewesen. Im ersten Moment hätte ich am liebsten behauptet, über keinerlei Fähigkeiten zu verfügen, um die Angelegenheit, an der mein Vorgänger offenbar bereits gescheitert war, zu einem guten Ende zu führen.

Doch ich hatte schon viel zu lange dem Zorn die Macht über mein Handeln überlassen. Und so bat ich nun darum, meinen Gehilfen herbeirufen zu lassen, den Burschen, der mir in dieses Stadtviertel gefolgt war und den ich bisher zum Umgraben des Gartens und zum Reinigen des Kamins eingesetzt hatte. Auch für ihn war nun der Augenblick eines Neubeginns gekommen.

Ich musste einen Schnitt in der Vulva machen, denn der Fötus war offenbar riesig, und ohne diese Maßnahme hätte er niemals dem Leib der Mutter entgleiten können, ohne sie dabei in den Tod zu reißen. Der weitere Vorgang war im Grunde recht einfach, und zwei Stunden später hielt ich ein Knäblein so groß wie ein Lamm im Arm.

Die Gleichgültigkeit, mit der man meine Ankunft in der Giudaica zur Kenntnis genommen hatte, das halbherzige Lächeln, die beiläufigen Grüße verwandelten sich mit einem Schlag in die Ehrerbietung, die man einer Heiligen entgegenbringt. Das Haus füllte sich mit Menschen. Man bot Gerardo, Corradino und mir Speisen an. Wir wurden geehrt und gefeiert und kehrten mit Körben voller Gaben beladen heim, als die Sonne bereits hoch am Himmel stand. Fortan rief man mich oft zu Geburten. Und je weiter sich der Ruf meines Könnens verbreitete, desto größere Entfernungen musste ich zurücklegen, um meinen Beruf auszuüben, der sich nunmehr endgültig auf die Versorgung von Gebärenden und die Früchte ihres Leibes zu beschränken schien. Immerhin wurde ich nur zu Geburten gerufen, bei denen man mit Komplikationen rechnete, oder dann, wenn die Frauen bereits alt oder noch sehr jung waren. Die natürlich verlaufenden Schwangerschaften endeten nach wie vor irgendwo auf den Feldern oder in den Armen von kundigen Schwestern, Müttern und Schwiegermüttern. Dann gab es noch die einfachen Wehfrauen, die weitaus mehr Vertrauen unter der einfachen Bevölkerung genossen als jeder studierte Arzt. Die Tatsache, dass ich eine Frau war, sorgte jedoch trotz des durch meine Bildung und Herkunft erzeugten offenkundigen Misstrauens dafür, dass man unter allen anderen Medizi ausgerechnet mich darum ersuchte, mich bestimmter Frauenleiden anzunehmen.

Dahin hatten mich also meine jahrelangen Studien, meine Kenntnisse der Philosophie, der Mathematik und Astronomie geführt. Das war der gerechte Preis für meine Auflehnung, für das Verlassen meines ehemaligen Heims. Ich war kaum mehr als eine schlichte Hebamme, einzig und allein dafür da, Kindern auf die Welt zu helfen. Oft war ich verzagt angesichts dessen, was ich nicht anders denn als Niederlage empfinden konnte. Doch dann sagte ich mir wieder, dass ich zumindest für die einfachen Leute von Bedeutung war, dass mein tägliches Wirken viele Gebärende vor dem sicheren Tod bewahrte und dass diese Aufgabe das Wohlwollen des Herrn wecken würde. Ich konnte und wollte nicht zurück.

Um mich über Land bewegen zu können, hatte ich einen Wagen eingerichtet, in dem bei Bedarf sowohl ich als auch Corradino Platz zum Übernachten hatten. Als ich diesen geschickten Burschen zu meinem Gehilfen gewählt hatte, war mir nicht in den Sinn gekommen, dass sich mein medizinisches Wirken gänzlich auf den Beistand werdender Mütter beschränken würde, denn für diese Fälle war er nahezu vollkommen unbrauchbar. Als jungem Mann war ihm die Anwesenheit bei einer Geburt von Haus aus verwehrt. Zum Ausgleich lenkte er den Wagen und war hurtig im Beschaffen von Kräutern, die er mir durch Dritte an den Ort meines Wirkens überbrachte. Er sprach wenig, dieser Gefährte meiner langen Reisen, doch er verstand es zuzuhören und schien an alle Bedürfnisse im Voraus zu denken. Im Wagen mangelte es nie an Wasser und Nahrung, wir führten stets erfrischende Kräuter mit uns, um die Hitze erträglicher zu machen, das Pferd war zu jeder Zeit gestriegelt, und seine wallende Mähne glänzte wie die eines fürstlichen Zelters. Obwohl Corradino so sanftmütig war, dass er keiner Fliege etwas zuleide tun konnte, hatte er dennoch einen kräftigen Körperbau und eine furchteinflößende, finstere Miene, was uns einen gewissen Schutz vor üblen Gesellen garantierte. Gerardo begleitete mich nicht bei diesen Unterfangen, und die wenigen Male, die wir darüber sprachen, hielt er mit seinem Missfallen nicht hinterm Berg. Seiner Meinung nach hätte ich meine Zeit und mein Talent auf Besseres verwenden sollen, anstatt Gefahr zu laufen, durch den ständigen Kontakt mit Landarbeitern und Waschweibern allmählich zu verkommen. Und vielleicht hatte er nicht unrecht. Nachdem ich in einer Art Palast aufgewachsen war und viele Jahre lang in dem vornehmen Haus meines Gemahls gelebt hatte, weckte der Aufenthalt in den Hütten und ärmlichen Behausungen, die bisweilen kaum mehr als schlichte Grotten waren, einen nie gänzlich erloschenen Widerstandsgeist in mir.

Selten bedeckte ich mein Haar mit einem Schleier, und schon lange trug ich keinen Schmuck mehr. Aus tief vergrabenen Kindheitserinnerungen kamen Ausdrücke jener Sprache ans Licht, die ich mit Iuzzella gesprochen hatte. Oft verzichtete ich auf den Gebrauch des Lateinischen, das Gerardo und ich jahrelang während unserer Diskussionen verwendet hatten, um auf die bunte Vielfalt einer Mundart zurückzugreifen, die diesem Boden und der Armut seiner Bewohner erwachsen war. So viel Mühe hatte mein Hofmeister darauf verwendet, eine meinem Geschlecht würdige Tochter aus mir zu formen, und nun gewann der wilde Instinkt erneut die Oberhand über mich, so wie es geschieht, wenn die Natur Einzug in die fein dekorierten Räume eines leerstehenden Hauses hält.

Wir diskutierten lange am Kamin sitzend, und unsere Gespräche drehten sich immer wieder um dasselbe Thema. Zwei begriffliche Gegensätze lieferten sich einen Kampf wie Ritter in einem Turnier. Praxis und Theorie, Natur und Kultur, Leben und Geist. Obschon er als Eremit gelebt und auf seinen Reisen unzählige Erfahrungen gesammelt hatte, blieb er doch ein vornehmlich auf das Seelenheil bedachter Benediktinermönch. Ich dagegen hatte zwar Philosophen und Mathematiker studiert, war jedoch im Umfeld der Medizinschule herangereift und hatte mit Giovanni zu einer Lebensweise gefunden, die im Auswendiglernen von Rezepten, im Ertasten eines Pulsschlags und dem Beschnuppern von Urin bestand. Im Mittelpunkt meines Wissens stand der Leib, sein Kenntnisdrang war dagegen auf die Seele gerichtet. Für mich spielte es keine Rolle, ob ich es mit dem Unterleib einer Bäuerin zu tun hatte, bei der es zu einem vorzeitigen Blasensprung gekommen war. Ich wusste, dass man weder den *Timaios* gelesen haben musste noch die Theorien des Isidor von Sevilla zu kennen brauchte, um meiner Tätigkeit nachzugehen. Gerardo behauptete, dass verglichen mit der Ewigkeit ein dem Tod entrissenes Leben kaum von Bedeutung sei, ebenso wenig wie das Wohlbefinden des Leibes, der den Ursprung aller Versuchung darstellte. Wie sollte ich meinem Freund begreiflich machen, dass ebendieser Körper, den der Herrgott für uns so vollkommen erschaffen hatte, das Recht besaß, in dieser Form auf Erden bewahrt zu werden? Dass in den Körpersäften und Temperamenten, auf der Suche nach deren Ausgewogenheit, der einzige Weg lag, um auch die Leiden der Seele zu lindern? Wie sollte ich ihm den blasphemischen Gedanken nahebringen, der längst all mein Handeln bestimmte, dass nämlich Leib und Seele bis zum Zeitpunkt des Todes eine einzige, unteilbare Einheit bildeten? Nicht von ungefähr sprachen so viele von der Auferstehung des Fleisches als dem Tag des Jüngsten Gerichts. Das war jedoch ein Punkt, über den sich in Gerardos Gegenwart unmöglich reden ließ. Hin und wieder kamen meine Söhne oder auch mein Bruder versehentlich auf das Thema zu sprechen und versuchten zu erörtern, wohin der auf dem letzten Konzil eröffnete Streit wohl führen mochte. Jedes Mal erhob sich Gerardo und verließ schnurstracks den Raum. Ich kannte ihn gut genug, um zu wissen, dass er mich eines Tages in das Dilemma einweihen würde, das ihn so zu quälen schien, doch nur er konnte den rechten Zeitpunkt dafür bestimmen. Unsere Gespräche waren zwar sehr angeregt, doch wurden sie immer seltener. Oft kehrte ich vollkommen erschöpft erst bei Sonnenuntergang heim, und nicht selten schlief ich bereits, bevor es Zeit für die letzte Mahlzeit war.

Ich kümmerte mich weiterhin um meine persönliche Körperpflege, vielleicht sogar mehr, als ich es während meines ehemaligen, an Privilegien so reichen Lebens getan hatte. Zwar hatte ich kein eigenes Badebecken im Haus, doch begab ich mich regelmäßig in die öffentlichen Bäder der Stadt. Zu diesem Zweck musste ich viele Gassen durchqueren. Corradino begleitete mich mit einer Tasche auf den Schultern, in der er Bimsstein und ein Leintuch mitführte. Mit Ausnahme der Waschweiber und der Obstverkäuferinnen auf dem Markt war ich die einzige Frau in den Straßen, und nicht selten trafen mich die tadelnden Blicke der unseren Weg kreuzenden Geistlichen. Frauen, die das Haus verlassen, laden zur Versuchung ein. Mit der Zeit hatte ich gelernt, sie nicht weiter zu beachten, und stellte sie mir insgeheim gern als Neugeborene vor, mit von mütterlichen Körpersäften noch feuchten Köpfchen, um so meine Furcht zu verscheuchen. Sie alle hatten denselben Weg genommen, um in die Welt zu gelangen, und am Ende jenes dunklen Ganges hatten zwei helfende Hände sie in Empfang genommen. Wenn sie über die Menschheit als ein sterbliches Geschlecht sprachen, begriffen sie nicht, dass wir uns auf Erden in erster Linie darin gleichen, geboren worden zu sein, und dass wir daher in meinen Augen vielmehr als Geborene denn als Sterbliche gelten müssten.

40. Kapitel

Der Weg der Vergebung

Des Nachts, einsam in meinem Bett liegend, sah ich die ersten Tage in der Medizinschule vor mir, die tagelangen Feierlichkeiten anlässlich unserer Hochzeit, die Abende am Meer mit den Kindern, und mir wurde bewusst, dass kein Mann in Salerno oder anderswo auf der Welt jemals erlebt hat, was mir widerfahren war. Meine Arztkollegen hatten keinerlei Vorstellung, was es hieß, mit einer Frau verheiratet zu sein, die einem zuzuhören und auf Zweifel wie auf kluge Einfälle gleichermaßen einzugehen vermochte. Die Frauen, die mit ihnen das Ehebett teilten, waren lediglich Mütter ihrer Kinder, kaum bedeutender als eine Magd, die man hin und wieder zum Beischlaf nötigte. Ein Wesen, das nichts dachte und nichts begriff, das es zu bewachen und zu beschützen galt, wobei zu befürchten stand, dass es sich irgendwann widersetzte wie ein Hund, der seinen Herrn zu beißen versucht. Mir war es beschieden gewesen, die Seele einer Frau kennenzulernen, ihrer Stimme zu lauschen und das Verlangen ihres Körpers zu begreifen.

Inmitten dieser einsamen Nächte sah ich ihr Gesicht unter mir. Nicht mit dem schmachtenden Ausdruck ihrer Jugend. Nein, das Bild, das mich wie ein wütender Dämon verfolgte, war das ihrer schreckgeweiteten Augen. Ich hatte ihre Kraft gebeugt, sie gedemütigt, verlangt, dass sie mir jene Unterwürfigkeit und Angst entgegenbrachte, die scheinbar eine jede Frau ihrem Ehemann und Gebieter schuldig ist. Ich hatte ihr ihre Schwäche vor Augen geführt und sie ins Gesicht geschlagen. Was mein Geist nicht vermocht hatte, mein Körper war dazu in der Lage gewesen. Jene unheilvolle Nacht blieb mir bis in die kleinsten Einzelheiten im Gedächtnis. Nicht einmal der Wein, den ich maßlos getrunken hatte, konnte meine Erinnerung an jenen Augenblick vernebeln. Ich, wie ich rasend und im Rausche schwankend in ihr Zimmer eindringe. Sie, die die Beine auf dem Bett aneinanderpresst und mich auffordert zu gehen. Ihre herrische Stimme, der Befehlston eines Menschen, der es gewohnt ist, dem Gesinde Anweisungen zu erteilen – mit erhobenem Kinn und fest auf mich geheftetem Blick. Alles schien nur darauf ausgerichtet, meine Raserei zu steigern, meinen Wunsch, sie zu unterwerfen, weiter anzufachen. Die Zeit nach ihrer Rückkehr aus dem Kastell war nicht einfach gewesen. Unsere lange Trennung hatte dazu beigetragen, eine böswillige und kindische Empfindung in mir wuchern zu lassen. Ich hatte Ruggero gepflegt und dabei das Gefühl gehabt, ihr seinen wieder gesundeten Körper zu schenken, so wie eine Mutter ihrem Gemahl die Frucht ihres Leibes schenkt. Schließlich war die Zeit der Genesung unseres Sohnes vorüber, er war wieder auf die Beine gekommen, hatte erneut zu reiten begonnen und sein Leben als junger Ritter wiederaufgenommen, doch Trotula kehrte nicht zurück. Und so verlor mein ihr bereitetes Geschenk an Bedeutung, nun, da nichts am wiedererlangten Gesundheitszustand unseres Sohnes ahnen ließ, welche Ängste ich allein hatte ausstehen müssen. Später kam noch der Spott der Kollegen hinzu. Ihre Andeutungen. Keiner von ihnen konnte begreifen, weshalb ich meiner Gemahlin all diese Freiheiten gewährte. Ich beeilte mich stets, sie in Schutz zu nehmen, und führte zu ihrer Entlastung die schlimme Situation an, in der sich die Landarbeiter ihres Vaters befunden haben mussten. Schließlich sagte keiner mehr etwas, doch wurde ich nun mit geradezu mitleidigen Blicken bedacht, da ich mich wie eine Mutter um meine Söhne kümmern, in einem leeren Bett schlafen und mit Köchen und Mägden verhandeln musste, da keine Frau im Haus war, um sich dieser Aufgaben anzunehmen.

Dann war sie zurückgekehrt, um gleich darauf wieder zu verschwinden, da sie, wie sie sagte, jenen Mönch dazu bewegen wollte, ihr zu folgen. Vielleicht hätte ich ihr das Jahr ihrer Abwesenheit, die einsamen Nächte und den mangelnden Respekt mir gegenüber verziehen, wenn sie mich nur einmal um Nachsicht gebeten hätte. Aber dafür sah sie offenbar keinen Grund. Im Gegenteil. Sie hatte einen ganzen Landstrich vor dem drohenden Tod bewahrt, und dafür erwartete sie von allen Lob und Anerkennung. Sie erneut aufbrechen zu sehen war nahezu unerträglich – an jenem Tag rang ich aufs Heftigste mit mir. Doch ich sagte nichts, weder damals noch später, denn ich kannte die Antworten, die sie mir gegeben hätte, und wusste, dass es unmöglich war, sie von ihrem Fehlverhalten zu überzeugen. Sie hatte das Gefühl, ihre Aufgabe auf bestmögliche Weise zu erfüllen. Schließlich hatte auch niemand sie daran gehindert, die Medizinschule zu besuchen und Ärztin zu werden. Wie sollte ich ihr nun begreiflich machen, dass sich das, was sie tat, nicht mit dem Leben als Ehefrau und Mutter unserer Kinder vereinbaren ließ? Schließlich war meine Wut urplötzlich und gegen meinen Willen hervorgebrochen.

Am Morgen jenes Tages hätte ich mir noch nicht träumen lassen, was ich in der Nacht ohne zu zögern tun sollte.

Sie forderte mich ein ums andere Mal auf, in mein Zimmer zurückzukehren. In ihrer Stimme lag keine Spur von Demut. Ich dagegen wünschte, sie möge mich anflehen. Ich war ihr Herr und Gebieter, den die Natur dazu bestimmt hatte, sie zu beherrschen. Schweigend trat ich an ihr Bett. Wenn ich auch nur das geringste Zeichen von Ergebenheit erkannt hätte, wäre ich vielleicht noch imstande gewesen, mich zu zügeln. Doch sie sprach nur meinen Namen, im gebieterischen Ton einer Mutter, die ihren ungezogenen Sohn zurechtweist.

Danach erinnere ich mich nicht mehr an ihr Gesicht. Ich hob sie aus dem Bett, hielt sie zunächst auf dem Arm. Sie schlug nicht um sich, versuchte jedoch, sich aus meinem Griff zu befreien, und so warf ich sie über die Schulter. Ihre Beine ruderten in der Luft, ich spürte den Geruch ihrer Wut, an der sich die meine entzündete wie ein Stück Holz an einem glühenden Scheit.

Ich hielt sie fest im Griff, ohne an die Schmerzen zu denken, die ich ihr dadurch zufügte. Als ich vor unserem Bett stand, ließ ich sie fallen und stürzte mich auf sie. Wieder sah ich ihre Augen. Es lag kein Zorn und keine Abneigung mehr darin, sondern bloße Angst, eine stumme, animalische Angst, die wahrscheinlich allen Frauen vertraut ist. Sie schloss die Lider und presste die Kiefer, die Lippen aufeinander, als wolle sie alles verriegeln, was in ihrer Macht stand. Ich drang gewaltsam in sie ein, hielt ihre Arme mit den Händen fest, so dass sie sich nicht rühren konnte. Sie sagte nichts, schrie nicht, bat mich nicht innezuhalten. Wie ein Gotteshaus, das man mit dem Knüppel verwüstet, spürte ich sie unter der Kraft meiner Lenden zerbersten, und dennoch konnte ich nicht innehalten. Wie sollte man nicht zerstören, was man selbst unter größter Anstrengung nicht zu begreifen vermag?

Ich kam nicht dahinter, weshalb diese Frau so anders war als gewöhnliche Frauen, ich erkannte nicht, welche Tragweite das für unser Leben hatte. War es gar so, dass ich in jener

Nacht glaubte, sie auf das zurechtstutzten zu können, was sie eigentlich hätte sein sollen, indem ich ihr schlicht die Macht aufzwang, die mir durch Gott und die Menschen gegeben war? Seit dem nächsten Morgen habe ich ihre Stimme nicht mehr gehört und ihren Blick nicht mehr auf mir ruhen sehen.

Sosehr ich mich auch um ihre Vergebung bemüht habe, stets prallte ich nur gegen den glühenden Wall ihres Zorns. Und meines eigenen. Ich habe mich erniedrigt, habe um Nachsicht gefleht, doch noch immer sagt etwas in mir, dass letztlich sie es war, die diese Bestrafung herausgefordert hat, und dass sie den Weg zurück zu meinem gedemütigten Herzen finden müsse. Wie kann man sich selbst gleichzeitig als Opfer und Peiniger sehen? Wie jemanden um Verzeihung bitten, dem man selbst noch nicht verziehen hat?

Seit jenem Tag sind zwei Jahre vergangen. Vieles hat sich seitdem in Salerno verändert. Viel Blut ist geflossen, viele haben ihr Leben gelassen. Unser Fürst Waimar wurde von seinen Schwägern im Hafen ermordet. Sie besetzten die Stadt mit Waffengewalt. Waimars Bruder, Herzog Guido von Sorrent, hat sich an die Normannen gewandt, und gemeinsam haben sie Salerno samt seinen Verschwörern belagert. Die Familien der vier Verschworenen wurden gestürzt, forderten aber, ungestraft zu bleiben, sofern sie im Gegenzug Gisulf, den Sohn und Erben Waimars, freiließen. Guido willigte ein und gelobte, weder Rache noch Vergeltung zu üben. Doch die Normannen, die nicht zur Einhaltung des Eides bereit waren, metzelten die vier Schwäger sowie sechsunddreißig ihrer Angehörigen nieder, für jeden Messerstich in Waimars Körper einen.

Nun ist Gisulf II. unser Fürst, der Sohn Gemmas, bei dessen Geburt Trotula eigenhändig Beistand geleistet hat. Wie soll einem das Schicksal da nicht als Posse erscheinen? Die

Frau, die dafür gesorgt hat, dass der wichtigste Mann der Stadt heil zur Welt kommt, lebt in einem verrufenen Viertel, von allen vergessen.

Es waren tatsächlich harte Zeiten für die Stadt. Vor allem unter der Gewalt der vier Schwäger. Und oft fürchtete ich um die Unversehrtheit meiner Gattin. Von Giovanni und Matteo wusste ich, dass sie allein, nur in Begleitung eines Dieners, in der Stadt und auf dem Land unterwegs war. Salerno stand nicht mehr unter der sicheren Führung unseres einstigen Fürsten. Viele üble Gesellen nutzten die unsicheren Zeiten für ihre Missetaten und setzten auf die allgemeine Verwirrung, die auch die Richter einschloss, welche nicht mehr wussten, unter wessen Macht sie eigentlich agierten. Und was tat sie? Sie getraute sich allein auf die Straßen. Auf einem Wagen. Meine Achtung für sie mischte sich mit Zorn angesichts ihres Hochmuts, und mehr als einmal ertappte ich mich bei dem Wunsch, das Leben möge ihr eine Lektion für ihre Anmaßung erteilen. Meine berufliche Laufbahn nahm sich derweil immer glänzender aus. Seit Kurzem gehöre ich tatsächlich dem Collegium der Zehn an. Jeder zollt meiner Arbeit als Lehrmeister und Medikus Respekt, und vor einiger Zeit habe ich, vielleicht um die widerstreitenden Gefühle in meinem Inneren zu beschwichtigen, die der bloße Gedanke an Trotula in mir auslöst, mit dem Verfassen eines Traktates begonnen. Dasselbe hatten Gariopontus und Petrocello getan, und nun wurde es von mir erwartet. Dieses Werk nahm ein Gutteil meiner Zeit in Anspruch, und ich widmete mich ihm mit ganzer Kraft wie jemand, der im Wald einem Bären begegnet und nun kein anderes Ziel kennt, als sich vor den Klauen der Bestie zu retten. Mein Text war kurz und konnte es gewiss nicht mit den großen Werken von Gariopontus und Petrocello aufnehmen. Es handelte sich um ein Traktat über die Technik des Schneidens bei Abszessen der Tonsillae. Ich schaffte es nicht, lange bei der Sache zu bleiben, mein Geist schweifte ab, und mein Körper unterzog sich nur widerwillig der aufgezwungenen Bewegungslosigkeit. So rasch als möglich brachte ich die Arbeit hinter mich, und als ich sie abgeschlossen hatte, wurde mir der wahre Grund klar, aus dem ich mir diese nahezu vergeblichen Mühen aufgebürdet hatte.

Ich fasste die wenigen Blätter zusammen und schlug den Weg zu den Vierteln der Unterstadt ein. Bei jedem Schritt, mit dem ich mich meinem Ziel näherte, stieg das Fieber in mir. Ich spürte die Hitze von den Knien in alle Teile meines Körpers bis zum Scheitel aufsteigen. Der Himmel war wolkenverhangen und düster, und dennoch brannte mein Kopf wie unter der glühendsten Sonne. Ich musste an meinen Sohn Ruggero denken, der seine Mutter nicht mehr sehen wollte, da sie in seinen Augen mit allen Regeln des gesitteten Lebens gebrochen hatte. Meine Beine schienen sich durch Sand zu bewegen. Vielleicht fühlte er ähnlich, wenn er sich im Kampf befand, im Angesicht des Feindes. Er hatte den Normannen und Gisulf seine Dienste angeboten, um die Stadt von den Verschwörern zu befreien, und riskierte nun ständig sein Leben, um den Frieden zu wahren, aber ich war mir sicher, dass er dabei nie solche Angst verspürte, wie ich sie bei dem bloßen Gedanken an die Begegnung mit meiner Frau empfand.

Plötzlich merkte ich, dass mir jeden Augenblick die Sinne schwinden würden, und ich musste innehalten. Mit ganzer Kraft drückte ich meine Finger in das weiche Fleisch zwischen Daumen und Zeigefinger. Trotula hatte mir dieses Mittel gegen die Ohnmacht gezeigt. Aus irgendeinem Grund vermochte der stechende Schmerz, der sich von ebendiesem Punkt aus verbreitete, die Sinne wiederzuerwecken und so für Kraft und Klarheit zu sorgen.

Ganz in der Nähe befand sich das Portal der Kirche Santa Maria di Ruganova. Ich trat ein und kniete nieder. Voller Inbrunst betete ich zur heiligen Katharina, sie möge mir die nötige Demut zuteilwerden lassen, derer mein Ansinnen bedurfte. Denn ich fürchtete nicht nur Trotula und ihre erneute Zurückweisung. Vor allem war es meine Wut, die mich ängstigte, die wenn auch wenig wahrscheinliche Gefahr, erneut außer Fassung zu geraten, sie anzugreifen und zwischen uns einen noch tieferen Graben zu ziehen. Wenn ich in mich hineinhorchte, spürte ich die Verbitterung, die in den Tiefen meines Denkens lauerte. Was, wenn dieses Gefühl die Oberhand über alle anderen gewann? Aus ebendiesem Grund hatte ich mich so lange Zeit von ihr ferngehalten. Dann fiel mein Blick auf die Handvoll Blätter, auf denen ein Arzt, der insbesondere dazu taugte, Krankheiten am Geruch zu erkennen, seine jahrelangen Erfahrungen in Worte zu fassen versucht hatte. Mein Wunsch, sie Trotula lesen zu lassen, bevor ich sie dem Collegium vorlegte, war ganz und gar aufrichtig. Ich hoffte auf ihr Urteil, war mir sicher, dass ihre Worte den Wert meiner Arbeit steigern würden. Sosehr meine Achtung für sie auch von dem Gefühl der Demütigung überschattet war, blieb sie doch trotz allem bestehen, darauf konnte ich bauen. Meine ihr entgegengebrachte Wertschätzung würde mich vor mir selbst schützen.

Ich verließ die Kirche und ging die abwärtsführende Straße entlang, zum Judenviertel, wo sie in einer ebenerdig gelegenen Wohnung in der Nähe eines Fleischmarktes lebte. Heftiger Gestank stieg mir in die Nase. Ich konnte die sauren Schwaden von verfaulendem Gemüse, den herben Geruch von Blut und süßlichem Fleisch unterscheiden. Mein übermäßig ausgeprägter Geruchssinn, der mir bei der Ausübung meiner Kunst stets zum Vorteil gereichte, erwies sich in diesen Straßen als

Plage. Ich spürte Übelkeit aufsteigen, die ich nur mit Mühe zu unterdrücken vermochte. So wie dieser Ort, kam mir in den Sinn, musste die Hölle sein. In den Vertiefungen am Straßenrand floss ein Rinnsal trüben, mit dem Blut geschlachteter Tiere vermischten Wassers, überall lag Unrat. Bettler und Krüppel saßen auf der Erde und streckten die Hände aus, ohne die Hoffnung, sie jemals gefüllt zu sehen. Überall wurde etwas verkauft, das mit lauten Rufen einer Kundenschar feilgeboten wurde, die es nicht gab. Im Hintergrund der mit allen möglichen Waren vollgestopften Räume befanden sich feuchte, von Ungeziefer verseuchte Strohlager. Auf der Straße tummelten sich Schweine, Hunde und flatternde Hühner. Halbnackte Kinder spielten zwischen den Verkaufsständen Fangen. Trotula lebte an einem Ort, an dem ich selbst es nicht einmal einen Tag ausgehalten hätte. Während ich in dem Durcheinander aus kleinen und größeren Verkaufsständen nach ihrem Haus Ausschau hielt, erspähte ich die bekannte Gestalt eines mageren Mannes, der sich inmitten dieses höllischen Treibens bewegte und dabei für den Lärm taub zu sein schien.

Ich rief seinen Namen, als seien wir alte Freunde, und er wandte sich um und erblickte mich, kam aber keinen Schritt auf mich zu. Ich bahnte mir einen Weg durch diese fremde Welt, in der alle verkauften, jedoch niemand etwas kaufte, bis ich vor ihm stand. Alles ringsum wirkte derart aufgeregt, dass mir sein Gesicht geradezu beruhigend erschien wie das Antlitz eines seit Langem vermissten Bruders. Einen Augenblick lang, nur einen einzigen Augenblick, wichen mein Argwohn und meine Eifersucht. Ich bat ihn, mich zu Trotula zu führen, und er deutete wortlos auf das Haus, in dem ich sie finden würde. Dann setzte er seinen Weg fort, wobei er mir, nach Art der Benediktinermönche, zum Abschied die Hand entgegenstreckte.

Sie war nicht daheim, worüber ich insgeheim erleichtert war. Ich übergab der Magd die Papiere und verließ das Viertel fluchtartig.

41. Kapitel

Ein möglicher Dialog

Ich war drauf und dran, ihn nicht zu beachten. In dem Durcheinander hätte ich die Stimme, die meinen Namen rief, ebenso gut überhören, mich abwenden, nichts sehen, vergessen können. Doch irgendetwas hatte mich dazu gedrängt. Er war freudig auf mich zugekommen, Groll, Eifersucht und Neid schienen vergessen. Bei ihm, nicht jedoch bei mir. Dieser Mann mit der fleischigen Nase, der sich mir mit beinahe offenen Armen näherte, verkörperte zu vieles von dem, was ich nie erreicht hatte: Er war ein angesehener Arzt, Vater dreier Söhne, und er war ihr Gemahl. Seine schlanken, fast weiblich anmutenden Finger kannten jedes Geheimnis der Haut dieser Frau, die ich nie hatte anrühren dürfen. Alter und Enthaltsamkeit hatten mein Begehren nach ihr verringert, aber dennoch neidete ich diesem Mann seine Erfahrungen. Die Frauen, denen ich begegnet war, hatten in meiner Erinnerung weder Stimme noch Gesicht, sie waren lediglich Körper, die meiner qualvollen Hingabe an die körperliche Lust dienten. Bei jedem Schritt, den er auf mich zumachte, spürte ich die Grundfesten meines neuen Daseins ins Wanken geraten: mein Leben mit Trotula, unser Schweigen, das Vorrecht, als Einziger in ihrer Nähe weilen zu dürfen. Er kehrte zurück wie ein Herr, der seine Ländereien zurückfordert. Vor Kurzem hatte Fürst Gisulf Salerno von den Usurpatoren zurückerobert. Und ich war den vier Schwägern, die mit Waffengewalt in ihre Schranken verwiesen worden waren, gar nicht so unähnlich.

Am Abend kehrte ich heim, auf alles gefasst. In meine heimtückischen Gedanken schlich sich sogar die Angst, sie überhaupt nicht mehr wiederzusehen. Vielleicht war sie ja mit ihm gegangen, dorthin zurückgekehrt, wo sie ohnehin hätte bleiben sollen. In diesem Fall wäre ich ihr nicht gefolgt. Ich hätte mein Leben weiter in diesen unzivilisierten Straßen verbracht, die bisweilen dem wildesten aller Wälder glichen.

Als ich erkannte, dass sie tatsächlich nicht da war, spürte ich jegliche Gewissheit ins Wanken geraten. Würde ich ohne sie leben können? Ich begriff, dass ich sie liebte, mit einer stillen und zähen Liebe, die nicht länger den Stachel der Begierde kannte, ja jegliche fleischlichen Gelüste geradezu missachtete. Dennoch war es nicht die Liebe, die man einer Schwester entgegenbrachte. Corradino teilte mir mit, die Herrin sei ausgegangen, und als ich fragte, ob sie allein gewesen sei, sah er mich erstaunt an. Gewiss war sie allein, wann hätte sie jemals zugelassen, dass sie jemand begleitete? Ich fand sie auf einer der Kiesbänke am Fluss sitzend. Ihre Schultern und ihr Haar schimmerten im letzten Abendlicht. Sie hielt einige Blätter in der Hand und war offenbar mit Lesen beschäftigt.

»Ich habe vor Kurzem Euren Gatten gesehen.«

»Ich weiß schon. Er hat mir das hier zukommen lassen.«

Sie sprach, ohne den Blick von den Papieren zu heben. Es lagen weder Zorn noch Trübsal in ihrer Stimme, nur die leise Spur eines fernen Grolls, einem Echo in den Bergen gleich.

»Worum geht es?«

»Abszesse der Tonsillae. Wenn ich fertig bin, könnt Ihr es gerne lesen.«

Dieses mich so beunruhigende Ereignis hatte ihre Absichten nicht im Mindesten berührt. Sie würde in dem Haus in der Giudaica bleiben.

Giovanni kam wenige Tage nach dem Matthäus-Fest wieder, und diesmal traf er sie an. Sie bat ihn, Platz zu nehmen, und während die Hände des Mannes zitterten, schien Trotula nicht im Geringsten erregt zu sein. Sie war ruhig, entspannt und klar, als sie ihm die Seiten mit der Bemerkung überreichte, dass sie seine neue Technik sehr interessant fände und sie selbst anwenden wollte, falls sich jemals Gelegenheit dazu bieten würde. Zwischen ihnen schien alles beigelegt zu sein. Obschon ich die Angelegenheiten der menschlichen Seele gründlichst studiert und unzählige Bücher gelesen hatte, merkte ich doch, dass mir jegliches Verständnis für das fehlte, was mir das Leben nun darbot. Ich war gereist, hatte die Freuden des Weins und des Fleisches, die käufliche Liebe und die Einsamkeit der Wälder kennengelernt, hatte das Leben eines Mönches und das eines Räubers geführt, doch das alles war nicht ausreichend gewesen. Hier und jetzt begriff ich, dass ich gelebt hatte wie jemand, der hundert Bücher aufschlägt, aber immer nur die erste Seite liest. Diese beiden hatten stets dasselbe Leben geführt, hatten die Stadt nie verlassen, keine fremden Sprachen und Horizonte erkundet, und dennoch waren sie an einen mir unerreichbaren Ort vorgedrungen. Man kann nicht gleichzeitig den Grund des Meeres und seine Oberfläche in Augenschein nehmen.

Die Stimmung verdüsterte sich erst, als Ruggeros Name fiel.

»Wie geht es ihm? Ich war in großer Sorge um ihn in den Tagen von Gisulfs Rückkehr.«

»Er hat an der Seite der fürstlichen Truppen gekämpft, und Gisulf persönlich hat ihn erst kürzlich zum Ritter geschlagen. Er ist ein harter, unnachgiebiger Mann, auch mir gelingt es nur selten, ein paar Worte mit ihm zu wechseln. Du solltest deinen Vater bemühen. Er ist vielleicht der Einzige, der wirklich weiß, was sich im Herzen deines Sohnes verbirgt.«

»Mein Vater hat sich in sein Haus zurückgezogen. Ich habe ihn schon lange nicht mehr zu Gesicht bekommen.«

Giovanni schwieg. Er fragte seine Frau nicht, warum sie den Vater nicht einfach in seinem Haus aufgesucht hatte. Ich hätte das vermutlich getan, doch er unterließ es, da er die Antwort bereits kannte. Und er tat gut daran, denn Trotula lohnte es ihm mit einer Frage.

»Hast du Alfanus kennengelernt?«

Die Stimme brach ihr fast bei diesen Worten. Ich wusste, wie sehr sie es bedauerte, diesem von allen gepriesenen Mann aus Montecassino nicht persönlich begegnen zu können. Er stammte aus Salerno, hatte jedoch zunächst als Mönch im Kloster Santa Sofia in Benevento und später in Montecassino gelebt. Seit Kurzem war er nun Abt des hiesigen Benediktinerklosters. Es hieß, er sei Arzt, Schriftsteller, Dichter, Architekt und Verfasser religiöser Lobeshymnen. Alle sprachen von ihm als dem größten Geist, den der Benediktinerorden je hervorgebracht hatte. Vielen galt er als begnadetster Dichter aller Zeiten, und seine Werke schienen sich durch Charakteristika auszuzeichnen, die nur denen der frühesten Dichter des Christentums vergleichbar waren. Und dieser großartige Mann stammte ausgerechnet aus Salerno, auch wenn ihn sein Dasein als Mönch lange Jahre von der Stadt ferngehalten hatte.

»Ja, das habe ich, und ich muss zugeben, dass er über außergewöhnliche Strahlkraft verfügt. Nicht nur leitet er das Benediktinerkloster mit sowohl fester als auch auf Neuerungen bedachter Hand, darüber hinaus ist er auch bei allen politischen und religiösen Ereignissen der Stadt zugegen. Ich habe ihn mutig über Reformen, über Ketzerei und Kirchenrecht debattieren hören, ja sogar über die Korruption des Klerus.

Sollte er jemals die nötige Macht erlangen, so steht fest, dass er die führenden Köpfe des Klerus zu grundlegenden Neuerungen bewegen wird. Er ist die Stimme, auf die wir alles gewartet haben, Trotula. Mit ihm hat endlich ein hoher Würdenträger begriffen, dass eine Umgestaltung der Kirche nur durch die Aneignung von Kenntnissen und Werten der klassischen Kultur möglich ist, insbesondere der griechischen und römischen Klassik, die allzu lange unbeachtet geblieben sind. In seinen Schriften bezieht er sich unablässig auf das Alte sowie das Neue Testament, dennoch scheut er sich nicht, auch Denker wie Platon, Aristoteles, Horaz, Ovid, Cicero, Phaedrus und Virgil ins Feld zu führen. Er verfügt über die außergewöhnliche Fähigkeit, Mythen des Altertums heranzuziehen, um seinen christlich religiös geprägten Abhandlungen mehr Nachdruck zu verleihen. Zweifelsohne ist er der richtige Mann, um der Kirche den Weg aus dieser schon viel zu lange währenden Dunkelheit zu weisen.«

Trotula hörte ihm wie verzaubert zu. Ich kannte diesen Blick. Die geweiteten Augen, der halb geöffnete Mund. Es war derselbe Ausdruck, den ich so oft als kleines Mädchen an ihr gesehen hatte. Wie ein Fischer, der das Netz einholt und an Gewicht und Widerstand erkennt, dass ein guter Fang auf ihn wartet, fuhr Giovanni geradezu mit Feuereifer fort, von jenem Mann zu berichten, der allmählich alle Eigenschaften eines Sterblichen verlor und wie der neue Messias dargestellt wurde, der auf die Erde gesandt worden war, um die Wahrheit zu verkünden.

»Alfanus beherrscht unter anderem perfekt das Griechische, er spricht und schreibt fließend in dieser Sprache und vermag sie auch zu übersetzen. Du weißt ja, wie schwierig es selbst unter Gebildeten ist, jemanden zu finden, der in der Lage ist, diese bedeutsamen Texte zu entschlüsseln. Aber nicht nur in Gelehrtenkreisen erfreut er sich größter Beliebtheit. Seine Verse werden vertont, und das Volk hört sie, liebt sie und erwirbt beim Singen Kenntnisse, die andernfalls niemals bis zu ihm durchdringen würden. Dank seiner werden sich viele Dinge verändern. Er hat erkannt, dass sich Philosophie und religiöses Denken nicht ausschließlich mit dem Geist auseinandersetzen dürfen.«

»Meinst du, wir werden es noch erleben, dass ein Geistlicher den Wert körperlicher Harmonie anerkennen wird, Giovanni?«

Es war das erste Mal, dass sie ihn wieder beim Namen nannte. Als habe ihr gemeinsamer, durch Alfanus verkörperter Traum sie einander erneut nahegebracht und zu Verbündeten werden lassen.

»Aber ja. Sag bloß, du wusstest von alldem nichts? Die ganze Stadt ist in Aufruhr, in der Schule spricht man von nichts anderem.«

»Das Geschrei der Kinder und das Grunzen der Schweine in dieser Straße ist solchen Gesprächen nicht gerade dienlich, mein Lieber. Und selbst, wenn es dazu käme, hätte ich nicht die Zeit, darauf zu achten. Die medizinische Theorie ist nur eine ferne Erinnerung, es ist die tagtägliche Praxis, die mein Leben bestimmt.«

Bei diesen Worten richtete sie den Blick auf mich. Ich spürte ihre aufrichtige Absicht, mich in das Gespräch einzubeziehen und es auf eins der Themen zu lenken, die wir oft diskutiert hatten. Mir fehlte der Mut, das Wort zu ergreifen. Stattdessen verabschiedete ich mich mit einem Lächeln und überließ die beiden ihren jugendlichen Träumen. Ich war zwar froh, dass dieser Abt gekommen war, um für neuen Wind in der Stadt zu sorgen, aber ihre Hoffnungen konnte ich nicht teilen. Ich kannte die im Klerus herrschenden Mechanismen zu gut, um ernsthaft zu glauben, dass ein einzelner Mann ein derart altes und auf Machterhalt versessenes System aus den Angeln zu heben vermochte. Ich hatte am eigenen Leib erfahren, wie viel Kraft das christliche Denken aus der Macht des Geistes über das Fleisch zog. Die Wiederbelebung der griechischen Kultur, in die sie so viel Hoffnung setzten, würde so flüchtig sein wie ein kurzer Regenschauer, der die Menschen nur einen Augenblick lang erfrischte. Doch ich wollte ihnen mit meinem Pessimismus nicht die Zukunft verdüstern, die ihnen in so strahlendem Licht erschien. Daher trat ich auf die Straße und überließ sie sich selbst. Langsam ging ich auf den Fluss zu, um mich dort niederzusetzen, wo sonst sie zu sitzen pflegte, um das Wasser mit ihren Augen fließen zu sehen. Trotula schien an diesem Ort Frieden zu finden. Jedes Mal, wenn sie von ihren Meditationen zurückkehrte, strahlte ihr Gesicht heiter und klar wie Dezemberluft. Vielleicht konnte ich mir dieselbe Kraft zunutze machen. Wasser als der Mittelpunkt des Lebens. Ebendas hatte ich sie vor langer Zeit gelehrt. Das Wasser des Himmels, das zu Schnee, Hagel, Regen wird, das sich in Flaschen füllen lässt und sich der Form eines Kruges anpasst, ohne jemals aufzuhören, es selbst zu sein. Geschmeidig und machtvoll, zur Vernichtung fähig, aber zugleich Ursprung des Lebens.

Wie ein Jäger, der den Spuren seiner Beute im Wald folgt, folgten meine Gedanken denen Trotulas, obschon ich wusste, dass ich niemals gänzlich ihre Art des Empfindens begreifen würde. Denn der fließende Ursprung der Welt ist weiblicher Natur, alle Nahrung ist feucht. Während ich diesen erbaulichen Gedanken eines Gelehrten nachhing, durchfuhr mich jäh ein heftiges Stechen in der Leistengegend. Ich kannte diesen Schmerz bereits, der mich für gewöhnlich am Morgen heimsuchte. Dieses Mal war er heftiger und hielt länger an. Ich wusste, womit ich es zu tun hatte, und kannte etliche Mittel, um die beginnende Entzündung zu hemmen, die sich, wenn man sie unbehandelt ließ, zu der gefürchteten Seitenkrankheit entwickeln konnte.

Das Wasser floss ununterbrochen, geräuschvoll und ahnungslos, als ich den Fluten meine Absichten gestand. Worte, die jeden erschüttert hätten, die dem gleichmäßigen Fließen jedoch nichts anhaben konnten. Mutter Natur nahm sie billigend hin, blieb gleichgültig angesichts meines Vorhabens.

42. Kapitel

Sakrileg

Möge sie in der Hölle schmoren, gemeinsam mit Pontius Pilatus, der unseren Herrn Jesus Christus nicht vor der Qual des Kreuzes bewahrt hat.

Ich habe gesehen und gehört, woran ein guter Christ nicht einmal denken dürfte. Warum werde ich nicht vom Blitz getroffen? Wie soll ich weiterleben? Welcher Dämon wird meine sündige Seele ergreifen, um sie in die Tiefen des ewigen Feuers zu zerren?

Dieser Mann und diese Frau haben mich in einen Strudel gerissen, aus dem nicht einmal göttliche Güte mich jemals wird erretten können.

Wäre nur diese Krankheit auf dem Land nicht ausgebrochen, dann hätte sie mich nie um Hilfe gebeten, ich wäre ihr nicht in diese gottlose Stadt gefolgt und hätte mich nicht darauf eingelassen, ihren Wagen zu lenken und ihre Taschen zu schleppen. Wäre mir auf meinem Weg doch nur Gott begegnet, um mich davor zu warnen, welcher Abgrund hinter dem lauern würde, was mir als mein Glück erschienen war.

Bevor sie kam, war die einzige Zukunft, die sich mir bot, die eines Landarbeiters. Ich habe meinen Vater an Erschöpfung sterben sehen, und meine Mutter hauchte ihr Leben aus, noch bevor man meinen neunten Bruder aus ihrem Leib holen konnte. Ich kenne den Biss der Flöhe und den unstillbaren Durst der Zecken. Diese Frau mit ihrem duftenden Haar und dem Blick, der jede meiner Gesten verfolgte, erschien mir wie vom Himmel gesandt. In Wahrheit war es Satan selbst, der sie meinen Weg kreuzen ließ, um mich in Versuchung zu führen. Ich hätte von Anfang an misstrauisch sein sollen: eine Frau, die allein über Land zieht, kranke Leiber behandelt, Gebräue zubereitet, Heilkräuter und Giftpflanzen kennt. Stattdessen war ich glücklich, mit ihr kommen zu dürfen, selbst als sie sich über die Regeln des Anstandes hinwegsetzte und das Haus des Mannes verließ, den Gott ihr zum Herrn und Gebieter bestimmt hatte, ja, selbst dann noch habe ich keinen Schutz vor dem Bösen gesucht. Ich bin ihr in dem Glauben gefolgt, dass ihr Eilen von einem Haus zum anderen, um Frauen und Kinder vor dem Tod zu bewahren, bei Engeln und Heiligen wohlgelitten sei.

Ich habe sie im Dreck knien sehen und wie ein Lasttier schwitzen bei dem Bemühen, dem weiteren nichtsnutzigen Balg irgendeiner Dirne auf die Welt zu helfen. Ganze Nächte hat sie mit der Zubereitung irgendwelcher Salben und Mittel zugebracht, die sie den Ärmsten der Armen verabreichte, ohne jemals den geringsten Lohn zu verlangen. Sie hat mich nie geschlagen, mir nie zur Strafe eine Mahlzeit vorenthalten. Stattdessen hat sie die Beinwunde verarztet, die ein Wildschwein mir zugefügt hatte, und sich über meine Fortschritte in der Kunst des Haareschneidens und des Ziehens verfaulter Zähne gefreut. Und von ebendieser Tätigkeit werde ich von nun an leben. Ich werde für immer vergessen, was sie als Heilkunst bezeichnet hat, und mich fortan als fahrender Medikaster verdingen. Als Quacksalber. Alles, nur um ihr nie wieder unter die Augen zu kommen. Um zu vergessen.

Das Böse hielt an einem Tag im Oktober in unserem Haus

Einzug. Es verbarg sich ausgerechnet unter der Kutte des Mönches, der unsere Heimstatt teilte.

Oft war es mir gestattet, den Unterredungen meiner Herrin mit diesem Klosterbruder beizuwohnen, der inzwischen kaum mehr von einem Geistlichen an sich zu haben schien als sein Ordensgewand. Diese nur vom Knacken zerkauter Fenchelsamen begleiteten, ruhig dahinplätschernden allabendlichen Zwiegespräche waren meine Schule. Wenn man mir befahl, Met zu holen, beeilte ich mich, um mir auch ja nichts von dem Wissen entgehen zu lassen, das bereits durchgekaut war wie ein Wurm, den die Mutterkrähe ihrem Küken in den Schnabel steckt. An diesem Abend steckte die Viper ihren Kopf in meinen vertrauensselig aufgerissenen Schlund, um hineinzukriechen und mir mit ihrem Biss Herz und Seele für alle Ewigkeit zu vergiften.

»Habt Ihr jemals das Innere eines menschlichen Körpers zu Gesicht bekommen, Trotula?«

Sie war nicht verwundert über diese Frage, ebenso wenig wie ich, denn niemand ahnte, wohin uns dieser Weg führen würde, der uns hell und gefahrlos schien.

»Nein, aber in der Schule habe ich Schweine und Affen studiert.«

»Ich habe beschlossen, Euch meinen Leib zur Verfügung zu stellen.«

Die Kaminflammen züngelten friedlich vor sich hin, die Luft veränderte nicht ihre Farbe, die Wände des Hauses begannen nicht zu bröckeln bei diesen Worten.

»Damit würdet Ihr Euch und mich zu ewigen Höllenqualen verdammen.«

Keiner dachte an meine Wenigkeit, doch ich sah, wie sich unter meinen Füßen ein Abgrund auftat.

»Seid nicht Ihr es, die den Erhalt des gesunden Leibes zur

irdischen Pflicht erklärt? Wie viel Gesundheit könnte die wahre Kenntnis der Form eines Organs, seiner Beschaffenheit, Farbe und tatsächlichen Lage im Körper bringen? Ihr könntet beobachten, wie die Körpersäfte von einem Ort zum anderen fließen. Oder welche Windungen die Gedärme formen.«

»Das habe ich bereits bei den Tieren gesehen.«

In die Stimme meiner Herrin hatte sich ein unbekannter Ton geschlichen – ein Zittern, das ihr die Worte fast in der Kehle erstickte.

»Glaubt Ihr wirklich, dass wir, die wir als Ebenbild unseres Herrn geschaffen wurden, mit einem Schwein vergleichbar sind? Dass unser Herz, der Ursprung eines jeden Gedankens, dem eines rastlosen Affen ähnelt?«

»Darüber möchte ich nicht länger sprechen. Ihr seid nicht tot. Und ich bin nur noch als Hebamme tätig und weiß bereits alles, dessen ich bedarf, um meine Arbeit fortzusetzen.«

Am liebsten hätte ich sie umarmt. Ihre Entschlossenheit bewahrte uns alle vor den Irrwegen des Bösen.

Wenige Monate später, an einem eisigen Januartag, starb der Mönch. Wir fanden ihn am Morgen zusammengekauert auf seinem Strohlager, mit an den Leib gepressten Händen, die Finger ins Fleisch gebohrt, das Gesicht zu einer schmerzlichen Grimasse verzogen. Ich sah die Herrin am Boden knien, sah sie gewaltsam an seinen bereits starr werdenden Fingern zerren und wie im Wahn seinen Puls fühlen. Die Gesichtsfarbe und die Steifigkeit seiner Gliedmaßen waren ein sicheres Zeichen dafür, dass der Tod ihn bereits vor mehreren Stunden ereilt hatte. Doch sie rief ein ums andere Mal seinen Namen, schüttelte ihn und hielt ihr Ohr an sein Herz. Als hätten all diese krampfhaften Versuche die Kraft, ihn wieder zum Leben zu erwecken. Er war auf die schlimmste nur denkbare Weise gestorben – im Schlaf, ganz plötzlich und ohne den Segen der Sakramente. Es war exakt der Tod, den alle fürchten; dem Herrgott gegenübertreten zu müssen ohne die Gewissheit der Absolution, ohne die Letzte Ölung und die Vergebung der Sünden. Gewiss hatte der Teufel seine Seele geraubt, um sie dorthin zu führen, wo kein Lichtstrahl je hingelangt. Wir knieten gemeinsam nieder, um für seine Erlösung zu beten. Dann wollte ich aufbrechen, um einen Priester, einen Mönch, eben irgendeinen Geistlichen herbeizuholen, der bereit wäre, diesem Mann das letzte Sakrament zu erteilen.

Trotula hielt mich zurück, und ich spürte, wie mir ein eisiger Schreck in die Glieder fuhr.

Dann erklärte sie, wir würden ihn eigenhändig zur Kirche schaffen, und befahl, den Wagen hinter dem Haus bereitzustellen.

»Wir wollen warten, bis es Abend wird. Es ist kalt, und wir haben keine Eile. Ich will mich noch nicht von ihm trennen.«

Das konnte durchaus der Wahrheit entsprechen. Uns allen im Haus war die Zuneigung bekannt, die sie zu diesem Mann empfunden hatte, von dem es hieß, er sei ihr ehemaliger Hofmeister.

Am Abend, als ich bereits das Pferd angespannt hatte und abfahrbereit war, bat sie mich, ihr zu helfen, seinen Körper anzuheben. In Wahrheit musste ich das ganze Gewicht tragen. Ich lud ihn mir auf die Schultern und wollte ihn gerade auf der Ladefläche ablegen, als sie mir Einhalt gebot. Mit der leisen Stimme einer Verschworenen befahl sie mir, ihn in das Haus neben dem unseren zu bringen. Es gehört dem Schlachter, dessen Frau bei ihren Geburten von Trotula betreut worden war. Er erwartete uns auf der Schwelle und half mir, den Leichnam des Mönches auf einen großen Steintisch in einem von Dutzenden Kerzenflammen erhellten Raum zu betten. Dann verabschiedete er sich mit halb gesenktem Blick.

Meine Herrin bat mich, die Tasche mit ihren Instrumenten zu holen. Ich trat in die Nacht hinaus und verspürte den unbändigen Wunsch, hinaus auf die Felder zu rennen. Doch ich tat es nicht, und ebendas werde ich bis ans Ende meiner Tage bereuen. Vielmehr kehrte ich mit dem Verlangten zu ihr zurück; dabei war mir, als wandelte ich in einem Traum. Am Morgen würde ich erwachen, und alles wäre wieder beim Alten. Der Mönch vor dem Kaminfeuer, lebendig und schweigsam wie immer, die Herrin bereit zum Aufbruch, um wer weiß wessen geschwollenen Leib von seiner Last zu befreien.

Bei meiner Rückkehr sah ich sie neben dem inzwischen entkleideten, bläulichen Körper stehen.

Sie hatte die blutbeschmierte Lederschürze angelegt, die ich tagtäglich am Schlachter sah. Ringsum hingen Ziegenköpfe, Kaninchen und Hähnchen kopfüber an rostigen Eisenhaken. Der Boden war glitschig von geronnenem Blut. Der Geruch nach totem Tier raubte mir den Atem, Und da lag er. Sein langer weißer, bis zur Brust reichender Bart war das Einzige, was den Tod schadlos überstanden hatte, buschig wie immer, niemand wäre darauf gekommen, dass es der Bart eines Verstorbenen war. Trotula hielt die geschliffene Klinge, mit der sie in die Vulva der Gebärenden schnitt, wenn der Fötus nicht hinauskommen wollte, fest in der Hand. Ich wusste, wie leicht sie bei den Geburten in Erregung geriet und schrie, um die Niedergekommenden anzutreiben. Jetzt dagegen war sie kalt, konzentriert. Kraftvoll setzte sie die Klinge unterhalb des Brustbeins an und zog eine bläuliche Linie auf dem ausgemergelten Leib. Mit der anderen Hand stützte sie sich auf den Brustkorb, um für mehr Druck und Gleichgewicht zu sorgen. Ich rechnete damit, Blut spritzen zu sehen, wie bei einer Verletzung, aber nichts dergleichen geschah. Nachdem sie ihn der Länge nach aufgeschlitzt hatte, fügte sie einen Schnitt von einer Seite zur anderen hinzu, sodass ein Kreuz entstand.

Ich betrachtete das Gesicht des Mannes in der Erwartung, ihn von einem Augenblick zum nächsten vor Schmerzen aufschreien zu hören. Stattdessen lag er reglos da. »Ich werde Euer wichtigstes Buch sein«, hatte er an jenem Oktobertag zu ihr gesagt. Ja, genau das: Er wollte sich ihr offen darbieten wie ein Buch.

»Mein Schicksal auf Erden war es, Euch Meister und Lehrer zu sein, und das ist das Letzte, was ich Euch noch lehren kann. Ich habe Euch nichts mehr zu sagen, was Ihr nicht ohnehin schon wisst, und so soll mein toter Leib Euch die letzte Wissenslektion erteilen.«

Als würde sie tatsächlich ein Buch lesen, betrachtete, befühlte und betastete sie dieses Gewirr an Eingeweiden. Sie war so von ihrer Tätigkeit eingenommen, dass sie mich gar nicht zu bemerken schien. Plötzlich wandte sie sich um.

»Du kannst gehen, wenn du willst. Vorläufig brauche ich dich nicht. Morgen früh bringen wir Gerardo in die Kirche, um ihn bestatten zu lassen.«

Ich trat in den Garten und erbrach mich. Dann setzte ich mich unter einen Olivenbaum und sprach sämtliche Gebete, die ich kannte, flehte den Herrn um Vergebung dafür an, dass ich mich diesem Frevel nicht widersetzt hatte. Als Nächstes ging ich hinein, packte meine wenigen Habseligkeiten in eine Tasche und verließ für immer das Haus.

43. Kapitel

Nunzia

Seit Corradinos Verschwinden zog ich nicht länger mit dem Wagen über Land. Für mich als Frau wäre es einem Selbstmord gleichgekommen, mich nur mit meinem Skalpell bewaffnet über die Stadtmauern hinauszubegeben. Wenn jedoch der Vater oder Bruder einer Erkrankten mich holen kam, so wagte ich es noch immer. Es war jedes Mal ein Spiel mit dem Tod. Wer bürgte dafür, dass dieser Mann nicht einfach ein Räuber war, der mir das Messer an die Kehle setzen würde, sobald wir die belebten Straßen hinter uns gelassen hatten, weil er hoffte, mir Dinge rauben zu können, die ich nicht besaß?

Während eines solchen Unterfangens sah ich mich eines Tages in der wohl schlimmsten Lage, in die ich während meiner langjährigen Arbeit in den armseligen Bauernhäusern je geraten war. Der Mann, der zu mir auf den Wagen stieg, wies mir einen Weg, der von der Festung des Adelchis hinauf in die Berge führte. Es erschien mir seltsam, ja fast unmöglich, dass sich zwischen diesen Felsen eine menschliche Behausung befinden konnte, und mochte sie noch so elend und erbärmlich sein. Doch inzwischen war es zu spät für mich, das Weite zu suchen, und mir blieb keine Wahl, als mit ihm vom Wagen zu steigen und den schmalen Weg zu Fuß fortzusetzen. Wir kletterten über Steilhänge und klammerten uns an Baumwurzeln fest, bis wir schließlich eine kleine Lichtung erreichten. Der Mann deutete in die Richtung, in der ich die Kranke finden würde, und lief weiter den kaum als solchen erkennbaren Pfad entlang. Er war weder der Ehemann noch der Vater der Frau, sondern lediglich ein zufällig dahergekommener Fischer. Vor dem Eingang in eine Grotte führte tatsächlich ein schmaler Weg steil hinab zum Meer. Ich trat in das Dunkel der Höhle, und noch bevor sich meine Augen recht an das kaum vorhandene Licht gewöhnt hatten, wurden meine Beine von unzähligen Händen umklammert. In einer Ecke erkannte ich ein Lumpenbündel und daneben ein kniendes Mädchen.

Eine Frau mit fiebernden Augen kauerte dort auf einem Lager aus Tierfellen.

Ich schaute mich um und zählte im Ganzen sechs Lagerstätten. Die Hände, die mich umklammert hielten, waren zu vier mageren Knaben geworden. Acht Augen sahen mir mit flammenden Blicken aus dunklen Augenhöhlen entgegen. Das Mädchen, die sich mir als Nunzia vorstellte, berichtete, wie sie der Mutter bei der Geburt geholfen hatte, dass das Neugeborene blau angelaufen war und die Nabelschnur es erdrosselt hatte, gleich einem Verbrecher am Galgen. Sie erzählte, dass sie es neben den anderen begraben hatte. Die Mutter wurde jedes Jahr schwanger, doch nur die fünf Geschwister hier hatten überlebt nebst einer weiteren Schwester, die einen Landarbeiter geheiratet hatte und nun in einem richtigen Haus bei Cetara wohnte. Ich fragte nicht, wer für diese Schwangerschaften verantwortlich war, die mit derselben Regelmäßigkeit wiederkehrten wie die Phasen des Mondes. Vielleicht wusste nicht einmal sie selbst es, vielleicht war es der Fischer, der mich hergeführt hatte. Doch das spielte keine Rolle, zumindest nicht in diesem Moment. Ich bat sie, die Brüder hinauszuführen und mich mit der Mutter allein zu lassen. Ich kannte die Zeichen des nahenden Todes nur zu gut, als dass ich sie an dieser Frau verkannt hätte.

»Ich bitte Euch: Bringt die vier Buben nach Cetara zu Nunzias Schwester und nehmt die Kleine mit Euch.« Nach diesen Worten verschied sie.

Keines der Kinder weinte, nicht einmal das Mädchen. Während der Fahrt auf dem Wagen nach Cetara jaulten sie nur leise vor sich hin wie ein Wurf junger Hunde. Nunzia saß neben mir, das Gesicht rußgeschwärzt vom Feuer in der Grotte. Ihr dichtes Haar, das unter der dicken Staubschicht keine Farbe erahnen ließ, war zerzaust wie das Fell eines Tieres. Ihre schwarzen Füße hatten noch nie in Schuhen gesteckt.

In der Nähe von Cetara wies man mir den Weg zu dem Haus, wo die älteste Schwester mit ihrem Mann lebte. Wir trafen sie bei der Feldarbeit an, und auch sie vergoss bei der Nachricht vom Tod der Mutter keine Träne. Sie war kaum reinlicher als Nunzia, und das zivilisierte Leben hatte ihr nicht die Scheu eines Waldtiers nehmen können. Die Brüder nahm sie bereitwillig auf, gab mir aber zu verstehen, dass in ihrem Haus kein Platz für ein weiteres Mädchen sei. Inzwischen war es Nacht geworden, und so musste ich zusammen mit den Buben und Nunzia im Stall schlafen. Als ich erwachte, fühlte ich mich fast erdrückt vom Gewicht ihrer Leiber, die sich im Schlaf immer enger an mich gekuschelt hatten.

Ich ließ Nunzia aufsteigen, und gemeinsam fuhren wir nach Salerno. Im Gegensatz zu ihrer Schwester war Nunzia weder mürrisch noch schweigsam, und während der gesamten Fahrt redete sie ununterbrochen. Sie erzählte von ihrer Mutter, den vielen Kindern, die sie hatten begraben müssen, und von den Methoden, die sie zur Hasenjagd ersonnen hatte. Dann zählte sie mir alle essbaren Beeren und Kräuter auf, die wir am Wegrand sahen. Es erstaunte mich, wie heiter sie war. Schließlich war am Tag zuvor ihre Mutter gestorben. Zum ersten Mal kam mir der Gedanke, ob Trauer nicht lediglich das Resultat von Bewusstsein und Bildung war. Vielleicht waren all jene, die nie von der verbotenen Frucht gekostet hatten und noch in Unschuld lebten, davor gefeit?

Nunzia erlebte jeden Augenblick wie eine Ewigkeit, für sie gab es weder Vergangenheit noch Zukunft. Sie war der Sprache nicht hinreichend mächtig, um von dem Schmerz zu erzählen, alljährlich ein Neugeborenes begraben und die Mutter in ein Ziegenfell gehüllt in einer Grotte zurücklassen zu müssen, denn auch beim besten Willen hätte ich diese Frau nicht bestatten können. Ich hatte keinen Spaten bei mir, und sie auf den Wagen zu laden, um sie mit den Kindern nach Cetara zu schaffen, wäre undenkbar gewesen. So ließ ich sie in der Höhle zurück, in der sie gelebt und Tag für Tag gegen Hunger und Tod gekämpft hatte. Ich hatte neben ihr gekniet und für sie gebetet, während die Kinder diesem Ritual, dessen Sinn sie nicht begriffen, stumm beigewohnt hatten. Sie waren mir so verwildert erschienen, dass ich regelrecht erschrocken war, als ich sie zum ersten Mal sprechen hörte. Gewiss war keines von ihnen getauft, aber alle hatten einen Namen. Gern hätte ich herausgefunden, weshalb diese Frau ein derart heruntergekommenes Leben geführt hatte, fernab von Gott und den Menschen, und wer sie jedes Jahr aufs Neue geschwängert hatte. Jedoch wusste ich, dass die Einzige, die diese Geheimnisse gekannt hatte, nicht mehr am Leben war.

Nunzia war in meinen Augen ein Geschenk des Himmels – die Tochter, die Gott mir nicht hatte gewähren wollen. Ich würde mich um sie kümmern, sie taufen lassen, ihre Seele vor der Hölle bewahren, ihr ein Heim schenken und sie die Kenntnisse lehren, über die ich verfügte, in der Hoffnung,

Gott möge mir verzeihen, dass ich den Leib ihrer Mutter den wilden Bestien des Waldes überlassen hatte.

Ich hatte keinen regelmäßigen Umgang mehr mit meinen Söhnen und meinem Mann, Gerardo war tot, Corradino verschwunden, und nun entschädigte mich das Leben mit diesem Mädchen. Der Baum verliert seine Früchte, um im Jahr darauf neue zu tragen, das Schaf beschert den Menschen jedes Jahr zum Osterfest ein weiteres Lämmchen, und die Sonne geht unter, um am nächsten Tag wieder aufzugehen. Die Leere, die der Verlust meines langjährigen Freundes in meinem Leben hinterlassen hatte, war derart gewaltig, dass sie sich gewiss niemals würde füllen lassen, aber dennoch erfüllte mich der Gedanke an diese überraschend gewonnene wilde Tochter mit Mut. Ich würde ihr vieles beibringen müssen. Sie aß mit den Händen, wusste sich weder zu waschen noch zu kämmen und ergriff vor Fremden die Flucht, doch in ihrer Seele erkannte ich die Reinheit einer Lilie. Ich würde ihr Mutter und Meisterin, Herrin und Freundin sein. In gewisser Weise erinnerte sie mich an Iuzzella, wenn man davon absah, dass sie im Gegensatz zu meiner Amme nicht still und gelassen, sondern neugierig und ruhelos war. Ich würde sie hegen, wie man eine kostbare Blume hegt, nun, da mein Garten brachlag.

44. Kapitel

Gedanken eines Ritters

Das Jahr des Herrn 1058 brachte für unsere Stadt große Ereignisse mit sich. Während der seltenen Treffen mit meinen Brüdern, die wie mein Vater und meine Mutter Ärzte geworden waren, erfuhr ich, welche Rolle die Tatsache, dass man Abt Alfanus gerade in diesem Jahr zum Erzbischof von Salerno ernannt hatte, für ihr merkwürdiges Gelehrtendasein spielte. In Wahrheit geschahen viel wichtigere Dinge, im Vergleich zu denen dieser Arzt und Dichter im Mönchsgewand blass wirkt wie der Mond bei Sonnenaufgang. Doch in der Familie, in die ich versehentlich hineingeboren wurde, scheint die Geschichte lediglich in Form von Büchern und Geschwätz zu existieren. Ich ging nur noch selten zu ihnen. Seit einiger Zeit diente ich im Heer des größten Feldherrn, den dieses Land der Quacksalber und Wehfrauen je gesehen hat. Über fünfzig Jahre lang hatten die in Italien ansässigen Normannen lediglich als Söldner gegolten, mal im Dienste der Byzantiner, mal im Dienste der Langobarden. Nichtsdestoweniger gewannen sie, dank der Ankunft der drei Söhne des Tankred von Hauteville, politisch wie territorial unaufhaltsam an Einfluss. Manchmal beklage ich mein Schicksal, nicht auch in eine solch ruhmreiche Linie hineingeboren worden zu sein und die Kampfeslust mit jemandem teilen zu können, in dessen Adern mein eigenes Blut fließt, gemeinsam auf den Sieg anzustoßen oder auch eine Niederlage einzustecken. Doch die Vorsehung hat mir einen einsamen Weg beschieden; ich bin von Fremden umgeben, während all meine Verwandten ihre Zeit mit Kräutern und Gebräuen verschwenden.

Nachdem sich die drei Hauteville-Brüder wie ein einziger Mann an den Kämpfen beteiligt hatten, mit denen unser Fürst versuchte, Apulien der byzantinischen Herrschaft zu entreißen, erwählten sie Melfi zur Hauptstadt ihres kleinen Territoriums und ernannten den ältesten von ihnen, Wilhelm Eisenarm, zum Grafen, wobei der selbst verliehene Titel des *Comes Normannorum totius Apuliae et Calabriae* von den anderen Machthabern nicht anerkannt wurde. Nach seinem Tod trat Drogo die Nachfolge an, dessen Grafentitel vom Kaiser des Heiligen Römischen Reiches offiziell anerkannt wurde. Derweil war ein vierter Bruder, Robert Guiskard, mit einem Gefolge von fünf Rittern und dreißig Abenteurern aus der Normandie aufgebrochen und scharte, je weiter er sich unserem Boden näherte, eine immer größere Truppe angeheuerter Söldner um sich. Nach einigen glanzlosen Jahren im Süden Italiens offenbarte Robert Guiskard schließlich in aller Deutlichkeit seinen Charakter, der so ganz anders war als der seiner Verwandten und der übrigen Machthaber der Gegend. Die langobardischen Truppen, denen auch ich angehörte und die zunächst den Normannen nahegestanden hatten, widersetzten sich ihren ehemaligen Verbündeten, wodurch wir die Gunst Papst Leos IX. gewannen, der entschlossen war, dieses kriegerische Volk von der Halbinsel zu vertreiben. Die Auseinandersetzungen zwischen den päpstlichen Streitkräften und den normannischen Truppen endeten am 18. Juni vor fünf Jahren mit der Schlacht bei Civitare am Fortore, nördlich von Foggia, wo das Heer des Papstes eine herbe Niederlage einstecken musste. Ich widerstand der Versuchung, dem Feind den Rücken zu kehren, obschon längst klar war, welchen Ausgang der Kampf nehmen würde. Robert Guiskard wurde die Befehlsgewalt über die Reserveeinheiten erteilt, die sich auf dem Schlachtfeld so lange zurückhielten, bis die Aussichtslosigkeit der vom brüderlichen Heer abgewehrten Angriffe offensichtlich war. Nun stürzte sich Robert Guiskard gemeinsam mit den Verstärkungseinheiten seines damaligen Schwiegervaters ins Getümmel, wobei er durch einen außerordentlich geschickt geführten Angriff glänzte. Der Normanne kämpfte, ohne jemals den Mut zu verlieren, wurde drei Mal vom Pferd geworfen und stieg wieder auf. Es war während dieser Schlacht, dass ich ihn zum ersten Mal sah. Mein Blick erfasste ihn einen Augenblick lang im Getümmel, und ich konnte mich nicht des Gefühls der Ehrfurcht erwehren, das einem seine bloße Gegenwart einzuflößen vermochte. Er war zweimal so groß wie die anderen Männer, das dichte hellblonde Haar fiel ihm bis auf die breiten Schultern, seine Augen funkelten feurig. Sein Ruf übertönte alles wie der Schrei des Falken im Walde. Ich dachte, dass so der Pelide Achill vor den Mauern von Troja erschienen sein musste. Obwohl ich ihn nur einen Augenblick lang gesehen hatte, wusste ich sofort, dass von diesem Mann noch die Rede sein würde, und tatsächlich beanspruchte Robert Guiskard nach dem Tod des Bruders den Grafentitel von Apulien und Kalabrien für sich. Nach Auflösung seiner ersten Ehe und kurz nachdem er den Oberbefehl über das normannische Heer übernommen hatte, hielt er um die Hand der Tochter unseres verstorbenen Fürsten Waimar V. und Schwester des neuen Fürsten Gisulf II. an. Im Gegenzug für seine Schwester Sichelgaita verlangte Gisulf von Robert Guiskard die Zerstörung zweier Festungen aus dem Besitz von dessen jüngerem Bruder Wilhelm, der seit Längerem sein Unwesen in der Gegend von Salerno treibt. Und ich werde mich unter den Truppen befinden, die dem Feldherrn bei dieser Unternehmung folgen. Gerade noch rechtzeitig habe ich meinen Großvater über diese mir zuteilwerdende Ehre in Kenntnis setzen können, und ich sah sein schmerzverzerrtes Gesicht aufleuchten bei der Vorstellung, dass ich nun endlich an der Seite eines so tapferen Mannes kämpfen würde. Sosehr sein Körper auch durch die Krankheit geschwächt war, die nach Aussage meiner Brüder seit langer Zeit seiner Leber zu schaffen machte, hatte er doch nichts von seiner politischen Scharfsichtigkeit eingebüßt. Während um uns herum bereits die Vorbereitungen für seine letzte Beichte getroffen wurden, brachte er noch die Kraft auf, mir fest in die Augen zu blicken und folgende Prophezeiung zu machen:

»Du wirst sehen, dass sich Robert Guiskard in Kürze mit dem Kirchenstaat verbünden wird. Der Papst steht bereits auf Kriegsfuß mit dem Kaiser des Heiligen Römischen Reiches, und ich halte einen endgültigen Bruch für nicht ausgeschlossen. Der Investiturstreit dauert schon allzu lange. Du wirst sehen, dass sich seine Heiligkeit bald zur Anerkennung der normannischen Gebietsansprüche im Süden Italiens durchringen und sich so die Bündnistreue der Normannen sichern wird.«

Nach diesen Worten ließ mein Großvater den Kopf sinken und verabschiedete mich mit einem Augenzwinkern. Bisher hatte ich mich nie für die Geheimnisse von Gesundheit und Krankheit interessiert und das Thema eher als langweilig abgetan, doch angesichts seiner derart präzisen Voraussagen der Politik hätte ich gern eine Erklärung bekommen. Wie konnte ein todkranker Mensch, der kaum noch in der Lage war, sich zu erheben, zu schreiben, ja selbst Nahrung zu sich zu nehmen, eine derartige Klarheit der Gedanken an den Tag legen und dann auch noch die Kraft finden, sie anderen mitzuteilen? Ich wusste, dass er mir diese Dinge gesagt hatte, um mich zu ermutigen. Seit jeher träumte ich davon, mich endgültig den normannischen Truppen anzuschließen, aber mein Glaube und der dem Papst und meinem Fürsten geleistete Treueschwur hatten mich zurückgehalten. Durch die Aussicht auf ein mögliches Bündnis zwischen Normannen und Kirchenstaat hatte mein Großvater meine Waffen gesegnet, die in Zukunft nur noch für Robert Guiskard kämpfen würden. Ich verließ das Zimmer, bevor er seinen letzten Atemzug tat. Auf der Schwelle traf ich meine Mutter. Bei meiner Ankunft war ich ihr ausgewichen und hatte mich gleichsam heimlich in das Zimmer des Kranken gestohlen in der Hoffnung, eine Begegnung vermeiden zu können. Seit unserer letzten waren fast zehn Jahre vergangen. Diesmal hatte ich den Eindruck, einem Geist gegenüberzustehen, einem Geist mit rotgeweinten Augen. Sie verfügte noch immer über die edlen Gesichtszüge, die mir so oft im Traum erschienen. Doch ihren Lippen sah man bereits die Anstrengungen der Jahre an, und ihre Haut, die ich als zart und glatt in Erinnerung hatte, war von kleinen Fältchen zerfurcht, die ihr ein noch strengeres Aussehen verliehen. Sie kannte meine Zuneigung zu ihrem Vater und suchte in meinem Blick die Verbundenheit geteilten Schmerzes. Schweigend standen wir uns gegenüber. Ich fürchtete einen Vorwurf, den ich nicht gewillt war hinzunehmen. Doch sie brachte kein Wort hervor, wartete nur stumm, bis ich beiseitetrat, und lief dann an mir vorbei in das Zimmer, wo ihr Vater alsbald seine Seele aushauchen sollte. Ich war versucht, ihr zu folgen, mich mit ihr ans Krankenlager zu setzen, mein Haupt in ihren Schoß zu betten, wie ich es als Kind getan hatte, die Augen zu schließen und die blutüberströmten Gesichter der kämpfenden Feinde, die Schreie und das Säbelrasseln eine Weile zu vergessen. Rasch trat ich auf die Straße, ohne mich umzusehen. Diese Frau, in deren Gegenwart mein

Herz einst zur Ruhe gekommen war, hatte es fertiggebracht, Mann und Kinder im Stich zu lassen, um ein gottloses Dasein zu führen. Sie hatte ihrem Kampfplatz, ihrer von Gott und der Natur zugewiesenen Aufgabe den Rücken gekehrt, und nun musste ich mich schämen, ihr Sohn zu sein. Es gab jetzt eine andere Frau, die ich zu meinem Ideal erhoben hatte: die von meinem Befehlshaber auserwählte Braut, das irdische Siegel jenes Bündnisses, das Salerno zu neuer Größe verhelfen sollte. Sichelgaita war ihr Name, und für sie würde ich fortan mit meiner ganzen Kraft kämpfen wie ein Gemahl, der seine Angetraute verteidigt, ein Vater, der seine Tochter beschützt, oder ein Bruder, der seiner Schwester beisteht. Obwohl sie den väterlichen Geist geerbt hat, gibt sie sich bescheiden und unterwürfig, wie eine Frau zu sein hat, und billigt es wohlwollend, dass ihr jüngerer und gewiss weniger fähiger Bruder Gisulf II. die Geschicke der Stadt lenkt. Obendrein erteilt sie ihm wertvolle Ratschläge zur Führung des Herrschaftspalastes, ohne jemals persönliche Anerkennung dafür zu verlangen, und ist in der ganzen Stadt für ihre wohltätigen und gemeinnützigen Bestrebungen bekannt.

Wenn meiner Mutter auch nur die Spur der Weisheit dieser Prinzessin eigen wäre, hätte sie ebenso handeln und auf ihre eigenen Wünsche verzichten müssen, um meinem Vater bei seinem beruflichen Fortkommen beizustehen, anstatt mit ihm in Streit zu geraten. Vielleicht stimmte es, vielleicht besaß sie mehr Talent als er, doch das gab ihr nicht das Recht, sich ihren Pflichten zu entziehen und dem teuflischen Hochmut die Oberhand zu lassen. Ich als Krieger und Ritter würde meine Liebe, die diese frevelhafte Mutter nicht verdiente, ganz der verehrten Prinzessin zuteilwerden lassen.

Ich hatte Sichelgaita nur ein einziges Mal während einer Parade gesehen, und sie war mir als eindrucksvolle, stattliche

Erscheinung, mehr faszinierend als schön, in Erinnerung geblieben. Ihre Gestalt war hochgewachsen und schlank, mit majestätischem Gang und durchdringendem Blick, und es hieß, sie sei von gebieterischem, bisweilen undurchschaubarem Gemüt. Nun, da die junge Frau ihr zweiundzwanzigstes Lebensjahr vollendet und diesen blonden Giganten mit den blauen Augen geheiratet hatte, den größten Kämpfer und fähigsten Staatsmann aller Zeiten, erhielt sie neben dem ihr bereits zugestandenen Titel der langobardischen Prinzessin den der normannischen Herzogin.

Wenn auch niemand die kämpferischen Fertigkeiten des Normannen in Zweifel zog, wurde in den Truppen doch gemunkelt, dass er des Schreibens und Lesens unkundig und außerdem roh und von derselben schroffen Unbeugsamkeit sei wie die als erbarmungslose Zerstörer bekannten Wikinger. Sie, die dagegen für ihre Klugheit bekannt war, schien sich oft mit Erzbischof Alfanus auszutauschen, mit dem sie die Liebe zur Dichtung teilte. Ich war sicher, dass sie sich niemals so verhalten würde, wie es meine Mutter gewagt hatte, und wünschte mir von Herzen, dass ihr Ruf bis zu dieser schändlichen Frau vordringen würde. Unsere gebildete und kluge Prinzessin war mit einem ans Schlachtfeld gewöhnten Krieger vermählt worden, und besaß dennoch die Größe, ihm zur Seite zu stehen und ihn zu achten, ohne jemals einen Eindruck von Überlegenheit zu erwecken.

Letztendlich konnte ich nicht allein meiner Mutter die Schuld an allem geben. Auch mein Vater trug Verantwortung, indem er zugelassen hatte, dass das Schlimmste geschehen war. Und ebenso wenig hatte mein Großvater sich widersetzt, obschon es in seiner Macht gestanden hätte.

In den Nächten im Feldlager, wenn die Soldaten angesichts des bevorstehenden Kampfes alle Hemmungen fallen ließen und sich dem Vergnügen des Weins und des Erzählens hingaben, bekam ich viele Familiengeschichten zu hören. Jedes Mal verspürte ich glühende Scham. Wie sollte ich erklären, dass mein Vater niemals ein Schwert in Händen gehalten hatte, dass meine Brüder kaum in der Lage waren, ein Pferd zu befehligen, und dass meine Mutter von einem Haus zum anderen zog, um Bäuerinnen beim Gebären zu helfen? Einzig von meinem Großvater sprach ich gern, und nicht selten übersprang ich mit einem Satz eine ganze Generation und ließ die anderen glauben, er sei mein Vater. So oft erzählte ich diese Mär, dass ich sie am Ende selbst beinahe für wahr hielt. Wie gern wollte ich der Sohn eines Ritters sein, der in der Schlacht von Cannae ein Heer angeführt und sich mit Melus und den Aufständischen zum Kampf gegen die byzantinischen Eindringlinge verbündet hatte.

Sosehr ich mich auch bemühte, meine Mutter zu vergessen, mich bisweilen sogar zu der Behauptung hinreißen ließ, sie bereits bei meiner Geburt verloren zu haben, suchte sie mich doch weiterhin in meinen Träumen auf, mit ihrer leichten Tunika, dem unverschleierten Haar, den nackten Füßen im Sand. Und in diesen hinterhältigen Träumen vergnügte ich mich mit ihr im Wasser, schwamm neben ihr und lächelte ihr zu, bis ich erschöpft und in Tränen aufgelöst erwachte. So stark ich auch im Kampfe war, wo ich weder Feind noch Tod fürchtete, hatte ich doch keinerlei Macht, mich gegen diese nächtlichen Überfälle zu wehren, bei denen all meine Kräfte versagten und ein bitteres Gefühl der Niederlage in mir zurückließen.

In einem abgelegenen Seitenflügel des Hauses wartete ich darauf, dass man mir den Tod meines Großvaters mitteilen würde, einzig in der Hoffnung, ihr nicht noch einmal zu begegnen. Eine junge Magd mit dunklem, dichtem Lockenhaar, Augen so schwarz wie die Nacht und vollen, blutroten Lippen überbrachte mir die Nachricht. In den über mich hereinbrechenden Schmerz mischte sich etwas seltsam Zartes.

»Bleib hier und setz dich zu mir.«

Ich legte meinen Kopf in ihren Schoß, und sie begann, mir sanft übers Haar zu streicheln.

45. Kapitel

Monatsblumen

Es muss doch irgendwie herausgehen. Ich hätte es nicht trocknen lassen dürfen. Man muss kaltes Wasser nehmen, sofort kaltes Wasser.«

»Ihr solltet solche Arbeiten nicht verrichten. Das geziemt sich nicht für Euch.«

»Mischt Euch da nicht ein, Giovanni: Nunzia ist nicht da, und ich brauche diese Binden.«

Giovanni saß, von Waschschüsseln umringt, mitten im Zimmer auf einem Hocker und presste die Knie zusammen.

»Werdet Ihr jemals aufhören, die Kinder anderer Leute von der Straße aufzugabeln, um sie zu Euren Gehilfen zu machen?«

»Nach Corradinos Verschwinden musste ich alle Arbeit selbst bewältigen.«

»Deshalb habt Ihr Nunzia aufgenommen. Ich sehe schon, wie nützlich sie sich macht.«

»Spart Euch Euren Sarkasmus. Euch hätte ich an meiner Stelle sehen wollen. Ich habe ihre Mutter in einer Grotte zurückgelassen, inmitten der Gebeine der toten Kinder, die sie zur Welt gebracht hat. Es war diese Frau, die mich gebeten hat, ihre Tochter in meinen Dienst zu nehmen. Ich hätte es ihr nicht abschlagen können. Nunzia ist kräftig, noch dazu ist sie ein Mädchen. Jetzt habe ich endlich jemanden, mit dem ich die Last meiner Arbeit teilen kann. Sie hat sehr schnell gelernt und ist mir unverzichtbar – nur zum Aufräumen und Wäschewaschen taugt sie nicht viel. Und nun, da auch Carmelas Tochter mit Fieber ans Bett gefesselt ist, muss ich selbst diese blutigen Lappen waschen. Seht her, Giovanni. Es ist nichts weiter dabei. Bloß ein wenig Blut. *Calidum et humidum Sanguis.* Es ist warm und feucht und lässt sich mit Wasser entfernen. Mit kaltem Wasser und nur für kurze Zeit, später braucht man ewig, um es herauszubekommen.«

»Wie traurig, Euch zum Waschweib Eurer selbst verkommen zu sehen.«

»Das hier sind meine letzten Monatsblumen …«

»So wird bald der Herbst in Eurer Wildnis Einzug halten, meine liebe Trotula. Dann ist es vorbei mit dem Blut.«

Ich hätte ihm gern die passende Antwort gegeben, schließlich wurde auch er älter, nicht nur ich. Aber ich wusste, dass er recht hatte. Nach dem Tod meines Vaters hatte mein Körper monatelang kein frisches Blut bilden wollen. Alles in mir war ins Stocken geraten. Die Tränen, der Monatsfluss. Ihn zu verlieren hatte mich zu Stein erstarren lassen. Während der Tod meiner Mutter das Ende meines Lebensfrühlings markiert hatte, läutete das Dahinscheiden meines Vaters den Herbst ein.

»Blut. Blut … sieht immer gleich aus. Ob von Heiligen, von Bauern oder Verbrechern, ob das Blut eines geschlachteten Schweins oder die Monatsblume einer Frau. Es ist bei allen gleich.«

Er kam mich oft besuchen, doch an diesem Tag spürte ich zum ersten Mal, wie nahe er mir tatsächlich stand. In den Zeiten unseres Zusammenlebens hatte ich ihm nie gestattet, meine Monatsblutung zu sehen.

»Aber ist es tatsächlich immer dasselbe?«

»Mein Gott, wie viele Dinge liegen uns vor Augen, die wir nicht erkennen. Wir sind blind angesichts der Geheimnisse der Natur. Blind, verblendet! Schaut dieses Blut hier an, Giovanni, wenn ich weitsichtiger wäre, könnte ich es von anderem Blut unterscheiden, so wie ich die Leber von der Lunge unterscheiden kann. Ich könnte erkennen, ob es aus der Ader eines Alten, einer Frau oder eines Herzogs stammt. Stattdessen sieht es für mich genauso aus wie das Blut eines beliebigen, von mir vorgenommenen Aderlasses. Genau dasselbe, gleichermaßen beschaffene Blut. Das sich nicht herauswaschen lässt! Beim besten Willen nicht. Ich gebe mich geschlagen. Es haftet an dem Gewebe wie chinesische Tusche, es geht einfach nicht heraus. Sieh her, nichts zu machen! Wo Nunzia nur bleibt? Ich bin schließlich keine Magd, die wissen müsste, wie man Seife herstellt und Blut entfernt. Ich bin ein Medikus! *Solve et coagula.* Es gibt nichts, was sich nicht löst. Ach, von wegen *solve et coagula!* Wo ich nicht einmal fähig bin, ein Stück Stoff auszuwaschen! Sagt Ihr mir, mein Guter, wie viele der Lehrmeister unserer ehrenwerten Schule sind in der Lage, eine Binde auszuwaschen?«

»Ich bin gekommen, um über eine sehr ernste Angelegenheit mit Euch zu sprechen… Könntet Ihr bitte aufhören, mit Wasser herumzuspielen?«

»Ich spiele nicht, sondern versuche, diese Binden wieder gebrauchsfertig zu machen.«

»Schon bald wird das verehrte Collegium alle Mitglieder zu einer Versammlung einberufen. Es wird um die Frage gehen, ob man die Chirurgie als Unterrichtsfach zulassen soll. Die Araber praktizieren diese bereits seit Langem und, wie es heißt, mit großem Erfolg.«

»Ja, auch ich habe gehört, dass die *Medresen* sehr viel weiter sind als unsere *Hippocratica Civitas.*«

»Redet nicht solch einen Unfug. Keiner dieser Ungläubigen kann es auch nur mit dem schlechtesten unserer Medizi aufnehmen.«

»Das behauptet Ihr, und ich weiß auch, weshalb. Welch besseren Weg zum Sieg gibt es, als den Feind zu verunglimpfen? Doch solange wir nicht begreifen, dass es nicht die weisen Araber sind, von denen die Gefahr ausgeht, werden wir in unseren Fehlern verharren. Woran unsere Kunst krankt, sind die Scharlatane, die mit ihren Mixturen mehr Menschen umbringen als retten. Wie dieser Verbrecher von Corradino. Mir ist zu Ohren gekommen, dass er herumzieht, sich als mein Schüler ausgibt und damit prahlt, über ein Wundermittel zu verfügen, welches die große Trotula von Salerno gegen die Skrofeln empfiehlt. Wer weiß, was er da hineingemischt hat! Hoffentlich Wasser und nicht Pisse, und wenn doch, dann wenigstens vom Rind und nicht seine eigene. Meiner Meinung nach muss man aufs Land gehen und mit den Hebammen sprechen, ihnen beibringen, sich die Hände zu waschen, bevor sie einer Niedergekommenen an die Vulva fassen. Das hat nichts mit Scharlatanerie zu tun!«

Ich merkte, dass ich zu sehr in Erregung geriet. Auf keinen Fall wollte ich in Giovannis Gegenwart die Selbstbeherrschung verlieren. Ich musste meine Gefühle im Zaum halten, wie man ein sich aufbäumendes Pferd zügelt, andernfalls lief ich Gefahr, die Schutzmauern umzustoßen, die ich selbst errichtet hatte, um mich von ihm abzugrenzen. Ich setzte mich und versuchte, mich zu sammeln, doch noch bevor ich zur Ruhe kam, fiel mein Blick auf seine Hände, und ich verspürte den Drang, sie zu berühren. Wie von selbst überkam mich das Verlangen, sie zu ergreifen, sie zu halten, sie noch einmal auf meinen Hüften zu spüren. Er merkte es und strich sich, verlegen die Augen senkend, über die sehnigen Handrücken. Ich hätte es vorgezogen, seinem Blick zu begegnen, statt der stummen Zwiesprache beizuwohnen, die er nun mit sich selbst hielt. Plötzlich erhob er sich, und ich tat es ihm gleich. Ich trat ans Fenster, er an den Kamin. Ich wandte ihm den Rücken zu und spürte seine Augen fest auf meine Schultern gerichtet.

Verlangen ergriff mich, kroch durch das grobmaschige Netz meines Widerstands. Ich musste diese seltsame Musik unterbrechen, die unsere Körper wie in einem Tanz zu lenken schien.

Rasch dachte ich an die Nacht meiner Flucht von zu Hause. An seinen schweren Körper auf mir, an die Hände, die meine Arme wie im Schraubstock gehalten hatten. Doch sosehr ich mich auch bemühte, die Erinnerungen blieben blass und flüchtig, unfähig, meinen Zorn neu zu entfachen. Ich biss mir auf die Lippe, um meine Begierde niederzuringen. Er sprach kein Wort. Der Klang seiner Stimme hätte genügt, mich zur Besinnung zu bringen. Ich lehnte den Kopf an den Fensterrahmen.

»Ich muss zu einem Krankenbesuch. Kann ich später noch einmal kommen? Ich würde mich wegen der Abstimmung gern mit Euch beraten.«

Am liebsten hätte ich es ihm ausgeredet, erklärt, dass ich ihn nicht wiedersehen wollte, nicht an diesem Tag.

46. Kapitel

Nachricht aus Melfi

Geliebte Schwester,

hoffentlich wird der Wollhändler, dem ich diesen Brief anvertraue, heil und gesund nach Salerno gelangen. Ich schreibe Euch hier aus der Stadt Melfi, in der sich, wie es scheint, alle großen Machthaber der uns bekannten Welt versammelt haben. Soweit es mir meine Pflichten als Küchenvorsteher erlauben, versuche ich zu begreifen, worüber man debattiert. Ihr müsst wissen, dass Papst Nikolaus II. hier mit den Männern weilt, die im Ostermonat des vergangenen Jahres der Synode in Sutri beiwohnten, um den Usurpator Benedikt X. zu exkommunizieren. Ich habe Euch nie von meinen Gefühlen für diesen üblen Papst erzählt, und jetzt ist vermutlich der denkbar ungünstigste Zeitpunkt dafür. Doch sollt Ihr wissen, dass ich ihn lange Zeit als Freund in meine Gebete eingeschlossen habe, obwohl man ihn hier als eine Art Teufel betrachtet. Anfang April dieses Jahres hat Nikolaus seine erste Lateran-Synode abgehalten, an der über hundert Bischöfe teilnahmen und die mit der päpstlichen Bulle *In Nomine Domini* zu einem Abschluss kam. Neben der Verdammung und Exkommunizierung von Benedikt X. beinhaltet diese auch die Verurteilung der Simonie sowie das Verbot des Konkubinats unter Geistlichen und legt unmissverständlich fest, dass die Wahl des

Papstes einzig den Kardinälen obliegt; der übrige Klerus, Adel und Volk können lediglich ihre Zustimmung äußern. Dem Kaiser gebührt das Recht auf Achtung und Respekt. Ist Euch bewusst, liebe Schwester, dass es hier zu einer Umwälzung kommt, welche die Geschicke der Kirche sowie unsere eigenen auf immer verändern wird? Ihr wisst, dass mir die Politik immer gleichgültig war, doch muss ich gestehen, dass der Geist der Erneuerung, der unter den Machthabern hier weht, auch mich allmählich erfasst. Keiner von uns hegte mehr Hoffnung. Wir waren sicher, dass Simonie und Korruption die Welt für immer beherrschen würden, stattdessen erleben wir nun den Sieg der Gerechten.

Ich brauche nicht zu erwähnen, welchen Aufruhr die päpstlichen Beschlüsse ausgelöst haben, doch die Kirchenältesten haben sogleich dieses neue Konzil von Melfi einberufen, wo ich nun mit hundert Herdstellen und ich weiß nicht wie vielen Gehilfen zu kämpfen habe. Ihr macht Euch keine Vorstellung davon, wie wir geschuftet haben, um den Empfang des Normannen Robert Guiskard vorzubereiten. Priester essen gern, und Krieger stehen ihnen in nichts nach. Der Papst hat Robert Guiskard den Herzogstitel für Apulien und Kalabrien zuerkannt. Angesichts solcher Großmütigkeit fühlten sich die Normannen dazu verpflichtet, sich zu päpstlichen Vasallen zu erklären und ihre Heere allzeit für den Kampf zum Wohle der Kirche einzusetzen. Zum Beweis werden sie in den folgenden Tagen bis nach Rom ziehen und die Bestrebungen jener Adligen zunichtemachen, die noch immer Benedikt X. anerkennen. Was hier alle in Atem hält, sind die Ereignisse, die den Norden erschüttern. Es heißt, das Volk habe sich zu einer Bewegung zusammengeschlossen, die sich »die Pataria« nennt und sich den Kampf gegen das Konkubinat von Priestern zum Ziel gesetzt hat, wobei es bisweilen zu regelrechten

Aufständen mit einhergehenden Plünderungen kommt. Auf dem Konzil hat man beschlossen, Petrus Damiani sowie den Bischof von Lucca zur Beilegung des Konflikts zu entsenden. Die beiden sollen Guido, den Erzbischof von Mailand, sowie den gesamten Klerus dazu bringen, auf das Konkubinat zu verzichten und der Simonie abzuschwören. Wie Ihr seht, brodelt es gewaltig im großen Topf, und es bleibt nur zu hoffen, dass das Feuer nicht erlischt.

Aber ich schreibe Euch nicht nur, um Euch über all diese Dinge auf dem Laufenden zu halten. So gut ich Eure Neugierde kenne und um Euer Interesse an jeder neuen Wendung der Geschichte weiß, schreibe ich doch nicht an Euch als Gelehrte, sondern als Mutter. Im Gefolge von Robert Guiskard ist auch Ruggero gekommen. Er ist schön und stark, Euer Rittersohn, und während der Mahlzeiten sitzt er ganz in der Nähe seines Herrn.

Ich bin versucht, mich zu erkennen zu geben, doch befürchte ich, dass sein Zorn gegen Euch ihn gegen mich aufbringen könnte. Aber ich verspreche Euch, dass ich Mut fassen und mit ihm in Kontakt treten werde. Ich wünsche mir so sehr, dass Ihr Euren Frieden miteinander findet.

Ich grüße und umarme Euch, mögen Gottes Engel stets über Euch wachen,

Grimoaldo

47. Kapitel

Im Bannkreis des Mohns

Ich hielt noch immer den Brief in den Händen und fragte mich, ob jene Neuigkeiten wohl frischen Wind bringen und den alten Gestank vertreiben würden, als Giovanni erneut in der Tür erschien.

Er war nicht der geeignete Gesprächspartner für diese Themen. Vielleicht hätten Gerardo oder mein Vater mir helfen können, diesen Sohn zu begreifen, der so starrsinnig war wie ein Maulesel. Sein Grimm war der einzige wahre Schatten in meinem Leben. Das Gefühl kannte ich selbst nur zu gut, denn ich empfand es noch immer gegenüber Giovanni, aber Alter und Besonnenheit hatten die Rachsucht in mir abgemildert. Er dagegen, von den absoluten Wahrheiten der Jugend beseelt, war bereit, mir und sich selbst diese Qual zuzufügen, nur um mich damit zu strafen. Ich fragte mich, ob Gott es mir wohl gewähren würde, diesen Sohn wenigstens noch ein einziges Mal in meinem Leben in die Arme zu schließen.

Das Schicksal sandte mir an diesem Tag erneut Giovanni. Seine politischen Kenntnisse beschränkten sich auf den Namen des regierenden Fürsten, und zur Religion hatte er einen beinahe kindlichen Bezug, frei von jeglicher kritischer Gedankenführung. Die erst vor Stunden mit ihm verbrachten Augenblicke erschienen mir in der Erinnerung nun unschuldig und weit weg, und jenes Verlangen, das zuvor kaum aufzuhalten gewesen war, hatte sich gänzlich gelegt. Dennoch machte ich mich darauf gefasst, von einer neuen Welle des Begehrens erfasst zu werden.

»Was denkt Ihr: Sollen wir die Chirurgie zulassen oder nicht?«

Allein diese Frage verärgerte mich. Ich hatte geglaubt, die Geschichte mit der Abstimmung sei bloß ein Vorwand, und befürchtet, aber zugleich auch gehofft, seiner Rückkehr läge ein ganz anderes Anliegen zugrunde. Nun fühlte ich mich von ihm zum Narren gehalten. Ich hatte diejenige sein wollen, die ihn ein weiteres Mal abwies, nun, da sich die Gelegenheit bot.

Daher beschloss ich, ihn mit einer Wahrheit zu konfrontieren, angesichts derer sein Ansinnen geradezu harmlos und bieder erscheinen würde.

»Das dürft Ihr mich nicht fragen. Ich bin nicht die geeignete Person, Euch die Antwort zu geben, die Ihr gerne hören wollt. Immerhin habe ich es gewagt, mein Lieber, den Leichnam Gerardos mit dem Messer aufzuschlitzen, und damit in Euren Augen gewiss ein Sakrileg begangen. Glaubt Ihr, jemand wie ich könnte Eure Bedenken auch nur im Ansatz begreifen?«

Ich hatte es ausgesprochen. Endlich hatte ich jemanden in mein Geheimnis eingeweiht. Nur Giovanni konnte ich diese Sache gestehen, das war mir stets bewusst gewesen. Bei jeder Begegnung mit ihm hatte es mir auf der Zunge gelegen. Doch an diesem Tag waren meine Gefühle zu stark gewesen, um es länger verschweigen zu können. Wäre er nicht noch einmal zurückgekehrt, nachdem mir jener Brief eine für mich nahezu unvorstellbare Zukunft verheißen hatte, und hätte er nicht solche Gleichgültigkeit angesichts der noch vor Kurzem in uns aufwallenden Erregung an den Tag gelegt, hätte ich es ihm vielleicht nie gestanden. Doch nun gab es kein Zurück mehr.

»Schaut mich nicht so an. Er selbst hat es mir angeboten, und so habe ich die Krankheit untersuchen können, die ihn das Leben gekostet hat. Ein Fortsatz in den Gedärmen, schwarz gefärbt durch die Entzündung des Körpersaftes, und so verwachsen, dass er das Fettgewebe in Mitleidenschaft gezogen hatte, mit dem die Eingeweide ummantelt waren. Das war sein Leiden: eine Sackgasse in den Innereien, ein Fortsatz, der bei keinem der Schweine zu finden ist, die wir in der Schule seziert haben.«

Giovanni hatte sich dem Kamin zugewandt. Mit den Händen klammerte er sich an den Stein. Der frische Wind drang auch in meine vier Wände vor, und der Brief, den ich soeben gelesen hatte, weckte in mir den Wunsch, alles umzustoßen, was ich bis dahin als starr und versteinert betrachtet hatte.

»Und da habe ich begriffen. Ich habe ein für alle Mal begriffen, dass wir nicht von Tierleibern ausgehen dürfen, wenn wir Erkenntnisse über den Menschen gewinnen wollen. Wir müssen die Sezierung des menschlichen Körpers zulassen. Es wird eine Zeit kommen, in der die Wissenschaft unabhängig von der Religion ihren Weg gehen wird.«

»Was sagt Ihr da? Das ist Ketzerei!«

Ich hörte ihn zum ersten Mal schreien, seine donnernde Stimme erfüllte den Raum wie ein tosender Sturm.

»Ihr habt ein Sakrileg begangen! Die Zeit wird kommen, in der die Heilige Mutter Kirche den Hochmut der Menschen straft. Dann wird ganz Salerno mit all seinen von weit her gekommenen Gelehrten vom Erdboden verschwinden. Dieses neue Gomorrha der Überheblichkeit. Es wird bekannt werden, dass man hier Leichname in Stücke teilt und das blutende Herz eines Menschen mit den Händen packt wie Schlachtfleisch. Dann wird man Leute wie Euch, Trotula, vernichten. So wird es geschehen, und zwar ohne Erbarmen. Und ich zerbreche mir noch den Kopf, ob es rechtens sei, die Chirurgie als Lehrfach zuzulassen, während Ihr nicht davor zurückschreckt, Euch mit der schlimmsten aller Sünden zu beflecken.«

Zum ersten Mal seit jener qualvollen Nacht verspürte ich Furcht in seiner Gegenwart. Mein Leib, der noch wenige Augenblicke zuvor den Drang verspürt hatte, sich ihm in die Arme zu werfen, presste sich nun gegen die Mauer, auf der Suche nach einem Ausweg, den es nicht gab. Ich zwang mich zur Ruhe.

»Ihr habt gesagt, morgen fände im Collegium ein Disput statt.«

Er ballte die Fäuste, um seinen Zorn im Zaum zu halten, denn er wusste, dass ein weiteres rohes Wort das zarte Gefäß unserer zerbrochenen und während der Jahre der Trennung Scherbe für Scherbe wieder gekitteten Beziehung endgültig zerstören konnte.

»Ja: Uns ist bekannt, dass in den *Medresen* seit vielen Jahren Medizin gelehrt wird. Es wird jedoch nicht seziert, Trotula. Das ist selbst bei den Arabern nicht gestattet. Man kann den Menschen nicht in einem gemarterten Leib vor das Angesicht Gottes treten lassen.«

Diesmal war ich es, die den Wunsch verspürte zu schreien, und ich tat es.

»Ist das Eure Begründung, nur das? Und die von Kriegswaffen verstümmelten Körper? Sieht die unser Herrgott etwa nicht? Die Erhängten? Die vom Beil des Scharfrichters Enthaupteten? Treten sie nicht vor das Angesicht des Herrn, mit dem eigenen Kopf in der Hand?«

»Der Blick in das Innere des menschlichen Körpers kann der Beginn einer Reise ohne Rückkehr sein. Wollt Ihr das endlich begreifen?«

»Glaubt Ihr, ich wüsste das nicht? Seit jenem Tag werde ich

von düsteren Träumen heimgesucht. Geister aus Fleisch und Blut bedrängen mich. Ich sehe Leiber, erstarrte Leiber auf steinernen Tischen und ringsum die zum Ausbluten aufgehängten Kadaver von geschlachtetem Vieh. Ich sehe Hände, die blutende Organe hochhalten, Finger, die in Eingeweiden wühlen, Tausende blassgrüne Gesichter mit blauvioletten, erstarrten Lippen. Plötzlich erscheint Gerardo zwischen ihnen – jener Mann, der mir seinen Leib für das dargeboten hat, was in Euren Augen lediglich ein teuflisches und ketzerisches Opferritual ist. Ich sehe ihn ausgestreckt und wehrlos: seine fein geschwungenen Brauen, den weichen Bart, die Lippen … bläulich und starr. Reglos wie alle anderen, ein Toter unter Toten. Von gleicher Temperatur, gleichem Geruch, gleicher Farbe wie jeder andere Tote. Bisweilen geschieht es, dass anstelle seines Gesichts das Eurige erscheint und ich mit dem geschärften Skalpell die Haut am Ansatz der Stirn ritze, sie abziehe bis auf den Schädelknochen.«

Nach diesen Worten sank ich in mich zusammen und brach, einem Gewitter gleich, in heftiges Schluchzen aus. Vielleicht weinte ich, um so mich selbst, Gerardo, Giovanni, ja die Menschheit um Vergebung zu bitten, vielleicht verliehen diese Tränen auch dem Boden meines Herzens, der ausgedorrt und mit der Zeit immer unempfänglicher für jegliches Gefühl geworden war, einfach nur neue Fruchtbarkeit.

Giovanni half mir aufzustehen, legte einen Arm um meine Taille und führte mich ins Freie. Schweigend liefen wir im kalten Licht der Februarsonne.

»Sagt, wofür werdet Ihr morgen stimmen?«

»Ich weiß es nicht. Allerdings frage ich mich, wie man Menschen zu einer Entscheidung aufrufen kann, die zu fällen nur Gott befugt ist. In den Augen der Lehrmeister, ja selbst des Priors sehe ich einen merkwürdigen Glanz, sobald die Sprache auf das kommt, was sich unter der Haut verbirgt.«

»Ihr wisst, was sie denken, Giovanni: dasselbe wie ich. Sie hegen die geheime Hoffnung, dass wir und die Medizin eines Tages wirklich zu etwas nütze sein werden. Dass wir gemeinsam mit Gott dem Wohl der leidenden Menschheit dienen.«

»Gewiss. Trotz allem dürfen wir nie vergessen, dass wir nur deshalb zu heilen vermögen, weil Gott, der Inbegriff des Heils, uns diese Fähigkeit verleiht. Er hat seinen geliebten Sohn unter die Aussätzigen geschickt. Es ist die Barmherzigkeit, Trotula, von ihm geht alle Heilkunst aus. Nur wer Jesus Christus kennt, erfasst die Botschaft der Liebe, die sich in den Wunden seines Leibes verbirgt.«

»Habt Ihr Euch nie gefragt, was der Leib galt, bevor Christus am Kreuz gestorben ist? Vor der Schuld, die uns des Rechtes beraubt hat, im gesunden Körper nach einem gesunden Geist zu suchen?«

»Es ist der versehrte Körper, in dem der Geist sich zeigt. Der versehrte Körper, Trotula. Die Erfahrung des Schmerzes bringt uns dem Allmächtigen näher.«

»Sagen und glauben das Eure Kollegen? Erzbischof Alfanus und unsere *Magistri* glauben an die reinigende Kraft des Leidensweges?«

»Ja. Auch wenn es zahlreiche übersetzte Schriften gibt, so hat Epikur doch nicht Einzug in unser Denken gehalten. Wie könnt Ihr, als Ärztin, den Schmerz verabscheuen? Wie könnt Ihr heilen, wenn Ihr dem Leiden keine Bedeutung auf dem Weg zur Erlösung beimesst?«

»Ich verlange nicht und habe nie verlangt, den Schmerz zu verabscheuen. Er ist wahrhaftig gegeben. Das weiß ich. Aber weshalb sich der Freude verweigern? Der Freude eines Bades, nachts im Meer, ohne Kleider am Leib. Der Freude des

Wassers auf der Haut, der Luft, an der man sich anschließend trocknet. Meine Mutter, die das Leben besser kannte als die Evangelien, sagte immer: ›Trotula, vergiss nie, bei Vollmond nachts unbekleidet ein Bad im Meer zu nehmen. Anschließend, solange die Haut noch feucht vom Salzwasser ist, reibe dich gründlich mit Strohblumenöl ein.‹ Sie hat es so gehalten, bis zu ihrem Ende. In hellen Nächten liefen Donna Ginestra De Ruggiero und ihre Tochter Trotula zur Küste, um in das feuchte Schwarz des Meeres zu tauchen. ›Jede Frau muss den Mond kennen, ihn im Herzen tragen. Neptun ist groß und weise.‹ Ich bin die Tochter einer heidnischen Frau, Giovanni, und ich werde Eure Liebe zum Leiden niemals begreifen.«

»Bisweilen kann das Meer auch ein dunkler Strudel sein, in den man auf dem Weg zum Tod gerät. Ihr wisst, dass ich die Freude an Meeresbädern mit Euch teile, aber von einem Geistlichen kann man dergleichen nicht verlangen. Ebenso wenig wie von Erzbischof Alfanus, mag er ein noch so aufgeklärter Geist sein.«

»Wisst Ihr, dass ich schon seit Jahren nicht mehr im Meer schwimmen gehe? Bei Vollmond laufe ich nachts zur Küste, nur um es zu betrachten, ohne mich meiner Kleider zu entledigen. So wie es sich für eine einsame alternde Frau geziemt.«

»Ihr seid nicht alt und werdet es nie sein.«

»Dennoch habe ich, wie Ihr wisst, seit Langem jegliche Wasser- und Liebesspiele aufgegeben.«

»So seid Ihr, Heidin und Tochter des Epikur, die Ihr Freude als Befreiung betrachtet, nun eine Verfechterin der Keuschheit geworden?«

»Ich tue es nicht um der Bekundung meines Glaubens willen, vielmehr scheint das Leben selbst meinen Körper aufzugeben. Es hat wohl der Winter meines Daseins begonnen.«

»Ihr wisst, dass einige *Magistri* der Schule die dauerhafte

Enthaltsamkeit als der Gesundheit dienlich erachten, den Geschlechtsverkehr dagegen für schädlich halten.«

»Schädlich! Kein griechischer Denker hätte solch einen Unsinn geglaubt. Ich kann Euch verraten, wie viele Ordensschwestern ich mit Umschlägen aus Moschusöl und Minze behandeln musste, weil ihre Geschlechtsorgane verdorrt waren. Auf wie viele verschiedene Zubereitungen von Trifera ich zurückgegriffen habe, aufgelöst in warmem Wein, um die Entzündungen zu hemmen, die von der unterdrückten Lust herrühren.«

»Ihr müsstet wieder zu uns zurückkehren, Trotula. Das wäre für alle von Nutzen. Die Schule würde von der Fortschrittlichkeit Eures Denkens profitieren, und Ihr könntet Eurem allzu großen Wagemut ein wenig Einhalt gebieten.«

»Lasst uns zum Haus zurückkehren. Der Abend naht, und mir wird allmählich kalt. Wenn Ihr wollt, werde ich auch für Euch jenen Aufguss bereiten, den ich täglich bei Sonnenuntergang trinke.«

Die Wut, der Aufruhr des Leibes, alles schien beigelegt zwischen uns. An diesem Tag waren sowohl Begehren als auch Hass aufgeflammt, doch nun bewegten wir uns einträchtig nebeneinanderher wie zwei alte Freunde.

»Ist das nicht Mohn?«

Ich wusste, dass er diese mir liebgewonnene Gewohnheit nicht billigen würde, und vielleicht hatte ich ihn aus genau diesem Grund dazu eingeladen, sie mit mir zu teilen.

»Genau. Der Freund meines Schlafes, Giovanni. Ihr ahnt ja nicht, wie viele milchige Kapseln ich bereits in meinen täglichen Tränken verarbeitet habe. Kann man einen Stängel mit schwarzviolettem Köpfchen lieben? Kann man ihn heftiger begehren als den Leib des Geliebten? Und dieser Aufguss ist nicht einmal von der besten Sorte, so viel kann ich Euch versichern. Nunzia versteht sich sehr gut auf die Zubereitung, nur ist sie heute, wie schon gesagt, nicht da.«

Giovanni reagierte nicht auf meine herausfordernden Worte und hielt mir auch nicht die erwartete Strafpredigt.

»Wo ist sie denn?«

»Sie hilft ihrer Schwester bei der Entbindung. Eigentlich hätte ich gehen müssen. Ich. Aber versuche einmal, dich einer Frau zu nähern, die dich nicht kennt. *Pudoris causa.* Sie verlangen nach einer Verwandten. Den armen Hebammen auf dem Land wird alles vergällt. Deshalb ist Nunzia heute in die Rolle des Medikus geschlüpft, während ich blutige Binden auswasche. Es ist undenkbar für Leute von Nunzias Schlag, eine fremde Frau zu einer Gebärenden vorzulassen, und das wird es immer bleiben – und so werden sie weiterhin mit schmutzigen Händen ihre Kinder zur Welt bringen, während wir in unseren schönen Häusern sitzen und unseren Aufguss trinken, um die Menschen zu vergessen, die wir den Scharlatanen und Wehfrauen überlassen, auf dass sie in den Straßen sterben. Doch meine gute Nunzia weiß immerhin, was sie tun muss. Wie oft habe ich ihr eingebläut, dass es überflüssig, ja gefährlich ist, während der Geburt drei Pfefferkörner in der Hand zu halten, da sie aus Versehen in die Augen des Kindes gelangen können. Sie nehmen tatsächlich drei Pfefferkörner, bevor sie nach dem Kopf des Kindes greifen, wobei sie eine magische Formel sprechen. Ich kenne diese Formel, so oft habe ich sie schon gehört. Manchmal erwache ich nachts, weil sie jemand in meinem Schädel schreit. In anderen Nächten ist es eine zarte Stimme, welche mir die Worte ins Ohr haucht:

Binomie lamion lamium azerai vaccina
deus deus sabaoth Benedictus
qui venit in nomine Domini,
osanna in exelsis.
Binomie lamion lamium azerai vaccina
deus deus sabaoth Benedictus
qui venit in nomine Domini …

Nunzia spricht diese Worte nicht. Denn gemeine Sterbliche wie wir sind nicht im Stande, kraft einer Formel zu heilen. Ein Gebet muss stumm sein, das habe ich ihr erklärt. Und nach dem Gebet heißt es dann die Ärmel aufkrempeln und sich die Hände mit Bimsstein reinigen, bis sie rosig sind. Ich habe sie angewiesen, die Leistengegend der Niedergekommenen mit Veilchen- und Rosenöl einzureiben, um die Haut weich und geschmeidig zu machen. Und sollte Gefahr bestehen, dass wider Gottes Willen bestimmte Körperpartien in Mitleidenschaft gezogen werden, soll sie zerkleinerte Wurzel von Beinwell, Kreuzkümmel und Zimt nehmen, wovon ich ihr ausreichend eingepackt habe. Diese soll sie zu Pulver zerreiben und auf die Vulva auftragen, nachdem sie sich erneut die Hände gereinigt hat. Dieses Gemisch führt zur rascheren Vernarbung des Fleisches. Meine liebe Nunzia ist weder des Lateinischen noch des Griechischen mächtig, dennoch ist sie vermutlich die schlaueste meiner sämtlichen bisherigen Gehilfen, und das, obwohl sie jahrelang wie ein wildes Tier in einer Höhle gehaust hat. Wenn sie sich nur angewöhnen würde, ihre Hände zu waschen! Sie scheint regelrecht wasserscheu zu sein. Ich weiß nicht, wie oft ich sie schon ermahnt habe, sie zu waschen und zu schrubben, bis die helle Haut der Handteller zu sehen ist. Nachdem sie von klein auf für das Feuer in der Höhle verantwortlich gewesen ist, gleichen ihre Hände zwei grauen Kohlestücken. Doch durch das Waschen werden sie wieder rein. Durch einfaches Waschen. Diesmal wird sie es tun, denn ich habe ihr erklärt, was sonst passieren kann. Sie wird es tun, da bin ich mir sicher. Schließlich liebt sie ihre Schwester sehr.«

Der Mohn hatte mir die Zunge gelöst, und ich hätte noch Stunden weiterreden können. Giovanni hörte mir mit zurückgelehntem Kopf zu, den Blick zur Decke gerichtet. Auch er stand unter dem Einfluss der Pflanze, welcher die seltene Macht innewohnt, Gedanken zu lösen.

»Ahh. Mohn. *Papaver.* Welch schöner Name. *Papaver. Papaverum. Papaveram, Papaverae.* Vielleicht solltet Ihr ein wenig Malve beimischen, um die Schwermut zu lindern. In der Vielfalt liegt das Maß und im Maß das Heil, liebe Trotula. Papaver … Bei genauem Hinhören klingt es wie Gestammel, pa… pa… ver. Ver wie *veritas.* Man könnte auch so sagen: Der Mohn oder Papaver birgt eine gestammelte Wahrheit.«

Er begann zu lachen. Es war so lange her, dass ich ihn das letzte Mal hatte lachen hören. Erneut drohte die Dürre meines Herzens von einer Flut überschwemmt zu werden.

»Und welche Wahrheit birgt mein Name?«

»Dein Name? Lass mich überlegen … Trota, wie lateinisch *Trutta,* die Forelle, der flinke Fisch, die Fischfrau. Trotula, Trotella, Patella, die Kniescheibe.« Er näherte sich mir und berührte mich am Knie. Ich ließ ihn gewähren, ergriff jedoch erneut das Wort.

»Du weißt, mein Freund, dass ich der Welt lediglich als Hebamme in Erinnerung bleiben werde. Als die Frau von Giovanni Plateario dem Älteren und Mutter von Giovanni Plateario dem Jüngeren, die beide in der Zukunft als große *Magistri* gelten werden.«

Ich ergriff seine Hände und drückte sie. Plötzlich fühlte

ich mich ihm so nahe, dass ich zu ihm sprach wie zu mir selbst.

»Wird jemals der Tag kommen, an dem auch Frauen sich des Magistertitels rühmen dürfen? Und werde ich ihn noch erleben? Wir werden das Jahrtausend der Gerechten und des Friedens nicht heranreifen sehen – das Himmelreich auf Erden, das dem gewaltigen Heer der Elenden versprochen ist. Wir werden nicht mehr erfahren, ob die Verheißung eines glorreichen Jahrtausends bloßer Trug war. Aber auch wenn jene recht haben sollten, die behaupten, es käme niemals, warum sollte die Zeit plötzlich stillstehen? Sollten sich am Ende dieses Jahres null, beim Morgengrauen des ersten Tages im Jahr des Herrn tausendeinhundertundeins die Prophezeiungen der Hellseher tatsächlich bewahrheiten, würde alles zu Ende sein. Die Erde würde im Zauberhut des Universums verschwinden und der große Gaukler das Wunder vollbringen, ohne Trick und Trug!«

Er begann, mir mit den Fingerspitzen das Gesicht zu streicheln. Sanft fuhr er über meine zusammengepressten Lippen, über meine Augen, die von der Anstrengung, so weit in die Zukunft zu blicken, zu schmalen Schlitzen verengt waren.

»Ihr braucht keine Angst zu haben. Seit der Kreuzigung Christi sind über tausend Jahre vergangen, und es werden weitere tausend vergehen. Es gibt keinen mathematischen Grund, der für das Ende der Zeiten sprechen würde.«

»Ihr scheint Euch Eurer Sache sicher zu sein, Giovanni.«

Das Thema lag ihm offenbar sehr am Herzen, denn er bettete die Hände in den Schoß und schüttelte alle Mattigkeit ab, um mir seine Prophezeiungen zu erläutern.

»Wir befinden uns nicht in einer Zeit der großen Strafen. Zwar ist die Zahl der Aussätzigen durch die letzte große Hungersnot gestiegen, doch nur bis zu einer Höchstgrenze, und daraus hat sich keine ernsthafte Gefahr für die Bevölkerung ergeben. Die Schwindsucht wird in unseren Gegenden immer weiter zurückgedrängt. Alle Zeichen deuten darauf hin, dass uns die Finsternis ringsum nur deshalb so schwarz erscheint, weil sie dem erwachenden Morgen vorangeht.«

»Wisst Ihr eigentlich, was in Melfi vor sich geht? Offenbar leitet der neue Papst eine Reform in die Wege, mit der die Kirche wieder der Gnade des Heiligen Geistes zugeführt werden soll.«

»Ja, ich habe davon gehört, aber so weit wage ich nicht vorauszuschauen.«

»Ich spüre, dass sich alles zum Besseren entwickelt, und dennoch überkommt mich des Nachts immer wieder eine seltsame Angst, Giovanni.«

»Das wird die anregende Wirkung des Aufgusses sein. Es wäre nicht das erste Mal, dass der übermäßige Genuss von Mohn zu Schlaflosigkeit und Visionen führt.«

»Ich weiß, aber ich wünschte, der Mohn würde mir großartige Visionen bescheren, mir die alles überragende Seele eines einsamen Berges offenbaren, den Abgrund der Meere oder den ruhelosen Geist eines Vorfahren, der den Lauf des Acheron nicht mehr findet.«

»Visionen entstehen durch das Aufwallen des Phlegmas, und uns ist es nicht gegeben, diesen Prozess zu steuern, das wisst Ihr.«

Der Atem ging mir immer schwerer. Dieser Tag war von allzu unterschiedlichen Gefühlen erfüllt gewesen, und allmählich versagten meine Nerven. Giovanni hatte das wohl bemerkt, denn er beugte sich zu mir herüber und hielt mit seinen Fingern meine Augen offen.

»Auf! Atmet kräftig durch die Nase. Ihr müsst Eure Lunge mit Luft füllen. Ihr seid nur erschöpft, kommt, legt Euch aufs Bett, seid vernünftig. Dieses Kraut wird Euch noch den Verstand rauben, wenn Ihr nicht lernt, damit Maß zu halten.«

48. Kapitel

Schlafende Frau

An ihrer Seite sitzend wartete ich auf den Morgen. Hin und wieder betupfte ich ihre Stirn mit einem Lappen, den ich in einem Aufguss aus Salbei tränkte. Die Monatsblutung, die Aufregung und schließlich der Mohn hatten einen Zustand völliger Erschöpfung bei ihr ausgelöst. Ich wusste, dass es kein ernsthaftes Leiden war, dennoch blieb ich bei ihr und wachte mit der gleichen Sorgfalt über sie, als säße ich am Bett einer Sterbenden. Als sie im Morgengrauen die Augen aufschlug, war sie wieder ganz die Alte – klar und entschlossen, die Diskussion vom Vorabend fortzuführen. Sie erhob sich, und während sie über Nunzias langes Fernbleiben klagte, schickte sie sich an, selbst Milch, Brot und Honig aufzutischen.

»Ich habe lange nachgedacht und beschlossen, mich gegen die Aufnahme der Chirurgie in unseren Fächerkanon auszusprechen. Was Ihr mir gestern erzählt habt, hat mich abschließend überzeugt. Ist dieser Weg erst einmal eingeschlagen, läuft man Gefahr, am Ende auf Praktiken zurückzugreifen, die gegen die Würde des Lebens verstoßen. Unsere Kunst ist in der Lage, Leben zu retten, ohne mit dem Messer in das Fleisch einzudringen.«

»Was seid Ihr doch blind! Wie könnt Ihr all die Toten übersehen, die Infektionen und Wundbrände, die keines unserer

Kräuter zu heilen vermag? Erst wenn wir in das Körperinnere blicken können, werden wir erkennen und begreifen. Durch Chirurgie lässt sich das Fleisch vom Übel befreien. Sie kann Gutes von Verdorbenem trennen.«

»Wir greifen in der Tat seit jeher darauf zurück. Aber deshalb jemanden aus einem Land von Ungläubigen zu berufen und ihn zum Lehrmeister eines Faches zu erheben …«

»Wie soll man etwas richtig machen, bevor man es gelernt hat?«

»So wie wir es immer getan haben, Trotula. Ihr habt, wie mir scheint, andere Interessen, die Euch mit diesem Fach verbinden. Oder irre ich?«

Ich hatte das Thema lange Zeit vermieden, doch nun war der Augenblick der Wahrheit gekommen.

»Glaubt Ihr, die Stadt sei so groß? Glaubt Ihr, mir wäre nicht zu Ohren gekommen, dass Ihr Euch seit Tagen an der Küste mit diesem Araber trefft, der gekommen ist, uns das Schlachthandwerk zu lehren?«

Meine Freunde hatten mit dieser Neuigkeit nicht hinterm Berg gehalten. Jemand hatte Trotula zusammen mit dem jungen Medikus gesehen, einem Schüler des bei uns unter dem Namen Avicenna bekannten Meisters, der bei den Arabern als »Fürst unter den Ärzten« galt.

»Wenn Ihr auf Nadir anspielt, so kann ich Euch versichern, dass mich dieser Mann lediglich mit seiner Freundschaft beehrt.«

»Er wird Euch das Gehirn waschen.«

»Wenn mein Gehirn verunreinigt ist, warum sollte ich es nicht waschen lassen? Ihr habt wohl geglaubt, ich wüsste nichts von dem Disput. Und seid hergekommen, um mir Neuigkeiten aus der Schule zu überbringen, wie man einem Hund einen Knochen hinwirft. Dank Nadir konnte auch ich mich mit dem großen Dilemma auseinandersetzen, das den Mitgliedern des ehrwürdigen Collegiums den Schlaf raubt. Fällt Euch denn die Vorstellung so schwer, aus einer handwerklichen Fähigkeit ein Studienfach zu machen?«

Ich versuchte, meine Eifersucht zurückzudrängen. Wenn ich in dem soeben angeschlagenen Ton fortfuhr, lief ich Gefahr, mich der Lächerlichkeit preiszugeben und ihren Zorn zu erregen. Sie wünschte und verlangte, an der Debatte teilzunehmen. Und wenn ich ihr kein Gehör schenkte, würde sie einen anderen finden, mit dem sie über ihre Ideen sprechen konnte.

»Begreift Ihr nicht, Trotula, dass ein Arzt auf diese Weise zum bloßen Handwerker des Leibes wird?«

»Nein, im Gegenteil, er könnte sich auf diese Weise endlich mit ihm vertraut machen. Wir wissen alle, dass wir ins Innere des Körpers vordringen müssen, wenn wir das Übel in all seinen unterschiedlichen Erscheinungsformen erkennen wollen, und das lässt sich allein durch Chirurgie bewerkstelligen. Und diese muss meines Erachtens mit der Sezierung einhergehen! Das Problem liegt doch allein darin, dass die Wissenschaft bis auf göttliches Terrain vordringen muss, damit aber unweigerlich ein Sakrileg begeht. Handwerker des Leibes, sagt Ihr. Nun, Ihr habt niemals eine Frau monatelang unter Blutungen leiden sehen, ohne zu begreifen, welche verborgene Ursache ihren natürliche Zyklus angegriffen haben könnte. Ihr habt niemals die schmutzigen Hände der Wehfrauen betrachtet, die dabei geholfen haben, tote Kinder mit um den Hals gewundener Nabelschnur zu gebären. Jene schwarz geränderten Fingernägel, die Euch und mich und alle unseresgleichen zur Welt gebracht haben. Die Döschen mit Schweinefett, das bereits geschwärzt ist vom Blut anderer Frauen. Und mit diesem ranzigen Fett reiben sie sich die Hände ein. Bedenkt all die

Kinder, die man niemals wird weinen hören. Das Blut. Das viele von den Binden aufgesogene Blut, das fließt, ehe sich endlich jemand dazu entschließt, sachkundige Hilfe herbeizurufen. Ich betrete Behausungen, in die kein Arzt je einen Fuß gesetzt hat. Die Väter oder Schwiegermütter kommen mich erst dann holen, wenn es keinen anderen Ausweg mehr gibt. Und sobald die Niedergekommenen mich eintreten sehen, mit sauberen Händen und Skalpell, wissen sie, dass ihre Rettung naht. Nur den Puls zu fühlen und den Urin zu begutachten, als ließe sich daran die gesamte Krankheitsgeschichte ablesen, genügt nicht.«

»Ich bleibe dennoch dabei, dass man dem Menschen nicht ein Messer in die Hand geben kann, ohne fürchten zu müssen, dass er es zum Mordinstrument umfunktionert.«

»Nein, das ist nicht der Grund, weshalb Ihr Euch weigert, das neue Fach anzuerkennen. Ihr seid klug genug zu wissen, dass kein Arzt dieser Stadt seine Macht derart missbrauchen würde. Es ist die Angst. Die Angst vor dem Neuen. Vor der Ankunft neuer Medizi, vor neuen Theorien. Die Angst lähmt Euch. Ihr haltet Erzbischof Alfanus für einen aufgeklärten Geist. Wie denkt er darüber? Will er die Leiber der Lebenden und der Toten vor der Medizin bewahren, als sei er der alleinige Fürsprecher der Wissenschaft?«

»Ich weiß nicht, was Alfanus denkt. Das werde ich heute im Collegium erfahren. Ich weiß nur, dass ich mit Nein stimme.«

»So werdet Ihr den von Euch so gefürchteten Rivalen mit dem ersten Schiff davonsegeln sehen. Armseliger engstirniger Mann. Wenn ich den Euch geleisteten Treueschwur in den letzten Jahren hätte brechen wollen, glaubt Ihr wirklich, ich hätte es auf derart plumpe Weise getan, so, dass ein jeder mich zusammen mit diesem Mann an der Küste sehen kann? Meint Ihr nicht, dass auch ich ein Recht auf Neugierde habe? Dass auch ich den Wunsch verspüre, von den neuesten Fortschritten unserer Kunst zu erfahren? Derzeit sind die Araber am weitesten voran. Erst wenn wir ihr Wissen mit dem unseren verbinden, werden wir neues Licht am Horizont der Medizin sehen. Und Salerno ist die einzige Stadt der Welt, in der dies geschehen kann.«

»Zwischen Euch und diesem Mann ist also nichts vorgefallen?«

»Was glaubt Ihr denn? Er ist kaum älter als Eure Söhne. Meint Ihr etwa, der Mohn habe mir gänzlich den Verstand geraubt? Nein. Weder mit ihm noch mit irgendeinem anderen hat es je etwas Derartiges gegeben. Nicht einmal mit Gerardo. Ich führe das Leben eine Nonne, obschon ich die Keuschheit zutiefst verachte. Ich bin wie Penelope, die auf ihren nicht zurückkehrenden Odysseus wartet.«

Ich war bereits im Begriff, ihr zu sagen, dass ich, ihr Odysseus, zurückgekehrt sei, als die Tür aufgerissen wurde und eiskalte Morgenluft hereindrang.

»Dama Trota, Dama Trota, *bin zurucke.* Alles ist gut gegangen, ich war ganz geschickt, und beide sind am Leben!«

Nunzia eilte ins Zimmer, die Hände erhoben, um Trotula ihre sauberen Handteller zu zeigen. Sie setzte sich, um von der Entbindung zu berichten. Vielleicht hatte Trotula recht. Die Ärzte der Schule saßen in ihrem Elfenbeinturm, kümmerten sich nur um die Versorgung der Reichen, verschanzten sich hinter ihrer Strenggläubigkeit und hatten jeden Sinn für ihren Auftrag verloren. Heute würden sie einen ganzen Tag lang debattieren, während in der Stadt die Menschen an Krankheiten starben, die jeder von uns selbst mit einem verbundenen Auge noch hätte heilen können. Unsere Kleider, Pelzkappen und Pferde schmälerten das Vertrauen des gemeinen Volkes, ließen uns zu Pharisäern im Tempel des Herrn werden. Seit

Jahren verharrten wir auf demselben Kenntnisstand, benutzten dieselben Heilmittel, ohne dass sich jemand dazu herabgelassen hätte, nach neuen Antworten zu suchen. Noch immer Hippokrates, Galen und Isidor von Sevilla. Trotula hatte ein Leben unter einfachen Menschen gewählt, und mochte sie sich auch mit noch so viel Sünde befleckt haben, folgte sie doch dem Evangelium und brachte den Armen Erleichterung.

»Bevor ich gehe, möchte ich Euch noch um etwas bitten. Kommt an die Schule, um dort ein paar Vorlesungen zu halten. Ihr könnt es handhaben, wie und wann Ihr wollt. Ich denke, es würde für alle eine Bereicherung darstellen.«

49. Kapitel

Rudolf Malacorona

Im Jahre des Herrn 1059 kam Rudolf, genannt Malacorona, nach Utica, wo er lange Zeit bei seinem Neffen, dem Abt Robert, lebte. Mit großem Eifer studierte er die gelehrten Schriften (…), und seine Kenntnisse des Leibes waren derart umfassend, dass in der Stadt Salerno, wo seit jeher die größten Schulen der Medizin ihren Sitz haben, mit Ausnahme einer weisen Frau niemand zu finden war, der ihm das Wasser reichen konnte.

Odericus Vitalis

Ich befürchte nicht, der Lüge bezichtigt zu werden, wenn ich behaupte, dass unter all den Normannen, die in jener Zeit die Stadt passierten, ich der Einzige war, der nichts mit Waffen zu tun hatte. Die meisten von uns, die den kalten Norden verließen, um sich in dieses von der Sonne gesegnete Land zu begeben, boten Robert und seinem Heer ihren Dienst in den Truppen an. Unsere Leute waren überall für ihren Kampfesmut bekannt, mit Studien und Wissenschaft dagegen war noch nicht ein Normanne in Verbindung gebracht worden. Bevor ich nach Salerno kam, war ich durch Frankreich gereist und hatte verschiedene Domschulen besucht, in denen die freien Künste gelehrt wurden. So war ich in Chartres gewesen, wo ich die Werke von Boethius sowie Platons *Timaios* studiert hatte. Die Mönche jener Schule hatten den Wissenschaften der Arithmetik, Musik, Geometrie und Astronomie die Künste der Logik – also Grammatik, Dialektik und Rhetorik – hinzugefügt und dafür gesorgt, dass sich die beiden getrennten Bereiche des Triviums und Quadriviums gegenseitig ergänzten. Das Studium des *Timaios*, des platonischen Dialoges, der die Entstehung des Kosmos in anderer Weise erzählt als die Heilige Schrift, weckte in mir den Drang, nach einer Versöhnung von Philosophie und Glauben zu suchen. So gelangte ich zu einer Art christlichem Platonismus, demzufolge die ewigen Formen, die Urbilder der sinnlichen Erfahrungswelt, mit den immerwährenden Ideen unseres Schöpfers zusammenfallen. Überall war von Salerno die Rede, dieser einzigartigen Stadt, in der das Wissen nicht allein den Geistlichen vorbehalten war, sondern von Laien, Ärzte und Lehrmeister weitergegeben wurde, die seltene Schriften kannten und in großer Zahl übersetzten. Es hieß gar, der Erzbischof der Stadt sei mit der Übersetzung der Werke des großen Aristoteles beschäftigt, welche wir bisher nur in Auszügen studieren konnten, da die uns zur Verfügung stehende Übersetzung des Boethius nur den ersten Teil der Logik umfasste.

Salerno: Schmelztiegel der medizinischen Kenntnisse des Judentums, der Griechen, Römer und des Islams. Hier hatten jüdische Ärzte wie der große Schabbtai Donnolo gelehrt, der während seiner langjährigen Gefangenschaft bei den Sarazenen in Kontakt mit der Medizin des Morgenlandes gekommen war. Ich selbst hatte einen Neffen in der Stadt, sodass ich beschloss, mich bei diesem einzuquartieren.

Als ich Salerno zum ersten Mal sah, eingebettet in die Schroffheit der Berge wie eine Perle in der Austernschale, wusste ich bereits, dass ich diesen Ort nie wieder verlassen würde. Das Meer hier war nicht kalt und wild wie an der Küste meiner Kindertage. Unendlich schienen die Vorzüge der Stadt: die laue, milde Luft, die prächtige Burg, die alles andere überragte, die heiße Sonne, die üppigen Gärten, die geschmückten Häuser, die schönen Frauen, wohlgestaltet wie die Römerinnen der Antike. Ich begann Vorlesungen zu besuchen, aber obschon alle bereit waren, mein Wissen anzuerkennen, blieb ich für diese Menschen, die von gleichem Blute und gleicher Anmut sind wie die alten Griechen, doch nur ein Normanne, der zu nichts taugt als zu Angriff und Krieg. Doch ich ließ mich nicht entmutigen. Allzu oft schon war ich auf dieselben Schwierigkeiten gestoßen, die jeder Mann aus dem Norden überwinden muss, wenn er fremde Völker für sich gewinnen will. Letzten Endes konnte ich es diesen Leuten nicht verübeln. Hier wurden wertvolle Schriften verfasst und Paläste errichtet, während wir in unserer Heimat kaum anders als die Tiere im Wald hausten, zu nicht viel mehr fähig, als uns gegenseitig zu zerfleischen.

Vielleicht war es gerade dieses Gefühl der Fremdheit, welches die Freundschaft zwischen Nadir und mir begünstigte. Nie zuvor hatte man zwei so unterschiedliche Männer nebeneinander durch die sonnenbeschienenen Straßen dieser Küstenstadt laufen sehen. Während ich den für mein Volk typischen kräftigen Körperbau besitze, ist er schlank und geschmeidig wie ein Strauch in der Wüste. Meine Haut ist blass, seine dagegen von der Farbe reifer Datteln. Mein Haar ist weißblond, sein Haupt ziert eine Lockenpracht, die schwarz glänzt wie der Pelz eines Panthers. Ich überrage ihn um fast zwei Köpfe, und ein Handstreich von mir hätte genügt, ihn zu zermalmen. Wir verbrachten lange Abende in den Sälen der Kirche San Pietro al Corte, um im Angesicht der lächelnden heiligen Katharina von Alexandria zu diskutieren. Ich erzählte von der Schule in Chartres, er von der *Medrese*, und am Ende kamen wir zu dem Schluss, dass der Aufenthalt in Salerno uns Wege eröffnete, die uns anderswo für immer verschlossen geblieben wären. Dank meines Freundes begann man mich zu Banketten einzuladen, und ich bekam Gelegenheit, zahlreiche gelehrte Medizi zu treffen. Diese Männer waren gewiss Meister in der Ausübung der Heilkunst, sie kannten den menschlichen Körper und seine Störungen wie niemand sonst, und dennoch blieben viele meiner Fragen unbeantwortet. Meine Gedanken kreisten, wie gesagt, um die Suche nach einem Mittelweg zwischen dem, was ich im *Timaios* gelesen hatte, und der Wahrheit der Heiligen Schrift. Ich war mir sicher, dass darin die Antwort lag: Man musste der Natur ihre selbstbestimmende Kraft zubilligen, aber gleichzeitig begreifen, dass dadurch nicht ihre Erschaffung durch Gott geleugnet wurde.

Nadir war oft einer Meinung mit mir, als Anhänger des islamischen Glaubens war er jedoch nicht der geeignetste Gesprächspartner zur Klärung meiner Zweifel. Außerdem kreisten seine Überlegungen seit einiger Zeit in erster Linie um das Collegium, das sich versammeln würde, um über die Aufnahme der Chirurgie als Lehrfach zu entscheiden. Sollte es nicht dazu kommen, würde er den Weg zurück in den Süden nehmen und diese Stadt, die er ebenso liebgewonnen hatte wie ich, für immer verlassen. Ich glaube, es war tatsächlich sein Wunsch, sich eine Weile lang meiner Gegenwart zu entziehen, der ihn dazu brachte, mir die folgende Begegnung ans Herz zu legen, und anfangs erschien mir sein Vorschlag geradezu abwegig. Weshalb sollte ich, der ich selbst unter den großen Lehrmeistern der Schule keinen angemessenen Gesprächspartner fand, mich an einen Arzt aus einem der übelst beleumdeten Viertel wenden, noch dazu an eine Frau, eine Hebamme? Doch Nadir versicherte mir, dass ich über vieles, wovon ich jetzt noch überzeugt war, gewiss meine Meinung ändern würde, hätte ich dieser Person, die in meinen Augen kaum mehr war als eine Geburtshelferin, erst ein wenig Zeit und Gehör geschenkt. Teils ihm zuliebe, teils aus Neugierde suchte ich diese berühmte Ärztin der Elenden schließlich auf.

Nadir hatte meinen Besuch angekündigt, und sie erwartete mich in ihrem bescheidenen Heim, neben einem Tablett mit zwei gefüllten Bechern Met und etwas Anisgebäck sitzend.

Obschon nicht mehr ganz jung, war ihre Schönheit doch nicht zu übersehen.

Einen Moment lang glaubte ich, mein Freund habe mir einen hinterhältigen Streich gespielt und wer weiß was für eine Tändelei für mich arrangiert. Am Ende war diese Frau hier vor mir gar keine Ärztin, sondern vielmehr eine elegante Dirne, bereit, mir ihre Dienste oder die eines ihrer Schützlinge anzubieten. Wie sehr sollte ich mich später ob dieses Gedankens schämen!

»Seid willkommen in meinem bescheidenen Heim. Nadir hat mir viel von Euch erzählt. Er sagt, keiner in der Stadt habe bis jetzt erkannt, welches Glück es bedeute, einen Mann von Eurer Bildung zum Kreis unserer Gelehrten zählen zu dürfen. Wenn ich mich nicht täusche, habt Ihr sogar bei den Ordensbrüdern in Chartres gelernt?«

»Ja, dieses Glück ist mir zuteilgeworden, aber wie Ihr seht, bin ich ein wilder Normanne mit Händen so groß wie Schaufeln.«

»Ich habe längst gelernt, Menschen nicht nach ihrer Herkunft und schon gar nicht nach der Größe ihrer Hände zu beurteilen. Soviel ich von unserem gemeinsamen Freund Nadir weiß, habt Ihr Platons *Timaios* vollständig gelesen, und seine Theorien haben Euch in manchen Zweifel gestürzt.«

»Wie Ihr sicher wisst, ist es schwer, den Zweifel im eigenen

Inneren zu verhandeln, und so verlieren viele meiner schönen Denkansätze, die ich aus Chartres mitgebracht habe, hier in Salerno allmählich an Klarheit.«

»Das unbewegte Wasser des Tümpels wird trübe.«

»Ursprünglich glaubte ich, hier die großen Kenner der alten griechischen Kultur zu finden.«

»Ihr habt Euch getäuscht. Viele der an der Schule vermittelten Kenntnisse sind praktischer Natur, mein Freund. Vor Kurzem hat Alfanus begonnen, aus dem Griechischen zu übersetzen, doch bisher sind die Texte, mit denen er sich befasst, gänzlich dem Studium des Leibes gewidmet.«

»Dieses Gebäck schmeckt ausgezeichnet. Stellt Ihr es selbst her?«

»Danke. Nein, ich bin leider keine gute Bäckerin. Mein Bruder hat es geschickt. Er ist ein wahrer Meister der Küche. Seit einiger Zeit steht er im Dienst des höchst verehrungswürdigen Kardinals Hildebrand von Soana.«

»Ich bin sicher, dieser Mann wird die Geschicke der Kirche und unser aller gänzlich verändern.«

»Ganz recht, und wie Ihr seht, trägt meine Familie zu dieser Erneuerung bei, indem sie den Hoffnungsträger mit himmlischen Speisen verwöhnt. Aber Ihr seid gewiss nicht gekommen, um über Kochen und Backen zu sprechen. Oder irre ich mich?«

»Um ehrlich zu sein, weiß ich selbst nicht genau, weshalb ich gekommen bin.«

»So will ich es Euch sagen. Ihr steht hier einer der wenigen Personen der Stadt gegenüber, die den Euch so erschütternden Text gelesen haben. Allerdings ist dies nicht heute geschehen, auch nicht gestern oder vor zehn Jahren, sondern während der Zeit meiner Ausbildung, dank des Hofmeisters, unter dessen Obhut ich damals stand und der eine Handvoll Bücher so sorgsam hütete, als seien sie seiner eigenen Feder entsprungen. Ich weiß im Übrigen nicht, wie er in den Besitz des fraglichen Textes von Platon gelangte.«

»Ihr habt den *Timaios* gelesen?«

»Das habe ich Euch doch soeben erklärt. Wenn Ihr Euch überzeugen wollt, kann ich Euch eine Zusammenfassung geben, aber ich glaube, es wird Euch von größerem Nutzen sein zu erfahren, zu welchen Erkenntnissen ich, ausgehend von den Worten des griechischen Philosophen, in den vielen folgenden Jahren gelangt bin. Als ich den Text gelesen habe, war ich noch sehr jung, deshalb löste er in mir nicht dieselbe Erschütterung aus wie bei einem erwachsenen Mann, der von den unanfechtbaren Wahrheiten der in der Bibel dargestellten Erschaffung der Welt überzeugt ist. Die Vorstellung von der Entstehung der Welt vermittels ursächlicher Prinzipien, von der Weltseele und himmlischen Sphären, das Bewusstsein, dass das direkte göttliche Wirken, wie Platon es nennt, mit der Erschaffung der Urmaterie und der geistigen Formen endet, hat vor allem meine Fähigkeit geschärft, die Ordnung der erzeugbaren und vergänglichen Dinge zu erkennen. Ich muss gestehen, dass ich in der Idee von der Selbstständigkeit des *opus naturae* nie etwas Ketzerisches habe sehen können. Die Mythen in diesem Text enthüllen lediglich die Geheimnisse des Kosmos, in deren Licht ich die *Genesis* gelesen habe: Es genügt, das Werk des Demiurgen mit der schöpferischen Tätigkeit Gottes gleichzusetzen und die ursprüngliche Welt mit göttlicher Weisheit. Das Wirken Gottes beschränkt sich auf die Erschaffung der vier Elemente, die übrige Welt entsteht durch die Einwirkung von Feuer und Hitze. Ihr glaubt doch nicht im Ernst, dass Gott dem ersten Menschen tatsächlich eine Rippe entnommen hat?«

»Ich nicht, aber viele unserer Zeitgenossen sind davon überzeugt.«

»So sollen sie bei ihrer Überzeugung bleiben. Wir wissen, dass bei der Verknüpfung natürlicher Ursachen den Himmelssphären eine Vorrangstellung zukommt. Die Himmelskörper und die sie vorantreibenden Kräfte, die sich mit der Hierarchie der Engel gleichsetzen lassen oder auch von ihr unterschieden werden können, sind keine Gottheiten, sondern Ausdehnungspunkte des göttlichen Wirkens, wohlbedachte Mittel der Vorsehung. Sie haben somit eine Wirkung auf die Dinge, sie bestimmen das Leben und die Geschicke der Menschheit. Darüber weiß Nadir Euch sehr viel mehr zu erzählen als ich. Die Araber beschäftigen sich schon lange mit den Fragen, die Aristoteles in seiner Naturlehre und Metaphysik aufwirft. Wir dagegen glauben immer noch daran, dass einer Rippe Arme wachsen. Die Welt ist in ein System eingebunden. Die Verschiebung der Sphäre der Fixsterne ist durch das Bestehen und Fortbestehen des sublunaren Universums bedingt, während die beiden entgegengesetzten Prozesse des Vergehens und des Werdens durch das Auftauchen und Verschwinden der Sonne verursacht werden. Der ewig kreisenden Bewegung der Himmelssphären entspricht daher die stete Wiederkehr jedes Vorgangs in der sublunaren Welt. Eine Wiederkehr, die auch die Geschichte der Menschheit und ihre Institutionen umfasst.«

»Euch ist hoffentlich bewusst, wie hart all das einen lateinischen Christen treffen muss? Das Bild dieser in sich geschlossenen Welt, das Ihr, ich selbst, der *Timaios* und die Schriften der Araber entwerfen, bringt Gottes Gegenwart immer weiter zum Verschwinden, lässt seinen Einfluss gewissermaßen indirekt werden.«

»Sagt, weshalb seid Ihr für Eure Studien ausgerechnet nach Salerno gekommen?«

»Ich würde sagen, weil hier der menschliche Leib im Mittelpunkt der Untersuchungen steht und dies genau das Thema ist, welches mich derzeit interessiert.«

»Und habt Ihr darüber nachgedacht, weshalb es Euch interessiert?«

»Es erscheint mir gewissermaßen zwingend logisch.«

»Das würde ich nicht sagen: Genauso gut hättet Ihr Euch für Astrologie oder für das Verhalten bestimmter Tiere begeistern oder auch Eure philosophischen Studien vorantreiben können. Meines Erachtens ist der Grund Eures Interesses folgender, doch falls ich mich irre, so korrigiert mich ruhig: Da Ihr, wie bereits erwähnt, den *Timaios* gelesen habt, könnt Ihr nicht umhin, die Natur als ursprüngliche Schöpfung zu betrachten, als Trägerin der Gesetze und der Ordnung des Universums. Der Mensch steht im Mittelpunkt dieser Schöpfung und birgt sie zugleich im Ganzen als Mikrokosmos in sich. Deshalb muss der Mensch anatomisch ebenso wie physiologisch als Ganzheit betrachtet werden. Und welcher Ort wäre besser geeignet für ein derartiges Studium als die Stadt, von der es überall heißt, sie sei das größte Wissenszentrum des menschlichen Körpers? Sich diesem Körper anzunähern bedeutet, tagtäglich hautnah dessen eigenständige Funktionsweise vor Augen zu sehen.«

Diese Frau, die ich noch vor wenigen Stunden als einfache Hebamme abgetan hatte, eröffnete mir eine neue Welt. Sie hatte mich an die Hand genommen, um mich durch den dichten Wald ihrer Erkenntnisse zu führen. An dem zu zweifeln, was Platon als Eigenständigkeit der Natur bezeichnete, war nur möglich, solange man mit derselben nicht vertraut war. Mit ihrem kurzen, anschaulichen Vortrag hatte diese Frau für immer den Knoten gelöst, den jahrelange metaphysische Reflexionen stetig verworrener hatten werden lassen. Und nicht nur das: Nach ihren Worten erschienen mir auch die übrigen

Medizi der Stadt in anderem Licht. Vielleicht stimmte es, vielleicht hatten sie tatsächlich nicht die richtigen Bücher gelesen, aber ihre tägliche Praxis war trotz allem von den großen Ideen der Philosophen geleitet, von dem Vertrauen in die erneuernde Kraft der Natur. Vermutlich würde der *Timaios* schon bald auch in Salerno Verbreitung finden, möglicherweise aber auch nicht, jedenfalls würde sich dadurch für die Ärzte nicht viel ändern, denn sie bezogen ihre Kenntnisse direkt aus der eleatischen Schule – ohne es zu wissen, waren sie Abkömmlinge des Pythagoras und seines Vertrauens auf die Reinhaltung von Körper und Geist. Bevor ich dieses Haus mit seinen feuchten Wänden verließ, gab ich meinem Drang nach, ihr zum Abschied die Hände zu küssen.

»Ihr seid das großartigste, gebildetste und weiseste Wesen, das mir je begegnet ist. Ich danke Gott, dass er mich Euren Weg hat kreuzen lassen.«

50. Kapitel

Erste Vorlesung

Heute, am Sechzehnten des Ostermonats beginnt meine Wenigkeit, Trotula de Ruggiero, auf Einladung des Meisters und Mitglieds des ehrwürdigen Collegiums, Giovanni Plateario, mit ihrer Vorlesung und ersucht die Anwesenden gütigst darum zu schweigen. Auch Euch dort hinten bitte ich, näher zu treten – oder den Saal zu verlassen, falls Ihr kein Interesse an dem Thema haben solltet. Wie Ihr wisst, fließen im Leib des Menschen vier verschiedene Säfte, so wie es vier Elemente gibt, aus denen die Schöpfung besteht. Die vier Namen, die ich Euch nun nenne, müssen Euch so vertraut werden wie die Finger Eurer Hand, und die sie beschreibende Lehre wird dem Daumen beim Zufassen gleichkommen.

Zuerst kommt das Blut, das warm und feucht ist wie die Luft und im Frühling überwiegt. Das sanguinische Temperament neigt zur Beleibtheit und zum Scherzen. Danach kommt das Phlegma, das kalt und feucht ist wie Wasser und im Winter vorherrscht. Das phlegmatische Temperament findet unter zahlreichen Lehrkörpern Salernos Verbreitung. Die gelbe Galle, warm und trocken wie das Feuer, herrscht im Sommer vor und führt zu cholerischer Erregung. Die schwarze Galle, kalt und trocken wie die Erde, ist dagegen für den Herbst und die Melancholie bestimmend. Das sind die Säfte, die im menschlichen Leib fließen. Überwiegt einer der vier über die anderen, so ist dies ausschlaggebend für das Temperament eines Menschen. Ich selbst neige, falls es Euch interessiert, zum cholerischen Temperament. Daher bitte ich Euch um Nachsicht meiner Person gegenüber. Manch einer wird Euch erzählen, dass ich kaum mehr als eine Hebamme bin und dass es sich nicht schickt, von mir die Heilkunst zu erlernen. Wenn Ihr diesen Stimmen Glauben schenken wollt, so kann ich meine Rede gerne abbrechen und zu meiner Arbeit zurückkehren, die ich im Übrigen als äußerst nützlich und wertvoll erachte.«

Am Ende des Saals erhob sich ein junger Mann mit hoher Stirn und müden Augen.

»Sagt: gibt es außer der Temperamentenlehre noch Weiteres, das eine Hebamme uns zu lehren vermag?«

In seiner Stimme lagen der Hohn und die Verachtung, mit denen ich gerechnet hatte. Die Angst vor genau dieser Frage hatte mich jahrelang von der Schule ferngehalten. Sie hatte mich Dutzende Male Giovannis Einladung ausschlagen lassen, meine eigene Vorlesung zu halten. Nun war es meine Entscheidung, entweder allem den Rücken zu kehren und in meine Welt aus Schweiß und Mutterkuchen zurückzukehren, oder aber mich der wilden Bestie zu stellen wie Herkules der neunköpfigen Hydra. Doch weder konnte noch wollte ich die Lehren des Galen oder die Entdeckungen des Isidor von Sevilla herunterleiern. Meine einzige Chance, die Schlacht zu gewinnen, bestand darin, sie auf mir bekanntem Terrain auszutragen.

»Als Gott, der Allmächtige, bei der Erschaffung der Welt die einzelnen Geschöpfe nach ihrer Art unterschied und dabei den Menschen an die Spitze stellte, verlieh er ihm über die gemeinsamen Merkmale aller Geschöpfe hinaus zusätzlich die Freiheit des Denkens und der Vernunft. Da er wünschte, dass sich das Menschengeschlecht fortpflanzen möge, schuf er zwei verschiedene Geschlechter, das männliche und das weibliche. Ihre Temperamente wurden besänftigt, und so ist der Mann von Natur aus grundsätzlich warm und trocken, die Frau dagegen feucht und kalt. Das Übermaß bei dem einen oder anderen lässt sich durch die Gegenüberstellung der jeweils gegenteiligen Qualitäten im Zaum halten. So dämpft die warme und trockene Beschaffenheit des Mannes die kühle Feuchtigkeit des Weibes, und umgekehrt mildert die kühle Natur der Frau das Auflodern des Mannes. Der Mann ist von kräftiger Statur und dazu fähig, den Samen in die Frau zu säen wie in einen Acker, während die Frau mit einem empfänglichen Leib ausgestattet ist, um den Samen in sich aufzunehmen. Da Frauen durch göttliche Bestimmung komplexer beschaffen sind als Männer, können sie von zahlreichen Krankheiten heimgesucht werden, für die nur ihr Geschlecht anfällig ist. Das gilt insbesondere für die der Fortpflanzung dienenden Organe. Da sie sich an verborgener Stelle befinden, wagen es die ihrer Konstitution nach zarten Frauen aus Scham oft nicht, dem Arzt den Ort ihres Leidens zu enthüllen. Aus diesem Grund begann ich vor nunmehr vielen Jahren damit, mich mit den hartnäckig wiederkehrenden Krankheiten des weiblichen Geschlechts zu befassen, über die ich Euch heute berichten will, um Euch ins Gedächtnis zu rufen, dass es zwei Geschlechter gibt und gerade in ihrer Verschiedenheit das Geheimnis des Lebens liegt. Beim Weib ist, wie gesagt, die Wärme oft nicht in ausreichendem Maß vorhanden, um die schlechten oder überflüssigen Körpersäfte zu vertreiben, die sich in seinem Leib ansammeln. Wegen der oft zarten Verfassung desselben ist es allzu großen Anstrengungen nicht gewachsen und anders als der Mann, ist es oft nicht in der Lage, diese Körpersäfte in Form von Schweiß abzusondern. Aus besagtem Mangel an Wärme hat die Natur die Frau daher mit einer besonderen Form der Reinigung ausgestattet, nämlich der Menstruation, die im Volksmund Monatsblume heißt. So wie ein Baum ohne Blüten keine Früchte hervorbringt, ist das Weib ohne die ihr eigene Blume nicht zur Fortpflanzung fähig. Eine derartige Reinigung ist vergleichbar mit der Pollution, die dem Mann des Nachts widerfährt. Ist die Natur durch überzählige Körpersäfte belastet, versucht sie stets, das Joch abzustreifen und für Erleichterung zu sorgen, sowohl beim Manne als auch bei der Frau. Gewöhnlich kommt es bei Letzterer ab dem dreizehnten Lebensjahr zu besagter Reinigung, die bei den Mageren bis etwa zum fünfzigsten Jahr anhält, bei besonders feuchter Konstitution auch bis zum sechzigsten Jahr andauern kann. Während die Blutungen mehr oder weniger stark ausfallen können, gehen mit ihnen zahlreiche Krankheiten einher, da sie den Appetit und das Durstgefühl hemmen. Manche Frauen müssen erbrechen, andere verlangen nach Erde, Kohle oder Kreide. Vermag einer von Euch den Grund für solche Gelüste zu erklären?«

Die Gesichter der jungen Männer wirkten wie gebannt. So hatten sie noch nie jemanden über den weiblichen Körper sprechen hören, dessen war ich mir sicher. Es waren angehende Ärzte, die erkannten, welch gewaltiges Universum sich vor ihnen erstreckte.

Während ich siegesgewiss in mein Heim in der Giudaica zurückkehrte, dachte ich an die alte Costanza. Sie war zu früh gestorben, um zu erleben, wie eine Frau Vorlesungen für Ärzte hielt, und um sie von jenen Kenntnissen sprechen zu hören, die sie selbst erlernt und weitergeben hatte – Kenntnisse, die in einer allumfassenden Konzeption von Medizin unverzichtbar waren. An diesem Tag hatte ich unzählige Gesten, die jahrhundertelang stumm verrichtet worden waren, in Worte gefasst. Ich war so sehr von Stolz erfüllt wie einst, vor langer Zeit, bei meinen Entdeckungen über das Leben der Kaulquappen. Wäre die Begegnung mit dem Normannen nicht gewesen und hätte ich nicht an ihm erprobt, inwieweit ich noch dazu in der Lage war, jemandem meine Gedanken zu unterbreiten, und hätte er mir darüber hinaus nicht versichert, auf all seinen Reisen in der gesamten Christenheit keiner weiseren Frau als mir begegnet zu sein, so hätte ich nicht den Mut gefunden, vor diesen jungen Studenten zu sprechen.

51. Kapitel

Zweite Vorlesung

Die Aula war überfüllt. Keiner von uns wusste, was ihn erwartete. Im Hintergrund, an die Wand gelehnt, erkannte ich den alten Cofone und neben ihm meinen Vater. Sie trat an das Katheder. Ihr honigfarbenes Haar war bereits von weißen Strähnen durchzogen, die an den Schläfen begannen und sich dann in ihrer Frisur verloren, und von meinem Platz in der ersten Reihe aus konnte ich erkennen, dass ihre Hände mit kleinen braunen Flecken gesprenkelt waren.

Trotz alledem wirkte sie nicht alt. Die meisten Frauen erreichen erst gar nicht diese Anzahl an Jahren, und wenn doch, so haben sie längst einen Buckel oder krumme Beine. Ihre Haltung dagegen war aufrecht, die Augen blickten lebhaft, und ihre Gesichtshaut war hell und glatt. Niemand hätte für möglich gehalten, dass sie bereits das sechzigste Lebensjahr überschritten hatte.

»Heute, am Zwanzigsten des Hartmonats Januar, beginnt meine Wenigkeit, Trotula de Ruggiero, in der *Hippocratica Civitas* zu Salerno, auf Einladung des Meisters und Mitglieds des ehrwürdigen Collegiums, Giovanni Plateario, mit ihrer Vorlesung. Wer von Euch, ob jung oder alt, gekommen ist, um an diesem Ort einen Vortrag über Frauenheilkunde zu hören, wird enttäuscht werden, denn ich hege die Absicht, von den allgemeinen Prinzipien zu sprechen, die Geist und Wirken eines guten Medikus leiten sollten. Wie Ihr wisst, muss ein solcher nicht nur als Gelehrter, sondern auch als Mensch die besten und hervorragendsten Eigenschaften in sich vereinen. Er bedarf einer besonnenen Handlungsweise, klarer Urteilsfähigkeit, der Sittlichkeit, Ehrbarkeit sowie der Liebe zur eigenen Kunst und zum Kranken. Dies sind die Grundpfeiler der Persönlichkeit eines Arztes, wie Hippokrates sie dargelegt hat und wie auch ich sie heute noch sehe. Jedes persönliche Interesse muss für unsereins in den Hintergrund treten. Gewiss sind wir keine höheren oder unfehlbaren Wesen, weder Heilige noch Selige, doch müssen wir unserer Fehlbarkeit mit größter Anstrengung entgegenwirken, um lediglich Fehler kleinen Ausmaßes zu begehen. Darüber hinaus müssen wir Philosophen sein, aber nicht indem wir uns von der wahren Wissenschaft abwenden, die sich auf solide praktische Grundlagen stützt. Unsere Kleidung muss schicklich sein, das eigene Äußere von Gesundheit zeugen. Lasst mich nun zur Untersuchung einiger das Fach selbst betreffender Fragen kommen. Wie bereits dargelegt wurde, greift die Natur selbst mit ihrer Heilkraft in den Krankheitsverlauf ein und versucht, durch Ausstoß überschüssiger Körperflüssigkeiten in Form von Urin, Schweiß, Eiter, Auswurf und Durchfall das Gleichgewicht wieder herzustellen. In den Fällen, in denen die Krankheit stärker ist als die selbstheilende Kraft des Organismus, stirbt der Patient. Um ausgeschieden werden zu können, müssen die Körperflüssigkeiten zuvor durch einen Prozess umgewandelt werden, den Hippokrates als ›Kochen‹ bezeichnet. Die Zeitdauer dieses Prozesses bis zur beginnenden Genesung wird ›Krise‹ genannt.

Gründe für die Veränderungen der Körpersäfte können Witterungsverhältnisse, Ernährung und mit den Lebensumständen verknüpfte äußere Ursachen sein. Entscheidend an der Lehre des Hippokrates ist jedoch sein Verständnis der Krankheit als Phänomen, das den gesamten Organismus und nicht nur einzelne Organe betrifft. Die ärztliche Untersuchung sollte daher so gründlich wie möglich erfolgen und darf sich nicht nur auf Abhören, Abtasten und Abklopfen beschränken. Jeder kleinste der Diagnose eventuell dienliche Hinweis muss in Betracht gezogen werden: Abstufungen der Gesichtsfarbe, auffällige Verhaltensweisen, ungewöhnliche Muskelkontraktionen, die Menge und Beschaffenheit jeglicher Ausscheidungen und Sekrete. Gewiss hat man Euch bereits erzählt, wie wichtig eine genaue Untersuchung des Urins ist, der nach Menge, Farbe, Sediment und Eintrübung beurteilt werden muss. Darüber hinaus rate ich Euch zu einer möglichst gründlichen und auf den Einzelnen abgestimmten Anamnese. Scheut Euch nicht, alle Euch in den Sinn kommenden Fragen zu stellen. Will der Leib gereinigt werden, muss der Geist den Mut zum Eingeständnis haben. Stützt Eure Einschätzungen auf die Erscheinungsformen der verschiedenen Krankheiten. Denkt daran, dass gewisse Anzeichen wie Wahrnehmungsstörungen, kalter Schweiß, wächserne Hände und Weißnägel Zeichen sind. Auch wenn viele Kollegen es nicht gutheißen, möchte ich nun kurz auf die Chirurgie zu sprechen kommen, von der es heißt, nur Ungläubige griffen auf sie zurück, die jedoch, wie ich Euch versichern kann, zu Zeiten des großen Hippokrates bereits bekannt war und praktiziert wurde. Die damaligen Ärzte verfügten über ein gut ausgestattetes Instrumentarium, das Messer und Skalpelle in unterschiedlichen Formen und Größen umfasste. Zu den häufigsten Eingriffen kam es, soweit bekannt, bei Verrenkungen und Knochenbrüchen, wobei man sich hier meist diverser Schienen und Verbände bediente, sowie bei Schädelverletzungen und bei der Behandlung krummer Füße. Sehr ausgefeilt war auch die

Technik des Verbindens. Ihr werdet einwenden, dass es heutzutage Wundärzte gibt, die sich um das Richten der Knochen kümmern. Aber wollt Ihr Eure Küche tatsächlich einem Schweinehirten überlassen, der sich auf nichts weiter versteht, als Futtertröge zu füllen? Ebendas ist der Fall, wenn man einem Scharlatan einen gebrochenen Arm anvertraut. Ich hatte mir jedoch vorgenommen, nur kurz bei der Chirurgie zu verweilen, und so will ich es dabei bewenden lassen. Ihr müsst umfangreiche Kenntnisse von sämtlichen Heilkräutern mit ihren Eigenschaften besitzen – tausende Namen und Anwendungen. Nicht alle stehen Euch jederzeit zur Verfügung, doch rate ich Euch, zumindest folgende stets mitzuführen, die bei jedem Euch begegnenden Leiden eine erfolgreiche Erste Hilfe ermöglichen: schwarze Nieswurz und Blaustern gegen Herzbeschwerden und als harntreibendes Mittel, die Koloquinte als drastisches Abführmittel, weißer Germer, der äußerst wirksam bei rheumatischen Beschwerden ist, das hustenlösende Eisenkraut, das schmerzlindernde und beruhigende Bilsenkraut sowie Opium, Alraun und Tollkirsche als Schlaf- und örtliche Betäubungsmittel. Auch wenn Ihr die verschiedenen Arzneien und ihre Wirkungsweisen kennt, empfehle ich Euch einen maßvollem Gebrauch. Ihr solltet Vertrauen in die Selbstheilungskräfte des menschlichen Körpers haben. Dasselbe gilt für Aderlasse. Scheut Euch jedoch nicht vor der Verordnung von Wasserkuren, Inhalationen, Waschungen und Spülungen der Vagina. Sehr hilfreich ist auch die Verwendung von Saugnäpfen, da es durch die Bildung einer Vertiefung in der entzündeten Region zu einer Gefäßverengung durch Schröpfung kommt und die entzündlichen sowie nicht entzündlichen Absonderungen somit verringert werden. So vielversprechend manche Mittel auch erscheinen, es sei stets daran gedacht, dass die indirekte Bekämpfung einer Krankheit drastischen und gewaltsamen Methoden vorzuziehen ist. Es gibt Fälle, in denen ihr sogar bestimmte, den eigentlichen Symptomen ähnelnde Phänomene beim Patienten hervorrufen müsst, um ihn zu heilen. In den meisten Fällen besteht die beste Lösung jedoch in der Anwendung des Prinzips der *contraria contraris:* Man greift also auf Mittel zurück, die der Krankheitsursache zuwiderlaufen, um diese zu behindern. So ist beispielsweise das Fieber ein sehr guter Helfer zur Gesundung: Hitze erleichtert das Ausscheiden überflüssiger Körpersäfte und beschleunigt den Vorgang des Kochens. Denkt auch stets an die Ernährung sowie alle damit verbundenen Regeln und Vorschriften, denen der Kranke Folge zu leisten hat. Ziel ist die Wiederherstellung des Gleichgewichts der Körpersäfte mittels bestimmter Speisen, die von Fall zu Fall feucht, kalt, warm oder trocken sein müssen. Grundlegendes Prinzip bleibt stets, die natürlichen Abwehrkräfte des Organismus so zu stärken, dass dieser sich von überflüssigen oder verdorbenen Körpersäften befreien kann. Während der kritischen Phase einer Erkrankung sind daher leichte Speisen und wenig nahrhafte Getränke angezeigt, um die Kräfte des Organismus ganz auf den Prozess des »Kochens« besagter Körperflüssigkeiten und weniger auf die Verdauung zu lenken. Bisher haben wir über die in der Schule von Kos verwendeten Mittel gesprochen, doch bevor ich mich von Euch verabschiede, möchte ich auf eine weitere, bei uns weniger bekannte Schule verweisen, in der ebenso kluge Ärzte tätig waren. Ich spreche über jene Schule, die vor vielen Hundert Jahren in der von Alexander dem Großen gegründeten Stadt entstanden ist. In dieser Schule wurde zum ersten Mal die Temperamentenlehre in Zweifel gezogen und die Vermutung aufgestellt, dass Krankheitsursachen in einer Veränderung der Gefäße und des Gewebes zu suchen seien. Auch wenn alle davon Gebrauch machen, so wissen doch nur die wenigsten, dass die Bedeutung des Pulsfühlens, das für eine genaue Diagnose von unschätzbarem Wert ist, von ebenjenen Ärzten entdeckt wurde. Sie untersuchten zum ersten Mal Herzklappen und Herzgefäße, die Lungenarterie und Lungenvene, die Leber … und einer von ihnen erkannte den Zusammenhang zwischen Leberleiden und Bauchwassersucht. Sehr ausführlich beschrieb man Gehirn, Augen und Sehnerv. Auch Frauenheilkunde sowie Geburtshilfe wurden gelehrt. Ausgehend von der Lehre des Hippokrates vertiefte man die Studien zur Anatomie und Physiologie auch mittels Vivisektion, um die Anordnung und Funktionsweise der Organe besser zu begreifen und so Praxis und Theorie auf vollendete Weise miteinander zu verknüpfen sowie die in beiden Bereichen vorhandenen Lücken zu schließen. Ich hoffe, all das verdeutlicht Euch, dass ein Arzt nicht nur einer einzigen Denkrichtung oder Schule folgen sollte, sondern allzeit bereit sein muss, seinen Geist für das zu öffnen, was andere Heilkünstler vor ihm erkannt haben. Bisweilen wird es Euch vorkommen, als stünden die Schlussfolgerungen des einen zu denen des anderen in Widerspruch. Euch allein obliegt es zu beurteilen und von Mal zu Mal neu zu entscheiden, welcher Weg beim aktuellen Fall der beste und wirksamste ist.«

Mit diesen Worten endete sie, fasste ihre Papiere zusammen und begab sich zum Ausgang. Ich eilte ihr nach, und als wir weit genug von neugierigen Blicken entfernt waren, schloss ich sie in die Arme. Ich war stolz auf sie.

52. Kapitel

Dritte Vorlesung

In der Schule sprach man von nichts anderem. Überall standen Grüppchen tuschelnder Studenten beisammen. Die Hebamme, die über die Monatsblutungen der Frau gesprochen hatte, war in aller Munde. Darüber unterhielt man sich im Zwielicht der Tavernen, auf den Mauern der Kreuzgänge sitzend, ja selbst an den Straßenecken. Bei ihrer nächsten Vorlesung war die Aula von San Pietro a Corte zum Bersten voll mit Studenten, die so erregt wirkten, als stünden sie nicht einer Meisterin der Heilkünste gegenüber, sondern würden sich in der Vorhalle eines der Freudenhäuser im Hafen drängen. Mein Bruder Giovanni hatte mir erzählt, dass unsere Mutter nach der so heftig ins Gerede geratenen Vorlesung über Frauenheilkunde noch eine weitere über die Heilkunst im Allgemeinen gehalten hatte, für die sich jedoch niemand zu interessieren schien.

Diesmal wollte auch ich dabei sein, allerdings nicht, um mich von ihren ausgezeichneten Fähigkeiten als Lehrkraft zu überzeugen, die ich zur Genüge kannte.

Ich war bereit, mich auf jeden zu stürzen, der auch nur ein spöttisches Wort über sie zu sagen wagte.

Als wir eintrafen, stand sie schon an ihrem Platz. Nur selten waren die Lehrmeister vor uns da, für gewöhnlich mussten wir warten und hatten etwas Zeit, miteinander zu plaudern.

Was nun geschah, erstaunte mich nicht wenig. Dieselben Studenten, die sie verhöhnt und sich über sie lustig gemacht hatten, wirkten in ihrer Gegenwart plötzlich vollkommen befangen. Die gesamte Zuhörerschaft schwieg. Meine Mutter trat gemessenen Schrittes näher an das Katheder heran, legte die Gamurra ab, krempelte die weiten Ärmel ihres Kleides auf und strich sich mit einer mir sehr vertrauten Geste durchs Haar. Sie war eine der wenigen ehrbaren Frauen, die weder Schleier noch Brusttuch trugen. Wie sie zu sagen pflegte, dienten diese Kleidungsstücke lediglich dazu, die Läuse warm zu halten.

»Heute, am Dreißigsten des Scheidings, beginnt meine Wenigkeit, Trotula de Ruggiero, auf Einladung des Meisters und Mitglieds des ehrwürdigen Collegiums, Giovanni Plateario, mit ihrer Vorlesung. Falls jemand gekommen ist, um Ratschläge zur Frauenheilkunde zu erhalten, so muss ich ihn enttäuschen, da ich beabsichtige, Euch vom Sinn des Schmerzes zu erzählen.«

»Es wird wohl um den Schmerz bei der Geburt gehen«, sagte ein blonder Bursche zu meiner Rechten an seinen Banknachbarn gewandt, offenbar in der Gewissheit, von niemand anderem gehört zu werden. Es juckte mich in den Fingern, doch zwang ich mich, bis zum Ende der Vorlesung zu warten, um Vergeltung zu üben.

»Ihr kennt gewiss die Ansicht Ciceros, der Gefühle als Erscheinungsformen der Einfalt und Torheit definiert. Der Weise ist frei von ihnen, einfach aufgrund seiner Weisheit. Bereits Cicero weiß vier grundlegende Gefühle zu unterscheiden: Begierde, Furcht, Freude und Niedergeschlagenheit. Von diesen vier Gefühlen, die er gleichermaßen als Übel betrachtet, egal ob Angst oder Freude, Schmerz oder Verlangen, bewahrt uns in seinen Augen der Wille. Der heilige Augustinus vertritt dagegen die Auffassung, dass jedes Lebewesen im Hinblick auf die Befriedigung eines Bedürfnisses, das Stillen eines Verlangens oder das Umsetzen eines Zieles handelt. ›Der Wille‹, so sagt er, ›begleitet jede Regung unserer Seele, oder vielmehr ist jede Regung unserer Seele nichts anderes als Wille.‹

Doch nun möchte ich darauf zu sprechen kommen, was die Griechen über diesen Aspekt des menschlichen Empfindens dachten, den ein Arzt kennen und als wesentlichen Bestandteil seines Handelns begreifen muss. Bei näherer Betrachtung des griechischen Wortes *Pathos* stellt sich heraus, dass damit nicht nur Schmerz, sondern Gefühle im Allgemeinen gemeint sind. Zwar hat das daraus abgeleitete Verb eine doppelte Bedeutung und hieß ursprünglich so viel wie: ›Ich habe einen Eindruck, eine Empfindung ein angenehmes oder unangenehmes Gefühl‹, doch letztendlich benutzt man es im Sinne von: ›Ich leide, erdulde, ertrage Schmerzen, Unglück, Missgeschick, Übel und Leid.‹«

Derselbe Blonde, der sich gerade noch lustig gemacht hatte, war zu Stein erstarrt. Alle sperrten Mund und Nase auf. Keiner von uns, nicht einmal die Lehrmeister, waren des Griechischen mächtig. Die einzige Ausnahme war Erzbischof Alfanus, dem zu begegnen ich jedoch nur selten Gelegenheit hatte.

»Laut Platon sind Freude und Schmerz grundlegend für das menschliche Sein, da sie die Modi des Harmonieempfindens sind. In seinen Augen hat derjenige Musik im Blut, der eine Sinfonie des Einklangs von Körper und Seele zu schaffen vermag. Obschon ich mit vielen seiner Ansichten einverstanden bin, würde ich Freude als einen Seelenzustand definieren, mit dem es uns gelingen kann, zum Naturzustand zurückzufinden, während Schmerz das ist, was uns von diesem Zustand entfernt. Es ist daher folglich zumeist angenehm, zum Naturzustand zurückzukehren, und die Abkehr davon ist in der Tat wider die Natur. Ängste, Kummer, Sorgen sind schmerzlich, da unabwendbar auferlegt und bedrängend, solange man sich nicht daran gewöhnt hat. Alles Verlangen in uns ist stets angenehm, denn Verlangen ist ein auf etwas Angenehmes zielender Trieb. Diese Analyse ist nicht eigentlich das Ergebnis meiner eigenen Gedanken, sondern der des großen Aristoteles. Aristoteles definiert Schmerz als das Gefürchtete und Freude als das Wünschenswerte, nicht weil diese das Unvollkommene beziehungsweise Vollkommene an sich sind. Vielmehr sind sie vollkommen insofern, als sie gewollt, begehrt und gesucht sind, sowie unvollkommen, weil gefürchtet. Der Schmerz ist Anzeichen für eine bedrohliche und ungünstige Situation, in der sich ein Lebewesen befindet, und umgekehrt ist Freude ein Zeichen für günstige Umstände. Gefühle erfüllen eine Funktion im menschlichen Dasein. Während Cicero jegliches Gefühl an sich als verdammenswert erachtet und der heilige Augustinus glaubt, der Mensch habe die moralische Pflicht, sie allesamt zu beherrschen, begreift Platon sie als Zeichen der Harmonie, und Aristoteles unterscheidet zwischen guten und schlechten Gefühlen, wobei er den guten zuerkennt, im Einklang mit der Natur zu stehen. Nach Abwägung dieser Positionen sage ich Euch, dass ein Arzt die Pflicht hat, den Schmerz mit allen Mitteln zu bekämpfen, um den Körper des Kranken zur ursprünglichen Harmonie, also in den Zustand der Freude zurückzuführen.«

Erneut hörte ich Getuschel im Saal. Alle warteten wir auf die Übersetzung jener Texte. Wie konnte sie, eine Hebamme, noch vor den Lehrmeistern der Schule in deren Besitz gelangt sein? Ich nahm mir vor, sie das zu fragen, sobald sich die Gelegenheit ergab.

Ich hatte geglaubt, sie vor der Spottlust der Zuhörer beschützen zu müssen, doch nun, beim Anblick der Gesichter meiner Kameraden, erschien es mir beinahe wie Prahlerei, mich als Sohn der Rednerin zu erkennen zu geben. Nie zuvor hatte jemand in diesem Saal eine derart interessante Vorlesung gehalten. Philosophie gehörte zwar zu unseren Fächern, aber lediglich als Ergänzung zu den theologischen Kenntnissen, über die jeder Medikus verfügen musste. Wir hatten alle irgendwann einmal von Platon, dem *Timaios*, ja sogar von Aristoteles gehört, doch sie schien ihr Leben lang nichts anderes getan zu haben, als jene unauffindbaren Bücher zu studieren. Ich wusste, dass sie den Großteil ihrer Zeit der Behandlung von Patienten widmete, und war davon überzeugt, dass sie sich in herausragender Weise auf die Frauenheilkunde verstand, ja die beste Geburtshelferin weit und breit war mit ihren Kenntnissen sämtlicher Kräuter und Heilmittel ... aber niemals hätte ich gedacht, eine Philosophin zur Mutter zu haben.

Der blonde Bursche neben mir erhob sich. Ich war bereit, ihm beim ersten falschen Wort an den Hals zu springen, doch er brachte lediglich eine Frage vor. Meine Mutter musste den Zorn spüren, der in mir brannte, denn sie warf mir einen durchdringenden Blick zu.

»Wenn ich nicht irre, hat Gott Eva bei der Vertreibung aus dem Paradies dazu verdammt, unter Schmerzen zu gebären. Glaubt Ihr, nicht einmal der Geburtsschmerz sei unabwendbar?«

»Ich weiß, dass er sich lindern lässt. Opium wirkt dabei wahre Wunder.«

Dieser letzte Satz rief ziemliche Verwirrung bei der Zuhörerschaft hervor, und die Vorlesung endete, ohne dass jemand den Mut gefunden hätte, noch ein Wort hinzuzufügen. Meine Mutter legte die Gamurra an und verschwand aus der Aula.

Langsam ging einer nach dem anderen hinaus. Als ich auf die Straße trat, bemerkte ich, dass der Blonde auf ein Mäuerchen geklettert war und zu einer Gruppe Gleichaltriger sprach wie ein Prediger.

»Frauen sollen sich also während der Geburt berauschen – das ist es, was uns diese Hebamme lehrt. Wir sollten dem Collegium Bericht erstatten und darum ersuchen, dass diese Geburtshelferin daran gehindert wird, noch einmal einen Fuß in die Räume der Schule zu setzen.«

Ich war drauf und dran, mich auf ihn zu stürzen, als ich spürte, wie jemand mich am Arm packte.

»Halt, Matteo. Es ist nicht der Mühe wert.«

Es war mein Bruder. Sein Gesichtsausdruck war friedfertig wie immer, aber der Griff seiner Hand fest und entschlossen.

»Willst du etwa zulassen, dass dieser Kerl so über unsere Mutter spricht? Ruggero hätte ihn schon längst mit dem Schwert durchbohrt.«

»Ruggero würde ihm einfach nur recht geben. Unsere Mutter hat ihren Weg gewählt. Du kannst ihn gutheißen oder nicht, aber du wirst hoffentlich nicht alle zum Duell herausfordern wollen, die nicht ihrer Meinung sind. Du kennst sie ebenso gut wie ich und weißt, dass ihre Worte größtenteils als Provokation zu verstehen sind. Es ist ihr Kampf, nicht deiner.«

Wie konnte er nur nicht begreifen, dass es unsere Pflicht war, die Ehre unserer Mutter zu verteidigen, egal was sie sagte oder tat? Wir waren zwar keine Ritter, aber trotz allem blieben wir doch Männer.

»Wenn du willst, kannst du diesen Studenten zu einem Streitgespräch herausfordern und dabei die Position verteidigen, die er so sehr missbilligt, aber ihn körperlich anzugreifen wird ihn gewiss nicht von seiner Meinung abbringen. Verstehst du? Solange man Argumente mit Schwert und Fäusten verteidigt, werden sich Leute wie unsere Mutter kaum Gehör verschaffen können. Du musst ihn mit deinen Erfahrungen, mit deinem Fachwissen schlagen. Als Allererstes solltest du jedoch über das von ihr Gesagte nachdenken und ergründen, ob du ihre Ansichten tatsächlich teilst. Du kannst sie nicht einfach verteidigen, nur weil sie unsere Mutter ist. Du bist in erster Linie Arzt und nicht Sohn.«

Seine Worte hatten mich ein wenig beschwichtigt, und wir liefen nun nebeneinander in Richtung unseres Hauses beim Orto Magno. Ich wusste seit vielen Jahren, dass ich über eine schnellere Auffassungsgabe, ein präziseres Gedächtnis und bessere Fähigkeiten verfügte, den Gesundheitszustand eines Patienten auf den ersten Blick zu beurteilen, doch an diesem Tag musste ich angesichts seiner Besonnenheit und Weitsicht demütig mein Haupt vor ihm beugen. Es war viele Jahre her, dass man uns in der Familie »die Kleinen« genannt hatte. Inzwischen schlief jeder in seinem eigenen Bett, und ich konnte mich nicht erinnern, wann wir uns das letzte Mal umarmt hatten. Wir waren miteinander aufgewachsen wie zwei Bäume, die in derselben Erde wurzelten und vom selben Regen erfrischt wurden, und dennoch trugen unsere Zweige nicht dieselben Früchte. Ich war flink, er bedächtig, ich aufbrausend, er phlegmatisch, ich gewitzt, er weise.

Die Stunde der Abendandacht nahte, und wir betraten die Kirche. Die Schule, die Versorgung der Kranken, die unser Vater allein kaum bewältigen konnte, und die Pflege des Arzneigartens hielten uns allzu oft von den Pflichten eines guten Christen ab, so dass uns jede Gelegenheit recht war, die verpassten Gottesdienste nachzuholen.

Das Kirchenschiff war wie immer überfüllt, und wir mussten uns an die Wand lehnen. Es war Giovanni, der meine Aufmerksamkeit auf die vorderste Bankreihe lenkte. Dort knieten zwei Frauen, deren Ähnlichkeit vermuten ließ, dass es sich um Schwestern handelte. Neben ihnen saß der alte Cofone. Wir tauschten einen einzigen Blick. Mehr war nicht nötig. Beide spürten wir, dass wir möglicherweise die Lösung für unsere größte Sorge gefunden hatten. Die beiden waren anmutig und jung, aber das war nicht entscheidend. Sie waren die Töchter eines Medikus, und sie waren Schwestern. Demnach schienen sie ein möglicher Weg zu sein, trotz Eheschließung vereint zu bleiben. Eine der beiden lächelte mir zu. Ich fasste nach der Hand meines Bruders und drückte sie. Vielleicht wäre ja das Schreckgespenst der Trennung, das uns jahrelang gequält hatte, bald vertrieben.

53. Kapitel

Begegnung mit Alfanus

Ich saß am Ufer des kleinen Flusses und rief mir alle Einzelheiten der letzten Vorlesung ins Gedächtnis. Wer weiß, durch welches Wunder der Rhetorik ich den Eindruck erweckt hatte, mit Dingen vertraut zu sein, die für mich selbst im Dunkeln lagen. Tatsächlich hatte ich nie Gelegenheit gehabt, auch nur eines der in meinen Darlegungen erwähnten Bücher zu lesen. Meine gesamte Rede stützte sich auf Nadirs Schilderungen jener Texte, die er in seiner eigenen Sprache studiert hatte. Die Freundschaft zu diesem hageren Mann, der mit seinem grünen Turban durch die Straßen der Stadt schritt, hatte sich immer mehr verfestigt. Wir trafen uns fast täglich, und jedes Mal bestürmte ich ihn mit neuen Fragen wie eine neugierige Schülerin. Das, was Nadir und seine Kultur uns brachten, würde die Ausübung der Heilkunst für immer verändern. Wir durchlebten unruhige Zeiten, in denen alles menschliche Wissen von tiefgreifenden Veränderungen erschüttert zu werden schien. Die Kirche trieb ihre Reform voran, die Politik veränderte unter der Herrschaft der Normannen ihr Gesicht, und in der Medizin zog eine neue Morgendämmerung herauf.

Schon bald würde ich mit meiner Auffassung, die Natur bringe Freude und Wohlbefinden mit sich, nicht mehr allein dastehen. Meine Fähigkeit, jungen Gemütern das zu vermitteln, was auszusprechen mir noch vor wenigen Jahren nicht einmal unter dem Schutz der Beichte gestattet gewesen wäre, würde zur Entstehung des neuen Menschen beitragen. Die Übersetzung der Werke des Aristoteles würde all unsere Gewissheiten in den Grundfesten erschüttern.

Im Übrigen verbrachte ich meine Tage gleichförmig, mit Nabelschnüren, die es zu durchtrennen galt, und Ernährungsvorschriften für die Schwangeren, wie es nun einmal meine Bestimmung zu sein schien. Doch verspürte ich darüber keinerlei Bitterkeit mehr. Wenn auch nur eines der Samenkörnchen, die ich streute, im Geist eines Studenten zu keimen beginnen würde, durfte ich mich mehr als glücklich schätzen.

Wenige Tage nach meiner Vorlesung über den Schmerz wurde ich ins erzbischöfliche Amt bestellt. Insgeheim hoffte ich, Alfanus persönlich zu begegnen, ja ich bildete mir sogar ein, die Audienz könne mir aufgrund meiner Verdienste gewährt werden. Vielleicht wollte dieser aufgeklärte Geist mit mir über griechische Philosophie oder die Dichtkunst debattieren. ›Jemand wird ihm erzählt haben, dass in der Stadt eine kluge Frau lebt, die bereit ist, sich jedem Disput zu stellen‹, sagte ich mir, während ich in Begleitung eines vom Alter gebeugten Mönches durch die schattigen Laubengänge schritt.

Als ich mich tatsächlich meinem Gesprächspartner gegenübersah, wurde ich allerdings eines Besseren belehrt. Sein Blick, die düstere Atmosphäre im Raum und das Schweigen, mit dem er mich empfing, riefen mir einen Abend vor vielen, vielen Jahren ins Gedächtnis zurück, an dem der Abt des Klosters meinen Vater dazu gebracht hatte, mich fortan mit der Gerte zu erziehen. Obwohl längst erwachsen, verspürte ich diesem Mann gegenüber dieselbe kindliche Scheu. Er entsprach gänzlich dem, wie man ihn mir beschrieben hatte: ein zierlicher Körper, lebhafte, eng beieinanderstehende, affenähnliche Augen und Haare von der Farbe des Mitternachtsmondes. Nichts an seiner Erscheinung deutete darauf hin, dass er ein Mann von überragendem Geist war.

»Mir ist zu Ohren gekommen, Ihr habt eine, gelinde gesprochen, ketzerische Vorlesung gehalten. Ich hoffe, der Überbringer dieser Nachricht hat sich getäuscht, andernfalls muss ich die Amtsinhaber der Schule um Maßnahmen ersuchen, durch die ein für alle Mal unterbunden wird, dass Ihr junge Leute gegen die Heilige Mutter Kirche und ihre Grundsätze aufstachelt.«

»Sagt, Eure Exzellenz: Welch unwürdige Worte soll ich gesprochen haben, dass ich mich einem derart schweren Vorwurf ausgesetzt sehe?«

Bei meinen Worten verfinsterte sich sein Blick, und wo er mich zuvor an einen Affen erinnert hatte, erschien plötzlich ein lauernder Wolf, der sich beim nächsten von mir in solchem Ton hervorgebrachten Wort auf mich stürzen und zerfleischen würde.

»Ich rate Euch, nicht in dieser anmaßenden Weise mit mir zu sprechen: Was ich zu sagen habe, ist zu Eurem Wohl und Seelenheil, für das ich als Hirte hier auf Erden Verantwortung trage.«

»Ich höre.«

Ich senkte den Blick, um ihm durch meinen Gesichtsausdruck nicht mein Missfallen zu verraten.

»Nun, nach meinen Kenntnissen ging es bei dem Vortrag, den Ihr vor einigen Tagen an der Schule gehalten habt, um ein Thema, dessen Behandlung Euch als Arzt in keiner Weise zukommt. Ist es wahr, dass Ihr behauptet habt, für viele Beschränkungen bei der Weiterentwicklung der Heilkunst sei die christliche Religion als solche verantwortlich? Habt Ihr tatsächlich von Sezierung gesprochen und behauptet, Schmerzen bei der Geburt seien vermeidbar?«

»So ähnlich.«

Leugnen war zwecklos. Wenn er tatsächlich den neuen Menschen verkörperte, als den alle ihn bewunderten, gab es nur einen Weg, der Situation unbeschadet zu entkommen; eine aufrechte und offene Diskussion.

»Ah, Ihr gebt es also zu.«

Noch immer das Knurren des Wolfes.

»Ich kann nicht bestreiten, was ich aufgrund meiner Kenntnis der Lage gesagt habe.«

»Und wie ist Eurer Meinung nach die Lage?«

»Wünscht Ihr mich tatsächlich anzuhören, oder fürchtet Ihr, meine Worte könnten Eure Seele vergiften?«

Wenn er mich zerfleischen wollte, sollte er es ruhig tun. Am meisten fürchtete ich im Augenblick nicht die Strafe, sondern die Enttäuschung. So lange schon hatte ich auf eine Begegnung mit ihm gehofft, und nun, da es endlich so weit war, würde ich mich nicht einfach kampflos geschlagen geben, mir nicht die Gelegenheit entgehen lassen, ihn argumentieren zu hören.

»Trotula, meine Geduld stößt an ihre Grenzen. Sprecht!«

»Die Lage stellt sich aus meiner Sicht so dar, dass alles, was zur heidnischen Kultur gehört, Misstrauen erregt. Darunter fallen auch die Texte der großen griechischen und lateinischen Ärzte beziehungsweise Theoretiker, von denen es nur wenige oder schlechte Übersetzungen gibt. Den Ärzten unserer Zeit bleiben daher lediglich Praxis und empirische Erfahrung im Umgang mit der Krankheit.«

»Ich weiß nicht, ob Ihr davon gehört habt, dass ich selbst mit einigen wichtigen derartigen Übersetzungen beschäftigt bin. Mir scheint jedoch, dass Ihr Euch nicht allein auf Euer Fach beschränkt, sondern Euch auch zu rein theologischen Themen geäußert habt. Oder irre ich?«

»Falls Ihr Euch darauf bezieht, dass ich gesagt habe, für einen Christen sei das Leben ephemer, da der Mensch nur ein Pilger auf Erden sei, der zur Sühne der Erbsünde Schmerzen, Krankheit und Tod erleiden müsse, so glaube ich nicht, mich damit der Häresie schuldig gemacht zu haben.«

»Gewiss nicht. Aber vielleicht gibt es etwas, das Euch an dieser Wahrheit nicht behagt?«

»Was mich als Ärztin stutzen lässt, ist die Tatsache, dass für einen Christen das Wohl des Leibes dem des Geistes stets untergeordnet bleibt.«

»Seht Ihr darin etwas Schlechtes?«

»Bei einer derartigen Sichtweise wird die Medizin in der Tat zu etwas Überflüssigem, wenn nicht gar Schädlichem für den zwar schmerzhaften, aber notwendigen Prozess der Läuterung und Buße.«

Ich sah, wie sich der Wolf allmählich in seine Höhle verkroch und den aufmerksamen, neugierigen Mann zurückließ, den zu treffen ich mir erhofft hatte. Er ließ Gebäck und einen Aufguss aus Fenchel bringen, was mir beides sehr mundete. Kurze Zeit sprachen wir über Wohlgeschmack und Wirkungsweise des Fenchels, und nachdem eine vertrauliche Atmosphäre geschaffen war, setzte er erneut dort an, wo er aufgehört hatte.

»Nun, meine Liebe, vielleicht kenne ich, trotz all meiner Mühen, nicht die wirklich bedeutenden Abhandlungen zur Medizin, von denen Ihr sprecht, aber auf der anderen Seite scheint Ihr auf dem Gebiet der Theologie große Lücken aufzuweisen. Das Verhältnis zwischen Mönchswesen und Heilkunde verändert sich mit der Zeit. Es stimmt, dass zu den geistigen Grundpfeilern der ersten Mönche die Kasteiung des Fleisches gehörte, doch die Benediktiner, denen anzugehören ich die Ehre habe, entwickelten zunächst die Vorstellung, dass der Leib nicht zu demütigen, sondern zu beherrschen sei, und nach der cluniazensischen Reform galt er nicht länger als Instrument der Askese, weshalb man der Sammlung und dem Gebet den Vorzug gegenüber der Selbstkasteiung gab. Ich kann Euch versichern, dass sich diese Entwicklung in der Haltung gegenüber der Medizin widerspiegelt. In den Infirmarien der Klöster werden längst nicht mehr nur kranke Ordensbrüder aufgenommen und gepflegt, um sie wieder für Arbeit und Gebet tauglich zu machen, sondern man behandelt inzwischen auch Kranke von weltlichem Stand. Ich brauche Euch nicht zu sagen, dass viele der fähigsten Ärzte unter den Mönchen zu finden sind und dass dank der Arbeit der Kopisten, die sich in den *Skriptorien* der Klöster klassischen medizinischen Schriften – insbesondere den Abhandlungen zu Heilmethoden – widmen, den Mönchen ein solides und wirksames therapeutisches Rüstzeug an die Hand gegeben wird. Was die Ernährungsvorschriften angeht, versuchen wir, sie den geistigen Regeln der Mönche anzupassen, ohne dabei jedoch jemals gegen bestimmte Grundprinzipien zu verstoßen. So gestatten wir etwa unseren kranken Mitbrüdern die Anwendung von Bädern oder den Verzehr von Fleisch, und wir haben sogar eigens eine Küche für die Zubereitung ihrer Speisen. Ich weiß nicht, ob diese Handhabung in Zukunft noch verbessert wird oder nicht. Sicher kennt Ihr den großen Kirchengelehrten und Bischof Isidor von Sevilla, der vor vierhundert Jahren gelebt hat. Dieser Mann machte sich nicht nur darum verdient, dass er die Westgoten zum Christentum bekehrte, sondern er war darüber hinaus Philosoph und Medikus im strengsten Sinne des Wortes. Gewiss habt Ihr von seinem gewaltigen, zwanzig Bände umfassenden Werk gehört, in dem er das gesamte menschliche Wissen seiner Zeit zusammenzufassen versuchte.«

»Die *Origines.*«

»Ganz genau. Das vierte Buch ist der Medizin gewidmet, und es beschreibt sehr treffend die Vorstellungen dieses Mannes, auf den ich mich in meiner *Ars medica* beziehe. Im Text heißt es: ›Mancher fragt sich, weshalb die Heilkunst nicht zu den sieben freien Künsten gerechnet wird. Grund dafür ist, dass Letztere von den besonderen Bedingungen handeln, während Erstere alle anderen umschließt.‹ Laut Isidor muss ein guter Medikus tatsächlich auch ein guter Rhetoriker sein, um seine Argumente aufs Beste vorbringen zu können; er muss mit der Dialektik vertraut sein, die für die Untersuchung von Krankheitsfällen und deren Behandlung von Bedeutung ist; auch muss er die Grammatik kennen, die dem Verständnis beim Lesen dient; Arithmetik und Geometrie sind in seinen Augen unabdingbar für die Berechnung der Dauer einer bestimmten Krankheit, ebenso wie gewisse Kenntnisse der Astronomie dazu beitragen, das Verhältnis eines erkrankten Individuums zu den Gestirnen zu erhellen. Er definiert die Medizin als ›zweite Philosophie‹, womit er natürlich zu dem von Euch beklagten Auseinanderklaffen zwischen Theorie und Praxis beiträgt. Doch kehren wir zu dem zurück, was ich Euch zu sagen habe. Isidor widmete sich nicht nur jenen theoretischen Themen, die Euch als Anhängerin der heidnischen Kultur so am Herzen liegen, sondern er sprach auch vom ›rechten Maß‹, von dem Leben und Wirken eines praktizierenden Arztes geleitet sein sollten, und er war der Ansicht, die Pflege der Kranken müsse einer frommen Person anvertraut werden.«

»Und wer sagt Euch, dass ich nicht fromm sei?«

»Darum geht es mir gar nicht. Niemand will Euch Eure Frömmigkeit absprechen. Meine Befürchtung ist lediglich, dass Eure Worte die Schüler vom rechten Weg abbringen könnten.«

»Ich habe ihnen bloß das Werkzeug an die Hand gegeben, um jene Zweifel zu überwinden, die auch mich in meiner Jugend quälten. Vor allem die Frage, ob es rechtens sei oder nicht, menschliches Leiden zu lindern.«

»Nun, meine Liebe, wer sagt Euch denn, dass diese Zweifel, wie Ihr sie nennt, jene jungen Leute plagen, die Ihr unterrichtet? Um ehrlich zu sein, ist mir eine solche Frage noch nie in den Sinn gekommen. Und ich möchte schwören, dass auch Eure Schüler sich von derart abwegigen Problemen nicht die Nachtruhe rauben lassen. Ihr lauft Gefahr, ihnen die Antwort auf eine Frage zu liefern, die niemanden umtreibt außer Euch, und das ist wohl nicht die Aufgabe eines guten Lehrmeisters. Vielmehr solltet Ihr Euch für ihre Fragen interessieren.«

»Verzeiht, dass ich Euch widerspreche, denn es sind nicht nur Antworten, die ich meinen jungen Zuhörern an die Hand geben will, sondern auch mögliche neue Fragestellungen. Die Zukunft der Medizin liegt in ihren Köpfen.«

»So ist es in diesem Fall wohl unabdingbar, dass ich kraft meines Amtes als Erzbischof dieser Stadt einschreite, denn es sind so geartete Fragen, die auf lange Sicht den Boden für ketzerisches Denken bereiten.«

»Weshalb glaubt Ihr, die jungen Leute würden einen, wie Ihr es nennt, ketzerischen Irrweg einschlagen?«

»Denkt doch einmal nach, Trotula. Wenn man beispielsweise das, was Ihr in Eurer Vorlesung über den Schmerz gesagt habt, weiterverfolgen würde …«

Ich staunte, wie genau er über alle meine Äußerungen im Bilde war. Es gab gewiss wenig in dieser Stadt, das sich seiner Kontrolle entzog.

»Wenn, wie Aristoteles behauptet, Leiden etwas Unnatürliches wäre, wer könnte einen Arzt dann daran hindern, einen allzu sehr leidenden Menschen zu töten? Oder gar den Traum des ewig währenden Lebens zu verfolgen?«

»Ich sehe darin nichts Verwerfliches, insbesondere was die zweite Annahme betrifft.«

»Die Medizin kommt einem großartigen Kampf für das Leben gleich, doch sie ist nicht das einzig wahre Wundermittel gegen alles Übel. Dieses besteht vielmehr in der Eucharistie und der Gewissheit, stets von Gott geliebt und geachtet zu werden.«

Ich wollte darauf antworten, doch er gebot mir mit einer Geste zu schweigen.

»Sprechen wir nicht länger davon: Ich habe Euch meine Position dargelegt und bin sicher, Euch diesbezüglich nicht erneut tadeln zu müssen. Ihr seid eine Frau, der Gott die Gabe eines klaren Geistes verliehen hat, und ich weiß, dass Ihr nicht nur damit beschäftigt seid, an der Schule heidnische Ideen zu verbreiten, sondern Eure Tage unter den Geringsten dieser Erde verbringt, um ihnen Erleichterung zu verschaffen. In Wahrheit habe ich Euch heute aus zweierlei Gründen rufen lassen. Zum einen natürlich, um Euren Reden Einhalt zu gebieten, zum anderen und vor allem aber war es die Neugierde, Euch kennenzulernen.«

»Ich hoffe, ich habe Euch nicht enttäuscht.«

»Vielleicht bin ich es, der Euch enttäuscht hat. Ihr werdet Euch einen offeneren Geist von diesem Dichter und Architekten im Mönchsgewand versprochen haben. Ich verspreche, das wiedergutzumachen, indem ich Euch schnellstmöglich die Übersetzung einer Schrift zukommen lassen werde, die Euch gewiss neue Horizonte eröffnen wird.«

Sooft ich in den folgenden Tagen auch an unsere Begegnung zurückdachte, kam ich doch zu keinem endgültigen Urteil über diesen Mann. Er rief bei mir eine merkwürdige

Scheu hervor, die ich noch keinem Menschen, nicht einmal meinem Vater gegenüber in dieser Weise empfunden hatte. Andererseits spürte ich, dass ich ihm meine geheimsten und abwegigsten Gedanken anvertrauen könnte und er mich stets verstehen würde. Nicht dass er mir zustimmen oder mich gar darin bestärken würde, aber er wäre bereit, mir immer Gehör zu schenken. Er erinnerte mich an Theseus, der aus dem Labyrinth des Minotaurus tritt, mit dem Faden in der Hand, der es allen ermöglicht, sich vor dem Ungeheuer zu retten. Etwas sagte mir, dass auch er seine Seele in der Schmiede des Zweifels geformt hatte, denn ihm war nicht die entschlossene, sanfte Art der übrigen Geistlichen eigen, und in seinen vorwurfsvollen Worten an mich schwang ein Hauch von Verständnis für meine Zweifel mit.

54. Kapitel

Jahre langen Kampfes

Viel Zeit war vergangen, seit ich meinem Bruder das letzte Mal begegnet war. Sollte ich geglaubt haben, diese Zeit hätte nur bei mir ihre Spuren hinterlassen, so sollte ich eines Besseren belehrt werden. Anstelle des schlaksigen Jünglings aus meiner Erinnerung stand mir ein kräftiger Mann mit langem Bart nach Art der Philosophen gegenüber. Ich erwartete ihn bei der Burg, denn die Truppen Robert Guiskards, zu denen ich zählte, waren in den alten Wehranlagen der Festung des Adelchis stationiert, und ich hatte nicht die Absicht, meinen verdienten Ruheplatz auf dem Hügel über der Stadt zu verlassen, um in engen Gassen nach einem Mann zu suchen, den ich nur aufgrund seines Namens als meinen Bruder betrachtete. Hier oben würden wir Raum genug haben, uns zu bewegen und im Schatten dicht belaubter Bäume zu diskutieren.

»Es freut mich, dich wiederzusehen, mein heldenhafter Bruder.«

»Sei gegrüßt, Matteo.«

Er hatte eine wohltönende Stimme, ähnlich der meines Großvaters und meiner Mutter. Obschon ich ihn körperlich überragte, fühlte ich mich ihm in seltsamer Weise unterlegen. Er zeigte keinerlei Gefühle, wirkte geradezu eisig in seiner Freundlichkeit. Ich war den Umgang mit rohen Gesellen gewohnt, die sich am selben Abend in die Arme schließen und kurz darauf zu einer Prügelei hinreißen lassen konnten. Nichts von alledem, was ich aus menschlichem Umgang gelernt hatte, schien geeignet, seine kühle Gelassenheit zu deuten. Ich hätte ihn gern in die Arme geschlossen und ein Gefühl vorgegeben, das ich zwar nicht empfand, an das sich aber vielleicht unsere Körper allein aufgrund dieser Geste erinnern würden.

»Ich hätte nicht gedacht, dass du so lange fortbleiben würdest. Wir haben schon geglaubt, du seist tot, von den Byzantinern gefangen oder in irgendeinem afrikanischem Bordell verloren gegangen.«

Bei diesen Worten sah ich ihn scheu lächeln. Daraufhin hob ich den Arm und gab ihm einen kräftigen Klaps auf die Schulter.

»Stattdessen bin ich hier, lebendig und rüstig, wenn auch mit ein paar Fingern weniger und ein paar Verletzungen mehr.«

»Erzähl, was du getrieben hast und wo du warst. Stell dir vor, die letzten Nachrichten über dich erreichten uns aus Melfi, wo du dem Bruder unserer Mutter begegnet bist.«

»Ja, ich erinnere mich an diesen fetten Mönch, der mir dort nachstellte. Ich muss gestehen, dass ich drauf und dran war, ihn mit dem Schwert zu durchbohren. Man weiß schließlich nie, in welches Gewand der Feind schlüpft, um dir einen Überraschungsschlag zu versetzen. Ich war gerade als Befehlshaber der Reserveeinheiten vom ersten Eroberungsfeldzug Robert Guiskards in Kalabrien zurückgekehrt. Wie sollte ich diesem Geistlichen verständlich machen, was ich empfunden habe, als Robert Guiskard zu diesem Anlass das verkündete, worauf jeder von uns gehofft hatte? Nicht nur nahm er den Titel des Herzogs von Kalabrien und Apulien an, sondern er gelobte darüber hinaus, auch die Herrschaft über Sizilien zu übernehmen. Ich spürte, dass endlich der Mann geboren war, der unser zerstückeltes Land wieder einen würde, und beschloss, notfalls mein Leben für die Umsetzung dieses verheißungsvollen Planes zu geben.«

»Nach dem Konzil haben wir allerdings deine Spur verloren.«

»Das Versprechen, Sizilien unter unsere Befehlsgewalt zu bekommen hat unsere gesamte Zeit in Anspruch genommen und uns viel Blut, Einsatz, Liebe, Treue und Mut gekostet. Wir alle, Soldaten und Feldherren gleichermaßen, mussten unsere Familien, unsere Heimatstädte, ja sogar die Liebe zum eigenen Leben vergessen, um nur noch namenlose Rädchen im Getriebe einer großen Kriegsmaschine zu sein. Nur auf diese Weise konnte in den folgenden Jahren diese beachtliche Zahl an Eroberungen und Annexionen gelingen. Der Einmarsch in Sizilien begann mit der Erstürmung Messinas, die sich dank der vereinten Kräfte von Robert Guiskard und Roger recht einfach bewerkstelligen ließ. Wir lauerten den Einheiten nachts auf und überwältigten die sarazenischen Wachposten im Morgengrauen. Als die Truppen über den Landweg die Stadt erreichten, fanden sie diese bereits verlassen vor. Robert schlug dort sein Hauptquartier auf und sorgte für die Errichtung neuer Festungen. Bei Castro Giovanni stürmten uns die Sarazenen mutig entgegen, wurden jedoch niedergerungen, allerdings ohne dass wir sie zur Aufgabe ihre Festung gezwungen hätten.«

»Wie viele Menschen du wohl hast sterben sehen … sicherlich mehr als ich. Trotz meines Arztberufes kann ich da wohl nicht mithalten.«

»Ich habe keine Menschen sterben sehen, Matteo, sondern Feinde. Das ist etwas ganz anderes.«

»Uns Ärzten ist es nicht gestattet, Feinde zu haben.«

»Weil es andere gibt, die sie für euch in die Flucht schlagen. Ich möchte sehen, wie ihr eurem Beruf nachgehen wollt ohne den Frieden, den wir für euch sichern.«

Allmählich spürte ich Grimm in mir erwachen. Ich wollte nicht diskutieren, denn ich wusste, dass ich dabei den Kürzeren ziehen würde. Mein Temperament würde bald mit mir durchgehen. So wechselte ich das Thema und erzählte von dem ungewöhnlichsten Abenteuer, das mir in den langen Jahren meiner Feldzüge widerfahren ist. Mag man der Gewalt auch noch so ablehnend gegenüberstehen, so wecken doch Kriegsanekdoten stets bei allen Interesse.

»Stell dir vor, eines Nachts wurde unser Feldlager von einem ganzen Heer von Taranteln überfallen, die uns in die Flucht geschlagen haben. Wir schliefen auf unseren Feldbetten in Zelten, die wir unweit von Palermo aufgeschlagen hatten. Ich war einer der Ersten, der sie bemerkte, als ich eine sanfte Berührung, eine Art Kitzeln auf den Lippen spürte. Als ich sie öffnete, fiel mir das unselige Tier in den Mund, und ich konnte es gerade noch ausspucken. Schnell riss ich die Augen auf. Im fahlen Mondlicht, das hereinfiel, erkannte ich ein Gewimmel aus Tausenden und Abertausenden von Beinen, als habe ein schwarzes Meer den Boden überflutet. Ich stieß einen Schrei aus, und plötzlich herrschte Panik. Wir rannten alle ins Freie, wo wir auf die Männer aus den anderen Zelten stießen, die herumsprangen, um sich der Tiere auf ihren Körpern zu entledigen, sie aus den Haaren streiften und Beine und Arme schüttelten. Viele von ihnen schrien wie Kinder, andere beteten zu Gott, er möge sie von dieser teuflischen Heimsuchung befreien.«

»Ich hätte nicht gedacht, dass Krieger so empfindlich sind«, sagte mein Bruder, ein Lächeln andeutend.

»Es ist leichter, einen Feind in die Flucht zu schlagen, der dir ähnelt. Angesichts von etwas vollkommen Fremdem hindert einen die Angst daran zu kämpfen. Am Ende ging das Ganze jedoch gut aus. Nach langer Belagerung haben wir Palermo in die Knie gezwungen und somit das Ende der arabischen Herrschaft in Sizilien eingeleitet. Die Eroberung der restlichen Insel war nur noch eine Frage der Zeit. Immer wenn ich diese Geschichte erzähle, verspüre ich eine solche Genugtuung, dass ich Lust bekomme, darauf anzustoßen. Soll ich uns etwas Wein kommen lassen?«

Vor zwei gefüllten Weinkelchen sitzend, die Stadt Salerno im Hintergrund, die sich zum Meer hinabsenkte wie eine zögernde Badende, fuhr ich mit meiner Erzählung fort. Für einen Krieger ist nicht nur der Kampf selbst, sondern auch die Erinnerung daran von großer Bedeutung. Man verspürt noch einmal dieselben Gefühle, ohne erneut das eigene Leben zu riskieren, und kostet die Augenblicke aus, die einem in der Aufregung des Kampfes entgangen sind.

Mein Bruder schien das zu verstehen, denn er bestürmte mich mit Fragen.

»Sag, welcher Augenblick war in all den Jahren für dich der schwierigste, in dem du tatsächlich um dein Leben gefürchtet hast?«

»Davon gab es viele. Bedenke nur, dass ich beim ersten Angriff auf Messina zwei Finger der rechten Hand verloren habe, ganz zu schweigen von den zahllosen Verletzungen an den Beinen. Dennoch muss ich gestehen, dass ich trotz der unzähligen Feinde, gegen die ich gekämpft habe, vor allem jene Nacht, in der die Taranteln unser Lager überfielen, niemals vergessen werde. Tierchen, hundert Mal kleiner als wir, haben es geschafft, uns in Angst und Schrecken zu versetzen. Ich habe bärenstarke Männer gesehen, die vor dieser Horde winziger achtbeiniger Geschöpfe geflohen sind. Krieger, die sich jammernd die Spinnentiere aus dem Gesicht strichen. Nach dieser Nacht schliefen viele von uns nur noch unter einem Gazevorhang und von Schälchen mit Wasser umringt. Am schmerzlichsten war jedoch der jüngste Einmarsch in Salerno. Ich hatte gewusst, dass dieser Tag früher oder später kommen würde, und obschon ich mir sagte, dass ich für Waimars Tochter kämpfte, raubte mir der Gedanke, die Waffe gegen Gisulf und seine Truppen erheben zu müssen, um meine eigene Stadt zu erobern, den Schlaf. Die Einnahme Salernos war eine logische Folge der Feldzüge in Apulien und Kalabrien, und dennoch hatte ich all die Jahre den Gedanken daran verdrängt, wie ein Sterbender die Vorstellung seines unabwendbaren Endes von sich schiebt. Glücklicherweise haben sich Gisulfs Truppen sofort ergeben, und wir konnten als Sieger Einzug in die Stadt halten. Während der langen Zeit, die ich im Dienste des Normannen und seiner Gemahlin gestanden habe, war stets die Hoffnung in mir, eines Tages zurückzukehren, um für Salerno und einen von der Kirche gesegneten Fürsten zu kämpfen. Nun ist mein Traum wahr geworden, Bruder. Apulien, Kalabrien und Sizilien sind nur noch ferne Erinnerungen. Wenn ich bei Sonnenuntergang durch diese Wehranlagen schreite, sehe ich unter mir Salerno liegen, hingebungsvoll wie eine lang ersehnte Geliebte, deren Gunst man endlich erobert hat. Ich kenne jede Straße, jeden Duft, und wenn ich genau hinschaue, kann ich das Dach des Hauses beim Orto Magno sehen, wo wir aufgewachsen sind, und auch das Haus des Großvaters, ja sogar die verwinkelten Gassen der Giudaica, wo jene Frau lebt, die Mutter zu nennen meine Pflicht ist. Ich bin sicher, dass Salerno unter der Herrschaft von Robert und Sichelgaita ein strahlendes Wiedererwachen erleben wird. Viele meiner Gefährten sind gestorben, und viele Männer, die ich wie Brüder geliebt habe, im Kampf gefallen, aber ich weiß, dass ihre Seelen nun dicht über den zarten Wellen der Bucht schweben. Der Strom des vergossenen Blutes hat das Schiff in den Hafen geführt.«

Matteo hatte mir aufmerksam und, wie mir schien, mit aufrichtiger Neugierde zugehört. Als ich geendet hatte, drehte ich mich zu ihm um und wunderte mich plötzlich, dass ich diesem Fremden mein gesamtes Leben erzählt hatte. Was wusste er schon über Schlachten, Mut, Taranteln und gefallene Krieger, deren Geist über die Stadt wachte? Es hätte zum guten Ton gehört, mich nun meinerseits nach ihm zu erkundigen. Doch ich tat es nicht. Der langjährige Umgang mit den Normannen hatte mich die unnützen Regeln über Bord werfen lassen, die man in Salerno als gute Sitten bezeichnet. Auf dem Schlachtfeld hatte ich gelernt, dass sich die Aufrichtigkeit einer Freundschaft nicht an dem oberflächlichen Geplänkel einer Unterhaltung messen lässt.

»Es hat mich sehr gefreut, deine Heldentaten anhören zu dürfen, Bruder, aber ich bin aus einem bestimmten Grund hergekommen. Unsere Mutter wünscht, dich zu sehen.«

Ich versuchte, meinen Zorn zu unterdrücken.

»Ich werde niemals einen Fuß in ihr Haus setzen.«

»Sie ist vor zwei Tagen in das Haus unseres Vaters zurückgekehrt. Du könntest sie dort treffen.«

Der Bursche kam, um mich zur Abendmahlzeit zu rufen, und so konnte ich mich endlich von meinem Bruder verabschieden. Was ein mögliches Wiedersehen mit ihr betraf, bat ich mir ein wenig Bedenkzeit aus.

Würde sie sich jemals fügen?

55. Kapitel

Sichelgaita

Bisher hatte ich mein gesamtes Leben dem Versuch gewidmet, durch wohlbedachte Überzeugungsarbeit zweckmäßige Abkommen und Bündnisse zu schließen. Glücklicherweise billigte mein ungemein stolzer, strenger und bisweilen überheblicher Ehemann stets mein Eingreifen in seine Entscheidungen. Anlässlich des Konzils von Melfi war ich es, die sich um die gesamte Planung kümmerte und dem Papst einen ebenso feierlichen wie prächtigen Empfang bereitete. Robert Guiskard und ich knieten in aufrechter Demut vor dem Nachfolger Petri auf der Erde nieder, und er umarmte und segnete uns. Ich wusste, wie wichtig dieser Schritt für den Aufstieg der Normannen zur vollkommenen Herrschaft über den Süden war, und war unsagbar glücklich über meinen Beitrag zur großen Wiederversöhnung. Gegen Ende des Jahres kam mein erstgeborener Sohn, Roger, zur Welt. Weitere sieben Kinder, zwei Knaben und fünf Mädchen, sollten folgen. Ich musste lernen, die Rolle der politisch agierenden Frau mit der Mutterrolle zu vereinen.

Leider zerschlugen sich die guten Beziehungen zwischen Papst Gregor VII. und Robert Guiskard erneut, da sich mein Gatte, trotz meines Drängens, nicht darauf einlassen wollte, gegen die Normannen zu kämpfen, welche die Ländereien der Kirche in den Abruzzen verwüsteten. Als der Papst den

Kirchenbann über uns verhängte, war mein Schmerz unbeschreiblich. Ich habe unzählige Tränen vergossen und nächtelang betend in meinem Gemach niedergekniet, so dass die Zofe mir am Morgen aufhelfen und mich auf mein Schlaflager betten musste, ohne dass ich dabei meine Haltung hätte ändern können, da meine Glieder gänzlich steif geworden waren. Zu diesem Schmerz gesellte sich schon bald ein neuer hinzu. Unser Heer bewegte sich in Richtung Salerno, und um Blutvergießen zu vermeiden, hatte ich jede erdenkliche Möglichkeit in Erwägung gezogen und sogar meinen Vetter, Abt Desiderius von Montecassino, dazu gebracht, Gisulf um eine diplomatische Lösung der Angelegenheit zu ersuchen, doch vergeblich.

Erzbischof Alfanus von Salerno, flüchtete sich angesichts solcher Torheit seines Fürsten zu uns in der Hoffnung, auf diese Weise den Lauf der Ereignisse zu beschleunigen. Ich habe kummervolle Tage in der Sorge um meinen Bruder verbracht, habe Robert Guiskard angefleht, ihm weitestgehend entgegenzukommen und seiner besonderen Lage sowie seiner Ehre Rechnung zu tragen. Wenn auch widerwillig, so hat Robert Guiskard doch meiner Bitte stattgegeben. Er hat Gisulf tausend byzantinische Goldmünzen geschenkt und ihm den Rückzug zu Papst Gregor VII. gewährt, der ihn daraufhin zum Statthalter der Kirchengebiete ernannte.

Am dreizehnten des Christmonats sind wir in Salerno einmarschiert und haben es besetzt. Bei der Nachricht von meiner Ankunft sind die alten Langobarden, die Amalfitaner vom Vico Santa Trofimena, die rings um die Kirche Santa Maria de Dommo ansässigen Juden, die sarazenischen Sklaven und die Flüchtlinge aus Byzanz herbeigeeilt, um mir, ihrer Hoffnungsträgerin, zu applaudieren. In ihren Augen war ich die eigentliche große Siegerin, und beim Anblick des Zerfalls der

Langobardia minor, des südlichen Herrschaftsgebietes der Langobarden, schwor ich mir, es durch meinen Sohn Roger wiedererstarken zu lassen.

Ich bin in meinen alten Palast zurückgekehrt, und dank des Einflusses, den ich auf meinen Gatten habe, konnte ich ihn ermutigen, sich der Stadt gegenüber freigiebig zu zeigen und Kirchen und Klöster neu zu gestalten. Aus Neugierde habe ich auch begonnen, die hier ansässige Medizinschule zu besuchen, an der zurzeit eine große Berühmtheit der Heilkunst maßgebend ist: Konstantin der Afrikaner, der aus seiner Heimatstadt Karthago geflohen ist und von dem es heißt, er sei einer der bedeutendsten Vermittler der arabischen Wissenschaften für das Abendland.

Robert hat mir kürzlich einen neuen Palast, das Castel Terracena, geschenkt, das ich zu einem politischen und gesellschaftlichen Zentrum gestalten will, in dem sich die größten Köpfe der Stadt begegnen können. Vor einigen Tagen habe ich sogar einen Gelehrten aus Frankreich empfangen, der mir zu einem Treffen mit einer Frau riet, welche in seinen Augen alle Ärzte in Salerno an Bildung und Könnerschaft übertrifft. Ich ließ sie daraufhin rufen und muss nach unserer ersten Begegnung gestehen, dass die in der Stadt kursierenden Gerüchte ihr teils ziemlich unrecht tun. Nicht nur zeichnet sie sich durch große Klugheit aus, ihr ist darüber hinaus auch eine majestätische Anmut eigen, und trotz ihres Alters besticht sie durch ihre Schönheit. Ich wüsste nicht zu sagen, wie viele Jahre sie zählt – es könnten dreißig, aber auch sechzig sein –, ich weiß nur, dass die in ihrer Gesellschaft verbrachte Zeit für mich zu den schönsten Stunden zählt, seit meine Tochter Olympiade nach Konstantinopel geschickt wurde. Hätte sich unter diesen Gewändern der Leib eines Kriegers und nicht der einer Frau verborgen, hätte ich mich auf der

Stelle verliebt. Durch meine Stellung bin ich daran gewöhnt, dass Frauen im Umgang mit mir eine unterwürfige und beflissene Haltung an den Tag legen, und aufgrund meiner im Kloster verbrachten Jugend hatte ich niemals Gelegenheit, einem echten Lehrmeister zu begegnen. Nun weiß ich, dass ein Mentor in mein Leben getreten ist, auf den ich in Zukunft schwerlich werde verzichten können. Die Tatsache, dass dieser überlegene Geist sich im Körper einer Frau befindet, lässt mir alles noch erhabener erscheinen. Ich wollte ihr nicht gestehen, dass mein Wunsch, sie zu treffen, allein meiner durch Malacorona geweckten Neugierde geschuldet war, und so gab ich vor, ihr dafür danken zu wollen, dass sie einst meiner Mutter bei meiner Geburt beigestanden hat. Wenn man so will, sind ihre Hände meine erste Berührung mit dieser Welt gewesen. Sie erklärte, sich geehrt zu fühlen, dass sie meiner teuren Mutter bei den Entbindungen habe beistehen dürfen, und berichtete mir dann in allen Einzelheiten von meiner Geburt. Sie beschrieb, wie ich meinen ersten Schrei ausgestoßen habe, wie schwierig es war, mich in die rechte Stellung für das Herausgleiten aus dem mütterlichen Leib zu bringen, und mit welch würdevoller Haltung meine Mutter die Schmerzen ertragen hatte. Gewiss war es nicht das erste Mal, dass sie jemandem den Verlauf seiner eigenen Geburt beschrieb, und als sie geendet hatte, schickte sie sich an, eilig zu verschwinden, offenbar davon überzeugt, mir bereits zu viel meiner kostbaren Zeit gestohlen zu haben. Aber ich war, wie gesagt, wie geblendet von ihrer Erscheinung, von ihrer Stimme, ja sogar von den langen, schmalen Händen, deren Bewegungen ihren Worten mehr Nachdruck verliehen. Ich bat sie, am nächsten, am übernächsten Tag und an allen folgenden Tagen wiederzukommen, um mich mit ihr über Körperpflege und Politik, über Religion und den Anbau von Pflanzen zu unterhalten und das kostbare

Gefühl der Freundschaft zwischen Frauen kennenzulernen. Während in der Welt des Mannes Kriege und der Zwang, das eigene Leben in die Hände anderer zu legen, den Boden für die großen Gefühle des Zusammenhaltes und der Treue bereiten, gedeiht die Freundschaft zwischen den engen Mauern der Häuser und Klöster wie ein kümmerliches Pflänzchen, dessen Früchte nur spärlich reifen. Ganz anders ergeht es mir mit dieser klugen Heilkünstlerin. Beide haben wir den höchsten Punkt erklommen, der sich im Leben erreichen lässt, und so schlich sich kein einziges Mal verderblicher Neid in die kostbaren Stunden ein, die wir bisher miteinander verbrachten. Ich schilderte ihr meine Sorgen um die politische Zukunft der Stadt, und sie berichtete mir von den neuesten Schriften, die Konstantin übersetzt. Dem Alter nach könnte ich ihre Tochter sein, doch nur selten werde ich mir dessen bewusst, was nicht zuletzt ihrer wohltönenden, hellen Stimme und der durch sorgfältige Pflege nach wie vor glatten und zarten Haut geschuldet ist. Ich weiß, dass es Menschen wie sie, wie Konstantin der Afrikaner und Alfanus sind, die uns aus dem Dunkel führen werden, das uns schon allzu lange wie ein Mantel umhüllt. Letztlich ist es stets die schwärzeste Stunde der Nacht, in der die Dämmerung einzusetzen beginnt.

56. Kapitel

Der freimütige Sohn

Nach der Begegnung mit meinem Bruder Matteo in der Festung hatte ich nicht einmal mehr in Erwägung gezogen, meiner Mutter einen Besuch abzustatten. Die Tage verstrichen langsam und eintönig, fernab von jeglichem Kampfgeschehen. Die Mitstreiter des Feldzuges in Sizilien waren ausgezeichnet und zur Erholung geschickt worden, wie es Sitte war. Viele von uns hatten sich in ihre Kastelle auf dem Land zurückgezogen, einige hatten sich als Leibwachen Robert Guiskards anheuern lassen, andere bewachten Castel Terracena. Ich genoss die kleinen Vorzüge des Oberbefehlshabers der in der Burg des Arichis stationierten Truppen. Wir waren das wichtigste Bollwerk zur Verteidigung der Stadt, und das erfüllte mich mit Stolz. Mein Schwert und die meiner Männer sicherten Salerno und seinen Bewohnern den Frieden. Diese Aufgabe entband mich jeglicher zum guten Ton gehörender Verpflichtungen gegenüber meiner Familie. Schließlich war ich bereit, auch für sie mein Leben zu riskieren, und das musste ihnen genügen.

Obschon ich jeglichen Kontakt mit ihnen meiden wollte, kam ich um ein Wiedersehen mit allen nicht umhin. Robert Guiskard benötigte Mittel zur Errichtung einer Kathedrale, und jeder Edelmann der Stadt, der etwas auf sich hielt, war bereit, alles zu geben, was er zu entbehren in der Lage war. Als

Erbe hätte ich zwar eigenmächtig entscheiden können, doch hielt ich es für meine Pflicht, sie über meine Absichten in Kenntnis zu setzen. Das Treffen wurde im Haus meines Vaters vereinbart, an jenem Feiertag Anfang Mai, an dem die Stadt der Überführung der Reliquien des heiligen Matthäus nach Salerno gedachte. Ich kam zu früh. Am Tisch in dem großen Raum saß nur mein Vater. Er wirkte müde, doch zugleich heiter. Das letzte Abendlicht schien auf sein bereits kahles Haupt, auf die große Nase und die langen, makellosen Hände. Durch sein Amt als Prior der Schule war er zu einem der einflussreichsten Männer der Stadt geworden, dennoch empfand ich angesichts dessen keinen Stolz.

Als Zweiter kam Giovanni. Im Lauf der Jahre war er zu einem beleibten und behäbigen Mann geworden, der über Dinge hinwegsehen konnte, ohne dass sie ihm entgingen. Er umarmte mich und klopfte mir lächelnd auf die Schulter. Kurz darauf traf Matteo ein. Atemlos erklärte er, dass er nur kurz bleiben könne.

Vielleicht würde sie gar nicht kommen. Ich verspürte einen Schmerz in der Brust. Mit welcher Gewissheit hatte ich geglaubt, keinerlei Bedürfnis nach einem Wiedersehen zu haben, stattdessen war ich nun hier und hoffte, sie möge die Schwelle übertreten. Ich musste mir eingestehen, dass lediglich der Wunsch, sie zu treffen, mich dazu getrieben hatte, um Einverständnis für jenes Vorhaben zu ersuchen, das mir ohnehin niemand zu erteilen brauchte. Um meine Verlegenheit zu überspielen, begann ich, ihnen die vermeintlichen Gründe meines Besuches darzulegen. Keiner von ihnen hatte irgendwelche Einwände, sie schienen vielmehr glücklich, dass unsere Familie in derart großem Rahmen zur Bereitstellung des für den Kathedralenbau erforderlichen Geldes beitrug.

»Du weißt, dass wir nur selten das Kastell deines Großvaters aufsuchen, und daran wird sich in Zukunft gewiss nichts ändern. Die Einzige, die es bedauern könnte, ist deine Mutter, doch im Augenblick ist sie, glaube ich, zu sehr in der Küche beschäftigt. Da sie wusste, dass du kommst, hat sie sich eigenhändig an die Zubereitung der Mahlzeit gemacht. Sie sagte, sie wisse, was dein Leibgericht sei, und wollte dir eine Überraschung bereiten.« Unwillkürlich traten mir die Tränen in die Augen. Eigentlich hatte ich nicht vorgehabt, zum Essen zu bleiben. Der starrköpfige Knabe, der sich noch immer unter dem Waffenrock verbarg, hätte sich am liebsten umgedreht und wäre gegangen.

Ich tat es nicht, und so wurde ich an diesem Tag endgültig zum Manne. Sie versuchte, die Mutter zu sein, die ich mir wünschte, und ich nahm mir vor, sie als solche zu behandeln. Vor den mit Gewürzwein gefüllten Gläsern und den honigsüßen Crespelle auf den Tellern spürte ich, dass ein Gutteil meiner Wut dem Schmerz geschuldet war, den die Erinnerung an den alten Familienfrieden auslöste. Um meiner Berufung als Ritter nachzugehen, hatte ich auf all das verzichten müssen, und welch besseres Mittel zur Überwindung des Verlustes gab es als die Verachtung? Sie nahm sich kaum Zeit, sich zu setzen. Wie eine scheue, vielbeschäftigte Magd eilte sie mit den Speisen hin und her. Sie brachte Salat aus gerösteten Zwiebeln, Eier mit Sauerhonig, ein gefülltes, mit Safran gewürztes Spanferkel und schließlich mein Lieblingsgericht: Hanfsuppe.

»Setzt Euch: Ihr habt fast nichts gegessen …« Seit Jahren richtete ich zum ersten Mal wieder das Wort an sie.

Matteo und Giovanni rückten zusammen, und sie nahm neben mir Platz.

»Du möchtest also das Kastell verkaufen?«

»Robert Guiskard braucht Mittel für den Bau der Kathedrale.«

»Das ist eine sehr großzügige Geste, die unserer Familie zur Ehre gereichen wird. Recht so.«

»Wenn ich mich nicht irre, soll sie dort erbaut werden, wo sich derzeit die Kirche Santa Maria degli Angeli befindet«, mischte sich nun Matteo ein, um die allgemeine Befangenheit zu durchbrechen.

»Über dem Grab des heiligen Matthäus, wolltest du wohl sagen. Aus ebendiesem Grund, zur Aufbewahrung der Reliquie, hatte man Santa Maria degli Angeli geschaffen, und nun ist es an der Zeit, ein dem Heiligen würdiges Bauwerk zu errichten. Habe ich euch jemals die Geschichte von der Überführung des heiligen Matthäus erzählt?«

Wer weiß, vielleicht hatte sie uns alles schon einmal erzählt, vor langer Zeit, als noch kein Bart unseren Gesichtern Strenge verlieh und wir an ihren Lippen hingen, als würde die Welt nur existieren, weil sie es war, die sie uns offenbarte. Wir schüttelten fast gleichzeitig die Köpfe, wie um zu sagen: ›Nein, Mutter, erzählt.‹ Ich rückte näher an meine Brüder heran. Wir waren längst erwachsene Männer, und diese Geste war die höchste Form der Zuneigung, die zu zeigen uns gestattet war.

»Nunzia, komm her! Du sollst auch zuhören.«

Auf das Rufen meiner Mutter hin betrat eine junge Frau mit rabenschwarzem Haar und ebenso schwarzen Augen den Raum, dieselbe, in deren Schoß ich beim Tod meines Großvaters geweint hatte. Sie war wunderschön und wild wie Meereswellen im Sturm, und als würde ich mich tatsächlich einem unkontrollierbaren Naturschauspiel gegenübersehen, spürte ich Furcht in mir aufsteigen.

»Laut Legende landete vor vielen hundert Jahren ein Handelsschiff an der Küste Äthiopiens. Die Matrosen begegneten dort einem alten Mann, der sie aufforderte, den Leib des Apostels Matthäus mit sich zu nehmen. Nach diesen Worten führte er sie an dessen Grabstätte und verschwand. Die Gestrandeten hoben erstaunt den Stein an, mit dem der Sarg verschlossen war, und sahen den Leib des Matthäus vollständig bekleidet und mit über der Brust gekreuzten Armen.«

Das verwirrend schöne Gesicht der jungen Frau stach mir ins Auge. Ich konnte mich nicht von ihr abwenden, genau so, als müsse ich einen Feind beobachten. Sie hielt den Blick gesenkt, doch wenn sie aufsah, begegnete sie dem meinen ohne jegliche Scheu. Die Stimme meiner Mutter in meinem Ohr war zart wie Milch im Mund eines Neugeborenen.

»Sie ergriffen ihn sogleich und trugen ihn auf ihr Schiff. Bereits wenige Tage später hatten sie Velia erreicht, das einige Jahre darauf von den Sarazenen erobert wurde. Die Bewohner flohen und nahmen den Leib des heiligen Matthäus mit sich, um ihn in eine kleine Kirche bei Casal Velino zu schaffen, dort, wo der Fiumarello in den Alento fließt. Jahre später erschien Matthäus einer sehr frommen Frau im Traum und befahl ihr, durch den Sohn sein Grab zwischen den Ruinen einer alten Kirche in der Nähe des Fiumarello suchen zu lasen. Der Knabe begab sich zu dem angegebenen Ort und fand tatsächlich die Grabstätte des Apostels. Er gedachte, die Reliquie nach Rom oder Konstantinopel zu bringen, aber die Nachricht von dem Fund verbreitete sich wie ein Lauffeuer und kam auch dem Bischof von Paestum, Johannes, zu Ohren, dessen Amtssitz sich in Capaccio befand. Der Bischof ordnete daraufhin an, den Leib des Heiligen nach Capaccio zu schaffen. Doch inzwischen hatte man auch in Salerno von der Sache erfahren. In jenen Tagen waren die Stadtfürsten geradezu versessen auf vollständige Heiligenreliquien, da sie glaubten, sie seien der sicherste Schutz vor Feinden für eine Stadt, ob es sich um die Pest oder Naturkatastrophen handelte. Deshalb beschloss Gisulf I., den Leib des heiligen Matthäus nach Salerno schaffen zu lassen, wo er am Sechsten des Wonnemonats im Jahre des Herrn 954 eintraf. Auf diesem Grab beabsichtigt nun Robert Guiskard den neuen, von Alfanus entworfenen Dom zu errichten, und dank Ruggero dürfen wir unseren Beitrag zu diesem neuen kleinen Wunder der Menschheit leisten. Lass dich umarmen, mein Sohn: Ich bin stolz auf dich.«

Es war lediglich eine Geste der Anerkennung, aber beide spürten wir in unseren einander nahen Körpern eine Wärme, die das Eis zwischen uns endlich zum Schmelzen brachte.

57. Kapitel

Erntezeit

Ich war zum Prior ernannt worden und bekleidete nun das Amt, das zuvor der große Gariopontus und dann sein Schüler Petrocello innegehabt hatten. Ob ich diese Ernennung verdiene, weiß ich nicht, aber offenbar galt ich unter den Ärzten des Collegiums als der Geeignetste, den großen Umwälzungen, die unsere Gewissheiten ins Wanken brachten, mit Offenheit zu begegnen. Das verdanke ich den langen Diskussionen mit Trotula, in denen es stets um die Rolle jenes Wissens ging, das die Araber nach dem Brand der Bibliothek von Alexandria und der Vernichtung aller darin aufbewahrten Bücher so sorgfältig hüteten. Unter den Mitgliedern des Collegiums war ich der Einzige, der sich für den frischen Wind, den dieser aus Afrika stammende Mann in unsere überkommenen Praktiken bringen würde, empfänglich zeigte.

Konstantin der Afrikaner gelangte an einem Tag im Mai an unsere Schule. Man hatte ihn schon seit Langem erwartet – einige mit Sorge, andere geradezu widerwillig. Ich selbst war voller Neugierde, und Trotula schien hellauf begeistert.

Einige behaupteten, dass er vor seiner Ankunft in Montecassino lediglich ein sarazenischer Händler gewesen sei und der Benediktinerabtei zahlreiche medizinische Schriften der alten Griechen in arabischer Sprache überbracht habe. Offenbar war Konstantin dort zum Mönch geworden und hatte den

Entschluss gefasst, nach Salerno zu gehen, um sich für den Rest seines Lebens der Übertragung besagter Texte ins Lateinische zu widmen. Viele der ins Arabische übersetzten griechischen Schriften werden uns dank Konstantin schon bald in lateinischer Sprache vorliegen; so etwa Galens Kommentare zu den *Aphorismen* und den *Prognosen* des Hippokrates. Tatsächlich stellte sich in der Folgezeit heraus, dass er gar kein Händler war, sondern aus seiner Heimat hatte fliehen müssen, weil man ihn der Zauberei bezichtigt hatte.

»Dank der Anregungen dieser Person wird es zu echten Neuerungen in der Lehre kommen. Man bedenke nur, dass bisher kein einziges Buch über Anatomie außer der *Anatomia porci Cophonis* zur Verfügung stand, der von Cofone verfassten Anatomie des Schweins nach dem Vorbild der anatomischen Schriften Galens. Er wird unserer Schule zu höchstem Glanz verhelfen, dessen bin ich gewiss.«

Mit diesen und anderen Worten musste ich das Collegium dazu bringen, die kostbare Fracht zu empfangen, die in unserem Hafen einlaufen sollte. Konstantin würde erfrischend neuen Geist mitbringen und Bücher, die bis dahin niemand zu lesen im Stande gewesen war. Während mein Blick auf die Collegiumsmitglieder fiel, glaubte ich einen Augenblick lang, eine neue Stimmung zu verspüren. Vielleicht war es nicht die Angst, die sie zögern ließ, sondern Missgunst. Missgunst angesichts der Tatsache, dass sie selbst die anstehenden Neuerungen in der Medizin nicht mehr erleben würden. Sie selbst, wie so viele ihrer Vorgänger, waren durch das Niederbrennen der Bibliothek von Alexandria gezwungen gewesen, ihre Studien an Hand der Überreste eines längst verloren gegangenen Wissens voranzutreiben. Die ihnen nachfolgenden Ärzte könnten sich dagegen an eine reich gedeckte Tafel setzen. Mir lagen derlei Empfindungen vollkommen fern. Ich hatte zwei

Söhne, die Ärzte waren, und die mir verschlossenen Horizonte würden für sie erreichbar werden, das war entscheidend.

Ich war Konstantin sogar persönlich begegnet, und er war mir unsagbar klug, aber gleichzeitig auch ungestüm erschienen. Aus seinem Blick sprach nicht nur der Medikus, sondern ebenso der Zauberer und der Händler. Er strotzte vor Lebenskraft, während wir gemeinsam durch die Parkanlagen spazierten, und ich hatte Mühe, mit ihm Schritt zu halten, so kühn und weit holte er aus.

»Mein Gehilfe Nadir hat mir von Euch erzählt. Ich freue mich, Euch als Vorgesetzten zu haben.«

»Er wird Euch sicher auch von meiner Gattin erzählt haben.«

Obschon die Jahre mein Fleisch zum Ermatten gebracht hatten, loderte doch beim Gedanken an Trotula das Feuer der Eifersucht in mir auf.

»Gewiss, und ich muss zugeben, dass er wahre Loblieder auf sie gesungen hat.«

Ich merkte, dass es nicht länger der berufliche Neid meiner Jugend war, der in mir kochte, sondern eine alberne greisenhafte Eifersucht. Inzwischen hatte ich das höchste Amt inne, das ein Arzt in Salerno erlangen kann, und fürchtete niemanden, nicht einmal mehr sie. Wenn ich sie überhaupt jemals gefürchtet hatte. Nein, es war vielmehr die Angst, jemand könne sie berühren, sie streicheln oder küssen, die mir den Schlaf raubte.

»Soweit ich weiß, ist sie schon eine ziemlich alte Frau und hat dennoch ihren Beruf noch nicht aufgegeben: wirklich bewundernswert.«

Trotula ziemlich alt! Berge altern nicht, ebenso wenig die Meere. Wie konnte er die schönste Frau der Welt auf diese Weise abtun? Ich hätte ihn gern eines Besseren belehrt und ihm auseinandergesetzt, dass sich die Schönheit meiner Frau einzig dadurch erfassen ließ, dass man sie mit eigenen Augen sah. Aber ich besann mich. Schließlich wollte ich sie nicht auf dem Markt feilbieten. Vielleicht war sie in den Augen der Leute tatsächlich alt. Und wenn schon. Für mich blieb sie die junge Frau in dem blauen Kleid, die ich vor vielen Jahren in der Schule kennengelernt hatte.

Jene Frau, die endlich, nach so vielen Jahren, zurückgekehrt war, um mit mir unter einem Dach zu leben.

Sie war zunächst nur in unser Haus zurückgekehrt, um mir zu meiner unlängst erfolgten Ernennung zum Prior zu gratulieren – und dann hatte sie es nicht fertiggebracht, wieder zu gehen.

»Ich sollte endlich auf Euch hören. Nun, wo auch ich eine *Magistra* der Schule bin.«

»So ist es: Diesmal dürft Ihr Euch nicht einfach zurückziehen.«

»Und wer sagt Euch, dass ich nicht zu meinen Wöchnerinnen zurückkehren sollte? Dort steht nur Gott über mir.«

»Und wer sagt Euch, dass ich Euch dieses Mal nicht einfach folge? Ich wäre ein guter Gehilfe, wisst Ihr?«

»Nun, Männer sind bei Geburten unerwünscht. Tut mir leid, aber ich kann Euch keine Arbeit geben.«

Seit jener Nacht, in der ich über ihren Schlaf gewacht hatte, hatte sich unser Verhältnis zu einer Art kindlichem Spiel aus bissigen Bemerkungen und spitzen Kommentaren entwickelt. Doch an diesem Tag schien der Ton zwischen uns ein anderer zu sein. Vielleicht lag es daran, dass meine Ernennung uns auf medizinischer Ebene den Boden für jeglichen Wetteifer entzogen hatte. Ich war Prior, sie *Magistra*. Wir hatten unsere höchsten Ziele erreicht. Wahrscheinlich waren wir die meistgeschätzten Ärzte der Stadt, und damit nicht genug, brachten es unsere Söhne auf demselben Gebiet zu Ruhm und Ansehen. Die große Schlacht war geschlagen, nun konnte der harmlose Wettkampf beginnen.

»Ich würde Euch gern einen Aufguss nach meinem eigenen Rezept anbieten. Was meint Ihr: Könnt Ihr ein wenig Zeit für Euren Prior entbehren?«

»Gern. Ihr wisst, dass ich einen guten Aufguss kaum jemals ausschlagen mag.«

Sie nahm mit leicht gespreizten Beinen Platz. Durch die schwüle Hitze liefen ihr Schweißperlen über den Hals. Ihr Haar war inzwischen vollständig weiß. Weiß wie die Wolken an einem Schönwettertag. Ihre Gesichtshaut wirkte dagegen nach wie vor jung und zart. Während ich das Feuer entfachte, um Wasser zum Kochen zu bringen, spürte ich in mir eine alte Empfindung erwachen. Ich hatte es mit einer in die Jahre gekommenen, klugen Frau zu tun, die längst frei war von jenen Wallungen, die der weibliche Zyklus dem Lustempfinden der Frau beschert. Eine Person, die allein durch die leicht gespreizte Haltung ihrer Beine noch immer jugendliche Triebe in mir zu wecken vermochte. Während ich in der Zeit, als wir noch unter demselben Dach lebten, nichts gegen einen Besuch mit Kollegen im Freudenhaus gehabt hatte, war mein Leib seit ihrer Flucht keusch wie der eines Einsiedlers geblieben. Ich wollte und konnte meine Haut nicht von anderen Fingern als den ihren streicheln lassen. Dennoch war die sinnliche Leidenschaft in mir nie zum Erliegen gekommen. Natürlich erleichterte es mir das Alter, mich in Enthaltsamkeit zu üben. Doch kaum war ich in ihrer Nähe, verirrten sich meine Gedanken in der Sackgasse fleischlicher Liebe.

›Wenn ich es damals nicht gewagt habe, als wir beide noch jung waren und sie dem übermächtigen Trieb hätte erliegen können, welche Hoffnung soll ich mir jetzt noch machen?‹, sagte ich mir im Stillen. Ich wusste wenig über das Empfinden des Weibes nach Beendigung des Zyklus, doch hatte ich gehört, das sinnliche Verlangen werde immer schwächer und sei am Ende kaum noch vorhanden. Als würde sich der Leib, nachdem er seine Fortpflanzungsfunktion erfüllt hatte, dieser niederen Triebe entledigen. Letztendlich dienten Lust und Begehren zu nichts anderem als zum Erhalt und Fortbestand des Menschengeschlechts. Für sich genommen konnte und durfte ein solcher Trieb nicht bestehen.

»Das ist für Euch: Trinkt und sagt mir, ob ich ein guter Kräutler geworden bin.«

Sie trank langsam, die Augen halb geschlossen und den Geschmack mit allen Sinnen auskostend.

»Sehr erlesen. Verratet mir, was Ihr hineingetan habt. Auf!«

»Streng geheim: Wie Iuzzella schon sagte, ist die wichtigste Zutat eines jeden Rezeptes das Geheimnis.«

»Arme Iuzzella. Manchmal kommt sie im Halbschlaf zu mir. Ich höre das rhythmische Geräusch ihres auf den Boden aufschlagenden Beines und spüre ihre rauen Hände, die mir die Decke bis zu den Ohren ziehen.«

»Und ich komme Euch nie besuchen?«

»Ihr seid nicht tot, Giovanni, das ist etwas anderes.«

»Wenn der einzige Weg, in Euer Schlafgemach vorzudringen, der Tod ist, so werde ich darüber nachdenken!«

Sie begann zu lachen und schüttelte den Kopf. Es war nicht das erste Mal während der Jahre unserer Trennung, dass ich derartige Annäherungsversuche wagte, die sich meist in Heiterkeit auflösten. Doch dieses Mal war es anders. Es ließ sich nicht umgehen.

»Hört mal, ich muss Euch um einen Gefallen bitten.«

»Nur zu, Giovanni. Soweit es in meiner Macht steht …«

»Das wird sich zeigen.«

Was ich ihr zu sagen beabsichtigte, mochte verdächtig erscheinen, doch meine Absichten waren ehrlich.

»Ich glaube, ich habe einen Tumor im Hodensack.«

Sie schwieg und erblasste. Ihr war bewusst, dass ich mit meinen Diagnosen selten falschlag.

»Weshalb glaubt Ihr das?«

»Wegen einer verhärteten, pfirsichkerndicken Drüse, die immer weiter anschwillt.«

»Soll ich Euch untersuchen?«

»Dafür wäre ich Euch dankbar. Ich möchte nicht, dass in der Schule herumgeht, ich sei erkrankt, vor allem nicht jetzt. Außerdem seid Ihr bei Erkrankungen der Geschlechtsorgane die Erfahrenste von allen.«

Sie stellte mir nicht die üblichen Fragen, erkundigte sich nicht, seit wann ich Beschwerden hatte und welche weiteren Symptome es gab. Sie wusste, dass ich selbst bereits alle Möglichkeiten in Betracht gezogen hatte und es allein darum ging, den Verdacht zu erhärten.

»Nun denn: So ist es also an der Zeit, Euch erneut nackt zu sehen, nicht wahr? Oder glaubt Ihr, ich könnte Euch so untersuchen? Legt Euch aufs Bett: Ich wasche mir die Hände und komme dann zu Euch.«

58. Kapitel

»Ich liebte die Gerechtigkeit und hasste das Unrecht, so sterbe ich in Verbannung«

Als Robert Guiskard Papst Gregor VII. nach Salerno geleitete, war die gesamte Stadt in Aufruhr. Die angesehensten Ärzte eilten herbei, um ihn zu sehen. Die bedeutendsten Honoratioren, Edeldamen und Feldherren strömten aus Apulien und Sizilien zusammen und setzten alles daran, diesem ehrenwerten Mann zu begegnen, der die Ordnung der Heiligen Römischen Kirche so maßgeblich erneuert hatte. In seinem Gefolge kehrte auch mein Onkel Grimoaldo zurück, der seit dem Konzil von Melfi im Dienste des damals noch zukünftigen Papstes stand und zu seinem Leibkoch avancierte. Er war ihm sowohl vor als auch nach seiner Wahl stets treu geblieben, selbst in jenen unseligen Zeiten, als Heinrich IV. ihn vom Reichstag zu Worms aus zur Abdankung aufgefordert hatte. Er war mit ihm nach Canossa gegangen, um den zur Buße bereiten Kaiser zu empfangen, und vielleicht hatte er eigenhändig die Mahlzeit zubereitet, die Gregor an jenem windigen und verschneiten Abend genoss. Er hatte sich mit ihm in der Engelsburg verschanzt, als Heinrich IV. nach der zweiten Exkommunikation erneut den Konflikt zu schüren begann.

Ich hatte die Ehre, soweit man bei jenem Gemetzel von Ehre sprechen kann, an der Befreiung der Ewigen Stadt von der Belagerung teilzunehmen. Die Anrufung Robert Guiskards hatte übrigens nicht den gewünschten Erfolg gezeitigt: Heinrich wurde von Gegenpapst Clemens zum Kaiser gekrönt, während Gregor VII. nach Salerno fliehen musste.

Auf dem Weg nach Salerno hatte ich häufig Gelegenheit, mit meinem Onkel zu sprechen, der inzwischen derart füllig geworden war, dass der Sattelgurt eines Pferdes nicht genügt hätte, seine Taille zu umspannen. Während der Abende, die wir unter freiem Himmel lagerten, versuchte dieser beleibte, sanftmütige Mönch, der im gleichen ruhigen, aber bestimmten Tonfall sprach wie meine Mutter, mir nahezubringen, welch großartigen Mann ich auf diesem beschwerlichen Weg zu beschützen die Ehre hatte.

»Verstehst du? Er hat sein Leben gänzlich der Idee verschrieben, Gott habe die Kirche mit dem Ziel gegründet, die gesamte Menschheit in einer einzigen, allein dem göttlichen Willen unterstehenden Gesellschaft zusammenzufassen.«

»Deshalb hat er an alle Machthaber geschrieben, von Russland bis nach Armenien, von Mauretanien bis hin zum byzantinischen König?«

»So ist es. Und auch an die Böhmen und Polen. Er weiß, dass die Kirche als von Gott eingesetzte Kraft über allen menschlichen Institutionen steht, insbesondere über dem weltlichen Staat. Er weiß, dass der Papst in seiner Rolle als Kirchenoberhaupt der Stellvertreter Gottes auf Erden ist und daher Ungehorsam ihm gegenüber gleichbedeutend mit Ungehorsam gegenüber Gott oder, anders gesagt, gleichbedeutend mit der Verleumdung des Christentums. Doch jeder Versuch, dementsprechend zu handeln, würde die Kirche zwingen, nicht nur einen einzelnen, sondern alle Staaten zu vernichten.

Als auf konkrete Lösungen setzender Politiker hat Gregor daher eine andere Haltung eingenommen. Er erkennt den Staat als eine Besonderheit der Vorsehung an, wobei er das Nebeneinander von Kirche und Staat als göttlich geboten beschreibt und die Notwendigkeit einer Vereinigung von *sacerdotium* und *imperium* betont. Niemals würde er es jedoch zulassen, beide Mächte gleichzustellen. Die Überlegenheit der Kirche steht für ihn unverrückbar fest.«

»Ich weiß, dass er immer gefordert hat, alle entscheidenden Streitigkeiten mögen in Rom ausgetragen werden.«

»Ja, alle Gesuche sollten direkt an ihn gerichtet werden. Und diese Zentralisierung hat natürlich zu einem Machtverlust der Bischöfe geführt, die sich entsprechend dagegen verwehrt haben. Es waren Jahre harten Kampfes, lieber Ruggero. Und wenn es nur darum gegangen wäre … Hinzu kam noch der große Streit um den Zölibat der Priester … Gregor hat geradezu Heldenhaftes vollbracht, mein Junge. Er ist gegen einen längst zur Gewohnheit gewordenen Zustand vorgegangen, hat Interessenbündnisse zerschlagen, um die Geistlichen zu Pflicht und Würde zurückzurufen und die politischen Autoritäten in ihre Schranken zu verweisen. Nur das erhabene Bewusstsein um seine eigene Mission und die vollkommene Klarheit seiner Absichten haben es ihm ermöglicht, Unverständnis und Schwierigkeiten zu überwinden. Aber sein Wirken wird von unvorstellbarer Tragweite und Bedeutung für uns sein. Er hat einen toten und bereits verwesten Leib wieder zum Leben erweckt und das Werk der Läuterung im Haus des Herrn begonnen. Seine Umgestaltungen werden den Anstoß zur Bildung einer neuen Gesellschaft, zum Aufblühen einer gereinigten Spiritualität und zur Umgestaltung der Kirche geben, die sich auf gänzlich andere Kriterien stützen wird als die in unserem korrupten Jahrhundert vorherrschenden …«

Während mein Onkel von ihm sprach, geriet er in Erregung wie ein Knabe. Ich erkannte in ihm dieselbe Begeisterung wieder, die mich dazu getrieben hatte, an der Seite Robert Guiskards zu kämpfen. Auch dieser fette Mönch war von Leidenschaft beseelt und dazu fähig, sich ganz einer Sache zu verschreiben. Er berichtete, dass er, bevor er Hildebrand, dem späteren Papst Gregor, in Melfi begegnet war, das träge Dasein eines Küchenmönches geführt hatte, ohne Berufung oder festen Glauben weder an die Menschheit noch an Gott selbst. Erst die Nähe zu einer so reinen und erhabenen Seele wie der Gregors hatte ihm seine Bestimmung offenbart. Er wusste, dass er nichts weiter war als ein unbedeutender Koch, der kaum zur Entwicklung der Ereignisse beigetragen hatte, aber schon allein der Anblick des Papstes, der sich an den von ihm zubereiteten Speisen erfreute, gab ihm das Gefühl, ihm von Nutzen zu sein.

Zu den vielen ehrwürdigen Personen, die während seines Aufenthaltes in der Stadt vom Papst empfangen wurden, gehörte auch meine Mutter.

Seit einiger Zeit schon konnte sie nicht mehr laufen, und so ließ sie sich zur päpstlichen Residenz auf jener Sänfte tragen, mit der sie sich mittlerweile durch die Stadt bewegte. Zu sehen, wie sie die Straßen durchquerte, war jedes Mal aufs Neue ein Ereignis. Frauen, die niederknieten, um ihr die Hand zu küssen, Familienväter, die ihr die Kinder entgegenstreckten, um sie von ihr streicheln zu lassen – sie war zu einer wahren Berühmtheit geworden. Das Volk liebte sie, weil sie unzählige Frauen vor dem Tod bewahrt und Hunderten von Kindern auf die Welt geholfen hatte. Der Adel würdigte sie als Leibärztin der Prinzessin und vieler äußerst wohlhabender Persönlichkeiten der Stadt. Auch wer sie nicht kannte, war von dieser nur mit einer Tunika bekleideten Frau beeindruckt, die sich auf einem schlichten Holzsessel transportieren ließ, das Haar stets unbedeckt.

Ich weiß nicht, worüber sie sich unterhielten, doch blieb sie über eine Stunde lang zur Privataudienz beim Papst. Der große Befreier der Kirche traf die bekannteste Heilkünstlerin Salernos. Der eine verstand sich auf das Wohl des Geistes, die andere auf das des Leibes. So kühl unserer Verhältnis auch immer gewesen sein mochte, musste ich doch nun anerkennend das Haupt vor ihr neigen. Allen Normen zum Trotz war sie zur meistgeachteten Frau der Stadt aufgestiegen, und selbst der Papst fühlte sich durch ihren Besuch geehrt. Die Scham, ihr Sohn zu sein, war verflogen. Als Gregor erfuhr, dass sie die Schwester seines geschätzten Kochs war, lud er sie, wie ich hörte, für die darauffolgende Woche zum Essen ein. Ein Ereignis, zu dem es leider nicht mehr kommen sollte, da der Papst wenige Tage später verstarb und die Stadt ohne ihren eben erst gefundenen Vater zurückließ.

59. Kapitel

Trotulas Abschied

… notierte sie diese Entdeckungen in ihrem bekanntesten Werk De passionibus Mulierum Curandarum, *das später unter dem Titel* Trotula Major *berühmt wurde, als es zusammen mit* De Ornatu Mulierum, *einem auch als* Trotula Minor *bekannten Traktat über Hautkrankheiten und deren Behandlung, veröffentlicht wurde.*

Sara Sesti und Liliana Moro,
Scienziate nel tempo. 60 biografie

Laut Überlieferung war der Leichenzug bei der Beerdigung der Mulier Salernitana Trotula de Ruggiero gut drei Kilometer lang.

Francesca Santucci,
Virgo virago. Donne fra mito e storia, letteratura e arte. Dall'antichità a Beatrice Cenci

Das Schlimmste am Alter ist der Verlust. Es schwinden die Kraft, die Schönheit, das Gedächtnis und vor allem entschwinden jene, die man geliebt hat. Man findet sich in einer Zukunft wieder, die einen nichts angeht und nicht zu einem passt. Wer später stirbt, stirbt wahrhaftig.

Das Leben scheint darauf versessen, mich nicht gehen zu lassen. Selbst jetzt noch, wo ich glaube, meine Aufgabe auf dieser Erde endgültig vollbracht zu haben. Ich habe mich mit meinen Kindern ausgesöhnt. Nach einer Mahlzeit, die ich sehr sorgfältig zubereitet hatte, ließ Ruggero den mir bis dahin entgegengebrachten Hass fallen und begegnete mir fortan mit respektvoller Zurückhaltung, die wohl das Höchste ist, was ich von unserer Beziehung erwarten darf. Unsere Sicht auf die Welt ist zu verschieden, als dass sich der natürlichen Achtung zwischen Mutter und Sohn noch eine Form von Zuneigung hinzugesellen könnte. Im Übrigen ist das in den meisten Familien die vorherrschende Haltung in dieser Zeit der verdorrten Herzen. Giovanni und Matteo sind dagegen nach wie vor zwei hervorragende Kollegen und zärtliche Söhne, sie haben zwei Schwestern geheiratet, die Töchter Cofones, und leben gemeinsam in einem großen Haus, mit etlichen Kindern, die Gott ihnen beschert hat. Ich habe meinen Enkeln eigenhändig auf die Welt geholfen, und es war das letzte Mal, dass ich mich als Hebamme betätigt habe. Meine Hände sind müde, und viele junge Frauen wurden von mir ausgebildet, die mich inzwischen in der ganzen Stadt pflichtgemäß vertreten. Das Zepter, wenn ich es so nennen darf, habe ich inzwischen Nunzia in die Hand gegeben, die, wie sich herausgestellt hat, an Können allen anderen überlegen ist. Sie hat sich unter den Hebammen längst einen Namen gemacht, ist geschickt wie keine Zweite, und nur selten bereut es eine Schwangere, sich ihren Händen anvertraut zu haben. Ich glaube, Ruggero wird bald bei mir um ihre Hand anhalten. Ich sehe, wie er sie anschaut, wenn er zu Besuch kommt, doch kenne ich Nunzia gut genug, um zu wissen, dass sie ihm erst dann ihre Gunst erweisen wird, wenn er sie zur Braut verlangt. Die Ironie des Schicksals will es, dass dieser Mann, der mich so lange verachtet hat, nun ein Mädchen begehrt, deren Charakter dem meinen gleicht wie ein Wassertropfen dem anderen. Nunzia ist unabhängig, erfahren und von klein auf daran gewöhnt, sich um sich selbst zu kümmern, und wenn sie seinem Werben nachgibt, dann nur, weil sie selbst es so wünscht. Sie braucht kein Schwert, das sie beschützt, sondern lediglich einen Mann, der sie liebt und achtet, denn sie ist die Tochter einer einsamen, verlassenen Frau, und sie ist unter meiner Obhut aufgewachsen, ohne männlichen Schutz. Sie erkennt keinen anderen Richter an außer Gott den Allmächtigen. Dennoch bin ich sicher, dass sie sich ihm nicht verweigern wird, und so werde ich wohl bald allein sein, einzig in Gesellschaft desjenigen, der mich nach wie vor nicht verlässt. Zeit meines Lebens habe ich über das Wunder der Wiederauferstehung nachgedacht, und nun, am Ende meines Weges hier auf Erden, glaube ich, es endlich begriffen zu haben. Die Liebe besiegt den Tod. Würde ich jemandem meine wahren Gefühle in diesem Augenblick offenbaren, könnte er mich leicht für verrückt halten, aber ich weiß, dass er immer noch bei mir ist, vielleicht sogar näher bei mir als zu seinen Lebzeiten. Die Bande zwischen uns waren sehr eng. Er besucht mich nachts im Traum und tagsüber während meiner Visionen unter dem Einfluss der Tollkirsche, deren Gebrauch er selbst mich gelehrt hat. Der Aufguss, den ich bei meiner Rückkehr in dieses Haus getrunken habe, war mit der rechten Dosis jenes Gewächses gewürzt, das Geist und Körper von jeglichem Groll zu befreien vermag.

Ich fühlte mich in der Tat im Kopf leicht entrückt, als ich ihn in seiner Kammer aufsuchte, um seinem Verdacht wegen des Geschwürs an den Hoden nachzugehen. Ich fand ihn nackt. Während die an Hippokrates erinnernde beginnende Kahlheit seinem Gesicht das Aussehen eines alten Mannes verlieh, war sein Körper noch immer schön und kraftvoll wie der von Poseidon. Die sich abzeichnende Muskulatur der Beine, der flache Bauch, die breite, von grauem Haar bedeckte

Brust. Ich trat näher, wobei ich mich um die einem Arzt angemessene strenge Haltung bemühte, setzte mich auf die Bettkante und hob mit zwei Fingern den Penis an, um die Hoden besser abtasten zu können. Unter meinen Händen spürte ich das eindeutige Zeichen des unabwendbaren Endes, während gleichzeitig die noch vorhandene Manneskraft meines Gatten unübersehbar war. Ich spürte den dicken Knoten, ein eindeutiges Krankheitssymptom. Dann sah ich den Mast, der sich aufrichtete, um mit mir auf den letzten Meeren des Daseins zu segeln. Ich weiß nicht, was mich dazu bewog einzuwilligen. Das Bewusstsein, dass ich ihn schon bald verlieren würde? Die jahrelang unterdrückte Lust, vielleicht auch die Wirkung der Tollkirsche? Ich neigte den Kopf und nahm sein Glied zwischen meine Lippen. Heiße Tränen liefen mir langsam über die Wangen. Ich hätte ihn gern festgehalten, nicht lockergelassen, meine Hände in seinem Leib vergraben, um ihn am Leben zu halten. Er hob meinen Kopf an und küsste mich lange. Als ich die Augen öffnete, sah ich, dass auch die seinen voller Tränen standen. Wir umarmten und liebkosten uns weiter, überließen unseren sorglosen Körpern die Aufgabe, unsere Seelenqual zu lindern.

Zwei Jahre darauf verstarb Giovanni. Obschon ich ihn mit allen Mitteln zu heilen versucht habe, angefangen mit selbstzerkauter, wilder Brombeere über Schöllkraut bis hin zu zerdrückten Schnecken in Honig, hat nichts das Voranschreiten des Übels in seinem Leib aufhalten können. Vielleicht wird man in hundert, tausend oder zweitausend Jahren in der Lage sein, solch bösartige Geschwüre zu bekämpfen, doch wir mit unseren Kräutern sind dagegen machtlos. Zwar versuchte ich, jemanden zu finden, der bereit gewesen wäre, ihn zu operieren, aber nach eingehender Beratung mit den Ärzten des Collegiums und sogar mit Konstantin persönlich mussten wir einsehen, dass der Tumor bereits im gesamten Körper wucherte und eine Operation den Tod nur noch beschleunigt hätte. Ohnedies hätte Giovanni es abgelehnt, sich irgendeiner neuen Behandlungsmethode zu unterziehen. Schließlich hatte er selbst sich gegen die Aufnahme der Chirurgie in unseren Fächerkanon ausgesprochen, und obschon diese Praxis große Fortschritte verzeichnen konnte, betrachtete er den Gebrauch von Skalpellen nach wie vor als das Werk von Scharlatanen. Er ist in meinen Armen entschlafen. Und diese Umarmung dauert noch immer an.

Meine Trauer um Giovanni war seltsam. Eigentlich verspürte ich gar keinen Schmerz, da ich ihn nicht wirklich verloren habe. In den Jahren nach seinem Tod habe ich mich ganz und gar dem Abfassen zweier Traktate gewidmet.

Es war Sichelgaita, deren Freundin mich zu nennen ich die Ehre habe, die mir ans Herz legte, alle Mittel und Rezepturen in einem Text zusammenzufassen, damit in Zukunft andere über dieses Wissen verfügen könnten. Zunächst habe ich alles zusammengetragen, was es über die Krankheiten von Frauen zu wissen gilt, die sich, wie ich im Lauf meines Lebens entdeckt habe, in Erscheinungsform und Ursache von denen der Männer unterscheiden. Ich versuchte darzulegen, von welch entscheidender Bedeutung die Vorbeugung für die Medizin ist, welche Rolle die Reinlichkeit, eine ausgewogene Ernährung und körperliche Ertüchtigung spielen, und darauf hinzuweisen, dass Zauberei und Aberglaube der Gesundheit nicht dienlich sind. Darüber hinaus habe ich viele mir bekannte Behandlungsmethoden beschrieben, darunter auch Bäder und Massagen, die den oft mehr Schaden als Nutzen bringenden Radikalkuren bei Weitem vorzuziehen sind. Ich hoffe, dass meine Ratschläge auch weniger wohlhabenden Personen zugänglich sein und zum Nutzen gereichen werden.

Mir ist bewusst, dass mein größter Beitrag zur Medizin auf dem Gebiet der Frauenheilkunde liegt. Die mir bekannten Mittel, um den Geburtsschmerz zu lindern und die Geburtenkontrolle zu erleichtern, habe ich alle aufgeführt. Dem Problem der Unfruchtbarkeit habe ich nicht weniger als ein ganzes Kapitel gewidmet und zu verdeutlichen versucht, dass die Ursachen dafür nicht ausschließlich bei der Frau, sondern gleichermaßen beim Mann zu suchen sind.

Und zur Freude der Edeldamen und Mitbürgerinnen meiner Stadt habe ich auch eine Schrift zur Körperpflege verfasst.

Während des Abfassens der beiden Traktate habe ich heimlichen Gefallen am Schreiben gefunden, und wenn es mein Augenlicht und mein Gedächtnis erlaubten, würde ich auch weiterhin vieles niederschreiben, doch mein Winter scheint bereits gekommen, und es ist zwecklos aussäen zu wollen, wenn kein Frühling mehr kommen wird. Was ich der Welt zu sagen hatte, habe ich gesagt: Costanza wäre stolz auf mich.

Nachdem Cofone, der zum neuen Prior ernannt worden ist, mein Traktat gelesen hatte, wurde ich als außerordentliches Mitglied in das Collegium aufgenommen. Ich glaube, ich habe eine Schlacht gewonnen, die zu kämpfen mir nicht einmal bewusst gewesen war.

Nun warte ich heiter darauf, dass sich der Tod meines alten, müden Körpers bemächtigt, der sich nur noch nach ewiger Ruhe sehnt.

Ich weiß, dass ich auf die Wiesen meiner Kindheit zurückkehren, dass ich meine Mutter, Gerardo, Iuzzella und meinen Vater wiedertreffen werde. Giovanni wird mich durch die hellen Straßen des Jenseits geleiten, mir seinen Arm reichen.

Ich wünsche mir, dass alle meine Söhne, meine Schwiegertöchter und Nunzia an meinem Bett stehen, wenn das Leben den letzten schwachen Knoten lösen wird, der mich noch an diese Erde bindet. Ich weiß, dass es mir obliegt, den richtigen Augenblick zu wählen. Ich werde um ein Stück frischen Brotes bitten, und indem ich mich wie Demokrit an dessen Duft labe, werde ich den Augenblick zum Sterben wählen, in dem alles vollbracht ist.

Leonora Christina Skov
Das Turmzimmer
Roman

448 Seiten, Broschur, *btb* 74475
Aus dem Dänischen von Hanne Hammer

Was geschah wirklich auf Liljenholm?

Dänemark, Anfang des 20. Jahrhunderts. An einem kalten Novembertag kehrt Nella als einzige Erbin in das Haus ihrer Familie zurück. Als junges Mädchen lebte sie dort zurückgezogen mit ihrer Mutter, der Autorin Antonia von Liljenholm. Begleitet wird Nella von ihrer Freundin Agnes, mit der sie gemeinsam das einst so prachtvolle Anwesen erkundet. Unter den knarrenden Dielenböden entdecken sie die Tagebücher der verstorbenen Verwalterin von Liljenholm und erkennen nach und nach, welche erschreckenden Geheimnisse das dunkle Haus jahrzehntelang verbarg. Doch die Geheimnisse lauern nicht nur in der Vergangenheit. Denn auch Agnes verschweigt ihrer Freundin etwas …

»Leonora Christina Skovs ›Das Turmzimmer‹ ist geschickt konstruiert und steckt voller literarischer Anspielungen.«
Freundin Donna

»Ein großer, ein fesselnder Roman, wunderbar lebendig erzählt.«
Ali Smith

Elizabeth Strout
Mit Blick aufs Meer
Roman

480 Seiten, *btb* 74700
Geschenkausgabe im kleinen Format,
bedrucktes Ganzleinen mit Lesebändchen
Aus dem Amerikanischen von Sabine Roth

Ausgezeichnet mit dem Pulitzerpreis

In Crosby, einer kleinen Stadt an der Küste von Maine, ist nicht viel los. Doch sieht man genauer hin, ist jeder Mensch eine Geschichte und Crosby die ganze Welt. Die amerikanische Bestsellerautorin fügt diese Geschichten mit liebevoller Ironie und feinem Gespür für Zwischenmenschliches zu einem unvergesslichen Roman.

»Warmherzig, anrührend, lebensklug.«
Frankfurter Allgemeine Zeitung